学院健康科普研究中心

推荐读物

病自我诊查与疗养系列丛书

健　　康 · 自查自防自养

系统健康 · 自查自防自养

系统健康 · 自查自防自养

血系统健康 · 自查自防自养

代谢系统健康 · 自查自防自养

系统健康 · 自查自防自养

系统健康 · 自查自防自养

系统健康 · 自查自防自养

ISBN 978-7-5679-0057-8

9 787567 900578 >

定价：25.00元

系统健康 自查 自防 自养

主编◎吴向东

中国协和医科大学出版社

图说常见疾病自我诊查与疗养系列丛书

循环系统健康

自查 自防 自养

主编◎吴向

中国协和医科大学出版社

病案信息技术大全

王　森　陈　玲　张红英　主编

中国协和医科大学出版社

图书在版编目（CIP）数据

病案信息技术大全 / 王森，陈玲 ，张红英主编.
-- 北京：中国协和医科大学出版社，2016.9
ISBN 978－7－5679－0639－6

Ⅰ.①病⋯ Ⅱ.①王⋯ ②陈⋯ ③张⋯ Ⅲ.①病案—信息技术 Ⅳ.①R197.323.1

中国版本图书馆 CIP 数据核字（2016）第 208538 号

病案信息技术大全

主　　编：王　森　陈　玲　张红英
责任编辑：许进力

出版发行：中国协和医科大学出版社
（北京东单三条九号　邮编 100039　电话 65260378）
网　　址：www.pumcp.com
经　　销：新华书店北京发行所
印　　刷：北京佳艺恒彩印刷有限公司

开　　本：889mm×1230mm　1/16 开
印　　张：35.75
字　　数：1000 千字
版　　本：2016 年 10 月第 1 版　　2016 年 10 月第 1 次印刷
印　　数：1—2000
定　　价：180.00 元

ISBN 978－7－5679－0639－6

总策划：余永明

顾　问：刘爱民　马家润

主　编：王　森　陈　玲　张红英

副主编：张向阳　樊美娜　柴国平　马建华

编　委：（按姓氏笔画为序）

马建华　马家润　王　敏　王　森　王爱仙　刘爱民　闫小萍

吕志强　苏　畅　张向阳　张红英　张颖莹　余永明　赵龙珠

赵延泉　林　琳　陈　玲　洪　波　钟　华　秦文敏　柴国平

樊美娜

刘爱民　北京协和医院病案科主任、中国病案管理专业委员会主任委员
马家润　北京协和医院病案科原副主任、中国病案管理专业委员会原副主任委员
余永明　《中国病案管理》(1999 年版) 主编
王　森　中国武警总医院病案室副主任技师、中国病案管理专业委员会秘书长
陈　玲　解放军空军总医院信息科原主任
张红英　中国武警总医院质量控制科主任
张向阳　解放军空军总医院信息科主任
樊美娜　中国医学科学院肿瘤医院病案科主任
柴国平　中国医学科学院阜外心血管病医院病案科主任
马建华　武警北京总队第二医院病案科副主任技师
王　敏　《人民军医》杂志编辑部主任
王爱仙　首都医科大学附属北京安定医院病案科主管技师
闫小萍　中国武警总医院计算机中心工程师
吕志强　中国武警总医院急诊科副主任医师
苏　畅　武警广西总队医院骨科医师
张颖莹　中国武警总医院妇产科主治医师
赵龙珠　中国武警总医院耳鼻喉头颈外科主治医师
赵延泉　武警烟台疗养院医师
林　琳　山东省栖霞市人民医院医务科副主任
洪　波　解放军 307 医院质量管理科科长
钟　华　解放军 181 医院神经内科主治医师
秦文敏　北京中日友好医院病案统计科副主任

前　　言

《病案信息技术大全》是在《中国病案管理》《病案信息技术》资格考试指导等书的基础上，以问答形式，经过重新整理和增加部分内容编撰而成的。

全书共分21章。主要内容有：病案管理学概论、病案科的组织与管理、病案保护、病案管理、社区病案信息管理、解剖学、生理学、病理学、临床医学、计算机基础、病案与法、病案管理与医疗保险、电子病案、病案的质量监控、医院的信息管理、医院统计、现代化设备在病案管理中的应用、门急诊挂号、随诊工作、住院患者信息采集、国际疾病分类（ICD-10）与手术操作分类（ICD-9-CM-3）。

病案是医院中信息量最大，利用率最高的大数据，越来越受到医学领域中的科技人员、管理人员以及社会各界的重视。病案管理专业也得到国家人事部、国家卫生计生委的高度重视并将病案管理专业列入全国卫生专业技术资格考试中。《中国病案管理》是改革开放后中国病案专业的第一部专著，于1999年10月完成；《病案信息技术》资格考试指导等书是病案管理专业从业和资格考试的必备工具书和重要的参考书。1999年以来，中国病案管理又经过了17年的发展历程，无论从组织机构、规章制度还是专业理论及实践上都有长足的发展。为了让更多的病案管理从业人员了解中国病案管理专业经过广大病案管理人员历经的千辛万苦，所取得的骄人业绩，我们也对中国病案管理专业委员会和《中国病案》杂志创刊发展以及取得的成绩进行整理，记载到《病案信息技术大全》中，重点将中国病案管理专业委员会发展史部分进行补充和完善，其目的是让后来者认识病案管理专业的拓荒老前辈和创业精神，熟记新时期中国病案管理专业队伍的领军人物和学术带头人；让顽强、拼搏、努力、进取的中国病案专业精神永远激励病案管理者不断创新发展。

如今，病案管理已进入了信息技术时代。病案信息作为医院中的“大数据”应用于医院管理可分析医疗服务业的临床辅助决策、医疗质量监管、疾病预测模型、临床试验分析、个性化治疗的应用方向，在这些背景下，“大数据”的分析和应用都将发挥巨大的作用，从而提高医疗效率和医疗效果。病案管理在现代医院中越来越发挥着不可或缺的重要作用。

由于种种原因，书中个别答题内容较多，无法精简和删除，可作一般了解和丰富知识面。本书还吸收了相关学科的重要原理，突出了实用理论和实际操作技术，对从事医院管理尤其是病案统计及信息管理人员具有较强的理论指导和实际操作指导作用，是广大病案管理人员必备的工具书。

王　森

2016年9月

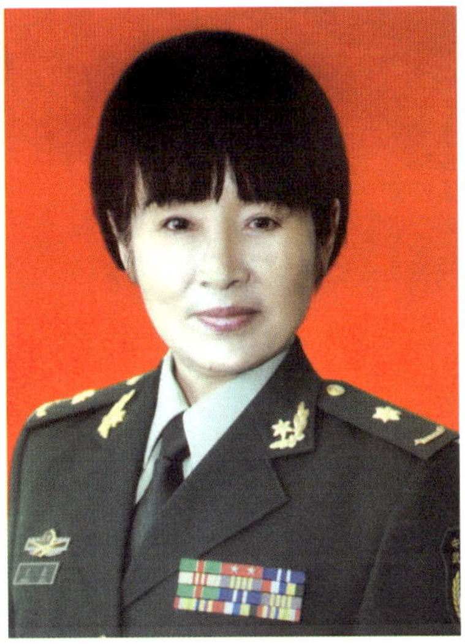

主编简介

王森 中国武警总医院信息科副主任技师，专业技术5级、文职二级，兼任全国病案管理专业委员会常务委员、秘书长，全军卫生档案专业委员会常务理事及副秘书长，全军卫生档案专业委员会病案学组副组长，担任卫生部人才中心全国卫生人才评价培训研究管理领域专家，参与病案专业全国统考出题、审题专家，《中国病案》杂志编委及责任编辑工作，任北京市评标专家，担任北京大学医学网络病案信息本科毕业生论文审稿专家，北京市病案质量控制和改进中心特聘专家，特邀参加海军总医院海军后勤卫生部王宏副部长的研究生毕业课题开题报告专家评审，特聘北京协和医院学科建设评估专家等职。

因病案管理专业学术任职并担任主要职务曾获医院2万元的现金奖励。长期从事病案管理工作，有较丰富的实践经验和创新能力，先后在国家级杂志上发表论文10余篇，获得全军优秀论文一等奖一次，受到全军通报表彰和奖励。

2011年获得全国病案管理专业突出贡献奖获得表彰奖励；与刘爱民主任、胡燕生社长合作编写中国病案管理专业发展20周年和《中国病案》杂志创刊10周年画册为执行主编。主编《家庭急救一点通》，与眼科泪道疾患中心陶海主任合编《护眼450妙计》科普书，担任副主编。参与1999年《中国病案管理》专著、2011年全国卫生专业技术资格考试指导《病案信息技术》的编写工作。

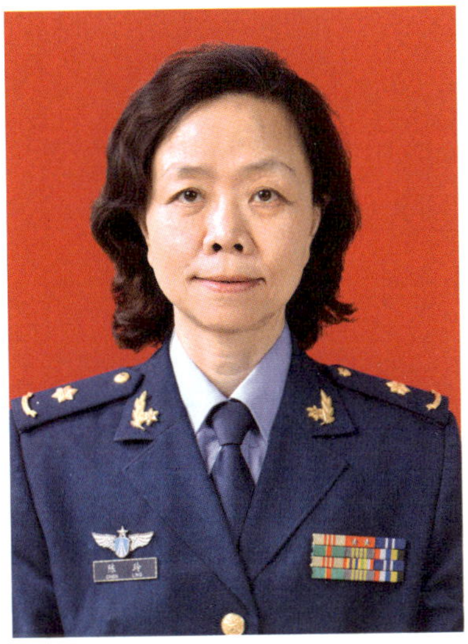

主编简介

陈玲 硕士，解放军空军总医院信息科副主任技师。

担任信息科主任及《空军医学杂志》编辑部主任近10年。先后兼任中国科学技术期刊编辑学会理事、中国期刊协会医药卫生期刊分会专委会委员、全军医学教育技术学会常委、全军医学编辑学专业委员会委员、军队医药卫生档案专家组成员、空军卫生信息与应用专业委员会副主任委员等。

近10年来，发表统计源核心期刊学术论文近30篇；主编著作3部、图册2部，参编著作4部；承担上级及医院课题6项。获得军队科技进步三等奖2项。获评军队优秀国防医学信息工作者，中国新闻奖报纸副刊作品银奖。荣立个人三等功4次。

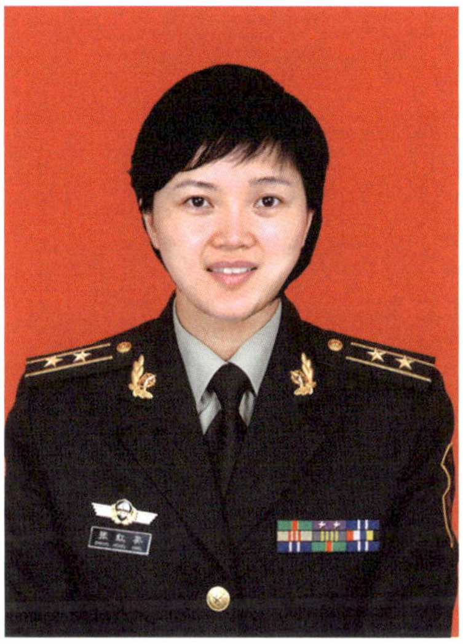

主编简介

张红英　现任中国武警总医院质量管理科主任，硕士，副主任医师。

负责医疗质量控制、基本医疗保险管理和病案管理工作，兼任中国医院协会医疗保险管理专业委员会第二届委员会委员，中国医院协会病案管理专业委员会委员、海淀区病案质量控制和改进组副主任委员等职。

先后在统计源期刊上发表论文20余篇，参与编写专著和专业教材五部。获武警部队科技进步三等奖2项，主持武警部队科研基金项目2项，以主要完成人参与国家自然科学基金1项，首发基金1项。

目　　录

第一章　病案管理学概论

第二章　病案科的组织与管理

第三章　病案保护

第四章　病案管理

第五章　社区病案信息管理

第六章　病案与解剖学

第七章 病案与生理学

第八章　病案与病理学

第九章　病案与临床医学

第十章　计算机基础

第十一章 病案与法

第十二章　病案管理与医疗保险

第十三章 电子病案

第十四章 病案的质量监控

第十五章 医院的信息管理

第十六章 医院统计

第十七章　现代化设备在病案管理中的应用

第十八章 门、急诊挂号

第十九章 随诊工作

第二十章　住院患者信息采集

第二十一章　国际疾病分类与手术操作分类

参考文献

第一章　病案管理学概论

1. 什么是诊籍？

我国的传统医学对患者诊疗记录的称谓，称之为诊籍，或称为医案、脉案。

2. 病案与病历的区别是什么？

病案与病历的区别在于前者是指完成或暂时完成医疗活动的医疗记录，经过收集整理加工成册。后者是指尚在医疗过程中的医疗记录。

3. 什么是病案？

病案是有关患者健康状况的文件资料，包括患者本人或他人对患者病情的主观描述和医务人员对患者的客观检查结果，还包括医务人员对病情的分析、诊疗过程和转归情况的记录以及与之相关的具有法律意义的凭据。

病案记录是指患者健康状况的记录，可以是文字形式，也可以是图表、图像、录音等其他形式。其载体可以是纸张、缩微胶片、磁盘、硬盘、光盘或其他设备。

4. 一份合格病案的标准是什么？

（1）一份合格的病案应当是病案记录的内容要能够明确地表达医疗的对象是谁？开出医嘱的是谁？执行医嘱的是谁？接受诊疗的是什么疾病？为什么要这样医疗？医疗操作在什么地方进行？

（2）在合格病案的基础上，对病程记录能够很好地支持医师所得出的诊断及医疗措施的合理性。

（3）诊治中所获得的各种临床诊断都能正确地反映在病案首页上，一份高质量的病案则应包含对病情的分析，甚至当前国内外对该疾病的认识，对该疾病检查及医疗的措施等。

（4）只有按照一定要求集中保管的医疗记录才是病案。它必须具有内在联系，客观全面反应患者发病、诊疗的过程和医疗效果的整体。

5. 病案管理的定义是什么？

病案管理的含义有广义和狭义之分。

病案管理狭义的概念：指对病案的物理性质的管理，即对病案资料的回收、整理、装订、编号、归档和提供服务等工作程序。

病案管理广义的概念：是指卫生信息管理。不仅是对病案物理性质的管理，而且也对病案记录的内容进行深加工，提炼出有利用价值的信息，如建立完整的信息索引系统，对病案中的有关资料进行分类加工、统计分析，对收集的病案资料质量进行监控，并为医务人员、管理人员及其他信息使用人员提供高质量的卫生信息服务。

6. 什么是病案管理学？

病案管理学是研究病案资料发生、发展、信息转化、信息系统运行规律的学问。它是一个实用性的边缘学科。除病案管理、疾病分类、手术分类等自身专业外，还涉及基础医学、临床医学、流行病学、心理学、组织管理学、统计学、计算机技术、相关专业和国家政策及法律法规等。

7. 病案管理学的研究对象包括哪些？

病案管理学的研究对象主要包括：病案管理、病案部门组织、专业技术、操作方法、制定标准和服务对象。

8. 病案管理学的任务是什么？

通过理论研究，总结出一套行之有效的技术、方法和标准指导病案实际工作，使病案资料的收集、整理、分类、存储、信息加工、资料或信息的提供、病案管理质量监控及病案书写质量监控等工作流程，更加简便易行，符合时代的特点和客观实际的需要。病案管理学还应当研究病案教学的规律，通过正规专业教育及继续教育指导人才培养。

9. 病案信息的作用包括哪些？

（1）病案的医疗作用。

（2）临床研究与流行病学研究的作用。

（3）病案的教学作用。

（4）病案的医院管理作用。

（5）医疗付费的凭据作用。

（6）医疗纠纷和法律凭证。

（7）历史的作用。

10. 病案的医疗作用主要是什么？

病案的医疗作用主要是备忘。病案作为患者的健康记录，包括家族史、既往史以及医疗全过程都记录在病案中，是医务人员传递医疗信息的纽带，对疾病进行诊断治疗的依据。病案所有信息主要是直接服务于医疗、科研和教学。

11. 病案在临床研究与流行病学研究中的作用是什么？

病案对临床研究与临床流行病学研究具有备考作用。临床研究主要是对案例的研究，即个案或多个案例的研究。临床流行病学的研究则对案例相关性的研究，对疾病在家族，在人群流行、分布的研究。病案要想更好地服务于这一目的，必须有计划地收集相关的信息，建立完好的索引系统。

12. 病案的教学作用是什么？

没有一种疾病的临床表现是完全相同一致的，由于不同的体质、不同的年龄和不同的原因等特征对疾病会有不同的反应。因此，病案被誉为活的教材。

病案作为教材的优点还在于它的实践性与科学性的诊疗。它记录人们对疾病的认识、辨析、治疗的成功与失败的过程。也记录着新医疗仪器、新药品研制和新项目的开展及临床应用。

13. 病案在医院管理中的作用是什么？

病案资料经过加工整理后才能发挥作用。尤其是经过统计分析学处理后的作用具有针对性。如门诊量的增减、住院天数的变化、医疗付费、医疗质量高低的分析等，这些数据对医院制定管理目标，对评价医院质量都有参考和指导意义。

14. 为什么说病案在医疗付费中有凭据作用？

随着我国医疗改革的深入，基本医疗保险制度、商业医疗保险在我国的开展，病案在医疗付款方面有了新的作用——凭证作用。病案如果丢失，在医疗付款中失去了凭据，将会遭到全部拒付。如医嘱中记录了抢救费，病案记录中必须有抢救记录。如医嘱中收了 CT 检查费，则病案中必须有 CT 检查报告，否则视为未执行检查，拒付检查费。这对病案记录的完整性、保管的完好性等提出了严格的要求。

1983 年美国开始以相关疾病诊断分组（简称 DRGs）为标准的预付收费体制（简称 PPS）。它是按照病案中记录的疾病进行国际疾病编码，再归纳 DRGs 相关的分组计算得出收费指数。这种收费制度，规定了某些疾病的收费标准。因此，病案在医疗付费中有凭据作用。

15. 为什么说病案在医疗纠纷中有法律凭证作用？

医疗是高风险行业。在处理医疗过程中发生的医疗意外、医疗事故、产生医疗纠纷和法律事件时，病案作为评议、处理或判明责任的依据，它可以给医师公正的保护，为维护患者的正当权益提供合理地保证。病案中患者及家属签字的文书，如住院须知、手术同意书、危重病情通知书、特殊检查等，都是具有法律凭证作用的。

16. 为什么说病案是具有历史作用的？

病案作为记录人类与疾病抗争过程，它可以反映某一历史时期的历史事件；如北京协和医院的病案记录统计中表明，日本侵华时期使用的细菌战，毒杀我国人民，造成华北地区霍乱等。这些病历记录就是历史的见证。

17. 中国古籍如何记录神农尝百草、伏羲制九针的？

医学发展的历史与病案发展历史的轨迹是齐头并进的，有了医学便有病案。远古时代医药传说有“神农尝百草、伏羲制九针”。根据传说，伏羲属海岱民族（又称泰族），是东夷人的祖先，所处时代约为新石器时代中晚期（大约生活在距今 10 000～4000 年前）。伏羲曾教民众结网，从事渔猎畜牧，因此，将其视为原始畜牧业时期的代表。伏羲使用八卦的方法记事，这比结绳记事有了较大的进步。伏羲还尝试百药，创制了九针。从那时起，人们开始用针具治病。在远古时期，除传说外，由于尚无文字，所以反映医学发展的遗迹是石刻，或刻录在山洞石壁、石柱或刻录在墓门、墓壁上。

18. 我国最早发现医学文字记录是哪年？

我国的医学档案起源于何时，尚未清楚。已知我国最早的医学文字记录可追溯到 3500 年前的商代。根据考古，商王朝后期都城遗址，位于河南省安阳市西北郊洹河两岸，又名殷墟，面积约24平方公里。据文献记载，自盘庚迁都于此至纣王（帝辛）亡国，整个商代后期以此为都，共经8代12王，273年。年代约公元前14世纪末至前11世纪。在1899年（清光绪二十五年），在河南安阳出土了大量的甲骨文，出土的商代甲骨文记录了打仗、祭祀、出巡、狩猎、疾病等情况。

19. 我国在何处发现大量的秦、汉简册档案?

我国先后在湖南长沙、湖北江陵及云梦、山东临沂、西北敦煌、甘肃武威等地发现了大量的秦、汉简册档案。2001年，考古学还发现1200多块战国时期的简牍，破译了许多千古之谜。1977年在安徽阜阳双古堆出土了第二代汝阴侯夏侯灶墓的汉简。夏侯灶卒于汉文帝前元十五年（公元前165年），故《万物》的竹简抄本年代在西汉初年。据竹简出现的“越”、“符离”等春秋时期才有的地名，考证《万物》的撰写时代可能是战国初期或春秋时代。

20. 《万物》记载药物种类及病名的有哪些?

春秋时期《万物》记载的药物种类有71种。其中玉石部5种，草部23种，木部5种，兽部11种，禽部4种，鱼部11种，果部4种，米谷部4种，菜部4种。此外还有“莫盗”“鼠享”“大发”“石卦”等待考。

21. 《万物》记载了哪些疾病?

春秋时期《万物》记载药物治疗的疾病，初步统计有病名31种，包括内、外、五官、神经等各科疾病。《万物》所记载的病证，如寒热、烦心、心痛、气臾、鼓胀、瘘、痤、折、痿、痈、耳、惑、睡、梦噩、失眠、健忘等，皆流传于后世，其中有的至今仍被沿用。

22. 古医书如何记录与疾病相关的内容?

帛是丝织品，作为书写材料，几乎与简册同时并行。1973年12月长沙马王堆3号西汉墓出土帛书约29件12万字，该墓入葬时间为汉文帝十二年。根据书体、避讳字和帛书上出现的纪年内容专家推定为秦末至西汉初抄写。有古医书《足臂十一脉灸经》《阴阳十一脉灸经》甲本《脉法》《阴阳脉死侯》《五十二病方》《却谷食气》《阴阳十一脉灸绎》乙本《导引图》《养生方》《杂疗方》和《胎产书》等，为迄今发现的较古医书。

23. 我国最早的病案记录在何时?

我国最早的病案记录是由公元前200年西汉时的淳于意记录的，《史记·扁鹊仓公列传》记录了他写的病案25例，称之为诊籍。

24. 纸张病案起源于何时?

纸张产生于西汉，至东晋才逐步代替竹木材料。纸张病案至今仍为医疗记录的主要载体。在第二次世界大战中，缩影技术得到了发展；以后这种技术应用到病案，成为新的信息载体。

25. 中国病案用缩影胶片和光盘起源于何时?

我国在病案中使用缩影胶片、胶卷是在20世纪80年代初期。光盘作为医学记录载体在20世纪90年代的中期出现，同时，医学记录的某一部分也采用电子形式。

26. 中国病案的排列顺序可以追溯到何时？

中国病案管理的历史可以追溯到商朝，从殷墟出土的大量医疗记录甲骨文，必定有一定排列的顺序。存于中国历史档案馆的中国皇室的大量宫廷医案，它也必定需要适当的管理，但具体的方法尚未见报道。

27. 中国现代病案管理始建于哪年？

中国现代医院的历史可以追溯到 19 世纪初，大都是西方传教士来华建立的。一般认为现代病案管理是以北京协和医院 1921 年建立病案室为开端。

28. 中国最早的医疗记录出自何时何地？

北京协和医院的前身——北京施医院的医疗记录是 1861 年开始的，但当时没有专职的管理人员，只是简单的汇集，没有索引，没有管理。

最早的医疗记录应当是公元前 200 年淳于意记载的 25 例诊籍。现代医院的医疗记录，根据现有的资料了解可追溯到 1861 年的北京施医院。

29. 北京协和医院哪年建立病案管理系统的？

1921 年北京协和医院创建病案室，便形成了相当完善的管理系统，建立有患者姓名索引系统、疾病分类编目系统、手术分类编目系统、病案编号系统、患者入院、出院登记等。

30. 我国最早成立医院病案委员会是哪年？

1922 年 3 月建立了医院病案委员会，推动着北京协和医院病案工作的开展建设。

31. 发现外国的医疗记录大约是哪个时期？

外国的医疗记录历史同中国一样久远，最早也可追溯到旧石器时代。在西班牙旧石器时代的山洞的墙壁上，发现一环钻和手指截断的侧面图，这大约在公元前 25000 年所作。

32. 古埃及时代传说的医学神父著写了哪些医书？

在埃及，传说在古埃及时代的透特（有四个不同的外文名称 Thot，Thoth，Anthothis，Althothis）是医学之神，文字的创造者。他被描述为人身朱鹭鸟头，他著写了 36 到 42 本书，其中，有 6 本是医书，涉及人体、疾病、疗病的器械、药物和眼病。这些书应是当地僧侣所著，由于透特是文字之父，所以僧侣们请他指正，这些书也就归功于他。

33. 古埃及半神半人的医学家创造了什么？

在埃及历史上，另一个半神半人的医学家是 Imhotep，他生活在金字塔时代（公元前 2900 年）。Imhotep 被认为是 Edwin Smith 纸草（草制成的纸）的作者，纸草是在 19 世纪由 Edwin Smith 发现。纸草是公元前 1600 年抄写的，长 15 英尺，宽 13 英寸，两面共记录了 48 例外科病历。每一病历的书写都有固定格式、标题（描述疾病情况）、检查、诊断和治疗。对每一病例，他都指出要或不要进行治疗。

34. 病案管理工作的基本范畴是什么？

①病案的收集；②病案的整理；③病案的加工；④病案的保管及利用；⑤病案的质量控制；⑥病案信息的服务。

35. 病案资料收集的源头在哪里？

病案资料的收集是病案管理工作的第一步，也是基础工作。在这一过程中，要强调掌握收集资料的源头。如门诊病案，资料的源头产生于挂号室。因此，有的病案科是将挂号室作为病案科的一部分，这有利于工作流程的通畅。住院病案的源头在住院处，它需要收集患者更多的个人基本信息作为病案首页的原始资料，也是建立姓名索引所需内容。

36. 病案资料收集主要内容是什么？

病案资料的收集包括一切与患者个人有关的个人主诉、病程记录、医疗操作记录、护理记录、检查化验报告、签字文件、随诊信件（包括电子信件）等。

37. 挂号室对病案工作的影响是什么？

（1）患者挂号使用实名制，采用医保卡或个人居民身份证挂号，因此，挂号人员要熟练掌握两种卡的操作方法，正确为患者选择就诊科室，避免错误分诊，给患者带来不便。

（2）传统的挂号方法已被现代挂号方式取代，原有门诊病案可以继续使用，保证患者就诊信息的连续性，挂号处将患者所需要的病案号及时送往病案科，否则将影响到患者利用病案。

（3）挂号后工作人员及时查找患者所需病案，门诊病案必须是由工作人员进行传递，避免由患者传递错误，造成病案遗失。

（4）预约挂号的信息一定要准确，并在约定时间内将所需要的病案号传递给病案科，避免延误患者使用病案。

（5）由于检验报告一般都是后送到病案科室，因此及时、准确地将这些资料归入相应患者的病案中极为关键，它们是医师对患者执行医疗计划的依据。

（6）对于住院病案，工作流程应始于住院登记。住院登记一般归属住院处领导。但此处也是收集患者身份证明等基本信息处。它不但是建立患者姓名索引、病案首页的原始资料，而且其入院诊断等信息也是今后统计比较的资料。住院病案信息的收集要注意资料的完整性，医师一般比较注重医疗过程及医疗结果，对于记录、化验报告等内容常常会忽略粘贴，甚至丢失。

38. 病案整理的概念是什么？

病案整理是指病案管理人员将收回凌乱的病案资料进行审核、整理，按一定的顺序排列，使其形成卷宗。

门诊病案的整理主要将就诊记录、化验检查报告单按日期的先后顺序归类排放、粘贴和归档。

39. 住院病案整理有哪三种排列方法？

住院病案的整理则分为三种排列方式：

（1）第一种是一体化病案（integrated medical record. IMR）即将病案记录完全按日期先后顺序排放。

（2）第二种是按资料来源排列的病案（source-oriented　medical record，SOMR）。

（3）第三种是按问题排列的病案（problem-oriented medical record，POMR）。

第一种方法不利于病案信息资料的比较，也不提倡使用。第二种是目前普遍使用的方法。第三种是应提倡的方法，特别是适用于教学医院及今后电子病案的记录。病案整理过程包括资料的装订，一般是书本式装订（左装订）应避免上装订方式。

40. 病案资料加工内容是什么？

病案资料加工是将病案资料中的重要内容转换为信息，一般是采用索引形式。目前，我国病案管理的加工主要是对病案首页内容的加工，几乎所有的医院都将病案信息全部录入计算机。对疾病诊断采用 ICD－10 编码，对手术操作采用 ICD－9－CM－3 编码。

病案资料加工还应包括：将病案资料的载体由纸张转化为缩微胶片、光盘甚至录入到计算机硬盘。电子病案是发展方向，目前病案缩微技术趋于成熟。此方法极大减少纸质病案的占地问题，也解决了过去阅读需要放大器的问题。

41. 病案保管及利用有哪些？

（1）病案保管：是指病案入库的管理。病案保管对病案库的环境有一定的要求。如病案库的温度、湿度、防尘、防火、防虫害、防鼠、防光等。

（2）病案的利用：病案只有使用，才能体现其价值。使用病案的人员除医师外，其他医务人员、医院管理人员、律师、患者及家属、医疗保险部门等都需要使用。

（3）利用率：越是近期建立的病案，使用频率越高；越是有价值的病案（特殊疾病、特殊人员）使用频率越高。保管好病案的目的是为了更好地提供病案的利用。

42. 病案保管系统有哪些？

（1）病案保管系统包括：病案排列系统、病案编号系统、病案示踪系统、病案借阅规定系统以及病案的复印复制系统等。

（2）较为理想的保管病案体系：是单一编号＋尾号排列＋颜色编码＋条形码系统。

43. 病案质量控制分两部分其目的是什么？

病案质量控制包括：病案管理质量控制与病案内容质量控制两部分。病案质量控制（质控）是病案科的一项重要工作，它是通过查找质量缺陷，分析造成缺陷原因，最终达到弥补缺陷（提高服务效果、降低成本、增加效益等）的目的。

44. 病案管理质量控制及两个环节是什么？

（1）病案管理质量控制是指对病案管理工作的各个流程进行质量检查、评估，例如，出院病案的回收率、门诊病案的当日回库率、疾病分类编码的准确率等。通常对病案本身记录的缺项检查也包括在管理质量控制范畴。

（2）两个环节：病案内容质量控制主要是通过病历书写质量检查进行监控，从格式到医疗的合理性等各方面的监控。病案内容的监控环节主要是：环节质量监控和终末质量监控。它是医疗质量监控的重要手段之一。病案管理质量监控一般由病案管理专业培训的人员来完成，病案内容质量监控需要有良好医学背景的人员来完成。

45. 发达国家病案质量监控的作用是什么?

在发达国家，早期的医疗质量监控是通过对医师资格的认证、对医师某项医疗准入的授权，并及时通过同行检查（peer review）方式来实施的。

46. 医疗质量监控的主要内容是什么?

医疗质量监控是通过对设备及工作方法的标准化来获得保障。现在的医疗质量监控方法必须是传统与现代的结合。由于病案可以在一定程度上，反映医疗效果及工作流程、工作效率的情况。因此，病案成为医疗质量监控的资料来源之一。

47. 病案质控的方法四步骤是什么?

病案质量控制的方法四步骤指的是：制定标准、执行标准、检查执行情况、反馈。目前病案的终末质量控制仍占有一定地位，环节质量控制日益被人们重视，目标管理科学的质量控制体系还未建立，质量控制方法也亟待提高。

48. 病案管理服务分为哪两类?

（1）一类是被动性的，是根据用户的需求提供信息或病案，如提供门诊、急诊或住院医疗所需要的病案。

（2）另一类是主动性服务，如主动地向医务人员通报存储的病种信息、管理信息、协助医务人员及医院管理人员设计研究方案，利用专业数据库查询研究数据，摘录数据、随诊患者和处理数据等。

49. 人类第一个病案室始建于哪年?

在现代医院病案管理的历史上，世界上公认的第一个病案室是在美国波士顿的麻省综合医院。该院开院于1821年9月3日。自开院日起，就保存了完整的临床记录，并对所有病案进行编目。但直至1893年才感到需要将编目转为卡片目录。于是他们请来了图书管理员协助做这项整理工作，用打字的方法将1870年至1893年的编目资料用卡片做编目索引。

人类的第一个医院病案室就被认为是建于1897年。第一位病案管理员是Mrs Grace Whiting Myers，她是北美病案管理协会的第一任主席和美国病案协会的荣誉主席（1859～1957年）。

50. 最早采取病案缩微技术的是哪个国家?

欧美国家在20世纪50年代开始采用缩微方式保存病案，随着科学技术的发展，以后又应用了缩微数码技术，现在主要重点是发展电子病案。

51. 美国哪年提出病案信息电子化的?

2004年，美国总统布什签署了一个命令，建立了国家卫生信息协调办公室，提出10年内在全美范围内将病案信息电子化。

52. 全球最大资金投入电子病案的是哪个国家?

法国是全球最大的民用计算机工程并投入60亿英镑（90亿美元）用于电子病案。目前，由于计算机的广泛普及，医院越来越多的设备是数码设备，使运行病案电子化可以提到了议事日程。

53. 国外是如何保存历史病案的？

欧美国家历史病案的电子化则主要采用影像扫描方案。由于单纯缩微方法不利于计算机的检索，以及设备的专用性过强，一般医院都不采用，一些已采用缩微保存病案的医院为了使其可以在网络上运行，则将其转为电子方式。而缩微数码方式则由于需要双重维护而一般医院也不采用。

54. 我国现代病案始于何时何地？

我国现代病案管理始于1921年北京协和医院病案室。迄今已有95年。

55. 建国初期病案教育是什么状态？

新中国建国初期的病案管理教育工作都是由老一代的病案管理人员言传身教，以师傅带徒弟，传、帮、带式的方法带教下一代接班人。

1963年北京协和医院病案科为补充科室工作人员，抽调护校三年级学员，由科室主任和带教老师系统讲授医学基础知识和病案管理专业知识，上午跟随带教老师实际操作，下午为理论课时，学期一年，1964年和1965年两年间毕业学员12名，充实了本院和医科院下属医院病案科室的技术力量。

20世纪80年代初仍然没有病案管理专业教育。在经过老一辈的不懈努力下，1964年由北京医科大学附属人民医院病案室李铭主任接受卫生部委托为全国举办病案管理培训班。1981年卫生部委托北京协和医院病案室举办了一期全国病案管理培训班；从此开始了病案管理教育。

56. 新时期的病案教育始于何时何地？

1985年9月在北京市崇文区卫生学校办了第一个正规教育的中专病案班，学生为已工作的各类人员，学制2年半。开设了病案管理中等教育专业班，它标志着我国病案管理学历教育之始。

之后，全国病案中等专业教育如雨后春笋般的发展至今，大约有40余所院校，招收的学员为中等专业毕业生，学制为3～4年。

1993年3月国家教委颁发的《中华人民共和国普通中等专业学校专业目录》也将病案管理专业正式编入目录中，使我国的病案管理专业教育列入国家正式确认的中等专业教育行列，列为医药卫生科医疗保健类，专业编号为040109。

全国第一个医疗信息管理大专班于2000年在北京市首都医科大学燕京医学院（原顺义高等医专）开办，随后又有江苏、湖北等几个省设立了卫生信息大专班。2001年北京卫生学校开办了第一个高等职业病案班，2002年首都医科大学在北京市崇文区卫生学校开办病案管理成人教育大专班；2009年开办北京大学医学网络信息在职本科教育。

57. 我国哪所院校将病案列入必修课？

病案管理专业教育在一些大学本科也被列入课程，如武汉同济医科大学的图书管理系、湖南湘雅医大学医药信息学系等。疾病分类课程在山东潍坊医学院作为学生的选修课程。沈阳医学院还设有本科医学信息专业，其专业重点虽然是在图书专业，但其他课程基本与病案管理专业需求相同。

58. 中国现代病案教育发展简史如何？

1921年北京协和医院病案室，当时是以师带徒的形式培养病案管理人员的，没有专业教育。

1964 年和 1965 年两年间，北京协和医院采用护校三年级学生到病案室接受系统的病案专业教育，培养了 12 名学生充实病案室工作。

1985 年北京市崇文区卫生学校举办了第一个正规教育中专病案班，学制两年半。

1993 年病案管理专业列入《中华人民共和国普通中等专业学校专业目录》。

2000 在北京首都医科大学燕京医学院开办医疗信息管理大专班。

2001 年北京市卫生学校开办第一个高等职业病案管理班。

2002 年首都医科大学在北京市崇文区卫校开办病案管理成人教育大专班。

59. 我国非正规病案教育始于哪年？

病案管理的非正规教育始于 20 世纪 50 年代。北京协和医院王贤星教授为全军军区总医院、全国铁路中心医院培训病案管理人员。

1964 年国家卫生部举办的第一个全国病案管理培训班由北京大学人民医院的李铭主任承办。

1981 年卫生部委托北京协和医院病案科为全国举办一期病案管理学习班。从此，病案专业的培训班从深度及广度方面都在不断发展、扩大。今天，全国每年都举办有数十个专业学习班及学术讲座。

20 世纪 90 年代中期，病案专业培训班成为继续教育的主课，参加者被授予继续教育学分，学分分为一级学分（部级）和二级学分（其他级别）。晋升中高级职称的人员要求每年一定要有 25 个学分。

60. 美国哪年开始建立病案教育的？

美国于 1935 年在四所大型医院中开展了病案管理专业教育。其中 Minnesota 州的圣・玛丽（St. Mary）医院由于是学院的附属医院，因而它是第一所授病案学士学位的单位。截止到 1994 年，统计表明大约有 230 所大学或学院培养卫生信息管理人员，其中约 50 所授学士学位，180 所授副学士学位（相当于我国的大专毕业文凭）。

61. 国外正规病案教育主要有哪些国家？

世界上，除美国和澳大利亚有正规的学校教育外，加拿大、印度、以色列、新西兰、英国、德国、韩国、肯尼亚等国家也相继开办了病案管理教育。美国和澳大利亚还有硕士和博士教育。

62. 国外的继续教育状况如何？

继续教育是知识更新的必要措施。每一个专业人员无论学历多高、职称多高，都有接受继续教育的必要性。

美国的病案专业人员分为注册病案管理员（registered record administrator）和注册病案管理技术员（registered record technician）。

根据美国卫生信息管理学会的要求，自 1975 年始，两种专业人员分别每年接受 15 和 10 个学时的继续教育，否则将取消注册资格。

63. 各类人员对病案的职责如何？

要选派适当的人员负责病案科工作。在病案质量管理上能够起到监督、督促病案管理工作的人员，具有协调病案科与全院工作关系的人员，其中包括医师、护士、医技人员、病案管理专业人员。

（1）医师的职责是准确、完整、及时采集有关患者的健康信息及有关的法律作用签字文件。并详细记录诊断治疗过程及结果。

（2）护士职责是负责护理记录的采集。协助管理形成过程中（在门诊或病房）的病案资料。

（3）医技人员的职责是负责医技科室对患者检查、治疗的有关记录的收集整理，并及时地传送到指定地点、交给指定的人员。

（4）病案管理人员职责是收集、整理、加工、分类、统计、保管病案信息并提供病案信息的服务。

（5）患者的职责是遵守医院有关病案的规定，提供真实、可靠的病情描述；爱护病案，不可随手携走病案。

64. 病案管理的发展趋势是什么？

我国病案（卫生信息）管理的发展迅速，但不平衡。在经济发达的地区，不少医院已建立院级局域网。总体上讲，病案管理的发展趋势正逐步由信息化管理，向计算机化方向发展。

今后病案（卫生信息）管理的发展趋势是：广泛、深入地涉及医院经营管理；涉及医疗纠纷和法律案件；病案管理向卫生信息管理方向发展；对传统纸张病案及索引的电子化加工；专业人才需求。

65. 今后医院经营管理发展方向是什么？

医疗产业概念在今天并不鲜见，医院管理的一个主要工作是经营管理。因此，今后医院的管理者不一定是临床医师，而应当是具有一定医疗知识的经济师和专职的管理人员。医院之间存在竞争，这种竞争主要是服务质量的竞争。

病案信息可以提供丰富的管理信息，如医疗质量的优劣，病种费用的比较，医师水平的高低，医师工作数量的多少，住院病种的情况等等。聪明的管理者应当从长官意志管理和经验管理向科学管理转化，也就是要懂得利用病案信息进行医院的经营管理。

66. 为什么说病案是举证依据？

国务院颁布了《医疗事故处理条例》中第十六条明确规定：“医疗事故技术鉴定中病历资料对于判定是否属于医疗事故以及责任程度具有重要作用”。随后原卫生部颁发了病案管理的配套文件。医院要想说明医疗无过错或仅有轻微的过错时，“举证倒置”的法律要求，使医院负有举证的义务，而证据大都存在于病案中。

67. 病案如何向电子化、信息化方向发展？

病案的作用不仅是传统的医疗作用，它的作用得到扩展、延伸。原始病案资料在许多场合已不能满足各方面的要求，因此需要提升对信息的加工和管理。

目前，我国医院的病案信息加工基本上限于病案首页，是初步的、基本的信息管理。丰富的病案信息，还有待开发。病案信息还可以与其他管理信息结合，发挥更大的信息作用。

病案管理向卫生信息管理方向发展的具体表现是电子化病案。在当今的 E 时代环境下，医疗卫生体系是 E 体系，病案也必然要 E 病案。电子病案的概念绝不是一般的利用计算机的录入和输出功能。

电子病案概念应当是患者在医院的任何专科治疗，都可以获得最佳的治疗和医疗信息；电子病案有警示系统，当出现不正常的化验报告时或药物配伍有禁忌时，计算机可发出警告；电子病案系统还应当有电子资料库的支持，链接到电子图书、杂志资料库。当需要了解某种病的最新诊断、最佳治疗方法时，可以获得参考资料，循证医学的方法可以直接引入病例治疗。实施电子病案在技术上并不难，它的瓶颈是标准、观念和录入（电子化），经费也是极为重要的因素。

68. 哪些传统的信息需要电子化加工？

在对新产生的病案信息进行收集、加工和管理的同时，还应该考虑对传统的病案信息资料进行加工管理，使原有的信息快速生成电子化信息更好地为医疗、科研和教学服务。因此，过去的一些纸质记录还有待转入电子化，如患者姓名索引的计算机录入，纸张病案首页信息录入以及对纸质病案进行光盘扫描存储等。

69. 未来信息管理需求哪些人才？

病案管理是基本管理，信息管理是高层管理。后者需要更高级的加工、管理手段、知识与技能。信息管理离不开计算机技术，分类管理需要相关的知识，如基础医学知识、临床医学知识、流行病学知识及国际疾病分类等。

目前人才培养主要还是中等专业及大专教育，本科教育刚刚开始，远远不能满足实际需求。我们与发达国家的距离不仅是硬件的差距，更主要的是人员知识水平，也就是人员素质。教育是改变人员素质的最快途径，医院对高素质的人员将会有强烈的需求。

病案信息管理人员的岗位不会因为病案的电子化而消亡，只会随着电子化的全面普及和深入改变作业方式，逐步走向质量监控、信息挖掘和信息服务方向。病案信息人员也是不可替代的，医务人员替代不了，计算机人员也替代不了，它有自己的专业特点和技能，因此，对病案信息高素质人才仍将会有长期的需求。

70. 何时何地决定成立病案学组的？

中华医学会北京分会医院管理学会于 1981 年 9 月，在南京召开了全国病案管理和统计学术会议上决定成立病案学组。

71. 首届病案专业筹备组哪年成立的？

中华医学会北京分会医院管理学会病案管理学组筹备组于 1982 年 11 月 12 日成立。组织成员：

组　长：马家润　中国医学科学院北京协和医院

副组长：沈震岐　中国医学科学院阜外心血管病医院

　　　　张锡璋　北京铁路总医院

委　员：安建邦　北京医学院附属人民医院

　　　　董慰舒　北京积水潭医院

　　　　符品端　中国人民解放军总医院

　　　　邵庆祥　北京同仁医院

　　　　邵士琏　北京朝阳医院

　　　　宋殿佐　北京宣武医院

　　　　王长宇　卫生部北京医院

　　　　俞世湧　北京市第四医院

72. 中华医学会病案学会哪年成立？

1988 年 12 月 5 日正式成立中华医学会北京分会医院管理学会第一届病案管理学组，学组成员名单：

组　长：刘振生
副组长：马家润　李恩生　周倬然
委　员：刘振生　马家润　李恩生　周倬然　刘惠英　李国威　李玉梅
　　　　沈震岐　宋殿佐　张辉华　张一华　徐希文　薛五骐　符品端
顾　问：冯传宜

73. 第二届病案学组换届及产生委员是哪些人？

1991年1月第二届中华医学会北京分会医院管理学会病案学组换届选举。产生委员名单
名誉组长：沈震岐　卫生部中日友好医院
组　　长：马家润　中国医学科学院北京协和医院
副 组 长：符品端　中国人民解放军总医院
委　　员：刘爱民　中国医学科学院北京协和医院
　　　　　游首禾　北京市急救中心
　　　　　张志忠　首都医科大学附属北京友谊医院
　　　　　胡燕生　首都医科大学附属北京朝阳医院
　　　　　柳宗游　卫生部中日友好医院
　　　　　赵学华　北京酒仙桥职工医院
　　　　　王　森　中国人民武装警察部队总医院
　　　　　宋殿佐　首都医科大学附属北京宣武医院

74. 第三届病案管理学会的组成如何？

1994年中华医学会北京分会医院管理学会病案管理委员会第三届学组委员名单
名 誉 主 委：马家润　中国医学科学院北京协和医院
主 任 委 员：符品端　中国人民解放军总医院
副主任委员：刘爱民　中国医学科学院北京协和医院
　　　　　　胡燕生　首都医科大学附属北京朝阳医院
秘书兼委员：张志忠　首都医科大学附属北京友谊医院
委　　　员：李葆玲　卫生部北京医院
　　　　　　刘春玲　首都医科大学附属北京宣武医院
　　　　　　柳宗游　卫生部中日友好医院
　　　　　　秦安京　首都医科大学附属北京复兴医院
　　　　　　王　森　中国人民武装警察部队总医院
　　　　　　吴新竹　北京市酒仙桥职工医院
　　　　　　张　玺　北京大学附属第一医院
　　　　　　周锦华　北京崇文区卫生学校

75. 更名后病案管理学会及委员名单如何？

1996年中华医学会更名为中华医院管理学会，被国家民政部批准为国家级一级社会团体组织，病案管理学组升格至二级社会团体组织。更名后的中华医院管理学会病案管理专业委员会，其学会委员名单

主 任 委 员：王甲午
副主任委员：马家润　聂铁屏　符品端
常 务 委 员：沈健凤　薛五骐
常委兼秘书：刘爱民
委　　　员：王甲午　马家润　刘爱民　胡燕生　唐兴尧　聂铁屏　符品端　沈健凤　薛五骐
区兆熙　付二团　王　新　邱　杰　李日琴　李玉梅　张一华　孟宪民　周思绮
顾　　　问：冯传宜　宋殿佐　周倬然

76. 第四届病案专业委员会换届改选后如何？

1998 年中华医院管理学会病案管理专业委员会第四届学会换届改选后委员名单
名 誉 主 委：马家润　中国医学科学院北京协和医院
主 任 委 员：符品端　中国人民解放军总医院
副主任委员：刘爱民　中国医学科学院北京协和医院
秘书兼委员：张志忠　首都医科大学附属北京友谊医院
委　　　员：胡燕生　首都医科大学附属北京朝阳医院
李葆玲　卫生部北京医院
刘春玲　首都医科大学附属北京宣武医院
秦安京　首都医科大学附属北京复兴医院
王　森　中国人民武装警察部队总医院
吴新竹　北京酒仙桥职工医院
张　玺　北京医学院附属第一医院
周锦华　北京崇文区卫生学校
黄　峰　北京大学附属人民医院

77. 再次更名后的病案管理专业委员会如何？

2000 年 5 月 23 日中华医院管理学会病案管理委员会更名为中国医院管理学会病案管理委员专业委员会其学会组成

名誉主任委员：王甲午
主 任 委 员：刘爱民
副 主 任 委 员：马家润、沈健凤、胡燕生、唐兴尧、聂铁屏
常 务 委 员：王　森　王克立　邱　杰　张志忠　裘以冰
丁丽华　弓小克　马　娟　张一辉
委　　　员：刘爱民　马家润　沈健凤　胡燕生　唐兴尧　聂铁屏　王　森　王克立　邱　杰
张志忠　裘以冰　丁丽华　弓小克　马　娟　王　新　王　衡　王晋生　毛嘉文
韦启明　石玉霞　刘晋才　孙维佳　阿旺建才　陈士元　陈丽娟　李秀芳　李亚兰
李志明　张一辉　张志英　张德平　张淑芬　单人全　肖劲逐　居海宇　孟宪民
赵文莲　赵志林　高志荣　隋维华　程丽君　楚恒群　周爱华
顾　　　问：符品端　张一华　周思绮　薛五骐　（张淑芬退休补充委员周爱华）

78. 更名后的病案专业委员会组成如何？

2006 年 9 月年中国医院管理学会更名为中国医院协会病案管理专业委员会，此次更名为中国医院协会后的第一届病案管理专业委员会。学会委员名单

主 任 委 员：刘爱民

副主任委员：胡燕生　唐兴尧　马　娟

常 务 委 员：王　森　邱　杰　刘春玲　张志忠　沈健凤　赵淑媛　聂铁屏

委　　　员：刘爱民　胡燕生　唐兴尧　马　娟　王　森　邱　杰　刘春玲　张志忠
沈健凤　赵淑媛　聂铁屏　楚恒群　潘淮宁　丁慧敏　弓小克　王平根
王建民　王岐山　孙维佳　石泽雷　刘　婕　刘克新　刘晋才　刘德东
朱爱菊　李亚兰　李秀芳　吴秀兰　汪晓泊　杨振君　陈偷生　周名雄
赵　莉　赵文莲　隋维华　屈治国　程丽君　阿旺建才

79. 第二届病案专业委员会改选时间如何？

2011 年 9 月在山东省济南召开的第 20 届中国病案管理专业委员会学术会议上，进行更名后的第二届中国医院协会病案管理专业委员会委员改选其成员名单

主 任 委 员：刘爱民　中国医学科学院北京协和医院

副主任委员：胡燕生　首都医科大学附属北京朝阳医院
马　娟　四川省人民医院
张志忠　首都医科大学附属北京友谊医院
刘春玲　首都医科大学宣武医院
刘克新　中国人民解放军总医院

秘　书　长：王　森　中国人民武装警察部队总医院

常 务 委 员：蔡　艳　新疆兵团医院
季国忠　南京医科大学附属第二医院
赵淑媛　广东省人民医院
冯建明　青海省人民医院
索冠伟　天津医科大学第二医院
刘　扬　首都医科大学燕京医学院
黄　平　上海中医药大学
楚恒群　河北医科大学第二医院
赵　莉　黑龙江省医院
王平根　海南省人民医院

委　　　员：张云云　首都医科大学附属北京中医医院
王曙照　首都医科大学附属北京佑安医院
马云波　首都医科大学附属北京安贞医院
李　恬　首都医科大学附属北京天坛医院
罗　奕　北京大学医学部口腔医院
柴国平　中国医学科学院阜外心血管病医院

帅海平　上海交通大学附属第六人民医院
徐　玲　重庆医科大学附属第一医院
毕玉田　第三军医大学大坪医院
刘瑞云　山西省肿瘤医院
张丽敏　内蒙古赤峰学院附属医院
杨振君　中国医科大学第二临床医院
许长妍　吉林大学第一医院
徐宏光　皖南医学院弋矶山医院
应可净　浙江大学医学院附属邵逸夫医院
唐三保　江西省人民医院
常艳群　山东省立医院
余晓红　河南省郑州大学第一附属医院
孙维佳　中南大学
伍伟锋　广西医科大学第一附属医院
陈　嫒　云南省第一人民医院
王岐山　陕西省人民医院
王建民　甘肃省兰州大学第一医院
丁慧敏　宁夏医学院附属医院
沈桂权　贵州省贵阳医学院附属医院
陈愉生　福建省立医院
何　艺　中科技大学同济医学院附属同济医院

80. 第一届中国病案青年委员会哪年成立的?

2011 年 9 月在山东省济南召开的第 20 届中国病案管理专业委员会学术会议上宣布成立第一届中国医院协会病案管理专业青年委员会，经过推荐选举产生青年委员 25 名。

赵　青　中国医学科学院北京协和医院
李　斌　首都医科大学附属北京朝阳医院
王　莹　中国人民解放军总医院
邓应梅　首都医科大学附属北京宣武医院
郝冬芳　首都医科大学附属北京友谊医院
刘辰龙　北京大学第一医院
王　丽　首都医科大学附属北京儿童医院
刘玉琦　解放军 302 医院
隗和红　北京市房山区第一人民医院
鲁　阳　首都医科大学附属燕京医学院
曹克刚　北京中医药大学东直门医院
吴益平　上海交通大学附属瑞金医院
韩晨光　中国人民武装警察部队天津医学院
梁泽峰　山西医科大学第二医院

王海燕　内蒙古自治区人民医院
刘丽敏　黑龙江省哈尔滨医科大学附属第二医院
赵百亲　浙江大学医学院附属第二医院
伍姗姗　江西省南昌大学第一附属医院
邹　芳　河南省信阳市中心医院
周洪波　广东省南方医科大学南方医院
莫春梅　四川大学华西医院
高华斌　云南省昆明医学院第一附属医院
梁佩枫　宁夏回族自治区人民医院
蔡　辉　甘肃省人民医院
周　梅　福建医科大学附属第一医院

81. 第一届病案质量监控学组及委员组成如何？

中华医学会北京分会医院学会病案管理专业学组成立第一届病案质量管理学组，成员名单
主 任 委 员：徐敬琴
副主任委员：马淑蕙　黄十洲　修瑞龄　裘以冰
委　　　员：徐敬琴　马淑蕙　黄十洲　修瑞龄　裘以冰　方　浩　王　怡　龙福德
汪　锦　冯建明　刘晋才　毕维杰　李兆福　李正仪　陈翠英　陈　鹏
罗杰锋　郭晓东　胡毅华　贾宝全　张兆权　彭兆丽　熊立维　霍小青

82. 第二届病案质量监控学组及委员如何？

中华医学会北京分会医院学会病案管理专业学组成立第二届病案质量管理学组，成员名单
主 任 委 员：张志忠
副主任委员：刘春玲　刘晋才　李元峰　季国忠　吴秀兰
委　　　员：张志忠　刘春玲　刘晋才　李元峰　季国忠　吴秀兰　卜晓英　方　浩　王建良
孙跃民　刘　华　刘克新　李　恬　李巧玲　吴爱华　陈剑铭　陈　鹏　汪晓泊
杨功明　余秋滨　张　哲　张晓萍　罗杰锋　楚恒群　梁翠群　符庆丹　康　颖
彭兆丽　蒋小平　黄后宝　董恩钰　张小平　黄伯宝　孙跃民

83. 第一届病案教育学组及委员组成如何？

1997 年成立中国医院协会病案管理专业委员会第一届病案教育学组，委员名单
主 任 委 员：陈玉才
副主任委员：叶自雯
秘　　　书：周锦华
委　　　员：陈玉才　叶自雯　周锦华　李亚兰　马家润
林洁中　熊开敏　汤光宗　宋永春　梁玉涛

84. 第二届病案教育学组改选后的成员组成如何？

2000 年 11 月第二届中国医院协会病案管理专业教育委员会进行改选产生委员 15 人

名誉主任委员：陈玉才
主 任 委 员：李亚兰
副主任委员：杨秀忠　梁玉涛
秘　　　书：周锦华
委　　　员：李亚兰　杨秀忠　梁玉涛　周锦华　陈冬云　董利平　邓　敏　黄跃芬
柯连安　李秀芳　林洁中　沈云帼　熊开敏　詹根龙　张积法

85. 第三届病案教育学组委员组成如何？

2006 年 8 月第三届中国医院协会病案管理专业教育委员会进行改选产生委员 15 人
主 任 委 员：李亚兰
副主任委员：赵秀萍　梁玉涛　王增权
秘　　　书：郭凤书
委　　　员：李亚兰　梁玉涛　王增权　郭凤书　肖　丹　叶亚云　王美筠　索冠伟
鲁　杨　裴胜广　沈正善　许凤娟　陈丽纯　张　哲　曾　凡

86. 《中国病案》杂志第一届编委会组成如何？

中国病案管理专业委员会于 2000 年 5 月 20 日创刊《中国病案》杂志，第一届编委会成员名单
名 誉 总 编：金大鹏
总　编　辑：王甲午
副 总 编 辑：李　宁　张宝库　刘爱民　马家润
编辑部主任：胡燕生
编 辑 委 员：（按姓氏笔画排列）
陈　伟　陈玉才　符品端　胡燕生　金大鹏　李　宁　李亚兰　梁爱萍　刘爱民
刘晋才　马家润　马　娟　马淑华　毛嘉文　聂铁屏　牛其厚　裘以冰　沈健风
石玉霞　孙维佳　唐兴尧　王　辰　王甲午　王克立　王　敏　王　森　王志琳
吴明江　徐敬琴　余永明　张宝库　张一辉　张志忠　张宗久　周宗顺

87. 《中国病案管理》著作的主编及编委成员如何？

1999 年余永明主编《中国病案管理》此书为系统论述我国病案管理的基本原理和方法的专著。
编 委 成 员：马家润　牛其厚　王　敏　王　森　王　新　王甲午
王志琳　王言贵　方晋平　冯雪英　田红卫　申诚民
刘兰芳　刘庆林　刘爱民　余永明　余靖维　张志忠
李易庆　陈　伟　周伟彤　周锦华　宗文宇　胡燕生
唐兴尧　符品端　程巧燕　窦林平　虞现根　谭建华
参加编写人员：马家润　牛其厚　王　敏　王　森　王　新　王纪兴　王志琳
王言贵　王贤星　田红卫　刘兰芳　刘庆林　刘爱民　安贺娟
余永明　余靖维　张　梅　张志忠　李亚兰　陈　伟　周炜彤
周锦华　宗文宇　胡燕生　徐　勇　符品端　程巧燕　窦林平

88. 中国病案专业委员会主任是谁？

刘爱民，现任世界卫生组织国际家族分类中国合作中心（WHO－FIC CC）主任，北京协和医院病案科主任（2000—），国际病案协会理事（1992—），中国医院协会病案专业委员会主任委员（2000—），中国病案杂志主编（2003—）。他主要从事病案管理、疾病分类和手术分类实务及理论研究，主编或参与编辑出版了20余部专业书籍或译著。他主编的《病案信息学》首次提出了病案的信息管理理念，并作为十一五、十二五教育部普通高等教育国家级规划教材，卫生部规划教材，填补了国内病案信息教育的空白。发表论文30余篇，参与科研项目10余项。在我国卫生信息领域中，全国统一病案首页、国际疾病分类ICD这个两项标准化的工作都有其重要贡献。疾病分类与代码的研究成果成为国家分类标准。他是病案管理专业的领军人物。

89. 第一任病案专业学组组长是谁？

马家润，中国病案专业学组第一任主任委员。他从1982年至1991年一直连续担任中国病案学组（中国病案管理专业委员会会的前身）组长。1985年经国家卫生部陈敏章部长批准，北京协和医院马家润、刘爱民作为联席会会员加入国际病案协会。1987年世界卫生组织在北京召开的第38届西太平洋地区委员会会议，国际病案协会委托马家润、刘爱民代表IFHRO（国际病案组织联合会）参加该组织会议。他曾经在《中国病案》杂志社担任副总编辑；现在仍然担负《中国病案》杂志的顾问和审稿专家。作为病案管理专业委员会的元老，后因年事已高退休，他一天也没有离开病案管理专业。他曾经为崇文卫校编写过病案教材。他是一直默默耕耘在病案学会这片田野上的老前辈。如今已是耄耋之年的他，仍然关心、支持病案事业发展，可谓德高望重。

90. 《中国病案》杂志社社长是谁？

胡燕生，他担任《中国病案》杂志的社长至今，始终坚持主抓杂志的质量管理。2000年5月20日创刊以来，在他的带领下，2008年6月《中国病案》杂志被批准为“中国科技核心期刊”，2009年杂志影响因子为0.768，五年的影响因子是0.564。

他在1991年步入中国病案管理专业委员会后，成为病案管理专业学会中的骨干人物。他连续多届担任中国病案管理专业委员会副主任委员，在北京朝阳医院曾经担任病案科主任，多次参加医院等级评审和组织北京市医院病案质量检查工作，他是北京市医院病案质量评审工作的骨干。为了拓宽视野，他多次参加国际病案学术会议。他是病案界众所周知的刘爱民、马家润和胡燕生“铁三角”人物之一。

91. 经卫生部批准代表出席国际病案协会的是谁？

1985年经国家卫生部陈敏章部长批准，北京协和医院马家润、刘爱民作为联席会会员加入国际病案协会，之后中国医学科学院阜外心血管病医院邹文雄、无锡市南长医院李易庆医师作为联系会员加入国际病案协会。

92. 我国哪年被接纳为国际病案协会正式成员的？

我国的病案管理起步较晚，但发展之迅速引起了国际瞩目，近年来，我国不断有代表参加国际重大的学术交流会议，发表论文，并有外国专家来华访问。

1992年我国病案管理组织被接纳为国际病案协会的正式成员，这标志着我国病案管理专业开始跨出国门，走向世界。

93. 中国病案管理发展分为哪几个阶段？

我国现代病案管理的发展史，可分为七个阶段。

第一阶段：1921～1930年，这是一个相对封闭的初级阶段。

第二阶段：1931～1949年为缓慢发展阶段。

第三阶段：1950～1965年仍然为相对封闭阶段。

第四阶段：1966～1975年因受“文革”冲击，病案管理处于瘫痪状态的阶段。

第五阶段：1976～1984年为病案管理恢复发展阶段。

第六阶段：1985～1994年为发展引进新技术阶段，病案管理开始新的里程碑。

第七阶段：1995～2015年为病案管理模式的转变、学科形成阶段。

此时病案管理在国内已经形成正规的管理模式、病案管理专业委员会组织和各种制度逐步健全，在国际上有一定知名度和影响力。

94. 《中国病案》杂志何时创刊成为核心期刊的？

2000年5月20日《中国病案》杂志创刊。2008年6月被批准为“中国科技核心期刊”；2009年《中国病案》杂志影响因子为0.768；五年的杂志影响因子是0.564。《中国病案》杂志的创刊，标志着中国病案管理专业有了独立的专业学科，病案管理专业在逐步走向成熟与国际接轨；这里凝集着广大作者、老一辈学者和所有《中国病案》杂志社全体工作人员的心血。

95. 建国初期北京协和医院的病案管理状况如何？

我国现代病案管理始于1921年，在北京协和医院开院的同时，建立了一个在当时世界上可以说是先进的病案室，它能够完成病案管理的基本任务，具有保存、检索和供给病案的功能。

合理的病案编号系统、归档系统、疾病分类索引、手术分类索引、姓名索引以及出入院登记等一系列工作，使当时管理医院的美国专家大为赞赏。当时开展的一些病案管理方法，有许多至今仍然被沿用，可以说，北京协和医院当时的病案室是一个典范，它的管理模式，影响着国内许多医院。

科学的管理方法和丰富的病案资料使它成为北京协和医院的三宝之一而闻名（三宝：病案、图书和专家教授）。

96. 为什么说病案是北京协和医院三大宝之一？

北京协和医院的病案管理方法有些至今被沿用，他们的病案管理模式一直被国内许多医院借鉴使用。许多历史人物的病案几经风霜流传至今保管完好，经典的老病案丰富的病案资料保管的完好如初，让所有了解北京协和医院病案室的人们感叹不已。病案也之所以能成为北京协和医院的三大宝之一而闻名。

北京协和医院的病案之所以成为“三宝”，主要是保存有300多万册内容翔实、记录完整的病案，是构成“三宝”的根基。北京协和医院对临床医疗和病历书写要求严格，强调详细采集患者的病史，全面系统的体格检查，有的放矢的实验检验，结合文献阅读写出有分析、有独立见解的病历。住院时间较长和病情较复杂的患者，定期书写阶段小结，交接班时需详细书写交接班记录，转科前必须完成转科记录，并提出患者的主要问题。手术主刀医师术后要及时完成手术记录，必要时在记录中配以生动、清晰的手术图解。患者出院前要完成出院记录，扼要地描述诊断治疗过程、经验教训、出院诊断、转归情况以及出院医嘱。

这些内容充实的病案加之有效的管理，逐步形成北京协和医院三宝之一。

97. 病案管理发展第一阶段的特点是什么？

第一阶段是从 1921 ~ 1930 年，此期为相对封闭阶段。这一阶段病案管理的特点是：各自为政，交流甚少。

新中国成立后，病案管理工作随着我国医疗卫生事业的发展，病案室的建设和专业管理人员队伍逐步壮大，管理方法和工作制度不断健全，进入了传统的科学管理的新阶段。病案管理的情况虽有重大的改观，但毕竟专业教育培训工作未能开展，老一辈的病案人员也曾反复多次呼吁，申请举办专业教育，但未能如愿。病案管理科学较长一段时间处于初期发展阶段，所以除出版的一本内容简要的《病案管理》著作外，学术著作不多，由于通讯媒介落后，以及没有学术团体组织等，诸多因素的限制，因而这一时期的病案管理处于封闭状态。

98. 病案管理教育发展状况如何？

1959 年和 1964 年王贤星和李铭主任两次联合上书，反映病案管理工作情况受到原卫生部的重视。

1964 年原卫生部在全国评选先进考虑到病案管理，结果全国评出六个红旗单位，北京协和医院的“绒癌诊疗”和北大人民医院病案管理评为全国红旗单位，随后北京大学人民医院李铭主任为全国举办一期全国病案管理培训班。

1964 年原卫生部委托北京大学人民医院李铭主任为全国举办一期全国病案管理培训班，这是我国病案管理继续教育之始。

1954 ~ 1959 年北京协和医院先后为全军及各军兵种的总医院和铁道部全国铁路中心医院的病案管理人员分期分批进行 3 ~ 6 个月的短期培训约 14 至 15 期。

1981 年原卫生部委托北京协和医院举办一期全国病案管理培训班，来自全国的学员 55 名，学习时间两个月。

1984 年北京医学会病案管理学组为北京市各医院的 100 名（包括天津市 3 名学员）病案管理人员举办一期为时 4 个月的短期培训班。

99. 病案管理发展第二阶段的特点是什么？

第二阶段从 1931 ~ 1949 年为病案管理发展的相对缓慢阶段，极少数单位建立完整病案管理体系。

病案管理专业在当时是不被人们所重视，只有靠从事这项工作的老前辈们自行管理体系，凭他们工作日积月累，不断总结和细心摸索出来的经验形成较为合理的病案编号系统、归档系统、疾病分类索引、手术分类索引、姓名索引以及出入院登记等一系列工作，使当时管理医院的美国专家大为赞赏。

100. 第三阶段的病案管理处于什么状态？

1950 ~ 1965 年仍然为相对封闭阶段。此阶段的病案管理虽然处于相对封闭的保守阶段，但是坚守在病案管理岗位上的老前辈们并没有甘愿寂寞；尽管在病案管理专业上北方有王贤星、李铭，南方是刘钰泉、周倬然等老一辈学者，他们都是 20 世纪 20 年代病案管理的拓荒者。1954 年周倬然老师编写的一本《病案管理》是我国第一本专著。在他们的努力号召下，病案管理才有所发展。

101. 第四阶段的病案管理发展状态如何？

1966 ~ 1975 年为第四阶段，此时因受到“文革”的冲击，医院的医疗工作一度受到影响，病案可有可无，病案管理完全处于瘫痪状态的阶段。封闭管理所带来的后果是发展及其不平衡，瘫痪的状态导致专业发展滞留落后；从管理手段而言，在当时并没有特殊的设备，病案架和卡片柜就是病案科的设备。只有在个别大医院里才配有英文打字机和病案纸张的打孔机。

由于没有独立的专业人才管理队伍和专业教育体系。在当时社会经济不发达，医院设备、管理手段滞后，工作制度不健全，相当长的一段时间里病案管理停留在传统封闭保守的阶段。尽管在管理方法上有所改进，毕竟专业教育培训未能开展，管理人才匮乏，与国外没有交流，使病案管理专业循规蹈矩，墨守成规几十年。老前辈们为病案管理的发展也曾呼吁、申请，然而却未能如愿以偿。由于诸多不利因素的限制病案管理发展速度缓慢，此阶段长期处于封闭和瘫痪状态。

102. 第五阶段为病案管理恢复发展阶段其状况如何？

1976～1984 年为病案管理恢复发展阶段。此阶段仍然是改革开放初期，病案管理从瘫痪状态逐步站起来，尽管改革的步伐很慢，但是迈出艰难的第一步就是胜利。

十年树木，百年树人，教育为本。1981 年原卫生部委托北京协和医院病案室举办了一期全国病案管理培训班；从此开始了病案管理教育，为病案管理事业发展后继有人培养病案专业管理人才。

1984 年北京医学会病案管理学组为北京市各医院的 100 名（包括天津市 3 名学员）病案管理人员举办一期为时 4 个月的短期培训班。从收集的资料可以看出，这个阶段仍然是缓慢发展的恢复阶段。

103. 第六阶段为病案管理引进新技术阶段其状况如何？

1985～1994 年为第六阶段，是病案管理专业发展引进新技术阶段，此阶段病案管理开始新的里程碑。

1993 年 3 月国家教委颁发的《中华人民共和国普通中等专业学校专业目录》将病案管理专业正式编入目录中，使我国的病案管理专业教育列入国家正式确认的中等专业教育行列；通过正规的病案教育培养的专业管理人员逐年增加，病案管理专业有了独立的教育体系，培养的专科管理人员不断充实到各大医院，病案管理专业队伍不断发展和壮大，全国各省相继成立专业委员会，病案学科得到较好的发展。随着医学科学技术的发展，各大医院病案管理也不断引进先进的技术，配备了计算机，许多专业人才不断开发研究病案信息技术软件用于病案管理，使病案管理专业发生翻天覆地变化。

104. 第七阶段是病案管理模式转变时期其状况如何？

1995～2015 年为第七阶段，是病案管理模式的转变、学科形成阶段。此阶段的病案管理在国内已经形成正规的管理模式、病案管理专业委员会的组织机构和各种制度逐步建立健全，病案管理专业技术发展在国际上有一定知名度和影响力。

105. 新中国成立前后我国的病案管理状态如何？

新中国成立前北方是王贤星、李铭；南方是刘钰泉，他们是 20 世纪 20 年代病案管理的开拓者。周倬然原在天津工作，1948 年调入上海后，跟刘钰泉老师学习病案管理。

1954 年人民卫生出版社出版周倬然老师编著的一本《病案管理》，虽然简单却介绍了病案管理的基本方法，是我国第一本专著。

李国威是新疆医学院附属医院病案科主任，是刘钰泉的学生，1951 年支援边疆从上海来到新疆，是他带动和发展了边疆地区的病案管理工作，大约在 20 世纪 80 年代，他编辑出版了《病案管理》专业书刊。为了创建独立的病案管理学科，传承病案专业技能，老前辈们高瞻远瞩，将他们日积月累多年的工作经验记录下来，又毫不保留地传承下去，许多技能至今沿用。

106. 改革开放后病案管理发展状况如何？

改革开放后，病案管理专业随着社会的进步，经济的快速发展，瞬息万变。

1980 年中华医学会成立医院管理学会，原卫生部郭子恒副部长任学会会长。当时正值拨乱反正的时期，郭部长曾到各地视察调研，发现很多地区医院没有病案记录，统计工作不正规，原卫生部得不到有关数据，尤其是没有病历很难考察医疗质量，发生医疗问题找不到评判依据；基于两个方面问题，决定中华医学会医院管理学会成立后的第一个学术会议主题为“病案管理和医疗统计”。

1981 年在南京召开了第一届学术会议，可以说此时是病案管理事业发展的起点，全国第一次病案管理学术会议，它揭开病案管理工作封闭已久的面纱，推动和加速了我国病案管理事业发展的步伐。

1981 年我国在联合国的合法席位得到恢复，中国疾病分类合作中成立，此时可以说是中国病案管理专业发展崛起时期。

此时期马家润教授已退休，他与刘爱民主任一直是活跃在病案管理专业队伍中最有影响力，学术上最有权威的学术带头人，并一直为《中国病案》杂志承担重要环节的审稿工作。他退休后始终担任幕后的专业指导，与刘爱民主任成为中国病案管理专业中的领军人物。

107. 中国病案界的老前辈有哪些人？

中国的现代病案管理专业从兴起到发展壮大，我们不能忘记拓荒岁月的老前辈，他们是王贤星、刘钰泉、周倬然、李铭、李国威等，正是他们用星星之火，点燃了中国病案管理专业的燎原大地，使今天的中国病案管理事业腾飞发展，不断壮大，他们的辛勤付出，让后来者继承发扬光大。

108. 我国的正规病案教育始于哪年？

教育是事业发展的基石，发展教育才能事业兴起。我国的病案管理教育始于 1985 年在北京市崇文区卫生学校开办全国第一所病案管理中专班。之后山西、湖南、河北、上海、天津、湖北和广东 10 余所学校也开办了病案管理中专班，1996 年 11 所中等专业学校已培养出毕业生 580 余名，壮大了病案管理专业队伍，培养出的人才陆续走上病案管理专业的岗位，相继成为各大医院病案科的学术带头人和科主任。

109. 病案继续教育始于哪年？

病案管理专业继续教育始于 1981 年。原卫生部委托北京协和医院举办第一期全国病案管理培训班；1986 年 10 月总后卫生部委托病案管理学会为全军举办了第一期为时 3 个月的脱产学习班，培养学员近百人，为部队医院病案管理专业培养了专业人才，也为病案管理事业增添了新生力量，彻底改变了专业不专，专业无专人管理的现状，使军地医院病案管理专业协同发展。

此后，短期培训班涉及病案管理的各个方面，有疾病分类、手术分类、质量控制、医院统计、计算机应用和病案管理基础等。短期教育弥补了正规教育的不足，有效地促进了病案管理理论的普及，提高了病案管理人员实际工作能力。

110. 病案管理第一阶段的教育发展情况如何？

1959 年和 1964 年王贤星和李铭主任两次联合上书，反映病案管理工作情况受到原卫生部的重视。

1964 年原卫生部在全国评选先进考虑到病案管理，结果全国评出六个红旗单位，北京协和医院的绒癌诊疗和北大人民医院病案管理评为全国红旗单位。

1954～1959 年北京协和医院先后为全军及各军兵种的总医院和铁道部全国铁路中心医院的病案管理人员分期分批进行 3～6 个月的短期培训约 14～15 期。

1964 年原卫生部委托北京大学人民医院李铭主任为全国举办一期全国病案管理培训班，这是我国病案管理继续教育之始。

1981 年原卫生部委托北京协和医院举办一期全国病案管理培训班，来自全国的学员 55 名，学习时间 2 个月。

1984 年北京医学会病案管理学组为北京市各医院的 100 名（包括天津市 3 名学员）病案管理人员举办一期为时 4 个月的短期培训班。

111. 改革开放后学会组织与学术交流情况如何？

1982 年 11 月在北京成立第一个病案学术组织，之后，在全国又有 15 个省市相继成立了病案管理专业学组。

1987 年世界卫生组织在北京召开的第 38 届西太平洋地区委员会会议，国际病案协会委托马家润、刘爱民代表 IFHRO（国际病案组织联合会）参加该组织会议。

经过中国医院协会的批准于 1988 年 12 月成立中国病案管理专业学组，它将成为中国病案管理专业发展史上新的里程碑。

1988 年刘爱民代表中国病案管理专业委员会参加在美国举办的第十届国际病案会议。它标志着中国病案管理专业委员会跨出国门与国际交往的开始。

1996 年北京市崇文区卫生局李亚兰代表中国参加在德国慕尼黑举办的第十二届国际病案教育学术研讨会，拓宽视野，开发创新思路。

之后中国病案管理学组不断组织学术活动，扩大行业的影响力，在中国病案管理专业发展规划中，1993 年决定每年召开一次全国性的学术交流作为一项制度落实，并延续至今。

中国病案管理专业学组的成立，标志病案管理专业有独立的专业学科组织，它将引领病案管理专业学科稳步发展，让病案管理成为专业有特色、创新发展、有目标、在医院管理行业中有独特优势的学科。

112. 病案管理与国际接轨的标志是什么？

1981 年 1 月经原卫生部批准，世界卫生组织在中国医学科学院首都医院（现在的北京协和医院）成立世界卫生组织疾病合作中心。我国的病案管理专业学组正式加入国际病案协会成为第 18 个成员。

作为世界卫生组织（WHO）成员国有义务接受执行《国际疾病分类》第九次修订本的使用。为了全面推广使用《国际疾病分类》在全国掀起轰轰烈烈学习的热潮。ICD－9 已经全面推广使用并为《国际疾病分类》第十次修订版的使用打下牢固的基础。目前 ICD－10 已经在全国各医院全面推广使用。在使用过程中积累和总结了更多的经验，也为今后使用 ICD－11 做好充分的准备工作。

113. 美国疾病分类专家哪年到中国授课的？

1983 年世界卫生组织委派美国疾病分类专家到中国疾病分类合作中心授课，讲述国际疾病分类。国际疾病分类的推广应用，在病案管理专业上缩短与国外病案专业交流上的距离，也标志着我国的病案管理专业与国际成功接轨。

114. 哪年中国选派代表参加国际联席会的？

1985 年经原卫生部陈敏章部长批准，北京协和医院马家润、刘爱民作为联席会会员加入国际病案协会，之后中国医学科学院阜外心血管病医院邹文雄、无锡市南长医院李易庆医师作为联席会会员加入国际病案协会。

115. 哪年决定成立中国疾病分类中心的？

1979 年世界卫生组织（WHO）来华考察，1980 年 5 月 WHO 官员佐藤再次到北京协和医院深入了解，决定 1981 年在北京协和医院建立世界卫生组织疾病分类合作中心，在我国推广使用国际疾病分类，原卫生部决定我国的疾病统计与病案首页的疾病诊断必须统一使用国际疾病分类编码，这是我国医药卫生工作的第一部国际标准，也标志着我国的病案信息管理专业纳入了国际轨道。

116. WHO 哪年派代表来中国的？

1981 年 11 月世界卫生组织（WHO）疾病分类科主任医务官库普卡、北美世界卫生组织合作中心主任伊思雷尔来华，邀请他们为正在举办的全国病案管理学习班，利用两个上午时间系统介绍和讲授了世界卫生组织和国际疾病分类及其发展情况。

1983 年世界卫生组织（WHO）委派美国疾病分类专家苏・密斯，麦卡锡；1984 年委派澳大利亚坎伯兰卫生科学学院病案管理学校校长 Ms. Phyllis J. Watson（国际病案协会第十届主席）到中国疾病分类合作中心授课，从此开通了我国病案管理与国际交流的通道，创建学术交流的平台，为 1992 年加入国际病案协会夯实了路基，铺平了道路，1993 年 国际病案协会三届主席、国际病案协会司库 4 人一同来我国西安市举办病案管理学习班，以 IFHRO（国际病案组织联合会）编著的《国际病案管理指导手册》为授课的内容。

117. 哪年中国派考察团到澳洲参观学习？

1982 年 8 月中国医学科学院组织医学辅助科室考察团，赴澳大利亚悉尼大学坎伯兰卫生科学学院考察，了解了国外病案管理的学校教育，考察参观了医院的病案管理工作，同年 11 月坎伯兰卫生科学学院病案管理学校代理校长雷德夫人（Mrs. Beth Reid）来北京协和医院考察，北京协和医院病案科为其组织了病案管理学习班特邀请她授课。

118. 初期阶段病案科室职能作用是什么？

在病案管理发展的初级阶段，随着医院管理的发展和人们对医疗质量重视程度逐步提高，并对病案管理与提供更深层次服务的要求，仅限于提供病案内信息的服务，虽然是初级的病案信息服务，它能促进病案科室的职能转变及对病案内信息的深加工和提炼。

过去绝大多数病案科室的职能是十分单纯，仅限于收集、保管和提供。病案管理是以整份病案为基础的被动性服务。

119. 发展中的病案科学技术应用情况如何？

1980 年以前，医院对病案科室的设备资金投入除了必不可少的办公用品，如病案架和卡片柜之外，其他投入几乎为零。而在 1980 年以后，一些医院对病案科室引进高科技产品投入了大量的资金，北京市有的医院投入已超过百万元。

北京市卫生局要求各医院采用计算机软盘报告统计数据，这就要求医院配备计算机完成此项工作。科学技术应用于病案管理主要是大城市中的大中型医院。科技产品主要用于解决病案的储存、信息的加工和管理。如采用计算机磁盘、光盘或缩微胶片代替包括固定的或密集病案架保存病案，用条形码代替手工登记进行病案的追踪管理。

病案管理人员和计算机人员相互配合，编制实用软件，主要包括病案首页管理软件、医院统计软件、病案示踪软件、姓名索引软件、出入院患者管理软件、医疗质量评价软件和门诊挂号管理软件。这些软件的应用在有的单位独立进行，有的则已联网操作。高科技产品的应用在各地区医院的发展很不平衡，经济发达的地区或领导重视的医院发展较快。在发展快的医院中，有的科室已在试用将病案全部录入计算机硬盘，开始了无纸病案的探索。

120. 为什么说病案专业是有待发展的学科？

中国病案管理专业历经近百年的发展，从传统管理方法发展至今的病案电子化信息时代，从小到大发生翻天覆地的变化。中国病案管理委员会从学组到学会，以至发展到学科建设和独立专业，历经几十年的艰苦磨砺，从不被人重视，发展至被全社会，乃至国际病案协会的重视；病案管理专业是一支年轻充满活力的学科，还有待挖掘和发展的潜力，病案信息是医院的“大数据”它将给医疗、教学、科研和保健工作带来的作用是目前无法估量的，有待挖掘和开发。

121. 我国病案教育与国际交往情况如何？

中国病案管理专业委员会在刘爱民主任的引领下，在全体委员的鼎力协同和支持下，不断创新发展，从完善组织机构，健全各项规章制度到学科建设有了长足发展，在国际交往中不断增强友好往来，相互交流经验，共同发展。

1997 年是中国病案管理专业委员会已经连续成功举办第七届全国病案管理专业学术会议。同年，经中国医院协会批准宣布成立病案教育学组（教育委员会）。

1992 年中国选派刘爱民主任带领教育委员会委员参观加拿大病案管理。

1993 年病案管理委员会推荐教育学组主任委员李亚兰，北京崇文卫生学校阎树范老师前往澳大利亚进修、（研修）学习先进的病案管理技术和教育方法。

1996 年中国病案管理专业委员会派代表参加第十二届国际病案学术会议。

1998 年特邀请国际病案学会三届主席到学校讲学。之后多次与国外病案专家友好往来，增进友谊，传授先进教学经验，提升本国的病案管理教学质量。

122. 中国病案与国际病案的学术交往如何？

2000 年中国病案管理专业委员会选派病案专业委员会副主任委员胡燕生，以及杨秀忠、吴宏代表前去参加在澳大利亚召开第十三届国际病案学术会议。

2001 年在上海召开的第十届全国病案学术会议上特别邀请悉尼大学卫生信息管理专业教师 Anna Coote 讲师来华讲座。

2002 年在广州召开的第十一届全国病案管理学术会议上又邀请国际病案专家参加会议，中国医院协会为国际病案专家颁发荣誉证书。

2002 年中国病案管理专业委员会主任委员刘爱民前往澳大利亚悉尼与澳洲病案学会执行主席一起学习交流。

2004 年在美国华盛顿召开的第十四届国际病案学术会议上，中国派病案管理专业委员会主任刘爱民、北京协和医院副主任周晓鸰、中日友好医院病案科副主任秦文敏、叶军军代表中国参加会议。

2005 年在韩国首尔召开的第十五届国际病案学术会上，中国派主任委员刘爱民、副主任委员胡燕生、唐兴尧参加会议。

2007 年美国医疗记录协会代表团访华进行学术交流，会议期间参观北京协和医院。

2010 年在意大利召开的第十六届国际病案学术会议上，中国病案管理专业委员会主任刘爱民、顾问马家润以及委员代表参加国际会议。

123. 第一届亚太会议的主题是什么？

2005 年 9 月 25 日 ~28 日第一届亚太地区国际病案信息管理学术会议在北京科技会堂召开，此次会议主题是“挑战与发展”。参加会议的国家有美国、苏丹、德国、澳大利亚、韩国、菲律宾、蒙古，中国代表来自 28 个省市、香港、澳门和台湾共 211 人。

124. 《中国病案》杂志创刊与发展情况如何？

在中国医院协会的领导下，病案管理专业委员与《中国病案》杂志社风雨兼程、同舟共济，历经 10 年的艰苦磨砺，并于 2000 年 5 月 20 日成功创办了《中国病案》杂志。它标志着中国病案管理专业学科的形成更加知识化、科学化和现代化。《中国病案》杂志的创刊给病案管理者搭建卫生信息交流平台，充分展示卫生信息管理中群英荟萃。

《中国病案》杂志在胡燕生社长、编委会主任刘爱民、顾问马家润教授以及全体编委会的协同努力下，使《中国病案》杂志创刊历经 10 年磨砺，最终化茧成蝶；2008 年 6 月《中国病案》杂志被批准为“中国科技核心期刊”，“中国科技论文统计源期刊”2009 年《中国病案》杂志的影响因子飙升至 0.768；5 年的影响因子为 0.564。据“中国知网”统计《中国病案》杂志已拥有国内外用户 2043 个；分布在 10 个国家和地区；《中国病案》杂志被高等院校和港台、欧美、东南亚、韩国、日本等相关部门订阅。

125. 完善病案学术组织机构情况如何？

1982 年 11 月成立病案管理学组筹备组之后，不断发展、不断完善和不断扩大。并于 2001 年 11 月在上海召开的第 10 次全国病案管理专业学术会议上宣布成立病案质量监控学组。

1997 年，在庐山召开的第 7 次全国病案管理学术会议上宣布第一届病案管理教育学组成立。

2011 年在山东济南召开的（学会更名后）第二届病案管理学术会议上成立中国病案青年委员会和国际疾病分类学组，完善了中国病案管理专业的组织机构。

在中国病案管理专业委员会有独立的病案管理办公室。各个学组有健全的各项规章制度、每年各学组有工作计划、有组织、有安排、有总结。

126. 第一届病案教育委员会哪年成立？

1997 年在庐山召开的第 7 次全国病案管理学术会议上宣布第一届病案管理教育学组成立。

主任委员陈玉才来自北京崇文卫校；

副主任委员叶自雯来自新乡第一卫校；

秘书周锦华来自北京崇文卫校；

委员李亚兰来自北京崇文卫校；

委员马家润来自北京协和医院；
委员林洁中来自广东湛江中心医院；
委员熊开敏来自湖南医科大学；
委员汤光宗来自湖北孝感卫校；
委员宋永春来自广东珠海卫校；
委员梁玉涛来自山东泰安卫校。

127. 病案教育委员会组织条例产生哪年？

1997 年在庐山召开的第 7 次全国病案管理学术会议上宣布第一届病案管理教育学组成立。会议期间制定了“全国病案管理教育委员会组织条例”，决定 1998 年暑假期间，由崇文卫校组织病案管理教学师资培训班，崇文卫校病案管理教研室老师系统讲授病案管理教学教法，18 所卫校的老师参加学习。

1998 年崇文卫校重新修订编辑《病案管理学》课本，提供各卫校专业讲课的教材。

128. 病案质控组制定的规范标准有哪些？

病案质量控制学组成立后举办了多期学习班，总结、编写和修订《病案管理规定》《病案书写基本规范》和《病案质量检查评审评估标准》，参与原卫生部制定的《医疗事故处理条例》配套文件的修改意见。

129. 病案学会哪年组织专业技能认证的？

国际疾病分类和手术操作分类涉及面很广泛，它在医院管理、国家卫生统计、疾病预防控制、国际信息交流、医保费用理赔以及临床医学等方面广泛应用。为了确保国际疾病分类和手术操作分类编码的准确率达标，中国病案管理专业委员会在 2005 年开始组织专业技能认证考试，这项工作得到中国医院协会领导的大力支持，得到病案管理者的认可和接纳。

目前病案管理工作人员未经考试获取技能认证的是不能从事疾病分类编码工作，三级甲等医院评审中病案科室人员没有获取技能认证的是不能通过三级甲等医院评审。

130. 病案学会参与研究哪些科研项目？

病案学会积极参与和支持“北京地区医院按 DRGs（相关疾病诊断分组）付费和临床路径应用的研究”的研究工作。开展这项工作重要环节是由参与研究的医院病案科室提供大量的病案数据，通过参与此项研究的医院，在提供大量病案数据过程，也促进和提高疾病分类编码和手术编码的准确率，也使医院的 HIS 系统更加完善、更加科学和严谨。

同时了解美国从 1983 年开始以“相关疾病诊断分组”（Diagnosis Related Groups DRGs）为标准的“预付收费体制（PPS）”它是按病案中记录的疾病进行国际疾病分类编码，再归纳入 DRGs 相关的组别，并以它计算出收费指数。这是近年来在欧美国家、亚洲国家和中国香港、台湾地区相当流行的收费体制。目前在我国已经全面推广使用此种付费办法，有效地控制医疗费用。完成 SARS。

131. 中国病案网站是哪年建立的？

中国病案网站建于 2002 年，隶属中国医院协会病案管理专业委员会，是中国病案管理专业的窗口，是国内卫生信息（病案）管理行业中最具权威性的网点，是非营利性的纯学术性的网站。网站的建立在医疗卫生信息（包括病案信息）管理领域中及时传播信息、为相互交流创造良好平台，让国内外更多人了解和认识病案管理的专业，使病案网站更好地为广大病案学者提供服务。

中国病案网站还与其他相关的卫生网站和论坛合作，相互建立交换和连接，传递信息交流经验。网站的首页有世界卫生组织（WHO）、国家卫计委、卫生统计信息中心、北京市卫生局等官方网站链接；网站论坛与医药人才论坛、医学信息学论坛、MTP 医学信息网、医学信息学官方社区、心动力论坛、啄木鸟医学论坛、弱视近视治疗论坛、佛山第一人民医院官方论坛以及知心医友、电子病历研究中心等交换连接。中国病案网站有通讯员 22 名，他们来自全国各地的医院病案统计，以及信息技术人员，有他们的参与，有广大病案管理同仁的支持，中国病案网站将越办越好。

132. 病案学科建设的重要标志是什么？

中国病案管理专业学科建设与学科发展离不开教育，教育必有教材。几十年来，病案专业的老前辈们默默无闻，潜心研究病案管理技术，总结归纳工作中所积累的经验、教训，是他们在工作中一点一滴精心摸索，反复实践，最终将成功的经验、失败的教训用笔墨记录下编辑成为教材，为后人继续创业铺垫基石，留下大量宝贵财富。

现如今我们使用的各种版本的教材内容都借鉴和引用不同时期出版发行的专业书刊，很多教材都是在老前辈的辛勤耕耘和智慧的结晶基础上重新修订再版。目前出版的病案管理专业教材及各种信息技术考试指导等。它标志着中国病案教育学科建设正朝着正规化和标准化方向迈进。

133. 目前出版发行的学科教材有哪些？

1981 年中国病案教学的教材是由北京协和医院马家润主任和参加授课的教师共同编写的讲义，在此基础上，北京医学会病案管理学组的前辈们沈震岐、符品端、李恩生、马家润等老专家又重新编写了《病案管理及相关专业》教材。

1985 年马家润为北京市崇文区卫生学校病案管理专业班编写了《病案管理》专业教材，同年北京协和医院病案科主任赵朝振编写医学术语教材。

1993 年刘爱民、陈玉才主编译出版了《国际病案管理指导手册》教材。

1996 年周锦华、马家润等重新编写了中等专业教材《新编病案管理学》并于 1999 年重新修订再版。

1999 年余永明主编《中国病案管理》此书为系统论述我国病案管理的基本原理和方法的专著。

2003 年刘爱民主编《医院管理学病案管理分册》。

2003 年梁玉涛、蒋琬主编出版卫生部中等职业教育规划教材《病案信息管理》。

2006 年蔡筱英、赵文莲主编出版全国卫生高等学校规划教材《病案信息管理》。

为了全国卫生专业技术人员晋升考试之需，根据原卫生部安排由病案管理专业委员会编写的《病案信息技术》为全国卫生资格考试指导的书籍。此外，还编写了《医院统计工作手册》，以及配合国际疾病分类使用的《ICD－10 应用指导手册》等。

2008 年病案管理专业委员会委员完成卫生信息专业教材《病案信息学》的编写。

134. 中华医学会北京分会 70 年“大事记”记载内容如何？

1992 年 10 月中华医学会北京分会七十年“大事记”发行出版。书中介绍医院各学科组织发展状况。据专科学会简史记载：“中华医学会医院管理学于 1981 年 9 月在南京召开了全国病案统计学术会议，这次会议极大鼓舞了病案管理人员，北京市各医院病案管理工作同志强烈要求组织起来开展学术活动。在中华医学会的组织领导下，经过北京市一些热心于病案管理工作同志的努力，于 1982 年 11 月成立病案管理学组筹备组，在11月召开的全市学术会议上由王甲午会长宣布筹备组成立。组长马家润、副组长张锡璋、沈震岐、符品端及其成员6人。1991年1月换届选举，第二届学组委员由11人组成。组长马家润、副组长符品端、名誉组长沈震岐，成员：刘爱民、游首禾、张志忠、胡燕生、柳宗游、赵学华、王森（曾用名王金华）、宋殿佐。

135. 北京协和医院保存的病案大约有多少份?

回顾病案管理专业发展史，许多历史人物的病案几经风霜流传至今，目前北京协和医院保管病案达到300余万份。具有医学、文化、历史等多重价值，病案依然是北京协和医科大学的教学范本。

136. 北京协和医院保存哪些名人的病案?

北京协和医院建院95年以来，所有病案从未销毁，保存病案数量为全国之冠。其中，不乏诸多名人的病案，如梁启超、孙中山、蒋介石、张学良、宋氏三姐妹，末代皇帝爱新觉罗·溥仪等历史名人的病案。北京协和人凭着捍卫科学的巨大勇气，斗智斗勇奋力挽救，才使得数量庞大、历史悠久的手书病案得以保存至今，可以说是创造了病案管理工作的奇迹，也是中国病案管理专业发展史上的典范。

137. 病案管理教材情况如何?

1964年由李铭主任和安建邦老师共同编写的第一本病案管理的教材。北京大学人民医院为举办的全国病案管理学习班教学编写的教材。

1978年上海市第一人民医院周倬然，上海市纺织二院俞汝华为上海市培训，编写了病案管理讲义。

1981年中国病案管理教学的教材是由北京协和医院马家润主任带领下共同编写的讲义。

1985年马家润为北京市崇文区卫生学校病案管理专业班编写了第一本《病案管理》专业教材。

1996年周锦华、马家润等重新编写了中等专业教材《新编病案管理学》1999年重新修订再版。

138. 《国际病案管理指导手册》教材是哪年主编译的?

1993年刘爱民、陈玉才主编译出版了国际病案协会编《国际病案管理指导手册》教材，黑龙江科技出版社出版。

139. 第一本《病案管理》专著的主编是哪位?

中国的第一本病案管理专著是由上海第一人民医院周倬然编著，《病案管理》1954年由人民卫生出版社出版。之后1964年李铭编著的《病案管理》，人民卫生出版社出版。

140. 医院管理学病案管理分册是哪年主编的?

2003年刘爱民主编《医院管理学病案管理分册》。

141. 第一届亚太地区国际病案会议哪些国家参会的?

参加会议的国家有美国、苏丹、德国、澳大利亚、韩国、菲律宾、蒙古，中国代表来自28个省市和香港、澳门和台湾共211人 。

此次会议有80名病案信息管理专业在校学生作为列席代表。世界卫生组织西太平洋地区办事处负责信息管理的官员Dr. Chong、国际病案协会本届主席Jean Clark、IFHRO第9届和第10届主席、澳大利亚、韩国、菲律宾病案协会的主席。

142. 第一届亚太地区国际病案会议我国参会的领导？

我国原卫生部医政司司长王羽、总后医疗局局长吕吉云、北京市卫生局副局长邓小虹、国家档案局经济科技档案司肖云处长、中华医院管理学会副会长王楠等领导同志到会。

143. 《中国病案》杂志社社长和总编是谁？

社长：胡燕生　总编辑：刘爱民

144. 《中国病案》杂志的名誉总编辑是谁？

名誉总编辑：曹荣桂

145. 《中国病案》杂志名誉主任是哪几位院士？

名誉主任：胡亚美院士、张金哲院士、郭应禄院士、翁心植院士。

146. 我国病案管理与发达国家之间的差距是什么？

（1）人员素质：工作人员的素质表现在对工作的态度、对专业的认识及工作能力。我国病案管理虽然也有比较健全的工作制度，但执行起来缺乏力度，如病案丢失是普遍存在的问题，而欧美国家则很少有病案丢失的现象，这是与工作人员素质有关的问题。

（2）欧美的病案工作人员受过专业教育，能够自觉严格按照操作规程工作。

（3）工作能力与专业知识有关，而专业知识又与专业教育相关。在美国，2 亿人口的国家有病案专业学校 150 余所，其中，大部分是培养大学本科生。我国目前还没有一所培养病案高级人才的大专院校。我国的病案专业教育起步较晚。

（4）据统计，我国 76 所医院的调查报告显示，病案专业高、中级职称仅有 25.7%，从表面看，不会低于发达国家病案部门拥有同类人员的比例，这只是一个假象。

（5）设备与方法：发达国家经济条件好，设备先进。如加拿大的一所医院病案室，有近百个计算机终端。在欧美，不少医院都配有听打录入的文字处理系统，免去了医师书写病案的工作，更重要的是这些资料可以直接作为电子病案进行存储。目前，发达国家病案管理设备主要是在计算机方面的发展，有的医院已将部分有关信息存放到工作站，这样通过信息高速公路就可以检索到。我国在设备上与发达国家的差距比较大，计算机在病案管理方面的应用相当局限，软件开发不够，形成计算机网络的医院为数更少。我们的管理主流仍是病案本身，仅涉及简单的病案内在信息加工处理和检索。

（6）病案相关法律：发达国家的医疗法律比较健全，人们的法律意识也比较强。我国的医疗法尚不健全，还没有病案法，这是我们亟待解决的薄弱环节。

147. 卫生信息起源于哪个国家？

由于病案系统是发达国家病案管理人员目前所关心和开发的工作，传统的管理方法正在逐步改变，信息收集、分析和传递是其工作核心。事实上，病案管理这一概念也已改变，1989 年，美国病案协会就已更名为美国卫生信息管理协会，病案学校也相应更名为卫生信息管理学校，其他欧美国家也纷纷效仿。这不仅仅是名称的改变，实际上是病案管理转向卫生信息管理一次质的飞跃。

148. 病案信息发展趋势是什么?

在未来相当长的时间内，我国病案管理仍会保持迅猛发展的势头。首先是因为有良好的外部发展条件，如卫生政策、信息需求及管理手段都有利于病案管理发展，疾病预防、卫生保健、医院管理、医疗保险等方面将更充分利用病案信息。

高科技产品的开发和应用，为病案信息开发与传递创造更加良好的外部环境。其次，病案管理发展的内在因素也在不断成熟，如管理人员对病案信息的认识及重视程度的提高、病案管理人员对病案信息的收集、加工、处理和传递技术的应用水平也越来越高，随着病案学术组织的成立，学术交流更加广泛深入，这些因素都是病案管理发展的有利条件。未来中国病案管理发展主要是对医院病案信息“大数据”的研究，“大数据”经过开发研究所产生的效应是无法估量的。

149. 预测病案管理未来发展趋势是什么?

可以预测病案管理未来发展趋势表现在以下几方面：

（1）病案管理教育将会继续扩展高等教育有望开展；继续教育逐渐纳入正轨；病案管理学术组织将会更加健全完善。

（2）病案利用率增加：由于对健康重视，医疗纠纷会增加，患者、医院和社会将会利用病案信息来保护自身利益，因此，有可能在今后的 15 年内产生比较完善的有关病案信息的法律，以保证患者、医院切身利益不受损害。

（3）病案管理日趋规范化：包括信息收集的规范化及质量控制的规范化等。

（4）高科技产品在病案管理部门的应用会更加广泛：随着信息网络的建成、管理软件的开发，听打系统（真正意义上的电子病案）光盘储存病案资料，以及作为病案追踪系统的条形码技术也将会逐步推广和普及，计算机化病案将有较大发展。

（5）现行的医疗体制会有较大的改革：随着医疗保险业的发展，以病案信息为依据，一种类似于美国 DRGs 的比较合理的收费制度将会全面被推出。

（6）对病案人员的技能要求提高：2010 年以后，许多工作完全是依靠计算机来完成，甚至连简单的挂号、查号工作也是这样。不掌握计算机知识，是 21 世纪的新文盲，无法胜任 21 世纪的病案管理工作，社会在发展，科技在进步，病案管理转变为病案信息管理是必然的。面对今后可能的种种转变，病案管理人员应当有思想准备，学习新知识，掌握新技能，迎接转变的挑战。

150. 病案管理培训班哪年开始举办的?

中华医学会北京分会医院管理学会病案管理培训班。

1984 年 4 月举办首届病案管理短期培训班开始到 1992 年 5 月止，在此期间，共组织培训班 7 期，来自全国各地的病案统计人员约 600 人参加学习。

1986 年 8 ~11 月全军第一届病案管理班学习（脱产），讲课内容包括病案管理、医院统计、国际疾病分类临床基础医学等。

151. 病案学会发展情况如何?

1993 年 11 月，在北京召开的第 3 次全国病案管理学术会议上进行了第二届学组改选，组长王甲午。

1996 年 1 月 16 日，中华医院管理学会被批准为全国一级学术团体，病案管理学会为分支机构，升格为二级学术团体，更名为中华医院管理学会病案管理专业委员会。

2000 年 5 月在北京召开的第 9 次全国学术会议进行了第三届委员会的改选，主任委员刘爱民。

2005 年 9 月在北京召开的第 14 届病案管理学术会议进行第四届委员会的改选，刘爱民继任主任委员。

2006 年中华医院管理学会更名为中国医院协会，病案管理专业委员会同时更名为中国医院协会病案管理专业委员会。

152. 病案管理专业委员会包括哪些学组?

病案管理专业学组、病案质量控制学组、病案管理教育学组、疾病分类学组、《中国病案》杂志社、病案管理青年委员会。

153. 历届全国病案学术会议及会议情况如何?

时间	地点	会议主题	参加会议人数	论文数
1981	南京	写好、用好、管好病案	167	266
1988	石家庄	病案管理在组织、技术和质量管理系统方面应如何深化改革	160	167
1993	北京	加强病案管理、发挥病案资料为医教研及医院深化改革提供优质服务	399	254
1994	哈尔滨	深入开展国际疾病分类和手术分类的研讨	170	298
1995	桂林	我国病案管理的发展与未来	340	672
1996	成都	病案质量和病案管理质量的规范化和标准化	294	589
1997	庐山	面向 21 世纪培养病案管理专业人才	120	300
1998	张家界	面向 21 世纪病案管理与病案资源的开发利用	214	496
2000	北京	迈向下一个千年的病案新纪录	114	221
2001	上海	新世纪病案信息管理科（室）的规范化建设	240	255
2002	广州	建立健全病案管理行业标准	220	412
2003	厦门	病案、法律、医疗保险	210	270
2004	新疆	医院评审与病案管理规范化	130	224
2005	北京	挑战与发展	211	137
2006	太原	病案信息服务	167	146
2007	海口	病案与医疗保险	124	196
2008	天津	中国病案管理发展 20 年	221	173
2009	银川	创新病案服务理念	144	175
2010	昆明	医疗改革与病案管理	150	133
2011	济南	医改与病案		
2012	贵阳	病案质量与医疗安全	330	110
2013	重庆	病案管理科学化		
2014	西宁	病案信息与医院精细化管理	458	
2015	内蒙古	病案信息学科建设		

第二章 病案科的组织与管理

154. 组建病案科的意义是什么？

医院的医疗活动产生着大量信息，这些分散在医院临床和医技科室的信息，必须有计划地收集、整理才能形成完整的病案。

病案汇集着医疗活动的所有信息，依靠病案这一载体可以获得医疗活动的各种资料，为医疗、科研、教学、医院经营管理、社会各方面需要服务。国家的法律、法规明确规定所有的医疗机构都必须设置病案管理部门或者配备专（兼）职人员管理病案。

155. 病案科设置的规定有哪些？

（1）1982 年原卫生部颁发的《全国医院工作条例、医院工作制度与医院工作人员职责》规定："医院必须建立病案室，负责全院病案（门诊、住院）的收集、整理和保管工作"。

（2）2002 年 4 月 4 日，国务院颁发的《医疗事故处理条例》第八条明确规定：病历属于医药卫生科技档案，是国家档案的重要组成部分……。医疗机构要按照统一领导、分级管理的原则，设置专门部门、配备专职人员负责病历资料的收集、整理、分类、质量检查、统计分析、检索、保管等工作，并提供设备、设施等支持条件；建立病历保管、统计、借阅等相关管理制度，鼓励病历信息资源的开发利用。

（3）2002 年 8 月 2 日，原卫生部、国家医药管理局颁布的《医疗机构病历管理规定》第三条规定："医疗机构建立病案管理制度，设置专门或配备专（兼）职人员，具体负责本机构病历和病案的管理工作"。

《中华人民共和国档案法》、《中华人民共和国档案法实施办法》和《医药卫生档案管理暂行办法》中对于档案、病历的保管均作出了规定。

156. 病案科发展主要受哪些方面的影响？

①领导体制；②机构设置；③物质资源保障；④工作环境及条件；⑤科室领导及员工的素质。

157. 如何合理设置病案科室的隶属关系？

病案管理有其专业理论和技能，与临床医疗关系密切，属于医技科室。由于病案部门涉及门诊、急诊和住院病案的管理，因此，无论是由门诊部或是医务科（处）管理，都有其管理范围的局限性。对于初级医疗机构，可以隶属于主管医疗工作的部门。但二级以上医院应设立病案科（室），直属医院院长领导。

158. 什么是理想的机构设置？

医院机构的设置是否完整、合理，能否相互协调，是否有病案委员会等问题极为关键。有的医疗机构中，病案与统计分家、门诊和住院病案管理分家，致使工作重复，数据采集、统计数据来源复杂，病案管理的规定不统一，这些都影响到管理效率和效果。

病案与医院统计是信息链上两个相互依赖的环节。比较理想的病案部门设置应包括门诊挂号室、住院处登记这两个与病案信息流程密切相关的业务部门。他们的数据将涉及患者姓名索引的建立、统计数据核算及信息检索和患者随诊等病案科的核心工作。

159. 病案科的物质资源保障有哪些？

资源是否丰厚，设备是否先进，职工待遇是否合理是病案管理工作的物质保障。除了病案架、办公桌椅等用品外，还应具备计算机、打印机、复印机、传真机、扫描仪等电子设备。

160. 怎样设置良好的工作环境？

病案科的位置是否接近医疗服务区、各岗位工作条件是否良好、设备是否符合病案管理的需求，工作环境的好坏都会影响到病案工作效率。

161. 如何提高科室领导及员工的素质？

首先看病案科主任是否具备较高的业务水平及管理能力，对病案学科的建设是否有规划、有安排，员工是否能够胜任病案科的工作，工作氛围是否和谐等。科室领导能力强，员工素质高都是影响病案工作质量的重要因素。

162. 为什么要设置病案管理委员会？

（1）中国医院管理学会设计的医院评审文件要求各医院建立病案委员会，它是医院内部组织机构之一。

（2）病历书写质量反映医疗单位的医疗质量和管理水平。病历书写与病案管理涉及医院的多个部门，如何写好病案记录，全面完整地收集和管理病案，这不单纯是行政管理工作，更需要专家们的维护和管理。

（3）国外的医疗单位普遍建有病案委员会。为了协助行政部门做好工作，二级以上医疗单位应当设立病案委员会，作为学术组织监督和指导病历书写和管理工作，提高医疗质量和医疗单位的学术水平。

（4）为了协助行政部门做好工作，二级以上医疗单位应当设立病案委员会，作为学术组织监督和指导病历书写和管理工作，提高医疗质量和医疗单位的学术水平。

163. 病案委员会的组织内容包括哪些？

（1）病案委员会由医院院长、临床科室、护理、医技、相关职能部门的专家及病案科主任组成，成员不宜过多。

（2）病案委员会应定期召开会议，每年需 1 ~ 2 次，讨论有关病历书写和病案管理中存在的问题，形成的决议报院领导批准后成为医院工作的决定，会议要有记录。

（3）病案科主任为委员会的委员兼秘书，负责执行委员会的决定。病案科为委员会的办事机构。

（4）有关病案及管理的重大问题，病案科主任可随时提请委员会主任召开委员会议。

（5）病案科主任定期向委员会作工作报告。

164. 病案委员会的职责是什么？

（1）调查了解病历书写、病案管理存在的问题，提出解决方案。

（2）定期听取病案科（室）对病案管理情况的报告。

（3）建议、制定有关病案管理的规章制度，监督病案管理制度及医院决议的实施情况。

（4）审批、申报新制定的病案表格，监控病案记录内容、项目、格式的设置，提出表格式样的要求。

（5）组织病历书写及有关事项的教育培训，指导临床医师书写病案，遵守病案管理的有关规定。

（6）检查及考核病案的书写质量，对当事人提出奖惩意见。

（7）协调和加强病案科与各科间的关系，推进相互间的密切协作。

（8）定期向院领导汇报病案委员会工作。

165. 病案科的职责与功能包括哪些？

（1）贯彻执行国家、卫计委颁发的有关法律法规。

（2）贯彻执行本单位制定的病案管理工作的各项规章制度，制定岗位责任制、病案科工作流程，用图表方式表明工作。

（3）每个岗位制定明确的岗位职责（描述），包括工作名称、工作人员负责的部门工作，主要的工作目标，完成工作任务并达到质量标准，协调做好工作功能间的相互关系。

（4）做好病案资料的收集、整理、归档、存储、借阅供应、分类编码、质量监控、索引登记及随访登记。

（5）为医疗、科研、教学服务；满足院内、外及社会需求提供信息服务。

（6）依法收集医疗统计数据，进行统计分析提供各级各类信息和统计报表，参与医院管理。要求数据准确、及时地反映工作成绩与存在的问题。

（7）负责医疗使用的各种医疗记录表格的管理、审定，严格掌握新表格制定的审核，保障医疗工作顺利进行，避免表格的重复印刷和资源的浪费。

（8）参与建立病案管理的信息网络，开展病案管理的科学研究。

（9）负责病案管理人员的专业培训，不断提高人员素质和业务水平。

166. 对病案管理人员的知识与技能要求有哪些？

病案管理涉及多学科知识与技能，病案管理人员要掌握一定的临床医学、基础医学、医院管理学、信息技术管理学知识，熟练地掌握疾病分类、手术操作分类、计算机、统计学、病案管理专业等知识，信息技术的发展要求病案管理人员要具备较高的计算机应用能力；人员配备应选用卫生信息（病案）管理专业毕业生，取得病案管理专业技术职务任职资格人员，在学科建设中形成梯队。

167. 非专业人员对病案工作主要影响是什么？

鉴于病案管理专业的特殊要求，未经专业培训的人员从事病案管理专业技术工作将给病案事业带来许多不良影响。多年的实践和考核证明，没有病案管理专业知识的人员在疾病分类编码工作上，错误率可达30%以上。

168. 合理的病案人员编制是什么？

（1）病案室人员编制要根据医院的任务确定人员的编制。负有医疗、教学、科研任务的医院人员编制要多于单纯医疗单位，也可根据医院病案储存数量来调配人员。

（2）由于病案质量监控工作任务较重，在人员的编配上适当调整，加大病案质量监控的力度。

（3）一级医院设病案统计室，50 张以上病床位的医院设专职病案管理人员 1 人；不足 50 张病床位的医院设病案管理人员1人，并兼统计和图书管理工作。

(4) 二级医院设病案室，100~300张病床位的医院，设专职病案管理人员2~3人；300~500张病床位的医院设专职病案管理人员4~5人。

(5) 三级医院设病案科室，500~1000张病床位的医院设专职病案管理人员5~10人；1000张以上病床位的医院，病案数量在100万份以上的医院可考虑成立病案管理中心或病案馆，专门从事病案事业管理。

(6) 门诊病案管理人员编制按日平均诊疗人数（次），每300人次设1名病案管理人员。

(7) 门诊、急诊日均诊疗人次与病案管理人员的配比也不应少于100：1。

(8) 根据工作内容及工作范围的不同、医疗区分布与病案科室距离等，工作人员可以适当调整。

(9) 现代技术设备在病案管理中的应用，不仅要求病案管理人员掌握新技术的应用和操作技能，还需要配备精通软硬件的技术人员，做好日常的维护工作，以保证系统的正常运行。

169. 发达国家医院病床与病案人员的配备比如何？

发达国家医院病床与病案管理人员的配备一般为10：1~15：1。

170. 病案管理人员的任职资格包括哪些？

(1) 病案管理专业要求，病案科工作的技术人员应是卫生信息（病案）管理专业毕业生，取得病案管理专业技术职务任职资格；

(2) 专业技术人员需要取得职业证书持证上岗。

(3) 负有医疗、教学、科研任务的医院，病案科工作任务繁重，技术含量越来越高，有条件的医院应尽量招聘卫生信息专业人员。卫生信息专业人员在病案科中的构成比不应少于50%。

171. 病案科主任应具备哪些条件？

(1) 病案科主任应具有较高的临床医学基础理论知识、病案管理及相关专业知识，具有较强的实践技能，要有从事本专业5年以上工作经历。

(2) 积累了一定的工作经验，能刻苦学习及时掌握国内外卫生信息管理发展动态，有较强的科研能力，对工作、对事业极端负责，有崇高的职业道德，不断改进本单位工作，有较强的带教能力，注意培养专业管理人员。

(3) 必须具备科室管理的能力和科学的管理方法，建立有效率的病案服务工作制度，充分利用和发展人力资源。

(4) 掌握、控制、协调各部门间的工作关系。

(5) 三级医院病案科主任应由有卫生信息管理专业毕业生和大专以上学历，具有本专业高级技术职称和任职资格者担任。

(6) 二级医院病案科主任应由有卫生信息管理专业学历、具有中级技术职称以上职务任职资格者担任；非病案信息管理专业人员，取得中级以上技术职称任职资格者，需经病案管理培训取得岗位资格后担任。

(7) 社区及基层医疗单位病案室主任应由有卫生信息管理专业的技术职称及任职资格者担任。

172. 病案管理人员应具备哪些条件？

(1) 从事病案管理的专业人员应掌握医学基础理论知识、病案管理专业的基础理论和操作技能，有崇高的职业道德。

（2）能刻苦学习，了解国内外卫生信息管理发展动态，对工作和事业极端负责。认真执行各项规章制度，不断探索和改进工作。

（3）按照原国家卫生部规定，卫生信息管理专业毕业生和大专以上学历的人员，根据在本专业工作的年限、业绩，经过考评、考试，获得技士、技师、主管技师的技术职称，可以从事病案管理中信息收集、整理、编目、统计等专业工作。

173. 对病案专业技术人员的要求如何？

（1）按照原国家卫生部规定，医疗卫生单位采用手工或其他设备，建立、保存、提取、管理病案资料工种的病案管理、门诊挂号的人员，属于技术工作人员。

（2）原卫生部与劳动部于1996年9月颁发了《中华人民共和国工人技术等级标准》，原卫生部制定了“全国卫生行业工人技术等级考核标准”。

（3）根据原卫生部、劳动部相关文件规定，将病案管理工人分为初级病案员、中级病案员、高级病案员三个等级，经考试考核合格确定和晋升。

174. 病案科设置要注意哪几个问题？

（1）病案科在医院内的位置需要考虑它有利于为所有患者（门诊、急诊、住院患者）及时服务的功能。

（2）病案科室尽可能邻近住院处、急诊科和门诊医疗区，接近病房和辅助科室。

（3）病案科室工作环境要清洁、安静，有利于阅读和借阅病案；有利于患者复印复制病案。

（4）合理安排病案科室的位置，有利于保管病案，也便于提供使用病案。

175. 病案科用房设置要求是什么？

（1）病案科主任办公室应该是独立配置的。

（2）工作人员办公室，需要有独立的办公用房，每个人不少于6㎡的工作空间。

（3）病案阅览室是病案科必要的设置用房，供医务人员病例讨论、分析病案、参阅病案资料使用，建议设置阅览室1～2间，总面积在25～50㎡。

（4）病案库是存储全院病案的用房，随着与日俱增的病案数量，病案科室内至少应有储存病案5年以上的用房空间。

（5）目前很多医院对纸质病案在进行计算机存储技术和缩微技术处理，对于没有利用价值的病案，时间超过国家规定的30年以上的纸质病案可以销毁处理。超过5年以上常用的病案要有贮存病案的第二库房。

（6）病案科设置电子阅览室，为医师查阅资料、阅读病案提供方便。

（7）接待来访人员应设有宽敞明亮、对话方便的接待室。

176. 如何设置病案库房？

病案库房的设置应保证病案贮存的安全，注意防火，库房最好使用非燃烧构件建筑。库内必须有良好的通风设施，保持空气清新、干燥和一定的温湿度，防止霉变。保存纸质资料的温度范围为14～22℃，相对湿度为45%～60%。尘土颗粒对于纸张的磨损破坏不可轻视，特别在北方地区扬尘气候要注意库房的防尘设施。库房内人工光源宜采用白炽灯，日光灯的紫外线强于白炽灯不宜采用。更要注意防虫和防有害微生物。

177. 使用病案的对象包括哪些？

（1）病案除供院内医疗、教学、科研使用外，社会上使用病案的需求日益增多，病案科每日要接待患者、患者家属、医疗保险人员及公、检、法单位等查阅、咨询、复印病历。

（2）接待来访人员应设有宽敞明亮、对话方便的接待室。

178. 为什么建议设置电子阅览室？

近年来电子病案的发展十分迅猛，电子签名法的实施解决了病案的法律认可瓶颈问题。即使在电子签名法实施之前，有的医院已将历史病案扫描存档。因此，在这些医院中，为了医师的方便，病案科应设置电子阅览室。

179. 病案科办公设备有哪些？

（1）病案科必须配备与其工作相适应的办公设备：如办公桌椅、装订机、直线电话、传真机及为整理存放病案所需的大长方桌。

（2）计算机、打印机是病案信息管理现代化必备的工具：病案管理工作中各种登记、索引的建立，病案流通借阅的示踪系统、统计信息发布、电子病案系统、网络系统的建立都需有大量性能高、容量大的计算机来满足工作需要。

（3）配备性能好、质量高的复印机。为贯彻医疗事故处理条例，为患者复印病案已成为病案科重要工作之一。为达到优质服务必须配备性能好、质量高的复印机。

180. 病案科必备的工具书有哪些？

国际疾病分类 ICD－10、国际疾病手术分类 ICD－9－CM－3 医疗操作手册、英汉医学辞典、中英文字典、临床医学和基础医学著作等。

181. 病案的归档设备有哪些？

（1）开放式固定病案架：适用于贮存使用频繁的病案，便于快速检索和归档，适合于任何类型的病案归档系统。

（2）密集式移动病案架：有手摇控制和电力自动控制两种类型，它需要铺设轨道进行安装，整个病案架可集合成一体节省空间。适用于使用率较低的病案的归档与检索，更适合病案科第二库房贮存非活动性的病案，可充分利用空间且有较好的防尘效果。因其柜架密集查找病案需要移动架位，不利于迅速大量地查找或归档病案。

182. 病案科设置应避免哪些问题？

（1）应避免地下室作为病案库房储存病案。因地下室潮湿，易出现病案霉变，管道漏水、大雨浸泡现象，致使宝贵的病案资料损毁，在国内已屡见不鲜。

（2）病案库房设置在地下室，一定要保持室内的温度、湿度适宜，防止病案的霉变，需设置一定数量的除湿器及排风设施。

183. 使用缩微技术贮存病案要注意哪几点？

（1）须备有缩微胶片贮存柜、阅读器、数字化阅读复印机、扫描仪、刻录机、光盘存储服务器、打印机、条码机、译码器、条形码不干胶纸等。

（2）为了确保病案信息的安全、保密，需要严格控制科室浏览病案信息的权限。

184. 病案科（室）的计划包括哪些?

（1）确定目标并选择行动方向：考虑目标问题，要达到什么目标，目的是什么，要采取什么行动，并设想怎样来完成，在确定行动方案之前应周密思考，设计多个方案供选择。

（2）实现目标的条件：提出一个关于未来预期环境的设想以及在这个环境中要达到的目标。例如：为完善病案控制系统，提高控制质量，根据现有的条件，对示踪系统的选择及管理采用什么方法，达到什么样的目标应作全面考虑。

（3）设计分级目标的方案：如果已确定目标是一个较高级的目标，应考虑是否能一次性地达标，并充分预计可能影响达标的因素。达到既定目标，选择替换行动方案，并根据影响这一目标实现的因素确定替换行动方案的可行性，使之最终达到目标。例如，目标是使病案管理工作全部电子计算机化，实现“无纸病案”；其目标是为了大量存储信息，快速、准确地检索信息。影响这一目标实现的因素，首先是工作人员的专业水平和业务能力，其次是选择设备的质量。因此，在为实现“电子计算机化的病案管理”这一目标时，所设计的行动方案必须是能够解决影响实现目标的因素，并能通过替换行动方案进一步排除干扰因素，最终达到既定目标。

（4）把计划变为行动的必要活动：把计划交给科室内的工作人员讨论，使大家都参与到实现目标的活动中来，倾听工作人员对计划的意见，调动工作人员积极地变计划为行动。这是一个病案科负责人为达到既定目标必须努力做到的。没有全体工作人员的共同努力，实现目标只是一纸空文。

（5）以评判的态度检查、评估结果：这一计划的目标是否达到了？为什么没达到目标？检查、评估是对为达到目标所实施的反馈活动。通过反馈检查偏离目标的程度，了解所实施计划有无效果、效率，能否满足目标要求。例如，一个医院的病案科计划用3个月的时间建立病案尾号排列归档系统。确定这一目标时，应考虑3个月的时间是否能完成，要考虑现实状态，要预见到可能影响完成计划的因素，如病案的数量、贮存病案的空间、归档的设备，工作人员专业水平等。在执行这一计划时，要检查是否合乎要求，要对目标的进展情况有所了解、评估，不断提出解决问题的具体办法，这样才能保证顺利完成计划。

185. 病案科负责人的计划包括哪些?

（1）确立可能达到的病案科（室）明显需要的目标。

（2）检查现有的环境并预测可能影响科室达到目标的变化。随着科学技术的不断发展，病案科（室）负责人必须随时改进技术，尤其是电子计算机在医疗卫生信息中的应用。

（3）鉴定更替行动的方案，从以前制定、设想的角度对它进行评价。经过仔细考虑后，选择最适宜科室要求的行动方案。这是管理决策过程的一部分。

（4）落实计划，检查在实施计划过程中的进展程度。

（5）从是否达到科室的目标，是否有成效、有效率的角度评价已实施的计划，并在各层次做计划，为工作人员提供指导并加强他们的目标意识，使他们主动帮助病案科（室）负责人处理各种变化，并促进其他管理功能的顺利进行。病案科（室）负责人不仅要靠自己的能力周密进行计划，还需要全体工作人员的帮助，才能完成计划，这也是管理过程中不可缺少的一部分。

186. 病案科室工作设计时要考虑哪几点问题?

（1）在科室内每个工作岗位应集合成工作单元，形成一个全面的组织框架。

（2）作为病案科（室）的负责人在组织病案工作中进行工作设计时应考虑周全、避免问题发生。

（3）注意与工作有关的可变因素。
（4）了解工作人员之间的差异。
（5）不断增进工作内容丰富的满意度。

187. 影响病案科室工作设计的因素是什么？

（1）领导体制的影响：如领导的管理水平、业务能力、专业程度等。
（2）医院机构设置的影响：如机构是否完善、合理，是否能够相互协调、是否有病案委员会、是否能发挥作用。
（3）物质资源的影响：资源是否丰厚，设备是否先进，职工待遇是否较高。
（4）工作环境、条件的影响：如病案科（室）的位置是否利于开展工作，各岗位的工作条件的好坏，以及现代化设备在病案管理工作中应用的程度等。

188. 在工作设计中应注意的问题？

（1）科室每个工作岗位都应备有一份岗位职责，并在这一基础上使其日臻完善。
（2）改进工作满意度。如何引导工作人员做好枯燥乏味、不满意的工作，应是病案科（室）负责人非常关心的事情。
（3）工作满意度是一个极为复杂的课题，任何过分简单的解释或解决方法对它都无济于事。有许多可变因素能帮助负责人确定做或不做某一项特殊工作，它能够改善工作人员对所从事工作的满意度。

189. 可变因素对工作满意度的影响是什么？

（1）多样性：包括工具、设备、活动及工作场所的条件。
（2）自治权：是指工作人员从事工作的独立性及所受限制的程度。
（3）相互影响：是指工作人员之间的关系，其影响所涉及范围（人数）及类型（工作人员的层次、性格、人格等）。
（4）知识与技能：从达到熟练工作水平所需的时间上反映出工作人员的知识与技能。
（5）责任：能够体现对职责的履行及对规章制度执行的情况，以及监督执行的严密程度，并反映出现错误后所付出的代价。
（6）工作价值：工作人员往往从个人工作对整体工作产生的作用上去衡量自己的工作价值，并可从中获得对工作的满意感。
（7）反馈：工作人员能否不断得到领导的反馈信息是很重要的。及时的表扬和善意的批评意见会使他感觉受到了重视。
（8）报酬：这是对工作人员工作质量的肯定。包括工资、奖金及其他附加的利益。
（9）工作条件：指自然工作环境对工作人员的影响。
（10）周期：指完成一项工作所需的时间。单调、枯燥、冗长的工作会影响工作人员的情绪，使其产生厌烦的心理。

上述10种可变因素，病案科（室）负责人应能掌握，并尽可能在自己的权力范围及能力所及的情况下不断进行调整、协调和改变，以期将不利因素变为有利因素，加强工作人员对工作的满意度，更好地开展工作。

190. 工作人员之间的差异是什么？

①能力的差异；②态度和人事适应的差异；③平衡承受的差异；④职业自豪感的差异。

191. 工作内容丰富的满意度包括哪些？

工作内容丰富主要是工作的扩展度，它包含增加工作人员的自治权和责任以及更大范围地参与决策的过程，通过工作人员更多地参与计划，指导和控制，为他们提供更大地发挥他们的知识和才能的机会。

丰富工作内容包括赋予一个工作组自我管理的更大权力，也可包括增进交流，使工作人员明确好的行为能够得到认可，并且对个人和组织的目标作出贡献。因此，丰富工作内容的最主要的贡献是使工作更有意义，使工作人员有更大的责任感，更加了解自己的努力成果。

192. 病案科工作手册内容包括哪些？

（1）组织结构：最常用的方法，表明部门或岗位之间的位置及其关系。

（2）工作流程：病案科（室）工作流程主要反映各工作环节及流通路径。随着工作的改革发展，流通路径可能会产生新的变化，因此，它应当不断更新。工作流程图可以标明有问题的环节，使管理者对其重点一目了然。

（3）岗位职责：必须确定工作的目的和目标，为工作人员提供指标和指导。

193. 病案科主任岗位责任是什么？

（1）病案科主任（负责人）必须确定工作的目的和目标，为工作人员提供指标和指导。他必须是一个好的领导者，一个肯听取意见和善于计划的人。

（2）科室必须有一套明确的规定和全面程序。

（3）在岗位职责中，对工作的设计、内容、方法、质量等方面提出要求，对每个人的工作与他人工作之间的关系、每个人的具体工作、个人的身体状况也应详细描述。

194. 病案科工作职责包括哪些？

（1）病案科基础设施（基本场所、基本设备、现代设备）、基础业务、基本管理的建设即制订病案管理各项规章制度。

（2）病案室的人事管理，协调病案室的各项工作，配备病案管理人员，与副主任协商分管各项业务工作。

（3）评估病案室各项工作，建立有关的标准及技术，必要时做出适当的修正。

（4）建立并发展病案服务系统，分析、评估病案及检索系统，协助医院完成各项服务的研究工作，使之达到医院的目标和标准。

（5）运用掌握的病案管理专业理论知识和医学基础知识，指导病案人员进行业务学习，建立健全病案质量管理制度，提高管理水平，提高病案的使用率，确保医院宏观调控和科学管理的实施。

（6）树立病案管理超前意识，把握发展趋势的预算和判断，采用现实的科学管理方法，促进病案管理工作的迅速发展。

（7）支持临床研究及临床流行病学的研究，承接并完成病案研究项目。

（8）参加社会工作，积极参与中国医院协会病案管理专业委员会的各种活动。

（9）选择订购相关的设备和物品。

（10）负责安全防火防盗及监督工作。

195. 制定工作手册时要注意什么？

手册中的任何规定不是一成不变的，应注意出现的问题和做必要的修改。病案科室负责人在修改某项规定时，要考虑工作人员是否愿意接受以及怎样使他们接受改变，必要时可进行学习和在职训练，使其能够接受。对改变的要求，组织学习，使工作人员认真听取改变的要求。病案科室负责人一定要注意改变的效果，要定期改进岗位职责（描述）。不论什么条件下，工作都要有计划，并切实按计划要求去做。

196. 设计操作程序及步骤包括哪些？

操作程序是为完成一项任务设计的一系列相关步骤。病案科（室）负责人的责任是设计科室的工作程序，并在科室内提出工作任务的标准。

（1）设计要求：每个操作程序都必须仔细设计，做到高效、省时、省力。

（2）确定操作程序：①确定所有步骤：确定一个操作程序的所有步骤，并用最低的消耗完成这一程序；②确定最佳顺序：确定完成操作程序中各步骤的最佳顺序；③检查操作程序：检查操作程序是否在其他操作程序变化时受到影响；④试用程序：在程序付诸实施之前，对其进行检验，即试用阶段；⑤程序评估：程序在应用几周后应评估。所有的工作程序应写出书面材料，便于工作人员学习及参照执行，并应定期修订，以去掉不必要的内容，保证操作程序符合设计要求。

197. 病案科规章制度包括哪些？

（1）防火安全制度。

（2）病案复印制度。

（3）病案借阅制度。

（4）病案表格审核与印刷制度。

（5）病案整理及排列顺序规定。

（6）建立新病案的规定。

（7）病案科合并号及改号规定。

（8）提供出生证明书的有关规定。

（9）病案科奖惩规定。

（10）疾病诊断检索规定。

198. 在改革与发展中要注意哪些？

（1）工作人员的在职继续教育计划。每个工作人员都不同程度地存在接受继续教育的问题，病案科（室）负责人应作出培训计划。改革与发展需要全体工作人员的配合，要认识到，专业水平的不足是改革与发展过程中的一个不可忽视的内部阻力。

（2）病案科（室）负责人与工作人员之间的交流渠道应保持通畅，这一点也是作为克服内部阻力的保障。

（3）应保持良好的联系与沟通。如对病历书写质量保证的检查与奖惩措施，直接牵涉到临床医务人员，特别是医师。如果不能取得他们的支持与合作，将会增加改革的外部阻力。

（4）在计划内的改革期间及改革后，工作人员的促进与支持始终是很重要的。

（5）要注意与工作人员商谈并征得他们对工作条件及其他方面改革的支持。

（6）管理人员与工作人员两者的合作性工作，包括病案科（室）负责人与其科室内工作人员的合作及病案管理工作者与其他工作人员的合作两个方面。良好而默契的合作是改革与发展的前提。

（7）在改革的实施过程中，向工作人员及时反馈有效改革成果，表扬他们工作所取得的成绩，是保证改革顺利进行的必要手段。

199. 开发人才资源包括哪些方面?

(1) 制定人事规定，向人事部门提出申请。

(2) 发布广告，招收新工作人员。

(3) 吸收合格的申请人。

(4) 为各工作岗位选择最佳人选。

(5) 使新的工作人员适应单位和科室的环境。

(6) 培训新工作人员，提高他们的工作能力。

(7) 定期对工作人员的工作进行评估。评估是发现人才、培养人才的过程，是协调工作岗位的过程。

(8) 对称职的工作人员给予恰当的报酬，物质奖励与精神奖励相结合。

200. 加强指导的概念是什么?

指导又指领导和人际关系的相互影响。它是引导个人与同行、上级、下属或小组之间愉快地、和谐地相处的过程。

201. 科室工作指导包括哪些?

病案科（室）负责人不仅要对工作人员的工作给予正确指导，还应根据他们的工作能力及个性特点，正确引导和改善其人际关系。诸如工作能力的提高、工作条件的改善等，这些都可能成为影响人际关系的因素。

病案科（室）负责人对科室工作人员人际关系的好坏不能视而不见，因为它会影响你的工作质量，影响一班人的工作状况和工作效率。

202. 控制的概念是什么?

控制的一般概念是对事物加以掌握，不使其任意活动或超越范围。这是确保有效地使用资源并达到单位目标的过程。这一过程是以服务质量为核心的，围绕这一核心需完成以下控制过程。

203. 病案科工作环节控制包括哪些?

(1) 制定领导者及工作人员的工作标准。这是对领导者及工作人员可进行评价的依据，通过评价，提高领导者的管理水平，提高工作人员的素质。

(2) 积极工作，以提高科室的服务质量，并纠正出现的错误，解决出现的问题。为了不断提高服务质量，要注意发现工作中存在什么问题，要分析问题的原因，找出证据，讨论解决问题的办法，选择最好的解决问题的途径，并要通过检测，反馈问题是否已真正解决了。

(3) 发现问题的方法可以主动根据工作标准自我评估，也可以从领导的评价、患者的投诉等方面找到问题。服务质量的提高，就是依靠全体人员的共同努力，不断评估，不断纠正错误，不断解决出现的问题是聪明人的明智做法。

204. 及时解决问题方法包括哪些?

这是管理者的一个极为重要的任务，尤其是在特别忙碌的病案科（室），必须有成效地、有效率地解决问题，千万不可掉以轻心或忽略不管。解决问题的步骤分为：

（1）确定问题——发现了什么问题。

（2）区别问题的原因和基本关系，即为什么会产生这些问题。

（3）分析问题产生原因的有关证据，这可能是非常详细和困难的。

（4）制定解决问题的行动方案。发挥行动的效果，即做什么能解决问题，可以提出许多供选择的行动方案。

（5）选择一个具体的解决方法，并制定实施这些方法的明确步骤。

（6）评价已经实施的解决方法的结果，即问题是否有效地解决了。

第三章　病案保护

205. 病案保护的意义是什么？

病案保护工作是病案管理工作的重要的组成部分，是保证病案有效利用的重要措施。病案保护的意义在于在保证病案方便使用的过程中，最大限度地保护病案的完整性，维护病案的原貌，减少病案损害程度。以提高和保障病案的使用价值，便于开发医疗信息资源。

206. 病案保护的任务是什么？

维护病案的完整与安全，最大限度延长病案的使用寿命，既是病案工作中所遵循的基本原则，也是病案工作各项业务环节的共同任务，更是病案保护的中心工作。这是因为病案保护是维护病案完整与安全的主要环节和主要手段，保护做得不好，就会造成病案的遗失、过早破损、残缺不全，甚至造成无法挽回的损失，可见保护在病案管理工作中占有的主要地位。

实行科学的保管方法，防止和减缓病案制成材料的损坏速度，维护病案的原貌，最大限度地延长病案的使用寿命，维护病案的安全是病案保护工作的任务。

207. 维护病案安全有哪两个方面？

维护病案安全主要是两个方面，一是指维护病案的实体安全，就是要保管好病案实体，使其完好无损，最大限度使其安全保存；二是指维护病案信息的安全。保管好病案实体并不等于病案的信息不会丢失或者泄露。保管目的不明确，就会限制病案价值发挥，管理制度不严，措施不力，就会造成病案信息泄露或者窃取。因此，病案保护注重保管好实体的同时，要严格保管制度，采取有力措施，维护病案信息的安全。

208. 病案库房建筑原则是什么？

（1）适用：病案库房应遵循最基本、最重要的原则，要考虑长远使用，建筑面积适当放大，留有存储空间。

（2）方便：病案的保存使用要方便，即方便医师阅读病案，也要方便患者复印复制病案。

（3）安全：做到防火、防热、防潮、防光、防尘、防有害气体、防虫、防霉等。

（4）经济：在适用的前提下，本着勤俭节约的方针，将有限的经济投资放在保护病案，改善环境上。

（5）协调：病案库房要适用，在建筑上要考虑与周边建筑协调，创建专业特色的环境，有利于病案的保管利用。

（6）美观：病案库房的美观要符合适用和经济的原则。在建筑设计时既注意建筑的美观，又要注意其特殊性；既要保持与周围建筑的协调，又要体现独自的专业建筑特色。

209. 病案库房的设计要求包括哪些？

（1）选址应注意选择地势较高，有利于排水、场地干燥、空气流通的位置。要远离池塘河边，避免水势上涨淹没库房，防止地下水渗透造成库房潮湿。

（2）注意防止气体有害和灰尘的污染，要远离有腐蚀气体排放的工业区或烟尘排放较重的单位。

（3）病案库房要密封严，库房要安装密闭门窗，阻止灰尘进入室内，有条件的安装空气净化器，是空气流通，改善库房密闭环境。

（4）保证安全，便于使用。应远离油库、加油站和生活区域。病案库房最好设置在医院的中心地带，便于使用网络化管理，有利于防火、防虫。

210. 病案库房的防护措施包括哪些？

防水与防潮，库房的潮湿及漏水，将对病案的纸张、字迹造成极大的损坏。病案库房的防水、防潮重点应在屋顶、四周墙体、门窗、地面等处，这些地方需要做好保护工作。

（1）屋顶的防水：屋顶的防水措施应根据其构造不同分为两类，一是用于平屋顶的为屋面铺设防水材料；二是用于坡屋顶的，是采用构件防水屋顶。

（2）平屋顶采用沥青油毡卷材防水，也就是在屋顶铺设沥青和油毡交替粘合作为防水层。沥青具有粘结力强，有一定的弹性、不吸水、耐酸碱等特性，可以起到防水作用。油毡是用厚纸、织物等，通过浸渍沥青后制成的。主要起骨架作用。防水层中使用的沥青应具有足够的耐热能力；具有足够的柔韧性；具有足够的黏着力；具有适当的稠度。

（3）坡屋顶（又称起脊式屋顶），防水采用构件自防水方法，即利用构件自身的防水性能，达到防水的效果。坡屋顶由于坡度大，下雨时排水快，屋顶不会有积水，可以利用屋顶的槽瓦或小青瓦达到防水目的。

（4）库房外墙、门窗的防水、防潮：库房外墙在下雨时被雨水浸湿，并渗透到墙的内面，使库房湿度升高。另外，在外墙墙身与库外地面接近部位（勒脚），经常受到房檐滴下的雨水或地面雨雪的浸溅，同时基础墙吸收土壤中的水分也会上升到地面以上的墙身内，造成墙面潮湿，进而影响库内湿度。

211. 外墙的防护措施应包括哪些？

（1）外抹水泥砂浆，加厚勒脚部位。既能阻塞缝隙同时也能减少墙体的毛细现象，增强墙体防水能力，以防雨雪侵蚀。

（2）在外墙周围铺设一定宽度的散水坡和排水沟，可将雨水引离库房，以防雨水侵蚀基础和墙身。

（3）设置防潮层，防止土壤中水分从基础墙上升和勒脚部位附近的地面水影响墙身。可铺设沥青油毡防潮层或抹防水砂浆。门窗对库内温度和湿度有很大的影响。库外的热湿空气可通过门窗的缝隙影响库内。库房门窗应小而少，且有良好的密封性，最好设双层门窗；雨雪天避免开门、开窗，以防下雨时雨水或湿气向库内流入。

212. 库房地面防水和防潮措施包括哪些？

库房地面防潮是病案库房建筑中需要重视和解决的问题。在建筑上应采取必要的防护措施。

地下库具有安全、防光、防尘、冬暖夏凉、库温比较持恒等特点，但地下库地面和部分墙壁常在地面以下，潮湿是不容忽视的问题，直接影响地下库的使用效果，应采取以下措施：

（1）当地下水位高于地下库地坪时，这时地下水不仅会侵入库内，还会对墙面和地面产生一定的压力，如向下渗透的地表水，土壤中通过毛细现象上升的水和高于地下库地坪的地下水三种形式的危害，前二种为无压水，第三种为有压水。这种有压水对库房的危害最大。可采用混凝土构件自身防水，或在地下库的内表面做防水抹面，来达到防水目的。

（2）最高地下水位低于地下库地面时，水对库房的危害主要是库外地面渗透下来的地表水和土壤中通过毛细现象上升到库房的水。此种情况下防潮构造的做法是在地下库墙体外侧做水泥砂浆抹面，再涂刷沥青。库房地面可用混凝土做垫层，上面做防水砂浆面层。

（3）库房地面防潮方法很多，其中以架空防潮地面较为理想。架空地面就是将基层地面与上层库房地面之间留一定的空间，以减少地下水对库内的直接作用。架空层下部的地面可采用三合土夯实，防水地面架空层上部的地面应采用水泥砂浆地面、铺设沥青油毡防水层等防潮措施，使地下水不能直接通过地面渗透到库房内。架空地面的高度不低于600mm。在两层地面之间的墙壁上前后可开通风洞，使间层内的空气流通，不至于使潮湿空气滞留在间层内。

（4）另外，还应对地面做防潮处理，通常采用做水泥砂浆地面、铺设沥青油毡防水层、用钢筋混凝土浇灌地面等方法。

213. 病案库房建筑与防火意识是什么？

在病案管理工作中，病案库房的防火工作是至关重要的。一旦发生火灾，后果是难以挽回的。因此在病案库的建筑设计中，应把防火放在首位。

214. 病案库房建筑的耐火等级是什么？

病案库房建筑的耐火等级为一级以上。我国将建筑物的耐火等级分为四级，一级是钢筋混凝土结构或砖墙与钢筋混凝土结构组成的混合结构；二级是钢结构架、钢筋混凝土柱或砖组成的混合结构；三级是木屋顶和砖墙组成的砖木结构；四级是木屋顶、难燃墙体组成的可燃结构。

215. 病案库选用的耐火材料是什么？

病案库房选用一级耐火结构为非燃烧体，为在空气中受到火烧或受到高温作用时不起火、不燃烧、不炭化的构件，可起到有效防火作用。

216. 病案库与周围建筑保持距离多少？

注意病案库房应与周围的建筑之间保持不小于35m的防火间距。为了防止失火或抑制火势蔓延，还应设防火墙、防火门等，把整个库房建筑分隔成若干防火区，从而限制了燃烧面积和火势的蔓延。库房内的通风及空调管道不宜穿过防火墙。

217. 常用灭火设备包括哪些？

（1）酸碱式灭火器：灭火器筒内盛有碳酸氢钠和硫酸铝，分别溶解于水后再混合成泡沫。具有隔氧和冷却作用，可扑灭可燃或易燃液体及一般固体物质的初起火灾，但不能扑救醇、醚、酮类水溶性液体引起的火灾。

（2）二氧化碳灭火器：二氧化碳灭火器俗称碳酸气，在常温下是无色的气体，具有不燃烧、不助燃、易于液化的特性。二氧化碳灭火器是以液态形式或加压充装在灭火器中，使用时二氧化碳从喷嘴喷出时由液体迅速汽化成气体。并吸收大量的热，具有冷却和稀释燃烧氧的作用，通过隔绝空气，使燃烧区因缺氧窒息而灭火。适用于扑救电器、贵重生产设备。

218. 病案库设备包括哪些?

（1）空气调节装置：病案库房安装空调装置，目的是使库内空气温度、湿度、洁净度和流动速度符合一定要求，为库房内创造一个适合病案保存的理想环境。

（2）病案装具：病案装具是存放病案的器具，也是病案库内的主要设备，常用的有各类架、箱，有金属和木质两类。档案装具要质地耐久、整齐，利于防火、防潮和防虫。

（3）病案架：活动式密集架是在复柱双面固定架的底座上安装轴轮，使之变成架车，能够沿地面铺设的小导轨直线移动，通过手动或电动装置，可以将多个病案架紧密排列在一起，前后移动。

（4）固定架：传统木质开放架经济实用，防潮效果比较好；钢质的单柱开放架结构简单、耐久美观。复柱挂斗开放架在结构、性能、规格上与单柱式开放架相同，但其稳定性、坚固性、负载力比单柱式强。

219. 其他病案装具有哪些?

在病案管理日常工作中所必需的装具有：目录卡片柜、卷式缩微品装具（片盘、片盒、片夹等）；片式缩微品装具（封套、开窗卡、活页夹、平片盒等）；计算机磁盘装具（磁盘柜、磁盘架等）。

220. 病案使用的包装材料有哪些?

病案使用的包装材料也是日常工作中必不可少的。我国包装纸质病案的材料主要是病案袋。病案袋的规格力求标准化，便于使用而又不损坏病案，因此在材料的选择上注意坚韧性，以防割伤皮肤。常用的牛皮纸可以有很好的防虫效果。

221. 病案存放移动装具有哪些?

病案库房还应具备手推车、活动梯等设备，以方便在库内或库外运送病历；活动梯是蹬高获取病案使用的移动梯和折叠梯两种。

222. 什么是造纸原料与纸张耐久性?

纸张的原料决定其抗老化的能力。纸张的原料是由纤维加工而成的，主要有植物纤维，其他还有矿物纤维和合成纤维。

223. 造纸植物纤维的种类有几种?

（1）木材纤维：原料有云杉、铁杉、落叶松、臭松、白杨、栗木等。

（2）韧皮纤维：包括亚麻、大麻、苎麻及各种树皮的内表皮，如檀皮、楮皮、雁皮等。

（3）种毛纤维：主要是棉花。由于用棉花作为原料造纸造价较高，因此很少使用棉花作为造纸原料，而通常采用破棉布、棉短绒等为原料。

（4）禾本科纤维：即草类纤维原料，有竹子、麦秆、稻草秆、芦苇、龙须草等。

224. 造纸植物纤维化学成分包括哪些?

造纸植物纤维的主要化学成分是纤维素、半纤维素和木素。它们都是由碳、氢、氧三种元素组成的高分子化合物。其中纤维素聚合度大，性质较稳定，纸张中含纤维素成分多，其质量及耐久性也好。半纤维素易水解，木素易氧化。

225. 什么是纤维素？

纤维素是病案纸张的主要化学成分，是一种耐久性很好的白色、无味、比重1.55，韧性大、有吸湿润性。其特性与温度、湿度和纤维的种类密切相关。

226. 纸张耐久降低的因素有哪些？

（1）溶解性：在普通温度下不溶于水及一般的有机溶剂如丙酮、乙醇、乙醚、苯等。纤维素不溶于水的性质决定了其耐久性好。

（2）水解：在一定条件下，纤维素可以和水发生水解反应，也是纸张损坏的重要因素之一。

（3）氧化：纸张中纤维素发生氧化后，纸张强度下降，耐久性降低。光、温度、空气中的水分都可以影响纤维素的氧化。另外，纸张在生产过程中残留的氧化剂及空气中大量的氧气、二氧化氮和氯气等有害气体可使纤维素发生氧化，降低纸张的耐久性。

（4）光解：在无氧的情况下，光对纤维素的破坏作用叫光解作用；在有氧的条件下光对纤维素发生光氧化作用，破坏纤维素作用，使纸张的耐久性下降。因此，病案纸张受潮或遭受雨水浸湿后不可在阳光下暴晒。

227. 影响纤维素水解的因素有哪些？

（1）温度：温度升高可以使纤维素水解的速度加快。当温度在10℃以上时，每升高10℃，水解速度可以加快1～2倍。

（2）酸：是纤维素水解的催化剂，酸的催化能力与酸的种类有关。无机酸如盐酸、硫酸、硝酸的催化能力比有机酸如醋酸、草酸的催化能力大，对纸张的危害也大。

（3）碱性物质：对纤维素的破坏也很大。

（4）其他：水是纤维素发生水解的必要因素，潮湿不利于纸张的保存。酶是纤维素的催化剂，纸张表面沾染真菌后分泌的纤维素酶可以促进纤维素的水解。纤维素的种类对纸张的耐久性有重要的作用，棉纤维不易水解，而木材和草类纤维易水解。

228. 什么是半纤维素和木素？

（1）半纤维素是植物纤维中非纤维素的碳水化合物，易吸水膨胀、易水解，耐久性比纤维素差。半纤维素具有易溶性和吸水润胀的特点。因此，保留适量的半纤维素在造纸过程中便于打浆。

（2）木素在常温下不溶于水、稀碱、稀酸溶液。木素容易氧化，在光照下氧化速度更快，氧化后破坏纸张中的木素成分，变为脆弱、黄色的氧化木素。

229. 造纸植物纤维的特点是什么？

化学成分的含量与形态：能够用来造纸的植物纤维需具备两个特点：一是原料中纤维素的含量应大于40%，含量越高，纸张的质量就越好；二是纤维的长度与宽度的平均比值大于30。

230. 纸张的主要性能包括哪些？

（1）物理性能：包括定量、厚度、紧度、透气度、施胶度和吸收性。

（2）光学性能：包括白度和不透明度。

（3）机械性能：纸张的机械性能又称机械强度是衡量纸张耐久性的重要指标，包括抗张强度、耐破度、耐折度和撕裂度。

（4）化学性能：包括水分、酸碱度、灰分、铜价和黏度。

231. 纸张的物理性是什么？

（1）定量：是指纸或纸板单位面积的重量。一般是以每平方米纸张有多少克表示，即 g/m²，俗称“克重”。是纸和纸板的基础性能。纸的定量与纸张的机械性能如抗张强度、耐破度和撕裂度有关。

（2）厚度：是指在一定的面积和一定的压力下，测得纸样两面之间的垂直距离。

（3）紧度：是衡量纸张结构松紧程度的指标，即单位体积的纸重。是纸张的基本性能。是指每立方厘米纸张的重量，以 g/cm^3 表示。纸的紧度取决于造纸的原料、生产过程及工艺等多个因素。纸的紧度越高，其耐破度、抗张强度等机械性能越好。

（4）施胶度：是用以表征纸及纸板抗水性能的一项技术指标，是评价纸张耐久性的重要指标。国内常用的方法是以标准墨水画线时墨水不扩散也不渗透的线条最大宽度（mm）表示，不同种类的纸张施胶度的要求不同。

（5）吸收性：纸张对液体和气体具有吸收能力。纸张纤维是一种亲水性很强的物质，纸张本身含有一定的水分，另外可以从空气中吸收水分纸张的吸收性有利于油墨等字迹材料的渗透，但是吸收性过度则导致某些字迹材料如纯蓝墨水、红墨水出现洇湿。纸张的吸收性还包括吸收空气中的有害气体，加速纤维素水解和氧化的性能。

232. 纸张的光学性能包括什么？

（1）白度：白度是纸张受到光照后全面反射的能力，亦称为纸的亮度，以百分数表示。白度下降是纸张老化的主要表现。

（2）不透明度：不透明度反映的是纸页能阻碍光线通过及阻止人们透过纸页看到另一面印迹或与另一面接触的物体的性质。

233. 纸张的机械性能包括哪些？

（1）抗张强度：是指纸张所能承受的最大压力，以 kN/m 为单位。以裂断长表示，指用一定宽度的纸条在本身重力作用下将纸拉断时所需的纸张长度。

（2）耐破度：是指纸张在单位面积上所能承受的均匀增大的最大压力，以 Pa（帕）或 kPa（千帕）为单位。

（3）耐折度：表示纸张能够承受折叠的能力。

（4）撕裂度：分为内撕裂度和边撕裂度两种，以 mN（毫牛顿）为单位。内撕裂度是指先将纸张切出一定长度的裂口，再从裂口开始撕到一定的距离时所需的力。撕裂度是评价纸或纸板抗剪切力的一个技术指标。

234. 纸张的化学性能包括哪些？

（1）水分：纸张中水的含量称为水分。水分是测量纸张的重要指标。纸张的水分对纸张的耐久性具有极其重要的影响。水分的含量可以改变纸张的重量、强度、规格的稳定性、油墨与纸张的结合及纸张的柔软度等。

（2）纸张的酸碱度：纸的 pH，即酸碱度，是纸张化学性能中的一项重要指标。纸张酸碱度过大都将加速纸张老化。

（3）纸张的化学性能还有：①纸的铜价，可以反映纤维素水解、氧化的程度；②纸的黏度，可以了解纤维素发生水解、氧化和光解反应后变化的程度。

235. 什么是纸张老化？

纸张老化是指在环境的作用下，纸张的主要化学成分发生不可逆的化学变化，从而使纸张性能下降的过程。而纸张在使用时的机械损坏及虫蛀破损，因为没有使纸张发生明显的化学变化，因此不属于老化的范畴。

236. 纸张老化的原因是什么？

促使纸张的老化的原因很多，主要原因有纸张的主要化学成分纤维素、半纤维素和木素发生水解、氧化和光解等化学反应使纸张老化；酸和碱性物质对于纸张的破坏也很严重，病案纸张中的酸主要来自病案形成过程和病案保存过程。纸张在生产过程中残留的酸、氧化剂、明矾等都能够使纸张老化。另外保存病案的外界环境，如温湿度、光线、酸碱物质以及微生物等，也是促使纸张老化的重要原因。

237. 纸张的分类有哪些？

（1）根据造纸原料，分为植物纤维纸、合成纤维纸和矿物纤维纸等。

（2）根据抄造方法，分为手工纸和机制纸。机制纸进而可以分为长网纸、圆网纸等。

（3）根据纸张用途，可分为新闻纸、印刷纸、书写纸、打字纸、干法静电纸等。

238. 手工纸的耐久性源于哪些条件？

我国生产的手工纸的耐久性是比较好的，主要原因是选用质量好的植物纤维为原料；另外生产过程完全是通过人工完成的，加工细致，生产工艺对原料损伤小，如制浆时不使用强酸、强碱，漂白时不用强氧化剂，洗涤时使用流动水，在制造宣纸时通常使用清洁的天然泉水。

239. 手工纸分为哪两大类？

（1）皮纸的原料有檀皮、桑皮和楮皮等。主要品种有宣纸、螺纹纸、棉纸等。

（2）竹纸的主要原料是嫩竹。宣纸的主要原料是青檀树的树皮和沙田稻草。根据稻草配用数量的多少，宣纸可分为特种净皮类、净皮类和棉类。

根据产地不同得名的手工纸有宣纸、蜀纸、六合纸等。

对于破损病案的修裱应使用生宣。由于熟宣经过施胶处理，耐久性比不施胶的生宣差。

240. 病案纸张选择的原则？

（1）耐久性：病案根据分类不同，为永久或长期保存的资料，应选用较大定量的纸张，以保证纸张的耐久性。

（2）经济实用：病案纸张用量较大。在选购病案纸张时，不要单纯追求高档和美观，应选用价格便宜、耐久性好的纸张。

（3）方便保存：病案的使用率较高，尤其是科研、教学价值较高的病历，使用频繁。在选用纸张时，也注意不要图便宜而选择低于 $60g/m^2$ 或机械性能较差的纸张。

241. 什么是书写纸？

书写纸两面光滑，白度高，不透明，组织、色泽均匀，施胶度高，可供钢笔、圆珠笔、签字笔两面书写。适用于病案用纸和印刷表格、公文用纸、练习簿等。书写纸有U级、A级、B级和C级四个等级。书写纸的定量为45g/m²、60g/m²、79g/m²和80g/m²。

根据不同类型的病案选用不同级别的书写纸。需永久保存的病案资料应选用U级书写纸，属于长期保存的病案资料应选用U级或A级书写纸。

242. 什么是新闻纸、打字纸？

（1）新闻纸的原料是机械木浆，其化学成分中木素含量较高，所以纸张容易发黄、变脆，纸张耐久性差。不能作为病案用纸，主要用作报纸、书刊、杂志等。其质量标准分为A级、B级、C级和D级；纸张定量有45g/m²、49g/m²和51g/m²。

（2）打字纸是一种薄纸，主要用于打字、复写、制作信笺、印刷单据等，常用的定量为26g/m²、28g/m²、30g/m²和32g/m²。打字纸分A级、B级和C级。打字纸一般不用来做病案材料。

243. 什么是干法静电复印纸？

干法静电复印纸具有色泽洁白、双面平滑，分为A级和B级，定量为70g/m²、80g/m²。不透明度80%，施胶度不小于0.75 mm。可用于传真和计算机打印的病案资料。

244. 决定字迹耐久性的因素是什么？

决定字迹材料的耐久性主要表现在两个方面：色素成分和字迹材料的转移固定方式。

245. 什么是色素成分及字迹的耐久性？

字迹通常有各种色彩，如黑色、蓝色、红色等，这些色彩是由每种字迹的显色成分决定的。这些成分在字迹材料中通常称为色素成分。它们的种类、结构与性质不同，所以在字迹中表现的耐久性也不同。

246. 色素成分包括哪些？

（1）炭黑是一种无定型的碳，碳的含量为90%~99%，它能吸收所有的光波而呈现黑色。其物理化学性质稳定，耐光、耐热、耐酸碱，不溶于水、油和普通溶剂并耐氧化，是最耐久的色素成分。墨和墨汁、黑色油墨、碳素墨水和静电复印件等即为炭黑。

（2）颜料是一种非扩散的无机或有机着色剂。是通过其颗粒分散于被染色材料中，使该材料产生颜色。

（3）染料：染料是一种有色的有机化合物，溶于水、油和大多数溶剂。颜色鲜亮，但它不耐酸碱，耐光性差，这类色素成分的字迹材料易褪色、变暗及色调改变等，属于不耐久色素成分。

247. 按照颜料来源可分为哪两类？

按照颜料的来源分为天然颜料和人工颜料两大类。

（1）天然颜料包括植物性颜料（如藤黄）和矿物性颜料（如朱砂、红土等）两种。

（2）人造颜料分为无机颜料和有机颜料。无机颜料热稳定性和光稳定性好，不溶于普通溶剂。有机颜料透明性好，但耐光性差，见光易褪色，高温时发生渗化现象。无机颜料比有机颜料耐久性强。

248. 根据染料来源可分为哪两大类？

根据染料来源分为天然染料和合成染料两大类。合成染料按应用又分为酸性染料和冰染染料。

（1）天然染料：天然染料多为植物染料，如用植物的皮、根和叶的色素来显色的。

（2）合成染料：①酸性染料是在酸性（或中性）介质中进行染色的染料，能溶于水；②碱性染料，易溶于水、不耐光，如复写纸的色料中的碱性品蓝和碱性 5BN 属于碱性染料。色素成分是碱性染料盐基品蓝的圆珠笔，耐久性差，现在已被淘汰；③直接染料是不需任何媒染剂就能够直接染在纤维上的染料。如直接湖蓝 5B 和直接湖蓝 6B 是纯蓝墨水的色素成分。水溶性好，不耐热，且耐光性差。

249. 色素成分与纸张的结合方式？

（1）结膜方式：是指字迹材料写在纸上时在纸张表面结一层膜而固定在纸张上的一种结合方式，使字迹既不会被摩擦掉又不会扩散，属于最耐久的结合方式。属于结膜方式的字迹有墨和墨汁、油墨及印泥等。

（2）吸收方式：是指字迹材料被纸张纤维吸收而固定在纸张上的一种结合方式。这种字迹材料因被吸收在纸张纤维内，因而形成的字迹较为牢固，耐摩擦。但是由于字迹材料被吸收而没有结膜，当受湿度、溶剂的影响时，容易扩散和褪色。这是比较耐久的结合方式。属于吸收方式的字迹有墨水、圆珠笔、复写纸、印台油等。

（3）黏附方式：是指字迹材料写在纸上只是黏附在纸张表面上的一种结合方式。这种结合方式既没有结膜出现，也没有被吸收，是经外界一定压力仅仅填充或黏附在纸张表面的孔隙内。牢固度差，不耐摩擦，是最不耐久的结合方式。铅笔是属于黏附结合方式。

250. 如何评价字迹的耐久性？

评价字迹材料的耐久性应将字迹色素成分种类和色素成分与纸张的结合方式综合起来。色素成分是炭黑，与纸张结合方式渗透结膜的字迹是最耐久的字迹材料；色素成分是颜料，转移固定方式为结膜或吸收的为较耐久的字迹材料；色素成分是染料，无论是哪种转移固定方式的色素材料，或者色素成分以黏附方式结合的，无论是什么色素成分的字迹材料都是不耐久的。

251. 炭黑的理化性质是什么？

炭黑的理化性质很稳定，不溶于水、油和一般溶剂，耐热、耐酸碱，能吸收可见光而显黑色，因此遇光不褪色。以炭黑作为色素的字迹材料经久不褪，是最耐久的色素成分。

252. 防腐剂在墨中的作用？

墨中加入适量的防腐剂，能去除动物胶的胶臭，具有杀菌防腐作用，并增加墨的渗透力，使字迹牢固地结合在纸上。常用的防腐剂有麝香、樟脑、冰片等。墨汁的色素成分也是炭黑，由虫胶作黏合剂，硼砂作防腐剂加入适量的水配制而成。

253. 墨水分为几种？

墨水是用钢笔书写字迹液体的总称。一般常用书写墨水有蓝黑墨水、纯蓝墨水、红墨水和碳素墨水。

（1）蓝黑墨水的主要成分：蓝黑墨水又称鞣酸铁墨水，主要成分有色素、着色剂、稳定剂、阻蚀剂、润湿剂、防腐剂、渗透剂和水等。变黑成分是蓝黑墨水特有的成分，由鞣酸、没食子酸和硫酸亚铁三种化学物质组成。

(2) 纯蓝墨水的色素成分是染料。酸性墨水蓝是纯蓝墨水的主要色素成分。易溶于水，耐晒性、耐水性差。不耐酸碱，易褪色。是不耐久的字迹。

直接湖蓝也是纯蓝墨水的色素成分，属于直接染料，水溶性好、耐酸碱，与纸张亲和力较好，不耐晒。

(3) 红墨水的色素成分是酸性大红 C，易溶于水，不溶于有机溶剂，耐水性差。还有曙光红 A，耐光、耐水性差。

(4) 碳素墨水的色素成分是炭黑。碳素墨水的黑度、着色力、遮盖力都很高，耐晒、耐水性好。是最耐久的字迹材料。

254. 圆珠笔字迹属于哪一类材料?

圆珠笔是由一种具有黏性液体的油墨，利用笔头的球珠在书写中与纸面接触产生摩擦、滚动带出油墨，形成字迹。油墨由色素、溶剂及添加剂等成分组成，圆珠笔油墨的色素是染料，是属于不耐久的字迹材料，主要有蓝、红、黑三种颜色。

255. 复写纸可分几种?

复写纸是在薄韧的厚纸上涂上一层有色浆料制成的。常用来复制抄写用的一种纸张，有打字复写纸和手写复写纸两种。

(1) 黑色打字复写纸的色料是墨黑，主要成分为碳素，其化学性质稳定、耐光、耐酸碱、色纯黑，吸油量高。黑色复写纸字迹比彩色复写纸字迹耐久性好。蓝色打字复写纸的色料铁蓝，是颜料，也是比较耐久的色素成分。

(2) 手写复写纸以染料为主，有油溶黑、碱性品蓝和碱 5BN 等成分。油溶黑能溶于热油酸中，耐光坚牢度高，而碱性品蓝等染料不耐热、不耐酸碱。

256. 铅笔字迹属于哪一类材料?

铅笔字迹与纸张的结合方式是填充方式或是黏附在纸上，容易被摩擦掉，属于不耐久字迹。

黑色铅笔是由石墨、黏结剂、蜡或油脂组成。石墨是一种天然的矿物性颜料，性质极其稳定，耐水、耐光、耐热、耐腐蚀。

石墨铅笔虽然色素成分是耐久的，但与纸张结合方式是黏附方式，属于不耐久的字迹材料。

彩色铅笔是由色料、填料、胶粘剂、蜡和油脂组成。

257. 静电复印件字迹属于哪一种材料?

静电复印件字迹的色素成分是炭黑，色素成分与纸张的结合方式有部分干燥结膜，属于比较耐久的字迹。

普通纸静电复印的成像原理一般包括充电、曝光、显影、转印、定影及清洁六个过程。静电显影墨粉主要由色素、树脂和助剂三部分组成，色素成分是炭黑和染料。

普通纸静电复印字迹的载体是复印纸，它的性能与静电复印字迹的耐久有较密切的关系。复印纸有足够的密度，复印质量就有一定的保证；复印纸的电性能好，复印出来的字迹清晰、饱满；复印纸的平滑度可以影响字迹的清晰度和牢固度。保存复印件应注意防止高温、摩擦、接触丙酮和多次折叠。

258. 传真件字迹有几种方法?

(1) 喷墨记录法：利用静电喷墨原理将图像信号记录在普通纸上，是单路真迹传真机常采用的记录方法。

喷墨记录法使用墨水的主要成分是油墨和染料，因此这种字迹不耐光，耐久性差，长期保存的病案不应使用这种记录方法。

（2）静电记录字迹：静电记录传真件字迹的色素成分是炭黑，与纸张结合方式是部分干燥结膜，是比较耐久的字迹材料。

（3）感热记录字迹：感热记录传真件字迹中的色素是由无色染料和生色剂发生化合反应而生成的带有颜色的化合物，属于染料，不耐光、不耐酸碱，耐热性差。

采用感热记录传真件不能作为长久保存，是由于字迹中的色素成分耐热性差和记录纸的稳定性差。病案材料中一些化验单属于感热记录字迹，不利于长久保存。

259. 什么是针式打印件字迹？

针式打印件字迹的耐久性与打印色带关系十分密切。黑色打印色带是用炭黑、油溶黑为色素，蓝色打印色带用吲哚啉为色素。由于针式打印件字迹的色素成分是颜料或染料，字迹的转移固定方式属吸收和黏附相结合的方式，而且字迹还易扩散，所以不耐久。

260. 什么是喷墨打印字迹？

喷墨打印机是利用一定数量极细微的喷嘴，以不同的方式形成高速墨水束喷到纸上，形成墨水字迹。

喷墨打印字迹材料是喷墨墨水，彩色喷墨打印机的色素多为染料，这种打印字迹是不耐久的。黑色喷墨字迹使用的色素类型较复杂，有色素为染料的则字迹是不耐久的；色素是黑色颜料，其字迹就耐久；采用固态墨的打印件由于墨的成分是炭黑和黏结剂，炭黑与纸张的结合方式是渗透结膜，即墨水喷到纸上渗透后结膜固化，这种字迹具有较强的耐久性。

261. 什么是激光打印件字迹？

激光打印字迹是电子照相技术和激光扫描技术相结合的产物，激光打印件字迹的墨粉主要成分是颜料和染料。粉墨的转移方式为黏附，固定方式为结膜，但因为没有渗透吸收，色素与纸张的结合还不够牢固。所以，激光打印字迹的耐久性主要取决于墨粉。以炭黑为色素的打印字迹属于较耐久的字迹。以颜料为色素成分的彩色激光打印字迹为较耐久的字迹，以染料为色素成分的彩色激光打印字迹则不耐久。

262. 怎样才能使病案字迹保存时间永久？

在病案保存中，应注意将那些需要长久保存的资料，但由于计算机在临床的广泛应用，多种打印字迹的应用在病案书写和各种医疗检查单中，对于长久保存的病案资料，带来一定的难度。由于各种医疗仪器的特殊性，不利于有效地选择字迹和纸张。因此，可以将那些打印字迹耐久性差，而又需归档的资料，进行静电复印后归档，以利于永久保存。

263. 光对病案的影响是什么？

光是危害病案和影响病案制成材料耐久性的重要因素。光可以造成不同程度字迹褪色，尤其是以染料为色素成分的字迹，如红墨水、复写纸、圆珠笔字迹等，遇光后字迹材料发生化学变化，染色分子结构中的发色团被破坏，使字迹褪色，使耐热性差的字迹发生洇化。

264. 温湿度对病案字迹的影响是什么？

温度过高对字迹材料的破坏很大，会使耐热性差的字迹如圆珠、复写纸等字迹中的油和蜡溶解、扩散，使字迹、图像模糊不清，严重时影响阅读，高温还会促使有害物质对字迹破坏作用加速。

高湿度能够使耐水性差的字迹，如纯蓝墨水、红墨水的字迹发生洇化、褪色。

265. 酸碱度对病案字迹的影响是什么?

某些字迹的色素成分对酸或碱的耐受性很差，如蓝黑墨水和红墨水，遇碱就褪色。在病案保管过程中常见的酸、碱性物质大多来自有害气体，如二氧化硫使耐酸性差的字迹褪色。

266. 氧化剂对病案字迹的影响是什么?

空气中的氧化性气体，对病案字迹也有破坏作用，使字迹中的色素氧化而褪色。字迹的耐久性对病案的保护作用很大，了解影响字迹耐久性的因素，可以有效地克服有害因素的影响，科学地管理病案，延长病案的使用寿命。

267. 缩微片基的耐久性主要成分是什么?

(1) 硝酸纤维素片基：硝酸纤维素片基简称硝酸片基。容易分解和燃烧，因此又称不安全片基。因此，硝酸片基不宜作为病案胶片贮存。

(2) 醋酸纤维素片基：醋酸纤维素片基简称醋酸片基。主要原料为醋酸纤维素、增塑剂和溶剂。

醋酸片基的醋综合征具有自动催化性质，因为醋酸片基水解时释放出的醋酸会降低 pH 值和加快反应速度。一旦反应开始，就会不断地进行下去，使片基的耐久性不断下降。

(3) 聚酯片基：聚酯片基又称涤纶片基。聚酯对光、热、氧化和潮湿的作用有优良的抵抗能力，但对酸和碱的稳定性较低，碱中尤以氨的影响最大。聚酯易带静电，用其制成的胶片易吸附灰尘。

268. 影响胶片感光层的因素是什么?

(1) 胶片中残留化学物质的影响：乳剂层中有卤化银，它难溶于水，在光照下会分解出银，变成黑色，破坏影像。作为长期保存的病案，胶片中残留的硫代硫酸钠不能超过国际标准规定：短期保存 $<2\mu g/cm^2$，长期保存 $<0.7\mu g/cm^2$，永久保存 $<0.1\mu g/cm^2$。

(2) 空气中有害气体的影响：影响的稳定性主要取决于保存条件。空气中的有害气体，如硫化氢、二氧化硫会破坏影像。

269. 彩色影像染料的褪色分为哪两类?

(1) 亮褪色：是指在保存和利用过程中，因光的作用而使染料褪色。

(2) 暗褪色：是指在保存和利用过程中，由于温湿度、空气中有害物质及冲洗过程中残留的化学物质作用而引起的褪色。

在正常温湿度环境中，彩色胶片影像的耐久性较差。

270. 缩微胶片老化的因素是什么?

(1) 片基老化：片基是胶片的载体材料，多由纤维素酯或聚酯加入适量增塑剂、稳定剂、填料等助剂塑造成型。片基材料中的增塑剂会挥发，也会发生氧化分解。无论是挥发或是分解，都将使增塑剂失去增塑作用，导致片基材料的柔韧性降低，脆性增大。

(2) 明胶变性：明胶的酶解，明胶的化学分解生成银胶络合物，造成胶片变形。

（3）影像变色。

271. 胶片病案保护措施是什么？

（1）装具材料：用于制作装具的材料主要有纸张、塑料和金属三类。

（2）装具类型：根据密封程度，胶片装具有开放式、密闭式和密封式三类。

（3）胶片病案的管理：胶片病案的保管应采取有效的措施和科学的方法，达到安全保管胶片病案的目的。

272. 怎样保护胶片病案？

（1）胶片病案入库前要检查，如有受潮、发黏、霉变现象不能入库，最好选用无窗库房。

（2）不同材料的胶片不能放在同一库房内，应分开存放。

（3）控制胶片库房的温湿度。保存一般胶片温度是 14～24℃，相对湿度为 45%～60%；保存母片温度是 13～15℃，相对湿度为 35%～45%。

（4）还应注意防光、防尘、防有害气体、防火等。

（5）胶片的包装材料不能含有酸、碱、氧化剂等有害物质。

（6）胶片库房内要防止阳光照射，禁止使用化学药品进行去湿、杀虫等工作，不使用油漆、木材、纸和塑料品，以防腐蚀胶片。

273. 磁性记录载体病案包括哪些？

磁性载体病案种类很多，有磁带、磁盘、磁卡、磁鼓、磁泡和记忆磁芯等。

274. 聚酯带基的优缺点是什么？

（1）优点：①抗张强度、撕裂度高，耐磨及抗冲击性能好；②不易受温湿度影响，不易变形；③不易燃烧。

（2）缺点：①摩擦时易产生静电，易吸附灰尘而磨损磁头；②高温、高湿下，聚酯会发生水解，使带基变脆。

275. 三醋酸纤维素带基的优缺点是什么？

（1）优点：①抗张力大；②不易燃烧；⑧带基均匀无孔，表面平整。

（2）缺点：①机械强度较低，带基边缘出现缺陷时易断裂；②易受温湿度影响膨胀变形；③长时间保存后容易变脆。

276. 聚氯乙烯带基的优缺点是什么？

（1）优点：①耐水性强；②不易拉断；③伸缩性小，尺寸稳定。

（2）缺点：①软化温度较低，软化点 60～70℃；②带基表面光洁度不均匀。

277. 磁层耐久性的成分是什么？

磁层主要由磁粉和胶黏剂组成。磁粉是磁层中的主要成分，它的性能决定了磁带的磁性能与电性能，也是磁带耐久性的主要决定因素。

278. 磁带耐久性的决定因素是什么？

（1）矫顽力：矫顽力是指使磁粉的剩磁为零时所需的外加磁场强度。矫顽力越高，需要的外加磁场强度越大，就难以消磁，记录的病案信息不易丢失，有利于耐久性。

（2）居里温度：居里温度是指磁性物质开始失去磁性时的温度。居里温度越高，磁粉等材料越不易失去磁性。

（3）弛豫时间：弛豫时间是指磁性物质记录的信息逐渐减少以致完全消失所需的时间，即剩磁保留时间。弛豫时间越长，磁带上保留磁信息的时间越长。

279. 磁带的保护方法包括哪些？

（1）防止外界磁场干扰，避免消磁：磁带记录的信息是以剩磁形式保留的，一旦剩磁消失，磁带上记录的声音、图像都将荡然无存。使磁性载体病案远离能产生磁场的设备，同时放人用抗磁介质制成的装具内保存，还可设置磁带专用库房。

（2）控制环境温湿度，做好防光、防尘工作：高温能加速磁分子的热运动，打乱其原有的排列顺序，使磁性消失，使带基受到破坏。保存磁带病案的环境温度是 14～24℃，相对湿度在 45%～60%。

（3）防止磁带产生噪声与复印效应。

（4）加强管理。

280. 环境温湿度对磁带的影响是什么？

（1）高温、高湿加速磁层中胶黏剂及带基的水解反应，使磁层脱落，带基变脆，使胶粘剂，带基长霉，霉变后磁带易使信号丢失或失真。

（2）低温下，磁带易产生静电，吸附灰尘，磨损磁头和磁带。干燥能使带基变脆。

（3）光照会降低带基的抗张强度，同时因加快磁分子运动而损坏剩磁的稳定性，造成信号丢失。

（4）噪声是磁带在重放过程中出现的一种干扰信号。磁带的磁粉均匀、杂质少、带基平直，噪声就少。

（5）复印效应是指磁带卷绕在一起时，使临层磁带磁化。磁带卷绕越紧、环境温度越高，带基越薄，复印效应就越大。

281. 磁性记录管理的措施包括哪些？

（1）定期复制：磁带保存信息时间有限，为长期保存磁带，可以定期转录。

（2）定期卷绕：为防止磁带长期存放时卷曲过度，应每隔 6～12 个月卷绕一次，以释放磁带内部压力。

（3）正确排放：磁带存放时应防止平放和挤压，必须将磁带的带盘或带盒垂直地放在库房的柜架上，最好采用木质或不易磁化的柜架，不能使用铁皮柜，以防止磁化。

（4）保证正常卷带速度：为保证正常卷绕，磁带卷速要均匀，在录制及重放过程中，不要强制磁带停走。使用中如需改变运转速度，应先停止走带，以防磁带被拉伸变形或断裂。

（5）正确操作：操作人员在使用磁带时，需戴手套操作，应握轴芯部分，以免盘片压迫磁带边缘。忌用手摸磁带，以减少指印对磁带的污损。

282. 软盘的保护方法包括哪些？

（1）防止软盘生霉：软盘发生霉变，会使盘中数据受损，失去可靠性。

（2）防止软盘污染：不能用手触摸其内层，以免弄脏软盘。注意防尘，延长软盘使用寿命。

（3）远离外磁场：软盘保管过程中注意远离能形成磁场的电气设备，采用防磁性装备存放软盘。

283. 硬盘的保护方法包括哪些？

①防止随意关机和频繁启动机器；②保持电源稳定；③保持空气洁净；④防止温度骤变；⑤防震；⑥磁头归位；⑦降低写电流。

284. 光盘的种类分几种？

光盘可分为只读型光盘、追记型光盘和可擦写型光盘三种类型。根据输入信息的特点分为视频光盘、数据光盘、音频光盘。

（1）只读型光盘：只读型光盘主要用于一次写入而无需修改的数据，不能在光盘上追加数据。为层状结构，最上面一层是形成记录信息的金属薄膜（如铝），下面是玻璃或有机玻璃之类的透明塑料。

（2）追记型光盘：追记型光盘主要用于一次写入多次读出的光盘，数据写入后不能删除或修改。追记型光盘上存储信息具有很高的可靠性，可用于存储图像、文件、文献、档案和病案资料，也可用作计算机额外存储器。

（3）可擦写型光盘：可擦写型光盘较为先进，具有可擦写功能，可作为后援存储器或网络服务器、工作站上的外部存储器，也可用于存储文献资料。

285. 什么是存储介质？

存储介质是实现光盘信息存储的关键材料。有的虽然采取防氧化措施，但经过长时间后，氧和水、光和热的作用会使存储介质逐渐受到破坏，影响光盘的使用寿命。资料显示光盘的使用寿命在10～20年。

286. 光盘老化的因素分哪两种？

（1）光盘老化的因素可分为内在因素和外在因素。

（2）内在因素与光盘的组成成分的性质、结构类型等因素有关。

（3）外在因素与光盘的写读功率、写读方式、空气污染物和空气湿度等因素有关。

287. 如何防止光盘受损？

（1）记录介质是决定光盘用途和寿命长短的关键。

（2）保护层是覆盖在记录介质层上的透明物质，防止记录介质被腐蚀，防止划伤，防灰尘和指纹影响等。

288. 光盘的记录结构是什么？

（1）光盘的记录方式有烧蚀记录，光磁转变记录和相变记录等。记录方式不同，记录层的记录结构存在很大差异。

（2）烧蚀记录是多层记录结构，包含一层铝反射层，信噪比值高，质量好，光盘的寿命长。

289. 光盘的写读功率是什么？

（1）光盘的寿命与写读激光脉冲功率的大小密切相关。提高记录功率，可使记录介质上写入的信号具有足够的信噪比，具有较长的存档寿命。

（2）读出信号的功率大小取决于记录结果的调制深度。读出功率的最小值必须大于读出光点产生最低信噪比（20dB）时的功率。

290. 光盘的寿命长短取决于什么？

（1）激光在以烧蚀方式记录信息的光盘上扫描时，光盘吸收激光热能，使光盘的构成材料发生变形、变色、分解、蒸发、升华和降解等现象；

（2）对磁光盘进行多次写读时，光磁材料将被反复加热到居里温度以上，一方面使非晶体光磁盘材料产生结晶，影响光盘寿命；另一方面光磁盘的记录磁畴将随温度变化或发生漏缺，光盘寿命缩短。

291. 盘体缺陷是什么？

光盘的片基、记录介质和预沟槽等自身存在缺陷。长时间多次利用，在激光的反复作用下，光盘内的缺陷会发生相应的变化，不利于光盘的长期保存。

292. 空气污染物对光盘的影响是什么？

（1）光盘材料中的片基和保护层在空气污染物的影响下会发生变色，表面出现龟裂、水解，使光学特性发生波动，光盘寿命缩短。

（2）空气污染物主要是卤化物、氨气、有机溶剂和灰尘。卤化物中以氟化氢、氯化氢和氯化钠的影响最严重。

293. 空气温湿度对光盘的影响有哪两种？

空气温湿度影响有直接和间接两种：

（1）间接影响是高温高湿加速有害化学物质对光盘制成材料的破坏。

（2）直接影响有两方面，一是使光盘变形；二是使某些光盘制成材料发生水解。

294. 光盘的保管措施包括哪些？

（1）减少使用时间：光盘寿命的长短，与光盘累计使用时间的长短有关。为延长光盘使用寿命，要采取措施，尽量减少光盘使用时间。

（2）调节空气温湿度：低温干燥、恒温恒湿的温湿度环境，最适宜光盘的长期保存。适宜的温度范围是 14～24℃，湿度范围是 45%～60%，每天温度变动不超过 2℃，湿度变动范围不超过 ±5%。

（3）防空气污染物：光盘保存要远离有氟化氢、氯化氢、氨气和有机溶剂等化学物质的场所。受氟化氢、氯化氢影响的环境，要采取空气过滤措施，氨气对光盘寿命的影响较大。病案库房需用磷化铝片剂进行熏蒸杀虫时，如果库房内同时保存有光盘，应采取隔离保护措施。有机溶剂会使光盘表面产生龟裂，所以光盘保存应远离这些场所。

（4）远离热源、酸碱等有害气体和强磁场：光使光盘表面平直度降低，要防止光对光盘的危害。

（5）保持光盘的清洁：要保持光盘的清洁，尽量避免擦拭盘面。如有污物需要清洁时，最好用镜头纸或者干净的软布擦拭，也可用清水洗涤后晾干。切忌用乙醇等有机溶剂，因为这样会腐蚀光盘的有机涂层。光盘使用后，应立即放回到盘盒中，以免灰尘、异物对光盘的污染。

295. 档案害虫的种类有哪些？

目前有记载的档案、图书害虫有几十种，最常见的档案虫害有 17 种。根据虫害对档案、图书的损害程度可分为三类，即主要害虫、次要害虫和偶发害虫。主要害虫有档案窃蠹、烟草甲、毛衣鱼；次要害虫有药材甲、竹蠹、短鼻木象、鳞毛粉蠹、书虱、东方蜚蠊、德国蜚蠊；偶发性害虫有虫蚁、黑皮蠹、中华圆皮蠹、花斑皮蠹等。

（1）档案窃蠹：档案窃蠹又名书窃蠹。一年一代，以幼虫过冬。档案窃蠹的幼虫破坏性大，它在纸张上打洞为道，可穿透整卷病案或整册图书。

（2）毛衣鱼：毛衣鱼又称蠹鱼、壁虫。毛衣鱼分布最普遍，属全国性档案害虫。每年发生数代，温度适宜时完成一代只需 3 个月。37℃时仅需 11 个星期。怕光，平时隐藏在缝隙之中，喜食淀粉、糨糊、照片、纸张等。

（3）书虱：书虱又名书蠹、米虱。主要危害粮食、胶质储藏品、档案、图书、动植物标本等。一年发生 6 代，在 16 ~ 35℃时完成一代需 3 ~ 4 周。成虫习性是喜高湿环境。

（4）白蚁：白蚁主要对建筑物、树木、门窗、家具等木材以及档案图书等有很大威胁。

296. 烟草甲虫的习性是什么？

（1）烟草甲虫又称苦丁茶虫，烟草标本虫。一年可发生 3 ~ 6 代，在我国南北方都有。

（2）以幼虫越冬：温度低于 21℃时，很少产卵。幼虫发育最适温度为 32.5℃，相对湿度 70% ~ 75%。

（3）幼虫喜黑暗，抗饥能力强，喜食纤维素、淀粉、烟草及药材类食物。对病案蛀蚀为害，能够钻进病案的装订处或凹陷、缝隙等地方，最利于烟草甲产卵的地方是书的折页。

297. 档案害虫的传播途径有几种？

（1）自然传播：害虫本身可以爬行或飞翔。能够从关闭不严的门窗飞入房间内，也可以通过墙壁的缝隙爬进库房，甚至通过暖气管道，上、下水道钻入库房。

（2）人为传播：有时在病案收集、归档过程中，忽略了害虫的预防，造成害虫繁殖、传播。如新的病案架、柜等物品，使用前应检查、清理，防止潜伏在里面的害虫爬入病案内繁殖、传播；当病案从病房回收后或借出的病案归还时，有的病案夹缝中爬进害虫，入库后极易造成害虫传播蔓延；利用长期闲置的房屋做库房，由于房间阴暗、潮湿的角落及缝隙，极易钻入害虫。使用前打扫不彻底，会引起虫害，对病案危害很大。

298. 植物性防虫药的传播？

植物性防虫药的传播：有些植物性防虫药物在驱虫成分发挥殆尽或对某种害虫没有驱避作用时，药物中的许多营养成分，如蛋白质、糖类等都可作为害虫生长的营养物。此时，植物性防虫药不但没有驱虫作用，反而成为害虫的食料。

299. 档案害虫生长发育过程分几期？

档案害虫生长发育过程分为卵期、幼虫期、蛹期和成虫期四期。

（1）卵期：是害虫的胚胎时期，是对杀虫剂抵抗力最强的阶段。

（2）幼虫期：害虫的生长发育阶段。这阶段害虫最需要养料，活动量最大，对病案纸的危害极大。因此，一旦发现幼虫，应立即杀灭。尤其是在幼虫期前期进行杀虫效果最好。

（3）蛹期：是害虫发育过程中相对静止时期。

（4）成虫期：是害虫生长发育的最后阶段。主要功能是交配产卵、繁殖后代。

300. 档案害虫的特性与生存条件是什么?

(1) 生存习性：档案害虫能够以库房、纸张为生存条件，不断繁殖，是因为这些害虫具备耐干性、耐热性、耐寒性、耐饥性、杂食性和繁殖力的一般特性。因此，在生活环境适宜的条件下生存繁殖。

(2) 温度：档案害虫对温度的适应及耐受能力很强。尤其是温度逐渐上升的情况下，害虫更易获得抗热性，显示出很强的耐热性。而其忍受低温的能力比忍受高温的能力更强。在低温条件下，一些档案害虫提高了低温代谢的调节能力，积累了充分的营养物质，加强了耐寒性。温度适宜是害虫生存的有利条件。

(3) 水分：水分与害虫的生长极为重要。档案害虫体内含水量一般在 50% 以上，缺水会严重影响这些害虫的生理活动。相对湿度在 70%~90%、食物含水量在 12% 以上时是大多数害虫生长的最适宜条件。而且，在适宜的温度下，湿度越大则更有利于害虫的产卵、繁殖。

(4) 食物：档案害虫是杂食性昆虫。无论是纸张、胶片、胶水，还是尼龙、塑料都是档案害虫的食物养料。不同种群的档案害虫喜食的食物不同。例如，档案窃蠹、烟草甲虫喜食纸质品；白蚁、褐粉蠹喜食木材；质地坚硬的牛皮纸是档案害虫不喜食的食物。有些害虫的蛀蚀能力很强，就连铅版也能被咬得千疮百孔。

(5) 光：大多数害虫常栖息在阴暗、避光的角落里生存，趋暗畏光，而强光能够抑制害虫的发育、繁殖，甚至引起死亡。但是，也有少数害虫喜光。

301. 档案害虫的防治措施包括哪些?

(1) 清洁卫生：保持库内外环境的清洁卫生，以破坏害虫的生存环境，阻止害虫的生长和繁殖。建立必要的规章制度，并将库房的卫生工作作为病案管理的日常工作，是防止害虫滋生的有效的措施。

(2) 消毒：病案入库前要检查是否感染害虫，发现害虫及时消毒，并将感染害虫的病案单独存放，观察，确定已经消灭害虫后，再将病案上架、归档。另外，要有计划、有重点，分期、分批地对已入库的病案进行定期检查，以及时发现和破坏害虫稳定的生态环境，抑制其发育和繁殖，减少对病案的损坏。

(3) 温湿度控制：害虫生长发育的适宜温度一般在 22 ~ 32℃，适宜相对湿度为 70%~90%，病案库房的温度应保持在 14 ~ 20℃，相对湿度为 45%~60%。当库房温度在 20℃以下相对湿度≤65% 则可以有效地抑制害虫的生长繁殖，达到预防害虫的目的。

(4) 药物防虫：可以作为防虫剂的是橘皮、冰片、樟脑和黄柏。

302. 杀虫法分为哪两种?

(1) 化学杀虫法是利用化学药品，使害虫体内组织和功能受到严重破坏以致死亡，达到除治的方法。按药剂的化学性质分为有机杀虫剂如环氧乙烷、溴甲烷等；无机杀虫剂有硫黄、砷素剂等；植物杀虫剂盐碱、除虫菊酯等。

(2) 物理杀虫法是利用自然或人为的高温、低温、辐射等物理作用，破坏害虫的生理功能使其死亡。

303. 环氧乙烷的杀虫方法是什么?

(1) 环氧乙烷在低温下不影响纸张和字迹，是无色液体，常温下气体状态，适于低温下使用的熏蒸剂。

(2) 环氧乙烷是在空气中挥发快、易散毒、易燃烧、渗透力强，易进入虫体、起阻止蛋白质新陈代谢的作用而起到杀虫效果，对虫卵有较强的毒杀作用。

(3) 当空气中含量高时，对人体有害。为防止环氧乙烷爆炸，常与二氧化碳混合使用。环氧乙烷用药量为 15 ~ 30g/m^3，密闭 48 小时。

304. 溴化甲烷（溴甲烷）杀虫方法是什么?

（1）常温下为无色气体，少量时无味，一定浓度时味带有香甜。

（2）用溴化甲烷熏蒸档案，扩散、渗透力较强，不易燃烧，不易爆炸，对纸张、字迹无影响。熏蒸室和器具要有很好的密闭性。

（3）由于溴化甲烷对人的危害极大，易损伤神经系统和肾、肺，液体还可损伤皮肤。施药人员应穿工作服，戴防毒面具。要特别注意加强自身防护。

305. 什么是高温物理杀虫法?

（1）高温能够使虫体内酶的活性消失，蛋白质凝固，体壁被破坏。高温导致害虫死亡，高温停止后也不能复苏。

（2）一般档案害虫的致死温度在40℃以上。温度达50℃时，8小时各生殖期的害虫都可被杀死。

306. 如何使用远红外线辐照杀虫?

（1）远红外线辐照：为了防止对纸张的影响，将远红外线辐照的温度应控制在50℃以下，辐照时间＜30分钟。

（2）微波辐射：用微波辐射杀虫是在各式微波加热器中进行，并要除去病案中的一切金属物，温度在35～40℃之间，需1～2分钟。此方法在一般情况下不宜使用。

307. 如何使用低温冷冻杀虫?

采用低温杀虫，一般在零下20℃，可以在短时间内杀死各时期害虫。低温杀虫有室外冷冻、冷库冷冻、冰箱冷冻等方法。

308. 钴60－γ射线辐照杀虫的原理是什么?

γ射线是一种波长极短，能量较高的电磁波，穿透力比X射线强。应用钴60γ射线杀灭害虫具有穿透力强、杀虫彻底、无残留、不污染环境、经济简便等优点。γ射线能够破坏害虫的生殖能力和机体组织，导致畸形变异，不育和死亡。

309. 气调杀虫的原理是什么?

（1）气调杀虫是将空气中的各种气体的正常比例加以调整，氧气减少，氮气或二氧化碳增加，抑制害虫的正常活动导致其窒息死亡。

（2）气调杀虫包括真空充氮杀虫，另外还有置换充氮、二氧化碳杀虫等方法。

（3）真空充氮杀虫是在密闭的容器中用真空泵抽出空气，而充入氮气，使氧气含量下降到0.2%左右，使害虫窒息死亡。这种方法无毒、无害，对纸张、字迹没有明显的影响。

310. 危害病案的微生物主要是什么?

病案在运行过程中避免不了受到细菌、真菌等微生物的危害浸染。病案库房的不良环境也可以使细菌滋生，真菌感染。因此，危害病案的微生物主要是细菌和真菌。

311. 微生物生长的环境包括哪些?

(1) 养料:细菌、真菌以纸张纤维素中的纤维素、糖类等有机物质为能量来源,因此,对纸张的破坏是必然的。

(2) 温度:适宜微生物生长的温度为20～37℃。温度过高可使其失去生活功能上的协调,生长发育停止,直至死亡;温度过低也不利于微生物繁殖,可使其代谢活动减慢,接近抑制状态,但并没有死亡,当温度恢复到适宜的条件时,可恢复其正常生命活动。

(3) 水分:水是构成微生物细胞物质的原料之一。微生物所需要的各种营养物质是通过溶解在水中,经过细胞渗透作用被吸收的。水在有害微生物体内的含量较高,占70%～90%,微生物周围环境的水分越多,其生长繁殖就越快。如果水分不足,细菌、真菌的生长就受到抑制。较高的温度是有害微生物生长繁殖的重要因素。

(4) 氧气:微生物是通过吸取空气中的氧气获得能量,维持生长代谢。根据它们对氧气的需求,分为好氧微生物、兼性好氧微生物和厌氧微生物三类。绝大多数对病案有害的微生物为好氧微生物。

312. 微生物对病案的危害是什么?

(1) 分解纸张,使纸张强度下降,提高纸张酸度,使纸张变色、变脆,成为碎片,黏结纸张,危害字迹,褪色润化。

(2) 在纸张上留下污垢和霉斑,遮盖字迹,损坏纸张。

(3) 有些有害微生物会分泌毒气,毒害人体。如库房内严重真菌污染,工作人员可引起消化道、呼吸道的真菌感染。

(4) 对缩微胶片的危害有能够分解胶片明胶中的蛋白质,使明胶液化图像模糊,当胶片受到真菌污染后,可覆盖图像。

313. 如何预防交叉感染?

(1) 病案在门诊、病房使用过程中注意防止细菌、真菌等污染。防止和降低医院感染的措施有力地控制了病案在使用过程中的污染。

(2) 控制库房温湿度。

(3) 调整酸碱度。

(4) 保持库房的清洁。

314. 微生物繁殖的温度和湿度?

(1) 微生物按照其对温度的适应状况分为高温性、中温性和低温性三种。

(2) 一般适宜微生物生长的温度为20～37℃,多数真菌发育的最低温度范围为1～5℃,最适宜温度范围为22～28℃,最高范围可达30～35℃。

(3) 低温能够使微生物的代谢活动受到抑制,但并没有死亡,当温度升高时,可恢复正常生命活动。应控制库房温度在20℃以下,可抑制害虫的生长繁殖。

315. 病案库房的适宜温度?

病案库房的温度应在14～24℃之间,存放缩微胶片的库房相对湿度应在30%～40%之间。

316. 酸碱度对微生物的影响是什么?

(1) 最适宜细菌生长的 pH 是 6.5 ~7.5，适应范围在 3.8 ~12 之间。

(2) 最适宜真菌生长的 pH 是 4.0 ~5.8，适应范围在 1.5 ~8.5 之间。

(3) 强酸强碱都可以杀菌。

317. 安全有效的防霉剂有几种?

(1) 常用的防霉剂有香叶醇长效抗霉灵、五氯苯酚钠和 3 号中药气相防霉剂等。

(2) 采用防霉剂的原则是安全、有效、无害，既对病案纸张、字迹无损坏，有较强的抗菌效力及广谱性；而且副作用小，对人体无害。

318. 病案感染上微生物怎么办?

(1) 当病案已感染有害微生物后，应立即采取灭菌措施。应用物理无菌方法有冷冻真空干燥灭菌、辐射灭菌（如微波灭菌和 γ 射线灭菌）等方法，化学灭菌法有环氧乙烷和甲醛熏蒸灭菌等方法。

(2) 在消毒灭菌方法的选择上，应遵循对病案无损坏、环境污染小、对人体无害和灭菌效果好的原则。

319. 光对纸张的危害是什么?

(1) 病案纸张材料中主要化学成分是纤维素，光能直接破坏纸张中的纤维素，使纸张的机械强度下降。

(2) 光在有氧参与的情况下，其危害性表现得更为明显。

(3) 光加速纤维素的氧化，氧化剂对纤维素起氧化作用，使之变成氧化纤维素。

(4) 在光的作用下会加速纤维素的氧化作用，称之光氧化作用。在潮湿的作用下，光氧化反应的破坏作用更大。

320. 光对字迹的危害是什么?

(1) 光使一些字迹褪色。以染料为色素成分的字迹，如染料墨水、复写纸、圆珠笔字迹和科技蓝图中的重氮盐图线条等，遇光后其染料分子结构中的发色团被破坏，从而引起褪色。

(2) 不同字迹在紫外线作用下的变化是不同的，其稳定性有较大差别。光作用能使纸质病案字迹的色泽改变、结构破坏，这种危害性随光照时间的延长而加大。

321. 光对声像病案的危害是什么?

(1) 光的热效应对磁记录病案耐久性影响很大。光的热效应能通过加速磁质分子的运动，破坏磁质分子原有的排列顺序而影响磁记录病案的耐久性。

(2) 缩微胶片感光层中明胶的熔点较低，受光热效应作用使明胶软化，会使胶片发生粘连或影像模糊。

(3) 光的照射能使光盘材料的外保护层软化，降低光盘材料的耐摩擦能力。高能光波使光盘表面出现氧化腐蚀斑，促进其他因素对病案材料的作用，加速光盘材料老化变质。

(4) 紫外线照射使光盘表面平直度降低，光盘材料发生变形、光轴偏离，检读光盘时误码率与错码率升高，不能正常读取病案信息，降低光盘病案的耐久性和使用价值。

322. 避光可以保护病案吗？

（1）病案利用中照明光线有两种，自然光源与人工光源。自然光源有优势也有不足。人工光源中白炽灯的紫外线含量较低，对病案的破坏要轻于其他光（如荧光灯等）。

（2）病案的防光是指在整理、保管和利用过程中应有一个合理的照度，尽量减小光辐射的强度和辐照时间，并力求避光保存。

323. 病案库避光遮阳措施是什么？

（1）病案库房的窗户要小而少，并注意窗户的朝向。库房的遮阳可以采取内外遮阳和双层玻璃间遮阳等措施，把单层窗改成双层窗，选用磨玻璃、花纹玻璃、吸热玻璃或茶色玻璃代替普通玻璃等，以太阳光不能直接照射到病案架上为宜。

（2）病案库照明电源开关必须分区设置，这样既能减轻光对病案的破坏，还能节约能源。

（3）防紫外线：除了对光源的照度加以限制外，还应采取滤光措施，阻止紫外线对病案的伤害。防护重点是窗户玻璃和荧光灯具。

324. 滤紫外线措施包括哪些？

（1）在窗户玻璃或荧光灯管壁上涂布紫外线吸收剂。

（2）用红、绿等深色玻璃代替普通玻璃，用铅白粉和桐油混合（2∶1），再用汽油稀释后涂布在玻璃上，也能在一定程度上滤掉紫外线。

（3）使用白炽灯：人工光源主要有白炽灯、荧光灯、卤钨灯及卤素灯等。白炽灯发出的可见光成分中，长波光谱强，短波光谱弱，紫外线含量较少。因而用白炽灯代替荧光灯可减少紫外线对病案的伤害，有利于病案材料的耐久性。

（4）日光灯发射出的光中，紫外线比白炽灯多，它不适宜做病案库房人工光源。若由于种种原因必须用其做库房光源时，则一定要采用防紫外线措施。

325. 如何增强病案的防光能力？

（1）减少病案利用过程中光辐射强度与作用时间，病案在利用过程中必须注意防光，应尽量避免在强光下长时间利用病案。

（2）利用复印技术复制病案时，其曝光照度相当大，会危及病案。要减少利用病案原件复印的次数。

（3）在举办病案展览或提供利用时，对较珍贵的病案复印件代替原件，必须使用原件时应采取必要的限光和滤光措施。

（4）避光保存，病案应尽量避光保存。避光保存对胶片病案，对彩色胶片病案尤其重要。不仅要防止阳光照射，还应将彩色胶片与氧、水隔绝。

（5）选择防光性能强的病案材料，如碳素墨水字迹的耐光性最强，棉纤维纸的防光性最强等等。所以选择耐光性强的优质原料来形成病案，就使得病案先天就有防光的能力。

（6）在材料中加入部分紫外线吸收剂，提高病案耐光性。如在彩色照片及透明彩色片表面涂敷紫外线吸收剂，使病案在利用及保存时减少材料受光照的危害。

326. 空气污染可分为哪四类？

①局部地区性污染；②地区性区域污染；③广域性地区污染；④全球性污染或国际污染。

327. 空气污染物对病案的威胁是什么?

空气污染是由于人类活动和自然过程中产生的污染物向大气排放的数量超过了大气本底值所造成的。空气污染对病案造成威胁的空气污染物主要有硫的氧化物及硫化物、氮氧化物、卤素化合物等及其光化学反应的产物和大气尘。

328. 空气污染的主要成分是什么?

空气污染的主要成分是硫的氧化物及硫化物、氮氧化物、卤素化合物等及其光化学反应的产物和大气尘。

(1) 二氧化硫：二氧化硫是空气污染物的主要组成部分，是一种酸性有害气体。酸是纤维素水解的催化剂，易使纸张变脆。

(2) 硫化氢：硫化氢是由腐烂的有机物及土壤中散发出来的，硫化氢溶于水后生成氢硫酸，使病案增加酸度，使纸张变黄、变脆。

329. 氮氧化物对病案的破坏是什么?

(1) 一氧化氮在水中溶解度小，易被强氧化剂氧化成二氧化氮，对病案的破坏是间接的。

(2) 二氧化氮 ：能够与水反应生成硝酸，被病案吸收后，当库房湿度稍大时，可以使病案的酸性增大，促使病案制成材料损毁。

330. 大气尘与氯气对病案的危害?

(1) 大气尘（灰尘）包括固体的粉尘、烟尘和雾尘以及液体的云雾和雾。

(2) 氯气既是酸性有害气体，又是氧化性有害气体。当氯气被病案吸收后不仅能增加病案的酸度，而且还能促使病案制成材料的氧化。

331. 大气尘对病案的破坏作用是什么?

(1) 增加病案制成材料的机械磨损，影响信息的读取：空气中的粉尘，形状不规则，大多带有棱角。它们落在病案上，在整理、保存和利用过程中，会造成尘粒与病案制成材料间的摩擦，使纸质材料遭到损坏，也会影响字迹的清晰度，更易造成对声像档案的破坏，使其影像模糊、音质变差、产生噪声，降低病案的耐久性与使用价值。

(2) 增加酸、碱对病案的影响：粒径小的飘尘，表面积大，吸附能力强，可将空气中的酸、碱性有害物质吸附在其表面。这些有害物质覆盖在病案上时，增加了病案的酸碱性，从而加速了病案材料的老化变质，同时破坏声像病案。

(3) 向病案传播真菌孢子：由于真菌孢子体小质轻，随着空气到处飘扬，常吸附在灰尘上，进入病案库房落在病案上，在一定条件下滋生真菌，破坏病案材料。

(4) 污染病案，影响字迹的清晰度：病案材料表面的灰尘大多具有一定的色泽，污染病案字迹，影响对病案的检读，造成纸质病案的字迹不清和光盘材料的误码率提高等。

332. 如何防止病案库空气污染?

(1) 正确选择病案库房的地址：选择良好环境条件的地方建筑病案库房，是防止空气污染破坏病案最简便的、经济有效的措施。

（2）病案库房建筑要远离厂矿企业区、居民集中生活区及交通主要干道等；应远离锅炉房、厨房、有污染的车间等场所。

（3）病案库房应尽量处于空气流通的地区，同时所处的地区及周围环境空气的质量不能低于二级质量标准。

333. 库房周围绿化覆盖率能净化空气吗？

绿色植物对空气污染具有较强的净化作用，主要表现在：

（1）吸收有害气体。

（2）由于植物树木枝冠茂密，能降低空气流动速度。因此，植物体对大气尘有滞尘、过滤、吸附作用。乔木林带的作用更为显著。此外，绿化还具有隔热、降温的作用。

（3）花卉和草坪也有一定的吸附有害气体的减尘作用，尤其能够对固定库房周围的土壤、减少扬尘起到重要作用。

（4）加强病案库房周围的绿化，提高绿化覆盖率，既可优化库房环境，还能净化空气环境，减少空气污染物对病案的破坏，提高病案材料的耐久性。

（5）空气的过滤与净化，使用空调设备可以使进入库房的有害气体和其他污染物得以净化和过滤，并收到很好的效果。在通风设备上采用简单的措施来进行净化与过滤。

334. 如何提高病案库房的密闭程度？

（1）库房的门窗应尽可能地少而小，密闭性要好，并加用胶条密封及安装双层门窗，提高门窗的密闭性。

（2）建立环形走廊，达到防尘、防光及隔热的效果。

（3）库房结构内表面不采用易起尘的水泥、砖石材料，而应用水磨石材料，墙壁涂以涂料，从而使围护结构的内表面光洁、光滑。

335. 清除灰尘保护病案的措施是什么？

（1）对库房定期清扫，先用吸尘器吸除门窗、地板的尘土，除去病案架及病案上的灰尘，再用拖布拖去地面上的灰尘，达到除尘目的。

（2）采用空气过滤器除尘。

（3）病案入库前严格检查，做好防尘处理。

336. 预防病案库房空气污染的措施是什么？

（1）工作人员进出库房要更换工作服和鞋，避免人员进出将有害物质带到库内。

（2）有条件的单位，病案库房门口装置风浴设备，以便将身上的灰尘吹掉。

（3）病案入库前进行除尘处理，避免新入库的病案将灰尘带入库房。

（4）做好病案库房的清洁卫生，也是控制病案库房空气污染的一项有效措施。

337. 空气温度的概念是什么？

（1）空气的温度是表示物体冷热程度的物理量，微观上讲是物体分子热运动的剧烈程度。

（2）空气温度表示空气的冷热程度，简称气温。衡量温度高低的标尺度叫做温度标尺，简称温标。常用的三种温标：摄氏温标（℃）、华氏温标（T）、绝对温标（K）。

338. 表示空气湿度的有哪些?

一般物质的湿度用含水量表示，指每一克物质所含水分的重量。空气的湿度可用含湿量、绝对湿度、饱和湿度、相对湿度等表示。

(1) 绝对湿度 (Z): 绝对湿度是单位体积空气中实际所含的水蒸气量，单位是 g/m^3，符号 Z 表示。

(2) 饱和湿度: 饱和湿度是指空气具有容纳水蒸气的能力，当空气达到饱和状态时的湿度称为饱和湿度。

(3) 相对湿度 (Φ): 相对湿度是指单位体积空气中，实际含水蒸气的重量与同温度下饱和状态时所含水蒸气重量的百分比，以百分数表示。

(4) 含湿量 (d): 含 1kg 干空气的湿空气所含有的水蒸气量称为含湿量，单位以 g/kg (干空气) 表示。

(5) 饱和含湿量: 饱和空气的含湿量称为饱和含湿量。

(6) 空气的焓: 单位重量空气内含 1kg 干空气时所含有的总热量，称为空气的焓，单位是 kJ/kg (干空气)，用符号 i 表示。

(7) 露点温度: 在空气的含湿量和大气压力不变的条件下，使空气达到饱和状态时的温度称露点温度，简称为露点。是空气结露时的临界温度。

(8) 焓湿图: 焓湿图是在一定大气压力下，各空气状态参数间的关系绘制成的图表。通过焓湿图可以较直观地了解病案库房的空气参数之间的关系及其变化过程，了解库房温、湿度的状态和变化，以便采取相应的措施 (通风或密闭)，来调节库房空气。

339. 相对湿度公式的意义是什么?

(1) 相对湿度公式: 相对湿度 = 绝对湿度/同温度下的饱和湿度 × 100% 。

(2) 相对湿度可表明空气的干湿程度。

(3) 温度不变，绝对湿度升高，相对湿度升高；绝对湿度不变，湿度升高，温度下降；相对湿度不变，温度升高，湿度升高。

(4) 相对湿度的百分数大小提示，相对湿度百分数越小，空气越干燥；相对湿度百分数越大，空气越潮湿。

340. 焓湿图是由哪几个部分组成?

含湿量和焓为坐标轴，四条等直线包括: 焓湿量线、等焓线、等温线、等相对湿度线；和一条水蒸气分压力线和一组热湿比线构成。

341. 焓湿图的用途是什么?

(1) 确定空气状态: 库房内外的实际空气均为含有水蒸气的湿空气，简称为空气。常温下按体积比计算，库房内空气中水蒸气为 0.7%~0.8% ；而库房外空气中水蒸气所占的比例受季节、气候等因素的制约是不固定的。

(2) 焓湿图上的每一点都表示空气的一种状态。在一定大气压力下，只要测出四个状态参数温度、含湿量、焓和相对湿度中任意两个数就可以通过焓湿图确定当时的空气状态。

(3) 确定空气状态参数: 空气状态参数包括温度、湿度、压力等。当在焓湿图上找到等温线和等相对湿度线，通过两线的交点，即可以查出其他参数值。

（4）确定空气的相对湿度：在日常病案库房管理中，我们使用最简易的方法是利用于湿球温度表测定库房内的相对湿度，就可以利用所测得的干湿球温度在焓湿图上查得相对湿度值。而相对湿度可以提示库房纸张中水分的变化。

（5）确定混合后空气状态：在焓湿图上可以确定两种不同状态的空气，以一定比例充分混合后的状态。当空调系统将新风输送到库房内，与原库房内回风混合，可通过焓湿图测到在没有与外界发生热湿交换的情况下，两种空气混合后的状态。

342. 病案库房的温度标准是什么？

（1）国家档案局 1987 年正式颁发的《档案库房技术管理暂行规定》，对我国各类档案库房的温度、湿度所制定的标准。这项标准的制定，是以有利于档案制成材料耐久性原则的。

（2）据有关资料和实验证明，当库房的相对湿度在 45%～60% 时，纸张的含水量就能保持在 7% 左右。在这样的条件下，可以避免对病案制成材料的破坏。

343. 库房温度高低对纸张的影响是什么？

（1）当库房温度过高时会促进有害物质对纸张、胶片、磁带等材料的物理性能产生不良影响，也促进害虫滋生。

（2）库房温度过低时，纸张中的水分可能发生结冰，使纸张纤维内部结构遭到破坏，降低纸张强度，也可以使胶片、磁带脆性增加，强度降低。

344. 库房温度控制在多少合适？

我国档案库房温度标准为 14～24℃，相对湿度 45%～60%。这项标准的制定考虑了多方面的因素，一方面符合我国地理环境；照顾到我国的基本国情和现有的经济条件，同时也兼顾了必须保证工作人员的工作环境，有利于身心健康等多方面的原因，使这项标准得以实施。

345. 什么是不适宜温度和湿度？

（1）高于 30℃、低于 0℃的库房温度称为不适宜温度。高于 30℃，称为高温。低于 0℃，称为低温。

（2）不适宜湿度是指高于 70%、低于 35% 以下的库房相对湿度。相对湿度高于 70% 称为高湿；低于 35% 称为低湿。

346. 库房温度对病案的危害是什么？

（1）在高湿状态下，纸质病案的含水量增多，会加速纸张纤维素的水解；高湿可以使纸张纤维吸水性膨胀，结合力下降，机械强度降低。

（2）缩微胶片在高湿状态下造成乳剂层吸水膨胀，出现永久变性，影响影像的清晰度。

（3）低湿会使纸张水分减少，发干变脆，造成纸张的强度降低，也能够造成胶片的带基变形，降低柔软性，引起乳剂层脱落。

（4）湿度过高会使耐久性差的纯蓝墨水、红墨水、印台油字迹扩散，严重时字迹模糊。

（5）高湿可利于病害虫及有害微生物的生长繁殖。对病案的安全有极大的威胁。

（6）不适宜温、湿度对病案的长久保存带来不利的影响，使病案的寿命降低。因此，在日常工作中应注意保持恒定的温、湿度，经常测量库房的空气状态参数，是非常重要的工作。

347. 如何调控病案库房的温、湿度?

（1）密闭：密闭就是对库房的门、窗采取选择性的封闭措施。例如，多余的门窗予以砌封，不再开启，尽量减少空气的流通；对门窗四周的缝隙应用呢绒布或泡沫型料给予封堵，以提高库房的密闭程度。

（2）通风：包括自然通风和机械通风两种。自然通风是利用内外的风压和温差产生的热压实现换气的一种通风方式。为了库房内增温，当库房外温度高于库内温度，可以通风，反之则不能通风；如为了库房内降温，应是库外温度低于库内温度时可以通风。

348. 库房的温、湿度及通风原则是什么?

（1）库内的温湿度高于库外时，可以通风；反之，不能通风。

（2）库内外的温度相等，而库外的相对湿度低于库内相对湿度，可以通风；反之，不能通风。

（3）库内外的湿度相等，而库内的温度高于库外的温度，可以通风；反之，不能通风。

（4）库内外温度情况与上述三个原则都不相符时，需利用公式进行计算，将库内外的绝对湿度进行比较，若库房外绝对湿度小于库内，可以通风；反之，不能通风。

349. 什么是机械通风?

（1）机械通风：是指利用风扇，通过机械力量，达到库内外空气交换的一种通风方式。

（2）空调设备的使用：为了改善和调节库房内的空气质量，在有条件的情况下，利用空调设备进行升温、降温、加湿和去湿，是一种简单有效的方法。

350. 什么是灾后病案的抢救?

在病案长期保管和使用过程中，不可避免地受到理化因素和有害生物的影响，或受到自然灾害（如水灾）的危害，使病案受到不同程度的损害，因此，对病案抢救后进行病案修复工作，如对病案的还原修复，水灾后的冷冻干燥、去污等是病案管理人员的必修课。

351. 病案修复的基本原则是什么?

（1）保持病案资料的原貌：病案的使用价值，在于每个数据、每项内容都至关重要，不能更改，在修复过程中注意保护病案的原貌，不能随意涂改、遗漏或造成纸张边角残缺等，以维护病案的法律价值。

（2）使用的修复方法要经过试验：为了避免由于修复方法不当引起的病案损坏，在修复损坏的病案之前要制定修复的方案，并向有经验的同行请教，并经过试验后方能进行实际操作，确有把握后再进行，最好在有经验的专业人员指导下进行。

（3）修复过程中所采用的各种方法及纸张、糨糊、加固材料应不能对病案制成材料产生副作用，并尽可能是可逆的，以便再次修复，有利于延长病案的使用价值。

352. 水灾后病案的抢救措施是什么?

（1）纸质病案的去污：病案被污染的因素有多方面，如灰尘、墨点及被雨水浸泡后的水渍等，可能影响到病案的整洁，或遮盖字迹影响使用。病案与其他档案的区别，在于法律价值的更多体现。因此，更注重保护病案的原貌。严禁用刀刮，砂纸打磨，橡皮膏粘贴等去污方法，也不主张使用化学药剂的去污方法，而力求保护病案的原始记录。

（2）被水淹过的病案应采用干燥的方法：①室内风扇吹干；②远红外线干燥法照射；③利用真空冷冻干燥法；④常压低温干燥法；⑤去湿机减湿干燥法。

（3）缩微胶片的去污：当缩微胶片遭水淹后，应及时进行降温、清洗及坚膜处理，以防产生划痕。具体方法是：将胶片放在18℃以下的干净低温水中，用棉球轻轻擦洗胶片上的污泥后，用流动水冲洗、晾干。

（4）如果长时间被水浸泡，胶片上的明胶充分膨胀，把胶片按以上方法处理后，应使用甲醛液进行坚膜处理，然后用流动的清水中冲洗15分钟，最后，如果是黑白胶片可放入润湿液中1分钟后拿出；如果是彩色胶片，放入稳定液中1～1.5分钟，随后拿出晾干。

第四章 病案管理

353. 病案的概念是什么？

病案是有关患者身体健康情况的文书资料，包括患者本人或他人对其病情的主观描述，医务人员对患者的客观检查结果，对病情发生、发展、转归情况的分析，是医疗资源的使用和医疗费用支付的信息。

354. 病案的表现形式是什么？

病案是动态医疗行为的静态书面记录，它客观、真实、系统、完整地记录了人类在维护生命安全以及与疾病和伤残作斗争过程中形成的理论、方法和技能，是具有法律意义的医疗科技档案。

病案发展历程，从纸介到电子化病案都是医院宝贵财富和医学领域的主要信息来源，属于国家科技档案，对医院发展和人类健康有着十分重要的作用。

355. 病案的特点包括哪些？

（1）医疗信息载体：病案是医疗卫生信息的载体，它作为一种医疗卫生记录属于科学技术档案之一，是国家档案宝贵财富的一个重要组成部分。

（2）医疗原始材料：病案作为各种医疗的历史记录，能够客观地反映患者的发病过程、诊断经过和治疗效果，是反映各类疾病发生和发展的第一手原始材料，是患者连续医疗的基础和依据。

（3）医疗活动结晶：只有按一定要求集中保管起来的医疗记录才能称之为病案。因此，病案是具有内在联系，能够客观全面地反映患者发病过程和医疗效果的有关患者资料的总汇；是医务人员科学思维和医疗活动的结晶；亦是管理者的劳动成果。

（4）能鉴别病案与患者之间的医疗关系：病案必须具备能够确定、鉴别病案与患者之的医疗关系的内容；必须具备能够确定医师对患者的诊断是否具有充分的依据，对患者所实施的治疗是否是最恰当合理的，是否能得到最好的治疗效果的记录。

（5）医疗教学活教材：病案具有实用价值。病案从各方面记载了人类与疾病作斗争的历史，并从历史的角度反映了我国医药卫生事业的发展状况；反映了我国人民生、老、病、死的情况；反映了我国不同历史阶段的防病、治病的医疗水平；亦能够反映医院的管理水平。病案也为医疗、教学、科研积累了丰富的资料，它被称为是医疗教学的活的教科书，是卫生信息统计的原始数据。

356. 病历的概念是什么？

病历是病案的前身，是正在形成中的病案资料；病案则是对医务人员在医疗活动过程中形成的所有文字、数据、图表、影像等资料的有机整合归档进行科学规范化管理的专业学科。

357. 病案建立的时间？

病案建立的时间通常是从患者第一次就医时开始。建立病案部门通常是在医院、诊所的登记处（建卡处）、挂号处或住院处为患者建立病案的时间。

358. 建立病案的流程是什么？

第一步登记患者基本信息：采集、登记患者准确的身份证明资料（如，姓名、身份证信息、社会医疗保险号等）。

第二步分派病案号：给患者分派一个病案号码，作为患者在本医院就医的唯一标志。

第三步发放就医证（挂号证）：发给患者标有患者姓名和病案号码的就诊卡（IC 卡），为患者的继续医疗使用。

359. 建立病案的方式是什么？

目前国内基本上是由患者到医疗机构进行病案的建立，随着互联网的普及化，在不远的将来病案的建立方式将由患者通过互联网在家就可以进行建档。

360. 病案形成的形式是什么？

病案的形成是从患者与医疗机构第一次接触开始，医务人员全面记录，客观地反映患病情况、检查、诊断、治疗、转归及其他服务的全过程，是医务人员对患者医疗过程中的信息积累，这种积累使每个患者的医疗信息记录都具有一定的连贯性和连续性。病案包括：门诊（急诊）病历和住院病历及健康档案。

361. 病案的种类有哪三类？

病案形成一般包括两种方法：电子病案和纸介。广义上病案分为三大类：门诊病案（含门诊医疗手册）、住院病案、健康档案。

362. 如何形成门诊病案？

（1）患者第一次就诊时在门诊挂号处建立门诊病案，挂号室的工作人员为其填写门诊病案首页中的患者的鉴别资料，并分派一个病案号码（在实行一号集中制管理病案的医院内这是患者唯一的一个号码）。

（2）在诊所或在医院门诊科室，医师和护士要将收集到的患者的一些与医疗有关的资料记录在病案表格上，并要在每一张新表格的上端（眉栏）记录患者的姓名及病案号，医师还应在每一项记录下面签字，记录所有的检验结果并将检验报告收集在内，即形成一份门诊病案。患者就诊结束后，由病案科收回、整理并负责保管。

（3）采用医疗手册形式作为门诊病案的，有人称其为便携式病案。这种病案缺乏医疗记录的连续性，但便于患者携带到其他医院就诊使用，方便患者医疗。

363. 住院病案是如何形成的？

住院病案的形成比门诊病案的形成更具有系统性。患者是医院的主体部分，从患者开始到住院处办理住院手续到出院的全部过程，是医务人员相互工作的结果，如医师、护士、实验室和其他医技科室人员、营养师、住院处及结账处的工作人员等。整个过程产生了大量有价值的医疗卫生信息，这些信息经过病案管理人员的整理、加工形成了住院病案。

（1）患者在门诊就医经医师确定需住院治疗者，持医师所开具的住院证在住院处办理住院手续，住院处为其建立住院病案并分派一个住院病案号（适用于两号分开制的病案管理）后进入病房。

（2）病房医师要不断地详细记载患者的发病、治疗及最后结果的整个过程，包括病程、医疗诊查所见、治疗和各种检查结果；护士要记录有关护理观察和治疗计划为患者所作的其他服务的资料。

（3）患者出院时，医师要在病程记录的下面记载患者出院时的状况、诊断、治疗及患者是否需要随诊；医师要写出院摘要（出院小结），此摘要应能展示评判治疗、支持诊断的全部资料并记录最后结果；要在病案首页上记录主要诊断以及其他诊断和手术操作术语，并在病案首页上签名以视对病案资料负责。

（4）患者在出院处办理好出院结算手续后，患者在住院期间的所有资料都被送到病案科。

（5）病案管理人员将患者的所有资料按一定要求进行整理、装订后即形成了住院病案。

364. 健康档案的概念是什么？

健康档案是指居民身心健康（正常的健康状况，亚健康的疾病预防，健康保护促进，非健康的疾病治疗等）过程的规范、科学记录。是以居民个人健康为核心，贯穿整个生命过程，涵盖各种健康相关因素，实现信息多渠道动态收集，满足居民自身需要和健康管理的信息资源。以问题为导向的健康档案记录方式（problem oriented medical record，POMR）是1968年由美国的Weed等首先提出来的，要求医师在医疗服务中采用以个体健康问题为导向的记录方式。

365. 健康档案的优点是什么？

健康档案的优点是：个体的健康问题简明、重点突出、条理清楚、便于计算机数据处理和管理等。目前已成为世界上许多国家和地区建立居民健康档案的基本方法。

366. 健康档案的内容包括哪些？

健康档案是记录每个人从出生到死亡的所有生命体征的变化，以及自身所从事过的与健康相关的一切行为与事件的档案。具体内容主要包括：每个人的生活习惯、以往病史（既往史）、诊治情况、家族病史、现病史、体检结果及疾病的发生、发展、治疗和转归的过程等。

367. 一份完整病案的标准是什么？

（1）有足够的资料证实已作出的诊断。

（2）叙述执行手术、麻醉过程、术中所见，并详细叙述麻醉过程。

（3）叙述最后的诊断及外科手术操作。

（4）由为患者实施治疗的医务工作者签名以证实无误。

（5）如果病案是逐步汇集的，应有足够的资料使其他医师或医务工作人员能够接管对该患者的治疗。

（6）完整收集与患者有关的所有与医疗相关的资料。

（7）严格按照规定将资料顺序进行整理、装订。

（8）完成病历摘要、疾病与手术分类编码和各种索引，满足保存病案的目的。

（9）准确无误归档。

（10）电子病历必须符合卫生部发布的《电子病历基本规范（试行）》的规定，对医院电子病历的建立、使用、保存和管理。

368. 电子病历与打印病历的区别是什么？

（1）电子病历是指医务人员使用医疗机构信息系统生成的文字、符号、表格、图形、数据、影像等数字化信息，并能实现存储、管理、传输和重现的医疗记录，包括门、（急）诊电子病历、住院电子病历及其他电子医疗记录。

（2）打印病历是使用文字处理软件编辑、打印的病历文档不属于电子病历。

369. 一体化病案的概念是什么？

一体化病案（integrated medical records，IMR）的概念：一体化病案是指所有的病案资料严格按照日期顺序先后排列，各种不同来源的资料混合排放在一起，形成一份完整的病案。

370. 病案资料排列的原则是什么？

要以符合人们按时间发展的阅读习惯，能够迅速找到所需要的资料的顺序排列。

在一体化病案中，同一日期内的病史记录、体格检查记录之后可能排放着病程记录、护理记录、X 线检查报告、会诊记录或其他资料。每一次住院的资料在病案中用明显的标志分开。

371. 一体化病案的优缺点是什么？

一体化病案这种形式的优点是向使用者提供了一个按时间发展顺序表示的某一医疗事件的全貌。

其缺点是同类信息比较时几乎不可能，例如，血糖水平由于放到病案中的不同位置而使查找和比较都很困难。信息的一体化可以有不同的程度。最常见的是一体化的病程记录，即所有病程记录按时间顺序排列，而其他资料另外排放。

372. 什么是资料来源定向病案？

资料来源定向病案（source oriented medical records，SOMR）：是根据资料来源排列的病案。其概念是将不同来源的资料按同类资料集中在一起，再分别按时间顺序排列。如医师的记录、护士的记录、实验室检查资料等分别收集起来，按时间发展先后顺序排列。

373. 病案保存的目的是什么？

病案作为信息交流的工具，怎样能更有效地迅速地检索资料、提供资料，发挥病案的价值，是保存病案意义的关键。

374. 如何统一规范病案资料？

在许多情况下，病案内的资料不易检索、不能被有效地开发利用。这是因为医疗记录通常是没有组织和管理，而是凌乱、分散地记录在入院记录、病史、病程记录、护士记录或 X 线和其他实验室报告中，通常又没有指明疾病情况或问题的标记，病案常常越来越厚，显得杂乱无章，使得对重要资料的检索既困难又无可奈何，也为医务人员内部交流设置了障碍。在国外，许多专家认为解决这个问题的最好的办法就是要使病案结构化。又称结构病案，也有人称为表格病案。

375. 结构病案的概念是什么？

结构病案是指一种计划好的表格，其使用的语言与设计形式是统一的，及所有用该表格的人都要遵循同一种形式，这样病案的构成就能适用于所有情形。

376. 结构病案的优缺点是什么？

（1）结构病案的优点是很容易实行自动化的管理。随着目前医疗领域中计算机的使用不断增加，结构病案可使人工到自动化系统的转变很容易实现。

（2）结构病案的缺点：完全性结构病案缺乏对个别问题进行描述的空间，因而使医务人员感觉很受格局的限制。

377. 结构病案适用于哪些信息记录？

病案的结构化并非等于完全采用表格式方式为好的病案构成形式，例如，病程记录往往需要进行描述，所需的记录空间要大，表格的限制将使记录受到影响而可能造成资料不全。因而，病案的结构化适用一些为“既定性信息”的记录，如病案首页等医疗表格。

378. 问题定向病案的概念是什么？

问题定向病案（problem oriented medical records，POMR）问题定向病案，是根据问题排列的病案。为了满足各种标准而建立的一种结构病案的形式，称为问题定向病案。它是由劳伦斯·韦德博士于20世纪50年代后期首先设计的。这一概念要求医师在问题的总数和内部关系这方面研究患者所有的问题，分别处理每一个问题，并促使医师确定和处理每一个问题的路径都很清楚。它可以在获得所有事实的基础上对此进行评价。

379. POMR 和过去的诊疗记录有哪些区别？

问题定向病案（problem oriented medical records，POMR）和过去的诊疗记录有着根本的区别。

（1）过去的诊疗记录是中世纪以来长期习惯使用的流水账式书写方式，是以医护人员为中心而撰写的备忘录，其内容是主观的、冗长的、罗列的、分散的。

（2）问题定向病案（POMR）是一种科学的综合记录，它对取得的信息进行归纳、分析，写出问题一览表。提出问题是从患者整体（社会的、心理的、医学的）中找到的，据此制订合理的医疗方案，其内容是提炼的、简明的、有说服力的，是一目了然的。

380. 问题定向病案的组成是什么？

（1）数据库（基础资料）：建立问题定向病案的第一步是建立一个综合的数据库。内容包括：患者的主诉、现病史、过去医疗史（既往史）、系统检查及体格检查的结果。

（2）问题目录：数据库一旦收集，应对资料进行评价并建立问题目录。每个问题对应一个编号。问题目录放在病案的前面，就如同一本书中的内容目录，即问题的编号名称像书中的章节、页码及题目一样。而在来源定向与问题定向病案之间概念上最大的不同就是这个问题目录。

（3）最初的计划：根据问题目录中所确定的问题，制订患者问题管理的最初计划，是使用问题定向病案进行计划医疗的第二个步骤。

（4）病程记录：这是问题定向病案的第三个步骤。病程记录必须是按问题编制的，因为对每一问题都要分别处理，故每一问题一定要通过其编号及名称清楚地表示该问题。病程记录可以是叙述性的，也可以是流程表式的。

（5）出院摘要：完成病案的最后一步是准备出院摘要，在问题定向病案中，这项工作很容易做。

381. 问题目录包括哪些其作用是什么？

（1）特征：问题定向病案是在填表者理解的水平上表达问题，问题目录不包括诊断印象，它是治疗计划中的一部分。

（2）“问题”的含义：问题这一术语，是指那些需要管理或有诊断意义的检查，即指：任何影响个体健康生存及生活质量的情况，因而它可以是内科的、外科的、产科的、社会问题或精神病学上的问题等。

（3）问题目录的内容：在设计问题目录时，每一问题都要注上日期、编号、标题、活动问题、非活动问题、已解决的问题。

（4）问题目录的作用：登记了所有的问题；在以患者为整体的治疗过程中保持了资料的有效、全面和可靠；可用于本专业人员、患者、其他医务工作者及自身进行交流；清楚地指明了问题的状况，是活动的、非活动的，还是已经解决了；可作为医疗指导。

382. 问题目录的内容包括哪些？

（1）诊断性计划：是为了收集更多的资料而做的计划，如为辅助诊断需要做的实验检查计划等。

（2）治疗性计划：为患者治疗所做的计划。

（3）患者教育计划：计划告诉患者要为其做些什么。

383. POMR 中的病程记录包括哪些？

问题定向病案（problem oriented medical records，POMR）中病程记录包括：

（1）叙述性记录：又分为 SOAP 四个项目：S（Subjective）：由患者直接提供的主观信息；O（Objective）：由医师或护士获得的客观信息；A（Assessment）：医师或护士的判断；P（Plant）：对患者诊断治疗的计划方针。

所产生的作用：病程记录的这种结构类型提高了医师处理每个问题的能力及决定问题的途径，可显示出医师思维过程的条理性；如果书写正确，可使每个参与医疗和质量评价的人，对每个问题的理解及所进行的管理都会很清楚，便于对患者的治疗及对医疗质量的评价。

（2）流程表的适用：处理复杂快速变化的问题，它是观察患者病程最适当的方式。流程表的用途：既可用于问题定向病案（POMR），也可用于资料来源定向病案（SOMR）。

（3）设计流程表的步骤：应首先确定什么临床科室使用流程表；确定所需要监护患者的状况；确定提供最大关注时所需资料收集的监护频率，这通常都在表格的上端指出。使用流程表的临床状况通常决定监护频率。

（4）注意：流程表是病程记录的一种特殊表格，在得到批准后，方可放到病案中，没有必要一定要将其放入每一份问题定向或来源定向病案中。

384. POMR 的作用是什么？

问题定向病案（POMR）是一种很有用的交流工具，它可以使病案资料明确地显示出来，并促进了医师与其他医务工作人员之间的交流。

385. POMR 的应用范围是什么？

这种结构式问题定向病案（POMR）不是广泛使用的，特别是在那些较大且繁忙的医院不大适宜。它主要在一些小医院、诊所或初级卫生保健中心比较广泛地被使用。

386. POMR 书写方式的主要优点是什么？

（1）书写的过程要求医师全面考虑和处理患者的所有问题。

（2）或多或少地迫使医师按问题的严重程度的顺序去解释和处理患者的问题。

（3）使医师或其他人员在使用病案时能够按照任何一个问题的进程了解患者的情况。

387. 病案工作人员的责任是什么？

不管病案是按问题定向还是来源定向进行组织，病案工作人员均应该帮助医师及其他医务工作人员准备结构合理的表格，以促进资料的收集，并使他们很容易地得到所有不同层次的资料。

388. 活动性与非活动性问题的含义是什么？

（1）活动性问题是指患者目前存在的、影响健康的、需要解决的问题。

（2）非活动性问题是指患者过去的一些重要的病史、手术史和过敏史以及本次住院期间已解决了的问题。

389. 什么是电子病历？

（1）电子病历（electronic medical record，EMR），也叫计算机化的病案系统或称基于计算机的患者记录（computer-based patient record，CPR）。它是用电子设备（计算机、健康卡等）保存、管理、传输和重现的数字化的患者的医疗记录，取代手写纸质病历。它的内容包括纸张病历的所有信息。

（2）电子病历是随着医院计算机管理网络化、信息存储介质——光盘和 IC 卡等的应用及 Internet 的全球化而产生的。电子病历是信息技术和网络技术在医疗领域的必然产物，是医院病历现代化管理的必然趋势，其在临床的初步应用，极大地提高了医院的工作效率和医疗质量，但这还仅仅是电子病历应用的起步。

390. 美国的电子病历定义是什么？

美国国立医学研究所将电子病历（EMR）定义为：是基于一个特定系统的电子化患者记录，该系统提供用户访问完整准确的数据、警示、提示和临床决策支持系统的能力。

391. 电子病案优势优点是什么？

（1）安全可靠：通过实行 EMR 分级保密管理，设立查阅、输入、修改和使用 EMR 分级授权等，可以保证 EMR 的安全性和使用价值。同时，系统提供数据备份和恢复工具。各级工作站建立数据备份制度，可以保证数据在受到破坏的情况下，得到最大限度的恢复。

（2）存储、查阅方便：EMR 不会霉烂、变质，而且耐热、耐腐蚀、贮存方便。EMR 不需要庞大的存储空间。医务人员在自己的计算机终端上可查找病案资料，也可委托数据中心查找、打印、直接传送或复制传送资料等。外界使用者经过授权可通过互联网查询数据中心有关病案资料。

（3）时效性强：患者就医时可授权医师查阅自己的 EMR，协助医务人员迅速、直观、准确地了解患者以前所接受的治疗及检查的准确资料，避免了因患者记忆不清导致病史叙述的错误和遗漏，缩短了医师确诊的时间，为抢救生命赢得了宝贵时间。

392. 电子病案在国际上应用现状如何？

20 多年来，欧、美一些大医院开始建立医院内部的医院信息系统（HIS），随之电子病历在美国、英国、荷兰、日本、中国香港等地区有了相当程度的研究和应用。

美国政府已在大力推广、普及电子病历（EMR）的应用工作，印第安纳大学医学分校利用EMR预测癌症早期患者的死亡率，波士顿EMR协会正在研究通过Internet传输急救患者的EMR问题。

英国已将EMR的IC卡应用于孕妇孕期信息、产程启示及跟踪观察。

香港医院管理局的患者卡（patient card）记录了患者完整的医疗过程，包括医师检查、检验结果、X线片、CT片MRI片及处方等。同时，这些国家和地区已经成立了专门的研究机构，把EMR作为一个重点课题研究，组织医疗单位实施和普及。

393. 电子病案的功能是什么?

（1）医师、患者或其他获得授权的人，在需要了解一个个体的任何健康资料或相关信息时，在任何情况下都可完整、准确、及时获得它们，并可得到准确的释义，在需要时可以最大限度地得到详细、准确、全面的相关知识。

（2）电子病历可以根据自身掌握的信息和知识，主动进行判断，在个体健康状态需要调整时作出及时、准确的提示，并给出最优方案和实施计划。

394. 理想的电子病案与传统病案的差别是什么?

（1）传统病案是被动的、静态的、孤立的；电子病案是主动的、动态的关联的。

（2）传统病案完全不具有电子病案的第二方面功能，即没有主动性和智能，不能关联相关知识。

（3）纸质病案放在那里，可以被阅读，也可补充新内容，但其内容与内容之间无法建立有机联系，病案内容与患者的实际状态完全脱节，病案内容与其相关知识没有连接，病案只能完成顺序不变的记载作用。

（4）电子病案的革命性不同，在于其储存的信息不再是孤立的、静态的，而是关联的、动态的，不再仅是块状信息，而是知识的集合。新补充的信息会与已存在的所有信息建立必要的联系，变换结构，根据现有的知识、规律、规则、先例，对患者的状态进行综合分析判断，主动提示相关医师或患者；提出检查、治疗计划等。

（5）传统病历无法保证数据完整，电子病历则可保证完整、准确、及时获得信息资料。

（6）电子病历可以全面管理各种信息资料。

（7）传统病历无法得到必要的释义，无法进行知识关联。

（8）传统病历不能保证及时获取、不能共享。

395. 病案可分为哪三大类?

（1）纸质病案：病案以纸张作为存储医疗资料的载体，通常我们将其分为正规病案和手册式病案。正规病案是指在医院内形成的并由医院负责保管的医疗文件；手册式病案是指一种交给患者携带的供其在门诊科室就医的医疗记录手册。

（2）医疗磁卡：除以纸张作为载体的病案外，另一种交给患者携带的医疗记录叫做医疗磁卡，其可录入患者每次诊疗的主要情况，携带方便，便于患者在不同区域、不同医院及医疗诊所就医。在较先进的病案管理系统中，这些资料可输入计算机储存，或将纸张记录资料制成缩微胶片或用光盘存储形成无纸病案的保存状态。

（3）电子病历：随着IT技术快速发展的广泛应用及医院信息系统（HIS）逐渐使用，电子病历也应运而生。电子病历也称计算机化的患者记录，是指医务人员在医疗活动过程中，使用医疗机构信息系统生成的文字、符号、表格、图形、数据、影像等数字化信息，并能实现存储、管理、传输和重现的医疗记录，是病历的一种记录形式。

396. 建立正规病案要遵循哪些条件？

目前建立正规病案遵循下列条件：

（1）急诊抢救患者、留观患者。

（2）医师认为医治其病情需要建立正规病案者。

（3）凡是外国籍的患者。

（4）一切住院患者。

397. 病案编号的方法有几种？

（1）系列编号：患者每次门诊就诊都会派发给一个新的门诊号，即每次都将患者作为新患者对待，建立新的基本信息。门诊患者可以重复建立系列号。此种系列编号，也可以作为统计当天的门诊就诊量。住院患者首次住院同样派发一个系列编号，是唯一的识别号即住院号，这个号码将是终身保留，再次住院同样使用，保证多次住院使用同一个号码而不重号。

目前门诊病案采用的是便携式门诊手册，由患者自行保存，无论到任何医院都可以使用。

（2）单一编号的方法：在每位患者第一次来院就诊时，不管是住院、看急诊或门诊，就要派发给一个唯一的识别号，即病案号。

采用这种方法不论患者在门诊、急诊或住院治疗多少次，都用这一个号。这种方法的特点是，每个患者只有一个唯一的病案号，一张患者基本信息索引卡，患者所有的资料都集中在一份病案内。这些资料可以是来源于不同时期、不同诊室和病房。如果不只是一份病案也可以使用单一编号系统将分散放置的病案联系起来。

（3）系列单一编号：它是系列编号和单一编号的组合。方法：患者每就诊一次或住院一次，都发给一个新号，但每次都将旧号并入新号内，最终患者只有一个号码。此种方法在归档或查找时，需要在消除的原病案号的位置上设一指引卡，以表示病案最终所处的位置。因此，患者越是反复就医，病案架上的指引卡也越多，而且患者基本信息的资料也要不断地修正。

398. 直接数字顺序编号方法是什么？

按阿拉伯数字的顺序从 0 开始，按时间发展分派号码。系列编号和单一编号系统均采用这种发号方法。此方法多认为比较好，用得也较广泛。

399. 号码（排号）的类型有几种？

①直接数字顺序编号；②字母 – 数字编号；③关系编号；④社会安全编号；⑤家庭编号；⑥冠年编号。

400. 什么是字母 – 数字编号？

这种方法是将数字与字母结合起来使用。优点是可以用于大容量的编号。例如，用 AA9999 代替 999999。

我国有些医院曾采用过此种编号方法。当编号发展到 10 万时，就更换字母，有人将此称为“十万号制法”。其目的是想将号码控制在五位数，但实际上加上字母后的号码仍为六位数。由于病案数量发展快，字母就更换得频繁，使用上造成诸多不便。

401. 字母 – 数字编号的缺点是什么？

（1）各类医务人员在使用病案号时难免写错或漏写字母。如医师的处方、病案记录、各实验室检查申请单和报告单、各种申请书、护理记录等需要书写病案号者。

（2）患者不注意病案号中的字母，往往只记得数字编号，因而提供要查找病案的号码常是错误的。

（3）病案管理中容易造成归档的错误率增加。

402. 什么是关系编号？

关系编号是指其部分或全部号码在某种意义上与患者有关。如采用出生日期 8 个数字中的后 6 个数字，再加上表示性别的数字（奇数表示男性，偶数表示女性）、表示地区编码的数字及 2 ~ 3 个或更多的数字作为顺序号以区别出生日相同者。

例如：	1970	08	30	1	09	2
	年	月	日	性别	顺序号	地区码

403. 使用关系编号的优点是什么？

（1）病案号上内含一些与患者有关的基本信息（性别、年龄、出生日期），使患者容易记忆。如果在检索患者基本信息索引发生困难时（拼错姓名、同名同性别），根据出生日期或其他相关信息就可以找到病案。

（2）可以较好地鉴别患者。

（3）此方法比较适用计算机自动分号管理。

404. 使用关系编号的缺点是什么？

（1）由于号码较长增加了记录错误的机会，特别是在非自动化系统中。

（2）数字的容量有限，因为使用的出生日期的最大数字是 31，月份的最大数字是 12，只有年的数字是从 00 ~ 99。

（3）如果在建立病案时不知道出生日期，就需要临时用假号代替，一旦知道了生日就要变更号码，给管理带来不便。

（4）造成病案号的不连贯，给病案管理上带来不便。

405. 什么是社会安全编号？

使用社会安全号主要是在美国。与身份证号码使用相似，所不同的是有些患者可能不只有一个安全号，医院不能控制和核实社会安全号的发放情况，只能使用它，造成号码的不连贯。

406. 家庭编号的方法及缺点是什么？

（1）以家庭为单位，一个家庭发给一个号，再加上一些附加数字表示家庭中的每一成员。

例 1：家庭号码为 7654，附加号码为 01 = 家长（户主），02 = 配偶，03 以后的数字 = 孩子或家庭其他成员。

例 2：林一枫　01　7654

　　　张士容　02　7654

林　杰　03　7654

林　迎　04　7654

家庭中每一位成员的病案（或称之为健康档案）分别用一个夹子（或袋子）保存，然后将所有的病案以家庭为单位按数字顺序分组排列。

在一些地区的社区医疗单位分片划区管理，以街道或里弄门牌号码建档，强调以家庭为单位。家庭编号适用于那些门诊治疗中心、社区医疗单位及街道保健部门的健康咨询、预防保健等。

（2）此方法的主要缺点是当家庭成员发生变化时，如结婚、离婚、病故等造成家庭人数和其他数字的变化，特别是要改变患者基本信息索引资料。

407. 什么是冠年编号？

即在数字号码前冠以年号。年与年之间的号码不连贯。

例如：1992 年的病案号自 92－00001 开始编号。

此种方法的优点是可以直接从病案编号上获得每年病案发展的情况，但其缺点也是显而易见的。

408. 如何有效控制病案号？

一个好的病案管理系统应能有效地控制病案。控制病案的唯一标志是识别患者的病案号，也是病案管理中档案号的唯一标志。

从患者入院建立病案时就应对其实行有效的管理，要及时建立患者的基本信息和号码的分派等，不要在患者出院后再做这些工作。只有这样才能保证获得完整准确的资料。

409. 病案号码分派及注意事项是什么？

（1）集中分派：通常只有病案科负责分派号码。如果患者到了登记处（不论是住院还是门诊患者），工作人员就要与病案科联系以得到一个新的号码。

在登记处（或住院处）工作人员将患者的病案号、姓名、性别、出生日期及其他信息资料登记好后（一式两份），将其中的一份交与（或通过电子手段传送）病案科。无论是手工操作还是利用电子化设备，号码的分派过程都应进行清晰的记录和控制，保证号码的准确发放。

（2）分散分派：如有若干个登记处，病案科应将事先确定好的大量供新患者使用的几组号码同时发放到各登记处。每组号码的数量应由每个登记处的工作量而定，这些号码应加以限制并应小心控制，登记处应将每日号码发放的情况反馈给病案科。在每个独立的登记处，当他们的计算机可用于核实患者姓名索引并同时得到下一个病案号时就可以进行号码的分派。

（3）应该注意：如果有很多人负责分派号码就会增加号码重复使用的可能性，因此，应有一套严格控制措施。随着计算机的发展，信息共享，现在医院大部分病案号采用集中分派方式，不管在任何部门建立患者的基本信息和给予病案号，号码的分派是由专人负责统一发放或在系统内设定，其他工作人员无权干预。工作人员按发放号的顺序给患者建立基本信息。

无论是手工操作还是利用计算机系统，号码的分派过程都应进行严格的记录和有效控制，保证号码的准确发放。

410. 如何控制号码分派？

（1）不论是集中分派还是分散分派，重要的是要有号码分派的控制方法。

（2）可用总登记簿或用计算机系统控制号码的分派。

（3）计算机程序上或登记簿上所有已分派及待分派的号码，号码分派后就在该号码的后边立即填上患者的姓名，同时记录分派号码的日期，以防重复使用。

411. 怎样控制好门诊病案号？

（1）应有专人掌握号码的发放，待用的病案应事先做好编号的检查核对。每日检查病案号发放的登记记录，核对号码分派后的销号情况。

（2）患者新建病案时应坚持执行基本信息的查重制度。患者姓名索引归档操作时发现重号病案，应及时合并。保留新的患者姓名索引，销去新号使用旧号，将新号再分配给其他患者使用。

（3）建立发放病案号的核对检查制度。

412. 怎样控制好住院病案号？

（1）病案科专人掌握、控制号码的发放。有手工管理和计算机管理两种方法。当接到住院处发出新患者的身份证明资料经核对后发给新号。手工操作时病案科将病案号用列表的形式发出，住院处每收一个患者，必须按列表上的号码以销号的方式（即在已使用的号码上画一横线）分派，并在号码后填注患者姓名。然后将号码列表单反馈于病案科。使用计算机网络系统实现数据共享，计算机会自动控制病案号的发放情况。

（2）病案科每日将新入院的住院患者逐一核对，若发现有老病案者，使用新病案号，则将新号退还住院处，分配给新入院患者使用，并为老病案者找出老病案，做好变更病案号工作，避免重号。

（3）明确规定医师在填写患者入院许可证时必须清楚地填写病案号码。

（4）住院处要与病案科密切合作，详细询问患者，准确收集患者身份证明资料，认真填写住院登记表。

413. 如何利用计算机系统控制病案号？

（1）使用计算机进行号码的自动分派，要根据基本数字的计算确定一个校验位。校验位检查是检查由于数据字段转录引起的错误或号码在使用中排列错误的一种方法。它包含每个数字在字段中的位置和数量值的信息。

（2）如果转录错误（错误数字）或易位错误（两个数字颠倒）导致计算机结果与校验值不同，它就会显示出错误信息，应随时注意纠正错误。

（3）计算机系统应有销去新号使用旧号，将新号再分配给其他患者使用的转换功能，保证病案号的连续性。

例如：将李里的4587病案号转换成3212病案号，同时将4587病案号发给新入院的患者使用。

414. 索引的概念是什么？

索引是把大量的资料列成目录给予特定的标记并按一定顺序排列，提供使用时能迅速准确地查找到所需资料的排列形式叫做索引。

415. 什么是患者基本信息索引？

患者基本信息索引是永久性的资料，它包括所有住院患者或者在门诊建立了病案的患者的身份证明资料（所以又称姓名索引或主要索引）。它可以识别患者的身份，辨别每一患者的资料，又是查找病案的关键，所以它被认为是医院、诊所或初级卫生保健中心在病案管理中所使用的最重要的工具之一。

416. 患者基本信息索引的应用是什么？

（1）用于患者：首先应用于识别患者、识别患者的资料，确定患者与病案的关系，避免重复建立病案，服务于患者。

（2）用于病案资料的检索。

（3）用于为患者的医疗与相关方面的联系。

（4）为统计提供数据，如人口统计、流行病学的统计等。

417. 患者基本信息索引采集的基本原则是什么？

（1）患者基本信息索引中的内容应满足各级卫生部门需要的必需项目，同时又要根据医院或诊所的需要而设定。

（2）患者基本信息索引中仅记载那些可以迅速查找某一病案的鉴别性资料。

（3）考虑到维护患者医疗信息的保密问题，应避免将患者的疾病诊断及手术操作等内容记录在患者基本信息索引上。

418. 患者基本信息索引采集包括哪些？

（1）患者的姓名（包括曾用名）。

（2）患者的联系地址（包括工作及家庭住址）。

（3）病案号。

（4）身份证号码（当患者的姓名相同，身份证号码就是鉴别患者最可靠的信息，理论上讲公安部门发出的公民身份证号码不存在重号）。

（5）医疗保险号。

（6）患者付费类型。

（7）患者的出生日期（年、月、日）及年龄（也是鉴别患者可靠的信息）。

（8）国籍、民族、籍贯、职业。

（9）其他有助于鉴别患者身份的唯一性资料，如未成年人父母亲的姓名等。

（10）可附加的资料：住院和初诊科别、出院日期；治疗结果（出院或死亡）；在国外，有些国家还要记录主管医师的姓名及患者母亲的未婚姓名。

419. 患者基本信息索引采集的流程是什么？

（1）患者基本信息的采集：门诊患者建立病案时或住院患者办理住院手续时，由患者填写身份证明资料。工作人员认真审核，要求每个项目填写完整，正确。

（2）核对患者身份证明资料：由病案科工作人员对患者填写的身份证明资料进行查重，以鉴别患者是否建有病案。

（3）填写患者基本信息索引卡：如果患者以前没建立病案，患者基本信息索引中就不会有他的记录，应为其建立患者基本信息索引卡（手工操作），录入到计算机患者基本信息索引系统的数据库中。

（4）患者基本信息索引的保存：使用手工建立的患者基本信息索引卡，对患者姓名标注汉语拼音，按拼音顺序排列归入卡片柜内。利用现代化的手段建立计算机患者姓名索引系统数据库编排储存。

420. 什么是患者基本信息的查询？

患者基本信息的查询主要建于患者姓名索引上，是按照患者基本信息索引的排列方法进行查询。

患者基本信息索引的最广泛、最有效的编排方式是使用字母顺序进行排列，这在使用英文文字的国家做起来是很容易的。

我国由于使用的是象形方块字，使用字母顺序编排索引在有了注音字母以后才开始的，在这以前的索引是按方块字的特点采取偏旁部首和数笔画的方法。如字词典的索引、某种情况下人名单公布的顺序等。

421. 患者基本信息索引排列方法有几种？

主要采用患者姓名索引排列，随着我国文化历史的发展，曾使用过的索引方法有偏旁部首法、笔画法、五笔检字法、四角号码法、罗马拼音法、注音字母法、汉语拼音法、四角号码与汉语拼音合用的编排法等。

422. 常用索引的主要方法有几种？

（1）汉语拼音法：索引的编排皆以汉字的拼音字母（即英文字母）为排列顺序。

（2）四角号码法：四角号码是以中国汉字的笔形，给每一个字形的四个角按规定编号，常规用于辞典索引，便于查找汉字。四角号码的特点，克服了对汉字的认识和读音的困难；克服对汉字用普通话读音的困难。由于有这些特点，为编制姓名索引提供了方便条件，特别是我国南方地区使用四角号码编制姓名索引较为普遍。

（3）汉语拼音与四角号码法合用的编制方法：当单纯使用汉语拼音或四角号码法的手工排列时，常会出现很多相同的姓名被编排在一起的现象，给检索带来不便，影响检索的速度。汉语拼音与四角号码法合用的编排方法，较好地解决了这一问题。

423. 索引为什么按汉语拼音法排序？

（1）汉语拼音方法是在总结了以往各种拼音方案的基础上，吸收了各种方法的优点和精华编排而成的。

（2）索引的编排皆以汉字的拼音字母（即英文字母）为排列顺序。

424. 姓名索引编排方法是什么？

（1）用汉语拼音拼写出患者的姓名。若为手工操作则在每张姓名索引卡片患者姓名的上方标注汉语拼音。

（2）编排顺序：将拼写好汉语拼音的姓名索引卡按英文字母的顺序排列。使用计算机建立的患者姓名索引系统能自动完成排序。

（3）将拼写相同的姓氏分别按汉字笔画的多少顺序排列。按字母顺序排出先后。如：Wang（王）、Wang（汪）。王在前，汪在后。Zhang（张）、Zhang（章）。张在前，章在后。

（4）按字母顺序排出先后。如，张 Zhang、王 Wang、赵 Zhao、李 Li、刘 Liu 的正确排列顺序是：李 Li、刘 Liu、王 Wang、张 Zhang、赵 Zhao。

（5）若姓名的第二个字也相同，再按第三个字的字母拼写顺序排列。如：张华力 Zhang hua li 、张华平 Zhang hua ping 、张华云 Zhang hua yun。

（6）不同的姓名汉字拼写出的第一个字母相同时，应按第二个字母排，依此类推。例：李 Li 小 xiao 艳 yan 李 Li 小 xiao 阳 yang 李 Li 小 xiao 英 ying 李 Li 小 xiao 云 yun。

425. 建立卡片拼音排列顺序要注意几点?

（1）设立导卡：用于手工管理患者姓名索引系统，目的是便于快速检索姓名索引。

（2）导卡可用于每个字母或每个姓的开始，如字母 A、B、C、D……Z 为字头，可设为一级导卡。

（3）在每个字头的后面又包含很多不同的姓，将这些不同的姓再分别设立二级导卡；必要时还可根据索引的发展情况，在名字中设立三级导卡。

（4）运用标签：当采用手工操作时，由于日积月累使索引卡片被存放于多个抽屉，为便于迅速检索可在每个抽屉的外面粘贴标签，在此注明该抽屉内起始的字母。

上述姓名索引编排方法中，汉语拼音方法适用于普通话的发音，正确的读音是快速、准确编排和检索姓名索引的保证。

426. 建立卡片拼音排列顺序操作要求是什么?

（1）工作人员必须掌握正确的汉字读音及熟练掌握汉语拼音的拼写方法。

（2）对多音字的拼写按日常习惯读法固定拼写，并记录备案以便查询。

（3）认真对待每一个字的读音及拼写，杜绝拼写错误，杜绝简化自造字。

427. 拼音与四角号码法合用的方法是什么?

（1）对汉语拼音的要求：只编姓名中每个字汉语拼音的第一个字母。

（2）对四角号码的要求：只编姓名中每个字上方两角的码或下方两角的码。

（3）在姓名的每个字的上方同时标出汉语拼音字母和四角号码中的两个码。

428. 汉语拼音与四角号码排列方法是什么?

（1）姓的排列：①首先按姓的第一个拼音字母排列，将拼写相同的字母排在一起，字母相同姓不同时按四角号码由小到大的顺序排列；②拼写字母不同的姓按字母的顺序排列。

（2）名字的排列：①在拼写字母相同的姓的后面，按第二个字的拼音字母顺序排列；②如果名字的第二个字母也相同，再按第三个字母顺序排列；③如果名字的字母均相同，按第二个字的四角号码顺序排列，若仍相同再按第三个字的四角号码顺序排列。

（3）如果姓名三个字的汉语拼音及四角号码均相同，可再按汉语拼音的声调符号排列姓名的前后顺序。

429. 如何设立索引导卡?

（1）一级导卡：以汉语拼音的拼写法按英文字母的顺序排列标出姓的第一个字母。

（2）二级导卡：以四角号码的顺序标出字母中的不同的姓。

（3）三级导卡：可根据名字排列的需要设立。

上述姓名索引编排方法中，汉语拼音方法适用于普通话的发音，正确的读音是快速准确编排和检索姓名索引的保证，且利于用计算机管理；四角号码方法则适用于我国南方地区的医院手工编排姓名索引，若将此种方法用于计算机管理，在程序编制上较汉语拼音法复杂；汉语拼音与四角号码法合用编排姓名索引的方法，在手工操作上解决了单独使用某一方法的不足。

430. 国外的患者索引排列方法是什么?

根据国际病案协会（IFHRO）教育委员会编写的病案管理教程进行介绍有如下三种方法：

（1）字母顺序排列法：患者姓名索引的排列方式与一般词典中的字母排列顺序相同。

（2）语音顺序排列法：语音顺序排列法即按语音发音的顺序排列。采用这一方法排列患者名索引，关键在于正确的发音。

（3）语音索引系统：在这个排列系统是将26个英文字母除元音字母a、e、i、o、u和辅音字母w、h、y不编码外，其余的字母中，将b、c、d、l、m、r等6个字母分别编号为1、2、3、4、5、6，其他字母作为这6个字母的相等字母，然后将患者姓名按照一定的编码规则给予编码后再进行排列。

431. 患者基本信息索引卡排列规则是什么？

（1）人员的培训与考核：对新来的工作人员必须在经过认真考核后，将其安排到排列工作的某一步骤，便于对操作程序的核查。

（2）连续编排：患者姓名索引要连续编排，即不要将其按年度分开。

（3）规范检索：在使用患者姓名索引时，最好不要将其从索引存储器中取出。如果必须取出，应有一个不同颜色的替代卡插到原来的位置上，这样便于快速、准确地归档原卡片。

（4）核对检查患者姓名索引的初排：索引初排时排列人员应将一个不同颜色或稍大于索引卡的卡片作为检查卡放在每一张索引卡片的后面，或将索引卡片竖着排放，待检查员或审查员在核查完每一张姓名索引卡片的正确排列后再将检查卡取出或将竖着排放的患者姓名索引卡放好。

（5）索引卡信息的变更：再次就诊或住院的患者姓名发生变化时，应将患者更改姓名的有效文件归入病案内存档，同时将原患者姓名索引卡上注明更改的姓名并用括号标记；还应按更改的姓名建立一新的姓名索引卡并用括号表明其原名，与原索引卡相互参照，将原卡片记录的内容填入新卡片内。找出病案将原用名括起，写上更改后的姓名。切忌将原用名涂抹掉。

（6）掌握索引建立流程：要保证每位患者都有一张姓名索引卡，掌握患者姓名索引建立的流程。

（7）查重处理：在排放患者姓名索引时，要注意发现有无重复者，处理重复者的方法是去新留旧并立即合并（注意将重复的卡片和病案合并）。

432. 患者基本信息修改原则是什么？

（1）患者须提供有效证件：因某种原因需要对已经建立的患者基本信息的修改必须符合卫生部下发的《病历书写基本规范》要求，必须有可靠依据，修改信息时患者必须提供有效证件，说明所需要修改的内容是真实的。

（2）索引卡信息变更的操作原则：再次就诊或住院的患者姓名发生变化时，应将患者更改姓名的有效证件复印件归入病案内存档，同时将原患者姓名索引卡上注明更改的姓名并用括号标记；还应按更改的姓名建立新的姓名索引卡并用括号标明其更改原名，与原索引卡相互参照，将原卡片记录的内容填入新卡片内。找出病案将曾用名括起，写上更改后的姓名。切忌将原用名涂抹掉。

433. 病案收集与整理的作用是什么？

（1）确保病案档案的完整性。

（2）确保档案资料的真实性和准确性：要认真鉴定整理档案资料，区分不同情况，编排案卷，做到分类清楚，组卷合理，条目规范。

（3）确保病历书写规范、完整、准确，以便病案信息的有效利用。

（4）确保病案管理工作的正常运行。

434. 病案内容包括哪些？

（1）患者鉴别资料（即患者身份证明资料）：病案必须包括足够的资料用于鉴别患者的病案，如患者姓名、性别、年龄、出生年月、民族、国籍、工作单位、家庭住址、籍贯、身份证号码、病案号等。

（2）患者的病史记录：记录患者的既往病史及现病史以及家族的疾病史。

（3）有关的体格检查记录：记录一些与本次病情有关的身体检查及常规的体格检查。通常包括呼吸系统（肺）、循环系统（心脏、血压）、消化系统（肝、脾）、神经系统的叩、听、触、扪诊的检查记录。

（4）病程记录：记录患者病情的发生、发展及转归过程。住院患者的病程记录在时间上往往具有连续性、连贯性，门诊病案则只有在患者再次就诊时才有记录，因此，其能否连贯记录取决于患者的就诊情况。

（5）诊断及治疗医嘱：包括医师的会诊记录（会诊指当某科患者在治疗过程中可疑有他科情况时，请他科或他院医师共同对该患者的病情作出诊断和治疗的活动过程）、拟诊断讨论记录、治疗计划、所实施治疗方法的医嘱（医嘱指医师为患者的治疗给予护士的指示的记录，医嘱分为口头医嘱、临时医嘱、长期医嘱）。门诊病案的医嘱记录形式与住院病案不同，它只被简单地记录于当日诊疗记录中，不作为病案整理的内容。

（6）患者知情同意书：通常用于住院患者或急诊留院观察的患者。它包括患者病重、病危通知书（此通知书是下达给患者家属的，为一式两份，患者家属及院方各执一份）；医疗操作、手术同意书（凡进行具有一定危险性或对患者可能造成一定不良影响的操作时，需征得患者或患者家属或授权人的签字同意方能进行）。它具有一定的法律作用。

（7）临床观察记录：是医师及护士对住院患者或急诊留院观察的患者病情观察的记录，如患者体温单、护理单、特别护理记录等。

（8）操作及实验室检查报告：如临床所做的腰椎穿刺（抽取脑脊液）、骨髓穿刺、活组织检查等报告；各种生化检验如血、尿、便常规报告；影像学检查如 X 线平片、CT 扫描、磁共振、超声波检查等报告；心电图、脑电图、肌电图检查报告等。

（9）医疗结束时的结论：患者在住院期间的医疗结束时通常要有出院记录（也称之为出院小结）。其内容包括最后的诊断、治疗后的结果及治疗的主要过程（内容简明扼要）、对患者出院后的建议等。

门诊病案比住院病案的内容要相对简单，因其只是在短时间内就诊，故其医师的病历记录是简明扼要的。

435. 病案收集工作的任务及要求是什么？

（1）门诊病案的收集：门诊的医疗特点是患者随来随诊治，它主要分为一般门诊和急诊两大类。门诊病案的收集，必须在当天内收回全部就诊的病案。由于门诊患者就诊量大时间短，目前基本采取使用门诊手册作为门诊病案，因此回收门诊病案基本不存在。只有极少数医院仍然保留门诊病案；因此做到用毕后的门诊病案及时回收，减轻下班前集中大量回收的压力。病案管理人员在下班前到各诊室（急诊）巡视将所有用毕的门诊病案收回，并核对示踪系统，避免遗漏未收。

（2）住院病案的收集：根据卫生部《病历书写基本规范》的规定，病案管理人员应在患者出院后的 24 小时之内将所有出院病案全部收回，因此这项工作是每天都要做的。出院病案的收集要依据各病房出院患者报表的登记情况进行收集，但由于某种原因医师未能按时完成病案记录，导致病案不能全部按时收回，对未能按时收回的病案应有记录。在收取出院病案时应注意收取滞后的各种检验和检查报告单（即患者已经出院这些检验报告单才送回到病房或出院处），这样才能保证病案资料的完整性。

436. 病案整理工作的概念是什么？

病案整理工作是将各方面的资料收集起来，按照一定的组织系统及要求加以编排与整理，在整理过程中进行病案资料质和量的分析，并检查病案内的各个组成部分，以确保资料的完整性、准确性，使病案的组织统一化、内容系统化，便于使用时能较快地找到所需要的资料。

437. 门诊病案整理包括哪些？

（1）门诊工作使用病案的特点是时间紧、数量大、供应集中。

（2）门诊用后的病案大多是杂乱无章的，各科用后的病案内容都可能有所增加。为保证病案整理工作的准确性，保护病案和保持病案的整齐，门诊用后收回的病案必须一一加以认真检查，把新添加的病案记录页、检验回报等按规定进行整理、粘贴、装订。

（3）检查的目的是防止发生差错。检查的重点在于诊疗记录、检验回报中的患者姓名、病案号是否正确，收回的病案与发出的病案量是否一致。

门诊病案已逐步被门诊手册取代；仍继续使用门诊病案的医疗机构，要掌握门诊病案使用特点：时间紧、数量大、供应集中。

438. 门诊病案回收中可能出现哪几种情况？

（1）收回的病案是空袋或丢掉一部分记录。

（2）一份病案内装有两份不同患者的记录。

（3）病案袋与里面的记录不是同一个患者的。

（4）把新增添的病案记录、检验回报单夹在其他患者的病案内。

（5）病案没有退回。

上述几种情况是常见的差错。病案管理者在检查中必须细致地一一核对，及时追查纠正，否则放过一个错误再想纠正如同“大海捞针”一样困难。因此，对门诊用毕收回的病案必须逐份检查，以杜绝差错。

439. 出院病案整理包括哪些？

（1）出院病案的整理是一项极细致的工作，病案管理人员要负责对病案书写质量做鉴别分析，促进医务人员提供完整的病案。

（2）每一份住院病案的内容都比较复杂，包含有各种不同的记录，各种疾病的常规检查亦各不相同。这些记录均是医师对患者实施正确诊疗的依据，有些病案则是今后医、教、研及法律方面的重要资料。

（3）病案管理人员在每日整理病案时，必须一一检查各项记录是否完整。

（4）根据医院工作法规要求，每一份出院病案其所涉及科别的项目必须填写完整；每一种疾病的常规检查和必要的特殊检查一定要齐全。

（5）所有外科手术中切除的组织必须有病理报告；每项记录必须注明日期并有医师签字，这样才能保证病案记录的完整性。

（6）为患者的继续医疗提供有效的医疗资料，很好地保护患者、医护人员及医院的法律权益。因此，对出院病案的整理在质和量上都有较高的要求，这就要求病案管理者具备一定的基础医学和临床医学知识，对正确的病案记录有详细的了解，能够根据病案记录分析病案内容的完整性，并按要求整理出合格的病案。

440. 门诊病案排列顺序是什么？

（1）门诊病案首页。

（2）诊疗记录。

（3）特殊检查报告单（按时间先后顺序排）。

（4）实验室检查报告单（按时间先后顺序排）。

（5）其他门诊资料。

441. 住院病案排列顺序是什么？

（1）目录页（包括诊断、手术、出入院日期等，一次住院者可以省略，该部分内容由病案科填写）。

（2）住院病案首页。

（3）病历包括：①入院记录；②病史；③家族史；④体格检查；⑤初步诊断；⑥拟诊讨论。

（4）病程记录（按日期先后排列）包括：①病程记录；②转科记录；③会诊记录；④麻醉记录；⑤术前记录（包括术前讨论手术记录）；⑥手术记录；⑦术后记录；⑧交接班记录；⑨出院记录或死亡记录；⑩X线检查报告，各种实验室检查报告（心、脑、肾等）及其他一切有关病程进展的记录。

（5）治疗图表。

（6）治疗计划。

（7）化验检查登记单。

（8）各种化验回报。

（9）病理检查回报。

（10）特别护理记录。

（11）体温脉搏图表。

（12）医嘱单。

（13）新生儿病历。

（14）入院证、手术同意书、领尸单等。

（15）护士病案纪录（如患者死亡护理记录、液体出入量记录等）。

（16）随诊或追查记录。

（17）来往信件（有关患者治疗情况的材料）、证明书。

（18）尸体检查回报。

442. 如何做好病案单页资料管理？

（1）单页资料包括门诊、急诊及住院的各种检验、检查报告，门诊临时记录单页等。

（2）患者就诊结束后才做出的各种检验及检查结果报告单，无论是门诊病案还是住院病案，病案管理人员都应及时根据病案号和患者姓名将其准确地粘贴到病案内，保证患者的连续医疗。

（3）应该认识到，由于病案单页资料管理不善，致使医疗资料的丢失，造成患者继续就医的困难，医疗经济负担的加重，甚至因此引起医疗纠纷，或因此影响医疗科学研究者，当事人是应负法律责任的。加强对病案管理人员的教育和培训，应是各级领导提到日程上的重要问题。

443. 什么是病案信息资料的特殊标志？

（1）不论是住院病案还是门诊病案，有些重要的医疗信息需要使用特殊的标志迅速引起使用者的注意，如青霉素过敏、装有心脏起搏器或肾透析的患者等，这些信息应在病案首页以特殊的标题显示出来。

（2）如果这些内容出现在病案资料的其他地方，应使用色标以表示这是使用者需注意的特殊和重要的资料。

（3）病案管理者在整理病案时，有义务提醒医师对重要的问题或事件等信息的遗漏及时补充增添，并按有关规定做出明显的标志。

444. 各种检查回报单管理的意义是什么？

医疗事业的不断发展，使现代医疗工作中各种检查、检验手段成为证实疾病诊断，肯定医疗方法不可缺少的辅助医疗工作，其对科研、教学尤有重要意义。医师对患者进行正确的治疗就必须先取得正确的诊断，而正确的诊断必须要依靠多方面的检查资料加以综合分析。

现代临床实验室的检查方法日趋完善复杂，其中有许多检查对于寻找病因，确定诊断及治疗方法具有重大的意义。

随着工业和科学的不断发展，医疗仪器设备日益精密复杂，临床教学、科研也日益广泛地使用各种器械、特殊装置对人体某一系统或器官的功能状态进行检查测定，这对了解病变的部位、范围、性质和程度，疾病的诊断，特别是对一些疾病的早期诊断、预防与治疗都有极大的意义。

现代医学技术的发展，使各种实验检查项目有数千种之多，各种医疗器械检查的功能测定的项目，据不完全统计也有上千项。而这些检查、检验设备并非临床医师一人所能操作，故每项检查、检验都必须由医师为患者开出申请单，经过实验室为患者检查、检验后，再将结果回报给医师，但一部分结果由于其滞后性而回到病案科后才被归入到病案内。

各种检验回报单和特殊检查记录都是病案资料的重要组成部分，也是病案管理中对病案内容质量检查的一项重点，做好了检查、检验回报的管理才能保证病案资料的完整性。

如果病案管理人员未把检验、检查结果正确地归入到病案内会使医师的诊断失去重要的科学依据，尤其是使病案资料的价值受到了很大的损失。因此，对这项工作应进行严密的科学管理。

445. 检查回报单的管理任务是什么？

（1）负责整理、查找、粘贴各种检查、检验回报单，并将粘贴好回报单的病案归档。

（2）负责错号回报单的查对工作。

（3）保存暂时无法归档的报告单。

446. 检查回报单的管理方法是什么？

（1）建立签收制度：对一些比较重要的回报单应建立签收制度，加强实验室人员和病案管理人员双方的责任感，减少或杜绝差错。

（2）指定专人负责签收各种检查、检验回报单。

（3）确定需要重点签收的检查、检验回报的项目，如病理检验报告、核医学检查报告等一些特殊检查项目。

（4）做好签收登记。准确清楚地记录签收的检查、检验回报的项目、数量、科别、日期、签收者的姓名。

（5）若患者正在住院期间应及时将检查、检验回报单及时送到患者所在科室。

447. 各种检查回报单规格要求是什么？

（1）与病案记录页纸张大小相等，如心电图、脑电图、病理检查等回报单。

（2）为病案记录页的1/2，如X线透视、超声波检查、骨髓检查等回报单。

（3）为病案记录页的1/3，是使用最多的一种，如化验室的血、尿、便检查回报单。

（4）还有很少数回报单纸张大小不一、不合规格的，如一些医疗仪器自动打印的结果单，不是过小，就是大于病案记录页。这些大大小小的检查、检验回报单每天必须由专人负责加以整理使之整齐地粘贴在病案内。

448. 各种检查回报单整理要求是什么？

（1）在查找病案及粘贴回报单的过程中，必须逐一核对病案号、患者姓名，防止发生差错。

（2）门诊患者的一切检查、检验回报单均需按就诊日期贴放装订。

（3）住院患者的一切检查、检验回报单要按照住院病案整理顺序统一集中贴放装订。

（4）无论是门诊还是住院的小张化验单粘贴时均要注意保持整齐，采用叠瓦式的粘贴，并使每张化验单的上边露出供填写化验项目及结果、日期等地方，便于医师查找翻阅。

（5）住院患者的化验单，要求主管医师将检查项目、结果、日期填写在回报单的上方空白处，且阴性结果用蓝色墨水填写，阳性结果用红色墨水注明。

（6）各类回报单一律沿表格用纸的左边粘贴，装订一律以病案的左边、底边为齐。若回报单的纸张过大，在不损伤记录的情况下予以剪贴，以便保持整齐。

449. 检查回报单管理的要求包括哪些？

（1）当日收到的门诊患者的检查、检验回报单应在当日晚 12 时前全部放入病案内并整理粘贴完毕。

（2）粘贴时应按检查日期及病案内容的顺序排列贴放。要求不错贴入病案，不订错排列序。

（3）未查到病案的回报单，应在当日查对各登记及病案示踪记录，查明病案去向。若是住院患者，应在次日晨将回报单及时转送该病室；如已预约次日门诊必须将回报单贴入病案内，以便患者复诊时得到化验检查的结果。

（4）在查对错号回报单时，要细致分析其错号的原因，可根据患者姓名索引查对并纠正回报单错误的病案号，核对病案记录中是否有此项检查，准确地将回报单归入病案内。

（5）对未能归档的回报单，必须保持按病案号码顺序排好备查。

（6）无法查对的差错回报单，积存起来按时呈送医院领导，并按要求定期统计各种回报单因病案号码或姓名差错而无法归档的错误率，提供领导者参考，便于领导及时掌握情况，了解原因，改进工作。切不可将无法归档的回报单弃之，否则，当事人将要承担法律责任。

（7）对于患者的特殊检查、检验回报单要及时归档，防止丢失，稍有疏忽将造成医疗资料的损失，影响患者的继续医疗、医保患者费用的理赔，甚至造成不必要的医疗纠纷，使患者、医院和医务人员的利益受到损害。

（8）管理人员应认识此项工作的重要性。要熟悉业务，具有高度的责任心，与各实验室相互配合，本着对患者及医疗信息负责的态度完成任务。

450. 出院病案整理工作的任务是什么？

（1）每天上午到各病室回收前一日出院病案，包括病案首页及化验单；或每日签收从病室或其他部门（如统计室、住院处）送回的出院病案。

（2）按照整理要求及出院病案内容排列顺序的规定做好整理编序装订工作。

（3）负责病案的出院及分科登记工作。

（4）负责督促有关医师及时完成病案记录。

（5）负责对出院病案的书写质量的检查，发现问题及时向领导和有关科室反映情况，保证病案记录的完整性。

451. 出院病案整理工作的要求是什么？

（1）按时收回或签收出院病案，应注意收回老病案，个别未能收回的病案应有记录，并注意在短时间内再次收取。

（2）整理出院病案必须逐页检查患者姓名、病案号；检查病案书写的字迹是否工整易认；检查各种必要的检验回报是否齐全，并及时追索未回的报告，对已有报告的粘贴不合乎要求者应重新粘贴；每页记录的右上角应书写页码。

（3）检查各项记录是否完整，发现记录不全、有书写差错者，应及时通知有关医师补写或重写，保证病案资料准确、完整。

（4）及时准确地做好出院病案的各种登记，字迹工整易认，不得潦草，且必须用钢笔书写。登记出院日期必须将年、月、日一一注明，不准只写月、日不记年份。

（5）使用病案全程计算机网络化管理者应及时录入患者出院的信息，保证各项登记完整，易于查阅检索。

（6）病案装订时应以左边和底边为准，将所有记录页戳齐，如用线绳装订应勒紧使之平整。

452. 病案登记工作的概念是什么？

在病案管理中，将有关病案的资料根据不同的目的和需要收集到一起，进行有选择的或提纲式的简记，使其成为系统的资料，便于管理和应用。它是病案管理中的一个必要的组成部分，是病案信息的二次开发，是病案管理的基础。

453. 病案登记工作的作用是什么？

（1）保证病案管理系统的完整性，是进行系统编号的关键。

（2）作为分析整理病案的基本资料，用以充分发挥病案的作用。

（3）作为统计的原始数据和查找供应病案的依据。

454. 病案登记的意义是什么？

（1）病案登记是掌握病案发展的明细表，因此，做好病案登记工作往往能解决一些其他方法不能解决的问题并弥补其他工作的不足。

（2）它可以起到充实检索、提供病案查找线索的作用。

（3）通过登记掌握病案的流动情况，并从登记内容的安排、设计上产生出合理的效应。

455. 病案登记的目的是什么？

（1）明确患者是否已在医院有过病案。

（2）避免病案号码的重复发放或将相同的号码发给不同的患者。

（3）用于统计，根据登记情况计算每日门诊患者和住院患者的人数。

（4）了解各临床科室的住院情况，为病案的查找提供线索。

456. 病案登记的要点包括哪些？

（1）第一次到医院就诊的患者：患者第一次到医院或诊所就医，应该作为一个新患者登记，但必须问清楚他们是否来看过病，以证实是不是新患者。尽管患者认为从未登记过，登记处的工作人员也应与病案科核对，确定是否真的没有病案。

（2）未建立病案的患者：如患者从未建立过病案，就要收集患者的身份证明资料，记录在新的病案首页上，通常用复写纸或无碳复写纸书写，并给予登记号即病案号。患者的登记保存在登记发号的地方以免今后发放重复号码。登记应包括以下内容：登记号（病案号）、患者姓名、登记日期、科别。

（3）已建立过病案的患者：如果患者已建立病案，应核对患者姓名索引卡并记载下任何变化的情况。

（4）出院患者的病案处理：每日将出院病案按病案号的顺序分别根据要求记录于各种统计登记系统中。

457. 病案统计登记的种类包括哪些？

（1）住院病案登记。

（2）出院患者登记。

（3）转科登记。

（4）诊断符合情况登记。

（5）死亡与尸体病理检查登记。

（6）门诊病案登记。

458. 各种登记的内容主要包括哪些？

（1）必要项目：病案号、患者姓名、性别、年龄、入院日期、出院日期、科别（病室）。

（2）其他项目：生日、籍贯、职业、身份证号码、入院诊断、出院诊断、手术名称、治疗结果及切口愈合情况。

459. 登记形式及作用包括哪些？

（1）卡片式登记：一般适用于一号集中制管理的病案。采用卡片式登记在实行一号集中制管理病案时，仍可满足登记依病案号的大小顺序排列，即可随时按病案号调整卡片的位置。

（2）书本式登记：适用于按病案号次序连贯登记的两号集中制或两号分开制的住院病案。

（3）由于按患者住院先后编号登记，自然成为按患者住院日期进行登记，这就提供了按患者住院日期查找病案的线索。

（4）疾病诊断、手术、性别、年龄、职业等项目以及再次住院患者的登记，都可作为统计的原始资料，可以提供出统计数据中所要求的各项资料。

（5）住院患者登记由于项目很全，可以从中查找出某一项需要的资料，而不必调用病案，因而可以省去更多人力，亦可减少病案的磨损。

（6）住院病案总目录的登记，能准确掌握住院病案的全貌，显示病案的发展数字；可以了解患者住院的基本信息，如主要疾病诊断、治疗结果等；并可帮助查找患者姓名及病案号。

（7）计算机登记：设计一种好的计算机数据库进行登记，便于信息的加工和检索，可以充分发挥登记的作用和对资料的利用，全面地掌握病案的整体情况。

从完善病案管理系统来讲，不论是门诊还是住院病案的建立，亦不论是一号制或两号制的管理，在建立病案时都应按号登记，以掌握病案号的分配、整体及个体病案的发展情况。如果因为门诊患者多，病案发展快而对门诊病案号的分派不予登记，是管理上的缺陷。计算机管理则可避免上述问题。

460. 出院患者登记内容包括哪些?

主要项目包括病案号、患者姓名、性别、年龄、入院日期、出院日期、科别、出院诊断、手术名称、切口愈合情况、治疗结果等。

461. 出院患者登记的作用是什么?

（1）是查找病案的一个途径，可按出院日期或科别项目来查找所需的病案。

（2）可为病案讨论会提供即时病案，或为检查某段时间的医疗情况提供所需的病案。

（3）帮助统计工作提供部分原始数据。

（4）核对检查完成及未完成病案，以掌握住院病案的归档情况。

462. 转科登记项目包括哪些?

（1）项目：除一般登记的必要项目外，还应有入院日期、转出科别、转入科别、转科日期、疾病诊断。

（2）作用：主要作为统计的原始资料，也可作为提供查找病案的原始记录。

463. 诊断符合情况登记包括哪些?

包括必要的登记项目及入院日期、科别、入院诊断、出院日期、出院诊断、医师姓名等，亦可包括门诊诊断、术后诊断、病理诊断等。

464. 诊断符合情况登记的作用是什么?

（1）既是统计的原始资料，又可作为病案管理的永久性资料。

（2）可以通过登记掌握出入院诊断的符合情况，了解医院、诊所及社区医疗单位的整体医疗水平或医师的诊断水平、业务能力。

（3）可帮助查找某一时期有误诊、漏诊情况的病案，以利于开展病例讨论，总结经验教训，提高诊断水平和医疗质量。

（4）可作为考核、晋升医师职称时的参考依据。

465. 尸体病理检查登记的作用是什么?

（1）项目包括必要项目及死亡日期、科别、死亡诊断、尸检号、病理诊断等。

（2）作用：通过它可以掌握全部死亡和尸检病例的情况，从而①迅速准确地提供死亡和尸检的病案；②作为统计的原始资料，可统计医院内某一时期的死亡及尸检情况；③从中分析临床诊断与尸检病理诊断的符合率，了解医院、诊所的诊断水平；④根据死亡病案，分析死亡原因，检查和分析医疗工作质量。

466. 门诊病案登记的作用是什么?

（1）门诊登记是一种永久性的登记，是门诊病案的总目录。其登记项目不需过多，只需病案号、患者姓名、性别、年龄、初诊科别和日期。

（2）门诊登记可以作为查找病案的线索，特别是某些合并的病案，若不做这项登记就会有损整个病案管理系统的完整性。采用一号集中制管理病案的医院最有条件建立这项登记。

467. 门诊登记的方法有哪两种?

(1) 一号集中制的登记：可将门诊病案和住院病案中的某些项目列入同一登记表中，这样就可以从一种登记中的项目里区分门诊及住院病案，同时掌握门诊及住院病案和全部病案的发展情况。

(2) 两号集中制的登记：若患者住院，可在原门诊号后注明所改用的住院号。若是重号病案的合并，可在作废的号码后面注明已被并入的病案号。

468. 病案登记的要求包括哪些?

(1) 各种登记均是病案管理工作中最基本的登记，是必须建立的。

(2) 优异的登记工作能使登记的作用得以充分的发挥。要保证这一点，从事登记的工作人员（其他管理工作人员也一样）应养成核对、检查工作的好习惯。

(3) 随着医院的信息网络化，大部分医院已将以上登记采用计算机录入、输出等现代化手段完成。因此，无论是采用手工登记或计算机操作都要制定严格的操作规程。

(4) 若采用计算机的局域联网，可使工作简便，信息传输更容易、更快捷，但仍要求工作人员认真细致的操作，并一定要养成核对的习惯。所有采用计算机录入的信息，应对使用权限加以限定，并指定专人负责，保证资料的准确性。

469. 信息资料处理的目的与作用是什么?

①用于国内外信息的交流；②用于医疗的教学与研究；③用于医疗行政部门管理；④用于医疗付款。

470. 什么是疾病和手术分类索引的处理?

疾病分类和手术分类编码是病案管理中的一项基本工作，是将病案首页上医师所填写的疾病诊断和手术操作或其他健康问题，用国际标准进行分类并建立索引。目前我国规定疾病编码使用 ICD－10，手术操作分类使用 2008 年版 ICD－9－CM3。

471. 疾病与手术分类索引的处理方法是什么?

(1) 以 ICD－10 作为编目的指导，按分类原则进行编码。

(2) 审核病案首页中每一个疾病诊断名称书写是否完整符合要求。

(3) 根据主要诊断选择原则审核主要诊断选择是否正确。

(4) 按编码查找要求准确分类，随时查阅病历确定编码。

(5) 编制索引（索引内容包括：ICD－10 或 ICD－9－CM3 编码、疾病名称、病案号、姓名等相关信息）。

472. 什么是医师索引其内容及作用包括哪些?

医师索引主要来源于门诊工作站或门诊就诊登记和病案首页，是 HIS 系统汇集或病案管理人员通过登记收集整理而成的，是全面考核医务人员的工作业绩、医疗质量、专业水平、对医务人员管理的重要的信息资料。也是病案管理部门具有行政管理职能的体现。

医师索引内容主要包括：医师姓名、职称、工号、科别、日期、接诊患者的病案号、手术患者的病案号、工作日等相关信息。

医师索引的主要作用用于工作量的统计，包括：门诊接诊患者数、主管住院患者数、手术治疗人数等，为考评医师业绩、医疗质量、业务水平提供数据。

473. 什么是患者基本信息索引?

患者基本信息索引与其他医疗资料结合通过处理（加工）可以形成，如患者来源索引、患者职业索引、疾病与年龄、性别、职业关系等资料。

474. 建立患者职业索引目的是什么?

（1）患者职业索引的目的在于研究疾病的防治与患者所从事工作的关系。

（2）许多疾病与大自然、工作环境、有害物质的接触、空气污染等因素有直接关系。

（3）人们从事工作、工种和接触的环境有害物质直接影响人们的健康，如接触粉尘作业、化工作业、射线接触的工作人员皆为易感人群。

（4）职业索引可为职业病的防治、流行病学研究及其他科学研究提供信息。

475. 患者职业索引来源及内容是什么?

患者职业索引主要来源于患者的基本信息，因此，在采集患者基本信息时数据要正确、可靠，采集必须详细，对于职业的填写必须符合卫生部关于职业代码的规定。

患者职业索引包含：患者姓名、病案号、工种、疾病名称等相关资料。医疗行政部门可以通过职业了解其与疾病的关系，做好防治工作。

476. 患者来源索引的目的是什么?

患者来源索引的目的是通过患者来源了解医院服务的范围。主要了解本市与外省市、本区与外区患者来源情况。卫生部行政部门对医院来源构成非常关注，对于了解医疗资源、合理分布医院、解决看病难等民声问题提供信息。

患者来源索引主要来源于患者的基本信息，因此，在采集患者基本信息时数据要正确、患者来源索引包含：患者姓名、病案号、户口所在地、常驻地址等相关资料。

477. 计算机对信息资料处理需注意哪些?

病案资料中的各种索引及编制信息的查询，是通过医院 HIS 系统均可完成并且能多功能交叉进行，保证数据的检索质量，代替了繁琐手工操作，计算机对信息资料处理（加工）必须符合数据来源的正确可靠及设计符合逻辑、合理匹配，保证数据的检索质量。总之，病案信息化是病案管理发展的必由之路。

478. 病案归档系统的概念是什么?

归档是根据病案标示号码进行的排列系统。病案管理的归档就是将病案按一定的顺序进行系统性的排列，以便能快速、容易查阅和检索病案。

479. 病案归档系统的种类有哪些?

（1）按姓名归档：如果不使用病案编号管理，患者的姓名则是唯一检索病案的依据。可将其按汉语拼音或字母的顺序排列，此种归档方法只适于病案数量很少或患者流动量非常小的诊所。

（2）按户口集中存放归档的方法：这种方法适于街道保健机构。以户口为依据，类似家庭编号，将家庭中的所有成员都分别建立病案，但都集中装在户主的封袋内。归档是按街道、里弄（胡同）、居民住宅楼编成次序，再按门牌号码编序，病案架亦按街道、里弄（胡同）、居民住宅楼作出标记，病案依户主居住的门牌号码存放在病案架上。这样可以掌握每个家庭成员的健康状况，对开展社区医疗很适用。

480. 按号码归档的方法有几种？

(1) 顺序号归档系统：这一方法是直接将病案按数字顺序排列归档。采用此方法归档可反映病案建立的时间顺序。

(2) 单一归档系统：无论门诊或住院病案均按记录日期先后顺序集中统一装订归档；或将门诊病案与住院病案分别装订，但都集中在一个病案夹（袋）内归档。采用此种方法不管患者住过几次院，看过几次病都永远只有一个病案号码，即是患者的唯一病案号码。

(3) 系列单一号归档：由于编号的特点，患者始终只有一份病案归档。

(4) 尾号归档：不管是使用系列编号还是单一编号，最重要的还是实际使用的归档方法。为了改进检索和归档的效率，一些其他的方法取代了直接顺序归档的方法。这样的方法有两种，即尾号和中间号归档法。采用这种方法归档的目的，是为了减少和杜绝归档错误，提高归档的速度和准确率。

(5) 尾号切口病案排列归档法：在我国有不少地区和单位的门诊医疗记录采用门诊病案卡片，在归档排列方法上使用了尾号的排列归档管理方法。此种方法适用于门诊患者较多的医院和采用两号分开归档的病案管理，它的突出优点在于较其他归档方法快速简便。

(6) 中间号归档法。基本与尾号归档法相同。

481. 顺序归档法的优缺点是什么？

(1) 顺序归档法的优点：易于为研究目的或将非活动病案从储存架上检索连续号码的病案。

(2) 顺序归档法的缺点：①容易出现归档错误；②易照抄已写错或读错的号码，如将 1 写成 7；③易将号码上的数字换位，如病案号码是 194383，但按 193483 归档；④由于最大的号码代表的是最新的病案，因此，使大部分近期使用频繁的病案集中在病案库房某一区段归档；⑤由于大部分病案和检验回报单要在同一区域归档，影响对病案管理人员的归档工作的分派。

482. 单一归档系统的优点是什么？

(1) 由于单一编号，单一归档，避免多种编号造成管理混乱。

(2) 若医院内各医技科室的各种检查、检验回报单也都以病案号码为基础，那么全院只有一套患者姓名索引即可满足各方面的使用。

(3) 简化和省去了多种编号的手续，避免号码交叉混淆的错误，可节省很多查对号码的时间和精力。

(4) 单一归档系统适用于建筑较集中，病房与门诊相邻，负有医疗教学研究任务的综合性医院。

483. 单一归档系统的缺点是什么？

(1) 由于门诊与住院病案混合排放，因其发展不平衡，常需从病案架上挪动病案。

(2) 淘汰门诊病案时有困难，不易区分某一号数是门诊病案还是住院病案，且淘汰后造成编号残缺不全。

484. 系列单一号归档的特点及缺点是什么？

(1) 由于编号的特点，患者始终只有一份病案归档。

（2）缺点是在从旧病案和病案号到新病案和病案号的转换移位及做交叉索引过程中，需花费大量的时间；且需在每一次的病案转换移位时，在取出的旧病案的地方放一个查找新病案号的指引卡（示踪卡），从而影响查找提取病案的速度。

485. 尾号归档的原则及优点是什么？

在较大的综合性医院，尾号归档法应与序列号归档法并用。即尾号归档法用于活动性病案，被筛选出的不活动病案（置于第二病案库房）采用序列号归档法。

（1）病案可均匀地分布在100个尾号内。

（2）每100个新病案号只有一个病案排列归档在同一个一级号（尾号）中。

（3）免除归档区域内工作人员拥挤的状况。

（4）负责病案归档的工作人员分工明确、责任心强。

（5）工作人员的工作量分配较均匀。

（6）当加入新病案时，非活动性的病案可以从每一尾号组内取出。

（7）使用尾号归档法减少了错放病案的机会。

（8）使用尾号归档法可提高归档速度。

486. 中间号归档法的优缺点是什么？

（1）优点：基本与尾号归档法的优点相同。

（2）缺点：学习和掌握此方法较难于尾号法；因病案号不是均匀分布，当旧病案抽取出来存入不活动病案库时，病案中就会出现空号现象；如果病案号多于6位数，此方法效果并不好。

487. 集中归档管理方式的概念是什么？

集中归档管理是指将患者的住院记录、门诊记录和急诊记录集中在一个病案夹内一个号码或住院记录与门诊记录分别编号分别归档，但都集中存放在病案科内，这样的归档管理方式分为一号集中制、两号集中制、一号分开制和两号分开制。

488. 一号集中制的目的和方法是什么？

（1）目的：在医院内最大限度地来保证病案资料的整体性、连续性，全面地搜集医疗信息资料。

（2）方法：将住院记录、门诊记录和急诊记录集中在一份病案内，一个编号，在一处归档。

489. 两号集中制的方法及优缺点是什么？

即住院记录与门诊记录分别编号，但病案却集中在一种编号内管理，只归档一份病案。这种方法适用于建筑形式集中、门诊与病房连在一起的医院。

（1）门诊病案、住院病案各自建立编号系统，两号并存，各自发展。

（2）门诊患者如果不住院，则永远使用门诊病案号。

（3）患者一旦住院则发给住院号，并将门诊病案（含急诊记录）并入住院病案内，取消门诊病案号，永远使用住院病案号。

（4）空下来的门诊病案号不再使用，如要重复使用应注意避免出现重号差错。

（5）两种编号均由病案科掌握，分发给登记处或门诊挂号处和住院处使用。

（6）患者住院时住院处须将患者挂号证上的门诊病案号改为住院病案号。

（7）建立改号目录卡，作为门诊病案并入住院病案的依据，并可查找住院病案号。注意更改患者姓名索引内容中的病案号。

优点：保持了病案的完整性、连续性，门诊与住院病案较易区别，便于存放和有利于科研使用。

缺点：形成了工作的多样化、复杂化，容易发生号码混乱，增添了好多改号的手续，稍有疏忽即会给今后的工作及患者带来很多不便。

490. 一号分开制和两号分开制的不同是什么？

（1）一号分开制是住院病案与门诊病案分开归档，但却是同一个编号。

（2）两号分开制即门诊与住院病案分别编号，单独存放、互不关联，分别管理、各自存放，但仍存放在病案科内。门诊患者只用门诊病案，住院病案则作为患者住院期间的医疗和今后的教学研究使用。

491. 什么是特殊病案？如何管理？

在医院中一些部门有必要将病案在本部门保留较长一段时间，如肾透析、肾移植、进行放射疗法或化学疗法的癌症患者的病案。

如果将这些特殊的病案适当数量的暂时放在某一特殊部门，就出现了微量或“卫星”病案中心。病案就像存放在病案科一样。作为病案科的工作人员必须知道哪些病案放在“卫星”病案中心。当患者死亡或在某一特殊部门治疗出院后，这些病案就应送回病案科进行归档，而不可无限期地保留下去。

492. 什么是分散归档管理？

分散归档管理：即患者的病案分散在多个医疗部门，分散于病案科以外，如特殊的治疗科室。分散存放在其他部门的病案最好由病案工作人员严格监督及控制。

493. 归档系统转换工作的要求是什么？

（1）由病案科主任设计转换方案，并将转换的报告提交上级部门审批。

（2）对参加归档转换的工作人员进行培训。

（3）进行必要的物质准备，决定转换的时间。

494. 系统转换的步骤包括哪些？

（1）培训工作人员熟练掌握尾号归档法。

（2）调查、计算年病案发展数量并计算几年内所需病案架的数量，准备足够的病案架；把所有病案架按尾号排列规划。

（3）计算并准备好所需指引卡的规格及数量。

（4）在转换排列过程中，注意将以往错误归档的病案找出。

（5）未在架上的病案应填写好示踪卡，指明去向（包括已丢失的病案）。

（6）筛选非活动病案，并按顺序号将非活动病案存入第二病案库。非活动病案在患者就诊时再行转换。

（7）转换过程中还应注意更换已破损的病案封皮（袋）。

495. 归档工作的要求有哪些？

（1）归档是一项重要工作。归档时要认真细致，思想集中，看准号码，不要抢时间。

（2）防止归档错误。例如，将号码看颠倒，字形看错（如字形 1、7、9；3、5、8；0、6 等）；或将双份病案放入一个位置内。

（3）归档工作要坚持核对制，采取归档“留尾制”，即不要一次把病案全部插入，要留一部分于架外，经核对无误后方可将病案全部投放入架内。

（4）保持病案排放整齐，归档时应随手将架上的病案拍齐。病案排放过紧，应及时移动、调整，保持松紧适度，可防止病案袋破损，提高工作效率。

（5）对破损的病案袋或病案应在归档前修补好。

496. 病案示踪系统的定义及原则是什么?

为保证病案的有效使用及最大效率地发挥病案的作用，采用一系列控制病案的措施，这一系列的措施即构成了病案的控制系统。病案示踪的原则：

（1）病案工作人员对所有的病案归档操作及使用必须加以控制，不论什么原因，凡是从已归档病案中取出的病案，必须要有追踪。病案取走后，应在原处置放示踪卡（也可将示踪卡集中放在固定处），或及时登录计算机的示踪系统。

（2）医院或诊所的工作人员使用病案，必须保证病案完好地送回病案科。使用者如果没有事先和病案科联系及改变示踪卡上病案的去向等信息，不得将病案送到其他任何地方或转给他人，当使用病案的人发生变化时应重新办理借用手续。

（3）如果病案被丢失、遗失，使用者应负责找回，他们对病案的使用应负有责任。

497. 病案示踪系统的规则及制度包括哪些?

病案示踪规则是制度供大家执行的。在病案控制系统中建立有效的病案管理规则，是衡量病案科管理水平的其中的一个标志，它可以起到帮助管理者对管理人员工作的监督和指导作用。

病案示踪系统制度是要求所有病案管理人员共同遵守的规程或行为准则。根据病案管理规则及控制病案的原则，各医院及诊所的病案科必须制定出适用于本单位的合理的病案使用制度、病案借阅制度、病案记录、摘阅及复印制度等。医院的病案委员会应制定有关使用、借阅病案的制度，基本内容应包括：

（1）除为患者医疗使用外，病案不得从病案科携出。

（2）凡是送到诊室或病房的病案必须进行示踪。示踪卡上应显示患者的姓名、病案号、科别、时间、医师姓名或病房等有关资料。

（3）每天工作结束时，将所有病案从诊室收回，出院患者的病案应在患者出院后 24 小时内从病房收回。

（4）如有可能，用于科研及其他方面使用病案应在病案科阅览室内查阅，病案科应尽可能地为使用者提供方便，以保证使用者及时容易地提取病案。

498. 病案示踪系统方式方法包括哪些?

（1）方式：包括病案使用登记本、手工填写示踪卡、电脑自动示踪系统、病案号的色标编码、病案归档导卡等，这一系列控制病案的方式，统称为病案示踪系统。

（2）方法：指示踪系统中的具体操作步骤。

499. 病案借阅的控制目的是什么?

做好病案借阅的控制是为了达到病案管理的目的，使之能更好地、及时准确地为各方面使用者提供所需要的病案信息，充分体现病案的价值及其信息的实际效益。病案管理最基本的也是最重要的工作之一，就是对病案实施有效地控制，切实掌握每份病案的流动情况。

500. 病案使用的范围包括哪些?

并非所有人都有权使用病案，除了患者就诊使用外，病案的使用权属于院领导及负责临床医疗、教学、研究工作的医务人员；进修医师、实习医师无权借调病案。可允许借调使用的范围：

（1）再次住院患者的病案调用。

（2）临床病例讨论会、病理讨论会、死亡病例讨论会、尸体病理检查等的调用。

（3）医院领导对医疗事故、差错检查及其他有关问题的处理调用病案。

（4）科学研究、临床教学的调用。

（5）患者本人及其家属查阅复印调用病案。

（6）医疗单位以外的因公临时性调阅，如公检法部门、患者工作单位、社会福利、医疗保险等部门。这些部门调阅病案，提供者应注意对患者的隐私保密，必要时应经患者签字同意方可提供病案。

501. 控制借阅病案的方式是什么?

凡病案需借出病案科使用或病案科内无阅览条件的，在病案离开病案科前，必须办理借阅病案的手续。示踪系统的使用，便于病案管理人员掌握和控制病案的流动情况。

（1）病案借调登记本。

（2）计算机自动示踪系统。

（3）示踪卡：通常放于病案被取出后其所在病案架的位置上或按一定要求集中存放。在任何情况下取用病案，没有示踪卡就不得将病案取走，这是控制病案的最重要的原则。

（4）病案的其他控制方法：保证任何时候都能得到病案是至关重要的。应当明确病案专业人员必须掌握病案的归档和检索方法，也只有病案专业人员有权进行病案的归档和检索，如尾号及中间号的排列归档法、色标编码及导卡的正确使用。

502. 什么是病案号的色标编码?

色标编码是指在病案夹的边缘使用不同的颜色标志病案号码，以颜色区分号码。色标编码是指在病案夹的边缘使用不同的颜色标志病案号码，以颜色区分号码。这是为使病案管理人员便于识别病案号，避免出现归档错误。使用色标编码对于按尾号和中间号排列归档病案的方法来说更为方便。

503. 国外色标编码法是什么?

通常在病案夹的不同位置用 10 种颜色表示 0～9 的数字。一种或两种颜色的色标可用来表示尾号归档中的一级号码。就两种颜色来说，上边的颜色代表一级号的十位数，下面的颜色表示一级号的个位数。

如在 142094 这个号码中，上边的颜色表示“9”，下边的第二种颜色表示“4”，还可用另外的颜色表示二级号“20”中的“2”。

如：14～20～94 尾号“94”颜色的表示：红色在上面位置，表示数字“9”。浅蓝色在下面，表示数字“4”。如果采用中间号排列归档，那么“20”表示颜色为深绿色和紫色，且标志在“20”的位置上。色标的使用通常限制在号码的 2～3 位数，使其尽可能简单并维持效果，因为其目的仅仅是为了避免归档错误。

504. 什么是彩色色标编码法?

（1）尾号色标编码：用于按尾号方法排列归档病案时，通常在病案夹边缘的不同位置用 10 种颜色分别表示 0 ~ 9 的数字，以一种或两种颜色的色标用来表示一级号。就两种颜色来说，上边的颜色代表一级号的 10 位数字，紧挨在下面的颜色表示一级号的个位数字。如，142049 这一号码中，用红色和浅蓝色分别表示一级号中的 9 和 4。

（2）中间号色标编码：如果采用中间号排列归档，其由于一级号在中间，就要用颜色表示在“20”的数字上。一般将色标限制在号码的 2 或 3 位数，使尽可能地简单并维持其效果，最大的目的是避免归档的错误。

（3）顺序号色标编码：经不同的颜色标志固定在病案袋右下角，每 1000 个号码更换一种颜色。

505. 什么是单色色标编码法?

顺序号单色画线标志：在病案封袋右边的不同位置印以黑线，从上至下分为 7 个档次，每一档次 1000 份病案，即 1000 个号码为一档次。当号码发展到第 8 个 1000 时，黑线的位置又返回到第一档次。

506. 病案导卡的应用及设置是什么?

（1）导卡是一种在整个病案归档系统中帮助寻找和排列归档病案的卡片，其形状是在卡片的上边或侧面有一块突出的作为书写病案起止号的表头。在其突出的部位标有某一区域内的病案号，通过其指示使病案的归档及检索变得较容易及迅速。另外，当病案需要倒架挪动时，导卡可根据需要随之移动，起到指引病案位置的作用。

（2）导卡数量的需求取决于该部分归档病案的厚度及归档的方法。确定导卡的数量可用下列公式计算。（公式：导卡的总数 = 病案的总数/两导卡之间的病案数）。

（3）导卡应选用韧性很强的材料制作，且最好使用不同于病案的颜色做导卡，使其醒目，在整个归档区域能清楚地看到。

507. 病案借调（阅）管理包括哪些?

（1）无论采取何种借调（阅）的方式，均应由病案科专人负责管理。

（2）负责借调（阅）病案的工作人员，应按有关规章制度严格办理借调（阅）手续，并限制一次使用病案的数量，较大量的借调（阅）病案可采取分批供应的办法。

（3）借调（阅）病案的手续，对本院内或院外人员应有区别，便于管理。

（4）示踪卡应按要求存档，定期检查，及时做好归还病案的注销工作。使用自动示踪系统应及时做好有关数据的处理。

508. 病案摘阅（录）管理意义是什么?

病案的摘阅管理是为病案的使用者提供阅览及摘录有关资料的工作，或予以进行部分资料的复印。

其意义：做好这项工作可以为患者在其他医院就医时提供参考资料，以满足患者在其他医院的医疗，亦可为司法等部门提供处理案件的依据。

做好病案的摘阅工作可以大大减少病案的流动，同时又可充分发挥病案的作用，提高其资料信息的使用价值。

509. 病案可供摘阅（录）范围包括哪些?

（1）科研方面使用病案及医师撰写论文等。

（2）患者需到其他医疗部门就医的病情摘要。

（3）医疗行政部门对病案的质量检查、医疗情况的调查等。

（4）社会方面的使用，如司法部门、律师事务所、社会福利、医疗保险和其他保险等部门及使用公费医疗的事业单位。

510. 病案摘阅工作要求包括哪些?

（1）病案科应由专人负责病案的摘阅工作，注意及时提供，并随时将使用完毕的病案归档。

（2）病情摘要一般应由指定人员完成，或由经治医师或其他临床医师根据医疗需要摘写。如需将病案送至临床科室去完成，必须做好登记及示踪工作。

511. 病案摘阅制度包括哪些?

（1）凡属摘阅范围使用的病案，一律在病案科内使用，不得携出室外。

（2）院内医务人员阅览病案时应穿工作服或持借阅证，不准带包进入病案科及阅览室。

（3）外单位摘阅病案者，必须持单位正式介绍信，经医务处、病案科主任批准后方予以接待；需抄写摘要者，经主管人员审阅后盖章有效。

（3）凡到病案科使用病案者，应自觉遵守病案科各项管理规定，不得私自拿取病案。

（4）使用者应对病案的完整、整洁、安全负责，不得私自拆卸、涂改、撕毁、玷污病案，违者应接受批评教育或处罚。

512. 病案供应的意义是什么?

（1）病案管理所做的一切工作都是为了提供资料的利用，病案只有被有效地提供使用才能产生效益。因而病案供应在病案管理中是一项很重要的工作。

（2）它在使病案为医疗、教学、科研发挥作用的过程中，是一个不可缺少的环节。它的工作体现着病案的科学管理和病案工作人员辛勤劳动的成果，也是检验病案管理好坏的一个依据。

（3）病案供应工作反映着病案管理的整体水平，因此，它要求复杂病案供应工作的人员在工作中必须做到检索病案动作要快、抽取出的病案要准确，对病案需求者要认真负责、态度好。即要求病案供应工作人员要以快、准、好的供应准则，保证病案供应工作的顺利完成。

513. 病案供应工作包括哪些?

病案供应工作中包括查找、登记、运送、回收、整理、粘贴检查检验回报单、归档等工作。以上每道工序完成质量的好坏，都影响医、教、研工作的开展，因此，对每个工作环节都要有明确的操作方法和要求。

514. 病案供应工作的任务是什么?

（1）负责门诊、急诊、住院和健康保健病案的供应。

（2）负责医疗、教学、科研、复印等病案的供应。

（3）负责除住院病案外的其他病案的回收、整理、顺号。

（4）归档回收的病案，包括科研、教学等用毕的病案。

（5）负责病案示踪卡的填写登记、核对等管理工作。

（6）负责整理查找粘贴各种回报单及病案单页。

515. 病案供应工作的原则包括哪些？

（1）病案只有在医疗、教学使用时可以提取拿出病案科。

（2）所有送出的病案，都要有追踪措施，以表明病案的去向。如采用示踪卡、登记本、登记表、条形码计算机示踪系统等方法。

（3）所有借出的病案都要按时收回，并有严格的借阅制度。

（4）凡是为了科研、复印等临时使用病案，一律在病案科内使用，要建立有效的控制病案的方法，最大限度地做好病案的保管和使用工作。

（5）作为病案科的负责人或供应工作的负责人，必须对病案的保管和使用负全责。要能够掌握和控制病案的流动情况，每个负责病案供应的工作人员都必须遵守病案供应工作的原则。

516. 门诊病案供应包括哪些？

（1）目前门诊病案已经被门诊手册取代。还在延续使用门诊病案的医疗机构要求工作人员在短时间内，尽快将病案分送到各诊室。门诊病案供应经常是在较为紧张的环境中进行的，这是一件时间性很强的工作，且较易出现差错。它要求工作人员在短时间内，将较集中的大量病案分送到各个诊室。因此，工作人员要做到快、准、好地供应病案，就必须按操作规程细心地、快速准确地查找调运病案，避免因为差错而造成往返调换病案，严重耽误患者的就诊时间。

（2）预约挂号可使门诊病案的供应在患者就诊的前一日准备就绪，有较充分的时间做好供应工作。目前大部分患者还是当日就诊当日挂号，故需要查找当天使用的病案数量多，时间紧，这是门诊病案供应的特点。

517. 急诊病案供应包括哪些？

（1）因患者为急诊，故应安排专人负责查找。

（2）急诊病案供应要求查找迅速，供应及时。

（3）近期就诊者或近期出院归档的病案，同前一次诊治或处理有着密切的联系，要求及时准确将病案输送到急诊科，以免延误抢救使用。

518. 预约病案供应包括哪些？

（1）预约病案供应的特点是供应时间较从容，这就要求工作人员更应该认真细致的核对，确保准确的供应，保证患者按时就诊使用。

（2）采用电脑管理预约患者情况，可打印出预约就诊清单，根据其清单供应病案，同时可以更清楚、全面地了解掌握预约患者就诊情况。

519. 住院病案供应包括哪些？

（1）患者再次住院时，要为医师提供前一次住院的病案作参考。

（2）患者已经办理住院手续，并且查明有旧病案，就要将旧病案及时送至病房，并做好登记。

（3）也可根据医师需要到病案科办理借阅手续后再向其提供旧病案。患者一旦出院，应将新旧病案一并收回，并在示踪卡上注明。

520. 科研、教学病案供应包括哪些？

（1）负责供应各科研究人员及教学人员所需用的病案。

（2）凡有教学任务的医院，医疗、科研、教学任务繁重，他们需要反复使用大量的病案帮助其进行科学研究。

（3）科研用病案的特点是参阅病案的人员多，需要病案的数量大，病案的案例多，需要使用病案的时间长，要反复重复利用。

（4）为科研、教学提供病案不同于一般就诊病案的供应。它可以分期分批地向使用者提供病案，且绝大多数是在病案科内使用，并须加以爱护，妥善保管。即要向使用者提供病案，还要为其提供使用病案的方便条件；不仅要满足科研教学的需要，还要不影响患者就诊的使用。这就需要供应病案的工作人员掌握工作方法，管理者必须对他们的工作提出要求。为科研、教学提供病案使用过程中，不要影响患者就诊使用。

521. 允许复印病案的人员包括哪些？

①患者本人或其委托代理人；②死亡患者近亲属或其代理人；③公安、司法部门、劳动保障部门、保险机构等。

522. 复印病案要提供的证明材料有哪些？

（1）申请人为患者本人的，应当提供其有效身份证明（身份证）。

（2）申请人为患者代理人的，应当提供患者及其代理人的有效身份证明（身份证）、代理关系的法定证明材料。

（3）申请人为死亡患者近亲属的，应当提供患者死亡证明及其近亲属的有效身份证明（身份证）、或与死亡患者近亲属的法定证明材料。

（4）申请人为死亡患者近亲属代理人的，应当提供患者死亡证明、死亡患者近亲属及其代理人的有效身份证明（身份证），死亡患者与其近亲属关系的法定证明材料，申请人与死亡患者近亲属代理关系的法定证明材料。

（5）申请人为保险机构的，应当提供保险合同复印件、承办人员的有效身份证明（身份证）、患者本人或者代理人同意的法定证明材料；患者死亡的，应当提供保险合同复印件、承办人员的有效身份证明（身份证）、死亡患者近亲属或者代理人同意的法定证明材料。合同或者法律另有规定的除外。

（6）公安、司法部门因办理案件，需要复印病案资料的，应当提供公安、司法部门采集证据的法定证明及执行公务人员的有效身份证明（工作证）。

523. 病案可供复印的范围包括哪些？

医务人员按规定时限完成病历后，方受理复印病案资料的申请，并予以提供复印。可供复印范围：

（1）门（急）诊病历。

（2）住院志（即入院记录）。

（3）体温单。

（4）医嘱单。

（5）检验报告单。

（6）医学影像检查资料。

（7）特殊检查（治疗）同意书。

（8）手术同意书。

（9）手术及麻醉记录单。

（10）病理报告单。

（11）出院记录。

524. 我国的法律条例规定病案保管期限有多长？

病案的储存和保留在病案管理工作中是一个全球性的问题。通常认为，只要医疗、法律、科研和教学需要，病案就应该保存，但由于病案无止境的发展与其储存的空间形成了一对矛盾。

（1）1982 年我国卫生部颁发的《全国医院工作条例》规定："住院病案原则上应永久保存"。

（2）1994 年卫生部发出第 35 号令关于《医疗机构管理条例实施细则》中对病案的保留再次做出了明确的规定："医疗机构的门诊病案保存期不得少于 15 年，住院病案保存期不得少于 30 年"。

525. 国外病案保管的期限是多少年？

国外的病案保管期限明确规定，10 ~ 30 年不等。有些国家将儿童病案保留到 18 岁，一般病案保存 25 年，他们认为超过 25 年以上的病案一般不再具有实用价值，根据政府规定可以将病案销毁。

但国外有许多医院仍然保留着大量的老病案，如澳大利亚的阿夫列德王子医院，1882 年以来的病案至今仍然保留着。随着病案在多方面作用的突出，特别是出于对法律作用的考虑，住院病案应永久保存。

526. 历史事件证明病案长期保存的价值是什么？

作为病案管理部门从积累资料的观点出发，病案保留的时间越久越好。例如，北京协和医院对绒毛膜上皮癌的诊断、治疗取得了突破性的成就，其原因之一是由于病案科提供了大量可供研究的病案资料。

对历史事件如"二七"大罢工及"三・一八"惨案，从保存当年的病案中获取了许多有关罹难革命者的佐证，这些病案成为珍贵的历史资料。又如邱财康、王存柏这一类标志着医学进展的病案记录，乃是医学史上的珍贵资料，应当永久保存。一些具有医疗教学研究价值的病案、疑难病例、特殊罕见病例及某些伟人的病案应当长久保存。然而所有病案不一定都具有同等保存的价值。

527. 国外是如何区分活动与非活动病案的？

国外许多医院将病案区分为活动性与非活动性，分别对待和保存。所有病案的存在都有这样一个循环过程，即病案的建立→活动性病案→使用率低至非活动性病案→永不再使用→被销毁。任何医院，即使有足够的空间储存病案，也应区分活动性与非活动性病案，这样可以减少日常管理，降低工作量，提高归档和检索速度及安全保护等。

通常的做法是，首先确定研究活动病案在病案架上的保存时间，这一时间根据各医院病案的使用频率和储存空间自行决定。超过这一时间后的病案将其作为非活动病案放到第二病案库。如果在这期间患者又来就诊，其病案就被看做是"复活的"病案，将病案重新放到活动性病案架上。确定活动与非活动病案、保留时间、销毁及处理形式等问题，这些都必须经过院领导与病案委员会、病案管理人员、临床医务人员共同讨论后决定。

528. 如何确定活动性病案？

确定活动性病案应做好充分调查研究，要注意两点：一是看使用病案的人数。二是看使用病案的目的。随着时间的发展只有少数病案是属于活动性的，必须有明确的指标来区分活动性与非活动性病案。

529. 活动性病案的指标是什么？

（1）患者最后一次来院的日期（年度）。

（2）病案使用的频率，科研使用病案所需的年限。所有的疾病诊断是作为另一个确定活动性病案的参考指标。

530. 如何确定非活动性病案？

（1）在活动性病案的保存期间内未曾使用的病案为非活动性病案。

（2）根据病案号的分派登记，因为所有的病案编号是按时间发放的。

（3）可在病案封面上以年度做标记并以不同颜色表示，以便在选择时清晰醒目。

531. 无限期保存病案的条件是什么？

这种保留方法必须有足够的空间，国外的某些医院将病案库建在医院以外的其他地方。但无论怎样，由于病案的无止境发展，储存的空间最终是个难题。

532. 缩微胶片储存病案的范围是什么？

目前我国已有很多医院采用缩微技术储存病案，但并没有规定统一使用缩微技术的要求。有的医院缩微死亡病案、有的医院缩微 20～30 年前的病案。总之，采取缩微储存病案必须考虑到制作缩微胶片及从事这项工作的工作人员等方面的费用，并做好缩微前的各项准备工作。

533. 什么是销毁某一时间段的所有病案？

由于医院库房储存量有限，没有发展空间将超过规定期限的病案全部销毁。如保存 25～30 年后的病案。这种销毁是一种彻底的毁灭性的销毁，可能会影响医学、法律和科研方面的需要，因此一定要慎重和有计划地进行。

534. 如何制定病案保存期限？

（1）病案科所具有的存放空间。

（2）目前病案的年扩展率。

（3）患者再次入院和就诊的类型。

（4）用于科研的病案数量。

（5）医学、法律需要的情况。

（6）用于制作缩微胶片或光盘存储及非活动病案储存和病案销毁的费用。

535. 影响病案保留的因素包括哪些？

（1）医院的类型和医疗水平及病案的活动性（住院患者的再入院率及门诊患者的就诊率）。

（2）更多只在急诊室看病的病案，永远也不会成为活动病案。

（3）病案的年扩展率直接影响着病案的储存空间。

（4）用于储存空间、工作人员、设备及各种材料的费用。

（5）现有可利用的空间，储存空间的大小影响着病案在活动性或非活动性病案架上的储存时间。

（6）大量的陈旧病案及非活动性病案用于科研及评价，是需要长久保留的因素之一。

（7）病案本身的实用价值，如病案书写内容的充实性，其资料的系统性、完整性、连续性所决定着病案保存的意义。

（8）病案本身的老化问题，在长期使用中，病案会因为其字迹逐渐变得模糊、纸张的磨损变质等，使其资料残缺不全。

除上述诸因素外，医院及领导对病案的认识和重视程度、对病案的管理及合理保留也是至关重要的影响因素。

536. 国际病案协会（IFHRO）规定病案存储年限？

本节一开始我们提到的我国卫生部曾经颁布的相关条例的规定外，在国际病案协会（IFHRO）编写的教程中还规定。

（1）法律可强制病案保留 30 年。

（2）有些病案（如新生儿病案、精神患者的病案等）必须要保留更长时间。

（3）基于以上所有因素，确定病案是活动性还是非活动性的、是缩微保存还是销毁。

537. 保留病案的方法包括哪些？

（1）过滤法淘汰病案：确定病案在活动性与非活动性病案架上的保存期限后，就要不断地做到活动性病案架上储存的都是活动性病案；非活动性病案超过保存期限的通过医院领导及病案委员会决定对其处理的方式。

（2）完整性保留病案：非活动病案可储存在病案科第二库房或医院内的其他地方甚至在医院外租用的储存库房。在医院外储存时，如需使用病案应有工作人员进行传递。

（3）选择性保留病案。

538. 完整病案储存的优缺点是什么？

（1）优点：病案以原始形态保存，易于查阅原始资料。资料的可用性好。

（2）缺点：需要大量的费用和空间。随着时间的流逝，纸张不断磨破和老化，因字迹模糊失真难以辨认而失去利用的价值。

539. 选择性保留病案的定义是什么？

选择性保留病案是指将病案中的内容做部分的选择后保留。有选择的保留或压缩病案内容意味着病案的不同部分有不同的保留标准。

540. 病案保留的标准是什么？

（1）护理记录：可作为非活动性病案储存，在较短的一段时间后可销毁。

（2）急诊病案：如果不是住院病案的一部分，在存放一个较短的时间后可以从活动病案存放区取出，这比完整性保留病案的存放时间要短些。

（3）患者最基本的资料：应尽可能长时间地保存，甚至永远保存。如患者身份证明资料、住院及出院日期、疾病诊断和手术操作名称、病理报告、出院摘要及随访信件等。

（4）各种索引和登记，如患者姓名索引、分娩室的登记、出生及死亡登记、各种证件的复印件都应永久保存。其他索引（疾病、手术分类和医师索引）按医院的需要保存。这些索引和登记随着科技的发展越来越多的计算机化了，从储存空间的观点看，虽然解决了储存问题，但必须有特殊的预防性措施。如果使用磁性材料，应保证不被抹掉或失真。

541. 选择性保留病案的优缺点是什么？

（1）优点：减轻了病案的体积。缩小了储存空间、降低了储存费用。仅保存基本资料。更容易找到有关资料。

（2）缺点：不能使用完整的病案。需花费一定时间及人力用于挑选保留的资料。

542. 销毁病案的原则包括哪些？

（1）销毁病案应持审慎的态度，由病案委员会讨论提出销毁意见，报医院领导部门批准做出决定。

（2）病案管理人员不得擅自决定销毁病案，对一些有历史价值的病案资料必须请示有关国家档案管理部门后再做决定。

（3）在销毁病案之前，首先应做好选择性地处理淘汰，一般不应硬性地以年度为界进行销毁，进行必要的筛选过滤。

543. 销毁病案的方法包括哪些？

（1）销毁病案之前，应做好规划和测算。①病案库的储存空间，可容纳的病案数量；②病案的年扩展率；③保存病案的年限；④活动与非活动病案的标准。只有那些被认为确实没有保留价值或已采取缩微等其他技术处理过的病案才可以做最后的销毁。

（2）具体销毁方法：烧毁、粉碎，在严格监控下送造纸厂再生纸张。无论采取哪种方法销毁病案，其目的均是为病案的保密性问题所采取的措施。在进行销毁时，病案科主任应对其监督，使之做到彻底的销毁。国外对病案的销毁要求包括病案封皮一起销毁。

缩减病案的基本原则是，使其更好地更有效地使用病案。但病案保存多长时间没有绝对的规定，而是必须要考虑到前面提到的患者、科研、法律的需要及具体环境等因素。

544. 什么是设计合理的表格？

在任何一个科室，好的表格设计都有助于资料的收集和传播。设计合理的表格，不仅在实际应用中可以使记录者减少填写的时间、减少内容的遗漏，同时也能减少使用者在填写或收集资料时对表格内容错误理解的可能性，使所收集的资料体现其实用价值。设计合理的表格还能在一定程度上为医疗部门节省资金。

545. 病案表格一般概念及定义是什么？

概念：病案表格是按项目内容要求设计成为表格，分别填写文字或数字的书面材料。有助于简明扼要地收集必要的信息。

定义：病案表格是使资料内容按规定要求正规的排列在纸张上或卡片上，通常还附有用来填写其他信息的空格。它是一种以交流为目的，将文字描述成资料的工具。

546. 医疗表格的功能是什么？

（1）能够反映医务人员为患者采取了什么治疗行动：如对患者实施手术前的指示（禁食时间、术前用药等），在术前记录表格中应予以列出。

（2）能够从记录中反映出所采取医疗行动的最后结局、结果：如手术记录表中应记录病损的切除情况等。

（3）能够给予或帮助病案资料的使用人员评估、评价资料的数据，满足特殊卫生人员所需要的特殊内容：如卫生行政部门所需的有关疾病的发病率、人口统计、流行病学统计等资料。总之，病案表格的功能应是能够用来收集、记录、转送和检索资料。

547. 表格的类型及作用包括哪些？

每张表格资料的组织是根据各自医疗单位的需要内容依据目的而确定。常用表格包括：

（1）住院或身份证明表格：它是用来填写鉴别患者身份证明资料、社会学资料及医师的诊断等。它应放在每份住院病案、门诊病案及初级医疗病案的最前面，通常将其称之为病案首页。

（2）病案首页表格：它是住院病案、门诊病案中最基本的、最主要的，是不可缺少的部分，可以说是病案的窗口或说是门面。内容和结构合理的病案首页能够扼要体现病案内的重要信息，并能客观地反映出医院或诊所的医疗及病案管理的质量。

（3）允许意向表格（知情同意书）：这是非常重要的表格，是每份病案中不可缺少的部分。通常是患者对治疗的允许和授权的资料。

（4）住院患者临床应用表格。

（5）门诊医疗及初级卫生保健中心的门诊患者使用的表格。

548. 住院病案中的表格包括哪些？

（1）患者身份证明资料。

（2）患者入院情况。

（3）门、急诊及入院诊断。

（4）出院诊断及出院情况、手术情况（手术日期、手术名称、麻醉、切口愈合等级等），其他有关医疗情况等。

（5）住院费用项目：病案首页中的各项内容可根据不同的需要者提供统计及相关数据。

549. 什么是允许意向表格？

允许意向表格（知情同意书）是非常重要的表格，是每份病案中不可缺少的部分。通常是患者对治疗的允许和授权的资料。

当病案中的某些资料需透露给医疗保险部门、劳动者补偿机构和私人保险行业时，须经患者同意将自己的某些部分信息提供给他人使用并签字后，该医疗单位方可向他人提供有关患者的信息。

这种表格通常还带有声明以示患者同意进行基础治疗。在医院方面，要在患者身上实施任何非常规诊断或治疗操作时，必须填写特殊的患者同意表格。这些表格提供了患者已理解这些诊断和治疗操作性质的书面证据，包括一些有关风险可能产生的后果的说明及同意进行这一特殊操作的声明。负责医师在对患者进行详细解释后让患者在表格上签字，即患者同意书。

550. 住院患者临床应用表格包括哪些?

(1) 病史（一般史）或数据库：通常分为几个部分，包括用于填写下列内容的空格：①目前体征及症状；②过去病史及手术；③家族史；④职业与环境；⑤目前药物治疗及处置。

(2) 体格检查单：用来收集患者治疗的基本资料，这种表格的内容通常包括：①一般检查和患者的健康情况；②系统观察：对所有系统进行检查；③生命体征：如脉搏、呼吸、血压和体温；④暂定诊断。

(3) 医嘱或治疗计划单：一旦建立了数据库，医师便将他们所见及对患者的医疗计划、大概过程记录下来。病案中所有的医嘱均要注上日期，签上医师的姓名。

(4) 病程记录单：这些记录显示出患者的状况及他们在整个住院治疗期间的反应。有的医院对每个特殊的专业都使用特殊的表格是没有必要的，一份完整的病程记录更为有效。

病程记录至少每天记录一次，急诊患者或危重的患者应多于一次的记录，抢救患者应随时记录。

(5) 病理学、放射学及其他特殊检查单：使用一些适当的表格以记录特殊的检查，使检查记录清楚、整齐。不管使用什么方式，都应保证那些重要的发现（报告）很容易在病案中找到。

(6) 护理记录单：在所有护理记录治疗中，应使用适当的表格。如护理记录单，其中包括对体温、脉搏、呼吸、血压等的观察记录图表，药物治疗图表，这些表格中的大部分表格被设计成流程表。

(7) 出院记录单：所有病案都应有患者住院治疗期间的最后总结，也就是出院摘要。它是医师对患者治疗过程的简要的总结并包括对随诊的安排意见，可为患者在他处医疗时作参考。

(8) 其他专用表格：如产科、新生儿科和儿科，精神病学，物理疗法、职业疗法、语言疗法、牙科治疗及短期住院检查或治疗（如动态心电图检查、肿瘤的化疗等）、随诊信等。

(9) 转院信件：患者从初级医院转往高一级的医院，或从综合医院转往专科医院时，由主管医师做出患者情况的简介。从转院信件中可获得患者来源的数据。

所有的表格是否均要放在体积庞大的病案中做长期保存，应在表格使用前就确定其使用的价值及存在的意义，避免不必要的浪费。

551. 社区医疗使用的表格包括哪些?

(1) 病史和一般所见，同样是患者第一次就诊时就填写。

(2) 临床观察和病程记录表。

(3) 同住院患者一样的病理学、放射学及其他检查报告。

(4) 门诊患者的专科医疗有特殊的表格，如糖尿病的记录表格、生长发育图表、家庭治疗计划表格等。

上述医疗表格只是医疗保健机构中使用的部分表格，表格的采用应根据各单位及负责患者的医务人员的需要而决定。从大、中城市的大、中型医院到偏僻的乡间初级卫生保健单位其需要是截然不同的，但对表格的需要同样是很重要的，应设计不同的表格来满足不同情况下的需要。

552. 表格的作用是什么?

(1) 有助于全面完整地收集资料：好的医疗表格，特别是经过多年实践反复修改过的表格，其项目具有实用性和安全性，医务人员按表格项目逐一填写，既能保证医疗工作质量又可全面地收集资料。

(2) 便于填写：由于表格将需要记录的项目以较科学的方式进行排列，使医务人员填写方便，节省时间、提高工作效率。

(3) 内容清晰，易于资料的比较：有些连续性的观察记录，采用表格或流程图表的形式，不仅易于记录，更可使人一目了然，便于对资料进行对比、分析。

(4) 便于统一标准：用统一表格填写记录可以取得规范化的效果，表格的项目内容统一、标准一致，使资料便于分析研究。特别是运用电子计算机管理资料，可在日常记录的基础上，做出累加报告，便于计算机对数据的输入及处理。

(5) 由于表格的项目是固定的，记录者因按表格内容填写，对项目以外的问题往往不再做过多的思考而使记录内容受到一定的限制，这就同时对表格的设计者和使用者都提出了相应的要求。

553. 表格设计前的要求及使用目的是什么?

表格设计前的要求：表格应由使用者设计并提交表格委员会审批，设计表格前应明确其使用的目的及对表格的要求。

表格使用的目的：表格设计要达到收集数据的目的，收集数据的标准和质量，使收集的资料系统化，便于信息的传播、分析与交流。

554. 对表格设计的要求包括哪些?

(1) 明确所设计的表格是提供给哪些人使用的，是否需要设计新表格。

(2) 指出在印制表格方面经济上是否受限制，受什么限制。如果所使用的表格要达到长期保存的目的或需要多方面使用，是需要适当的款项来支持的。

(3) 要考虑影响某些表格使用目的所需纸张的种类。若表格是用于患者姓名索引的，则需要使用较厚些的卡片式纸张。而其费用要高于普通型纸张。

(4) 根据表格的目的，提出如何印刷及印刷成什么式样更有利于表格的检索要求。并注意考察印刷厂能否达到所要求的表格尺寸及数量。

(5) 为达到使用表格的目的，应考虑所有使用表格者能否按表格要求的内容准确、恰当、完整地填写；应考虑使用者能否读懂或理解表格中的术语、文字、符号等或其他表达形式。为帮助使用者理解，在表格中可增加必要的文字描述填写表格的方法和要求，以保证所提供的信息能满足使用者的需要。

(6) 在设计表格前应建立一些标准，使表格在某些方面保持一致。应指定专人负责表格的设计，个人和科室不能独立设计自己的表格。要积极地控制表格的质量和数量，不能滥印，特别是要从经济观点出发加以控制。

555. 表格的布局包括哪些?

(1) 如何在表格上显示资料：要考虑哪些资料数据需要设计在突出的位置或需要用不同的颜色加以强调，要考虑哪些资料数据可设计在不同表格的固定位置上，如医疗单位名称、患者姓名、病案号等数据。但要注意其他号码如 X 光片号、病理报告号等不要与病案号并列在同一位置上。

（2）如何安排表格上资料的顺序：在考虑安排资料的顺序时，必须同时考虑所需资料之间的逻辑关系，如患者姓名、性别、出生日期、年龄等应顺序排列。合理安排各条目之间的距离，考虑是否使用栏框间隔或用符号强调。考虑不同内容的字体或字体的大小，并预留适当的空白用于必要的填写。

（3）如何明显识别不同的表格：任何医用表格不仅对其内容、布局的设计有很高的要求，同时由于表格的作用不同，保存的要求不同，也对表格的选材提出要求，如纸张的类型、薄厚、大小等。除此之外，要能在众多的表格中识别出某一种表格，可将各种表格分类后用颜色加以区分，使其具有吸引力，也便于资料的快速检索。

556. 结构合理的表格特点是什么？

表格的设计反映设计者的思路。结构合理的表格是能够根据需要资料的情况将同类资料放在同一区域内，这应是其最主要的特点。

适合工作的需要，容易填写，能够清楚地转达信息或指令，便于资料的收集，满足不同人员对资料的需求，便于管理，且在文书工作中也实用。

557. 设计新表格前注意哪些问题？

（1）设计表格的目的：设计前要考虑表格是用于医疗或用于索引等。

（2）新、旧表格的使用：旧表格是否还能使用，新表格是否确有必要，有无内容类似可替代使用的表格，避免重复。

（3）使用新表的好处：希望从新表格的采用中得到什么益处。

（4）表格中包括的内容：应能提供什么资料，提供这些资料总的目的及需要，如为患者医疗、为统计、为流行病学的研究等。

（5）归档方式的选择：表格准备如何归档，是粘贴还是装订。

（6）记录使用者及时间：表格的使用者及使用时间。

（7）表格的使用环境：表格在什么地方使用，与其有关的工作条件如何。

（8）更多的考虑：是否有一些其他特点需要考虑。

（9）签字或印上名称：是否需要签字，是否有必要将名称印上。

（10）表格的使用方式：表格将通过什么样的方式被使用，如资料的登记、资料的分类及检查。

558. 设计表格的尺寸及格式要求是什么？

（1）表格尺寸的标准化：在诊所或医院中使用的所有病案表格尺寸应该标准化，并应是易读、实用、适于资料的标准化。医院、诊所或初级卫生保健部门所印表格中文字的类型和大小、边缘的空白、字体颜色及纸张的颜色和重量都应有统一的标准。

（2）表格的标准格式：所有表格的上方都要有一个标准的格式用来填写患者的姓名、病案号、病房及负责医师的姓名，这些内容应出现在所有表格相同的位置上，医院的名称也应印在所有表格上。

（3）纸张大小的确定：本着节约纸张和印刷费用的目的，所有表格都应选择恰当的纸张。

559. 设计表格填写规则是什么？

（1）填表语言的使用：表格上的语言应能被需用该表格的人所理解。

（2）标题的确定：每一张表格都应有一标题，如护理记录单、实验室报告单。

（3）表格的填写说明：为了保证收集资料的一致性，所有表格都应有简要的指导说明。如果这些说明很详细，可将它印在表格的背面或单附一张说明。

（4）数据说明：标题应清楚地指明所应填入的数据。如患者的姓名索引，通常要求填写患者的曾用名。若采用表格形式填表，既好又省时间，但应在表中明确填写方法。如男性和女性可用下列方法表示：男性□ 女性□ （工作人员只需打钩）。

560. 什么是表格设计的实用和易用？

（1）表格的实用性：表格要从使用的观点设计，要有足够的空间记录所需的数据。如果填写的数据是用打字机完成，则应在设计表格时就加以充分考虑。

（2）数据的易用性：如果一个数据与另外一个数据有从属关系，就把从属数据填写在该数据的后面，如出生日期、年龄、前次住院日期、本次住院日期。也就是按活动顺序进行分组，并与其有关表格保持逻辑上的一致，这样填写后的表格中的数据就易于使用。

561. 设计表格前应注意的问题是什么？

（1）办公自动化应该预留的内容：如果使用自动化或浮雕姓名、地址打印系统，就要留出一定的空间以打印患者身份证明资料。

（2）长远计划：要有长远眼光，即使尚未使用也要考虑采用机械辅助的需要。如果使用计算机系统，就要考虑在表格上留出额外的空间以备将来需要时使用。

（3）色彩的使用：颜色的使用对表格的利用有一定的影响，不同颜色的纸张和墨水可以影响复印及缩微胶片的制作效果。在表格的外缘印刷上彩条，有助于识别表格。

（4）表格标准的一致性：为了便于表格的管理，每种表格都应有表格代码、制版日期、印刷厂的名称等，以利表格的发放、修订和再版印刷。每种表格还应备有一份样品存查，保持表格标准的一致性。

（5）预留装订线：根据整理装订的需要，临床表格可设计成事先打孔或计划留出适当的装订空间，如考虑在上方或侧面装订。通常认为左侧装订便于归档存储和使用。

（6）填写说明：必须认真准备为明确标题所做的相关说明，使填表者事先知道填写要求，保证填写的准确性。对某些表格则需要一个一般性的说明，如血压图表。

（7）表格的大小应一致：尺寸不应大于病案袋或病案夹，使其利于存档。若为大于病案袋的特殊表格，应设计折叠线，使其在折叠后大小合适，折叠处应有箭头符号表示。

（8）注意保存表格原件：如果要照相复制，每复制一次表格的质量都会下降，为保证表格的质量，应只对原件进行复制。

562. 良好的表格应该是什么？

①外观简洁、整齐、美观，费用合理；②存储、归档方便，利于检索；③表格容易辨认，内容易于理解；④易于有关人员的填写和使用；⑤易于解释，能够清楚地转达信息及指令。

563. 表格的技术处理包括哪些？

（1）留出空白：在印刷之前要为印刷者留出5mm；如果采用胶印，要求印刷者留出一道边，并保证机器能夹住纸张；如果需要对表格穿孔或装订，则需要留出20mm的空白。建议表格设计留出以下空间：上边：8mm；下边：5mm；装订边的空间为20mm。书写需要留的空间：通常情况下每个汉字约占0.5cm，若为英文手写应为每个字符留2.5cm，但设计者需注意，空间不可留的太大，否则会纵容了不良的书写习惯。

（2）表格的行距：设计表格时，要考虑填写表格时使用的机器特性，以便使表格适合手写和机器填写。手写行距需7～8mm，英文为6～7mm。用打字机填写的表格需要根据字体的大小，并且行距应与打字机的滚筒转动的移行一致。还要考虑打字机表格键的使用问题。同时也要确定所使用的打字机字体的间距，通常为10～12mm间距。

（3）格子式表格：用计算机记录数据的表格：①表格上方左右的格子要保持一致；②清晰的说明需用√或×或数字表示的内容；③要清楚指明每格所确属的问题。

（4）识别标记：包括①可识别的标题；②可识别的号码（指表格类别的代码）；③单位名称；④最后一次印刷的日期（按日期排列，便于储存）。用于识别标记的字体应印得清晰、醒目，在表格不太引人注意的地方有识别号码。

（5）墨色：一般表格都印成黑色。如果使用不同颜色的有助于区别表格，但其他颜色通常复制不理想。如索引卡片纸张不能太薄，太软的纸张则不利于检索和存储。

（6）画线：用细线分开栏目或表示一个项目结束，虚线用于填写内容。横线的长短应根据需要设计。

（7）表格的测试：一份表格及其填写的过程不是与病案工作或医疗相割裂的孤立部分，大多数表格对其他表格都有很大的影响，对表格的设计者和其他人亦是如此。因此，当设计新的表格或检查现有表格时，应注意征求和听取负责或使用人员的意见。

（8）我国一般医院医疗表格的尺寸：①一般病案记录表格为21cm×26.5cm，②半页记录表格为19cm×13cm，③各种检验回报单为18cm×7.5cm，④各种索引卡片为12cm×7.5cm。

564. 表格设计应征求哪些人员的意见？

（1）对表格及其内容负责的人。

（2）填写表格的人。

（3）不直接填写数据，通过电脑从数据中获得资料的人，即表格的使用者。

565. 如何评价和测试表格的合理性？

评价和测试表格是设计表格的一个重要部分。表格的测试首先要在实际环境中进行，即在表格的填写者中进行，其次是要让最后的使用者进行测试，我们把这一期间称为新表格的试用期，其目的是避免将设计不合理的表格交给使用者，或由于不能使用而造成浪费。

成功地执行一个新的或修改的表格与表格分析和设计同等重要，通常将一份没有很好设计的表格介绍给使用者比使用旧的表格还要糟糕（第十届IFHRO主席菲利斯.J. 沃森）。好的表格应能给予应有的信息，使用起来方便、适用。

566. 表格设计委员会的组成包括哪些？

国外的某些医院的表格委员会是由医师、护士、病案科人员、质量保证组的人员共同组成。特别强调病案管理人员一定要参加，因其接触的表格最多，懂得表格的规格、式样、内容，能够负责检查表格填写的质量，这是关系到积累和保管什么样的资料的重要问题，且是影响到病案是否能整齐排列、归档和长期保存等问题。

567. 表格设计委员会的作用是什么？

医院内应设表格委员会负责监督和控制表格的产生，表格委员会是病案委员会的一个下属组织，该委员会的组成和作用是产生委员会的组织；制定工作计划。其职责：

（1）承担表格的设计和生产的责任：表格经过讨论后，特别是对已修改的表格要征求使用者的意见，表格委员会经过研究，根据表格的内容再确定参加研究讨论的人员，并要求印刷机构也要有人参加讨论会，以便直接听取意见。

（2）严格控制表格的过量产生：不允许各科室未经表格委员会或病案科同意擅自设计本科的表格。委员会要掌握表格的使用率及库存情况，建立健全有效的表格设计、生产制度，建立各科使用表格和对表格意见反馈的档案。

（3）建立分析表格的需要性、目的性、使用及排列的标准：这些标准的建立应是详细的、确切的，而不是大概的标准，以便于设计、审核表格之用，其中包括对表格印刷后的审核。对厂商提供的机器设备打印出的表格，不合要求时不予接受，对复印的表格，也必须按原样的规定严格核对无误后方可签收。

（4）表格委员会或病案科负责保存各种表格的样本，并负责定期与有关科室一起对现有的表格进行评估和做必要的修改，并协助其设计新的表格。

第五章 社区病案信息管理

568. 社区卫生服务包括哪些？其特点是什么？

卫生服务包括城市与农村两大部分，而城市卫生服务又分为医院医疗服务、社区保健服务和防疫三个方面。社区卫生服务是实现“人人享有卫生保健”目标的基础环节。

社区卫生服务的特点是集预防、医疗、保健、康复、健康教育、生育指导为一体的服务体系，其居民健康档案是社区卫生服务的重要依据，也是医院病案的延伸与补充。

569. 社区病案的概念及信息管理是什么？

社区病案是相对于医院病案的称谓，准确地讲它应当是居民健康档案。它与医院病案的区别在于，医院病案主要是医疗档案，只有当患者怀疑或实际产生疾病时到医院就诊，治疗的过程记录。

社区病案包括预防、医疗、保健、康复、健康教育、生育指导等方面的记录，甚至包括了居民饮食、起居、健康数据的记录。

社区病案信息管理是对居民健康档案的管理，包括建立、收集、整理、纸质档案管理、信息提炼加工、信息传输、信息提供等各个环节。

570. 社区的概念是什么？

社区是一个社会学概念。是基于社会群体或社会聚集在某一领域里形成的一个生活上互相关联的大集体。

卫生服务的社区是指长期在同一地区居住和生活的，在社会、经济、文化等方面有着一定的联系，在健康问题上有相似或共同的影响因素的人群。包括：人群、地域、生活服务设施、特定文化背景、一定的生活制度和管理结构。

世界卫生组织（WHO）对社区的定义：是指一个有代表性的区域，其人口数大约为10万~30万人之间，其面积在5000~50000km^2。

我国的社区分为生活社区和功能社区，前者指城市街道、居委会；农村社区是指乡镇或行政村。而功能社区是指大学、相关企事业单位。

571. 什么是社区卫生服务发展的必要性？

发展社区医疗是社会发展的必然表现，也是顺应人民需求的体现。随着社会经济的持续发展和卫生改革的不断深化，人民生活水平的日益提高，人群对社区卫生服务的要求就会越来越强烈。它既符合医疗保健的目的，也是社区居民卫生服务的需要。党中央鼓励各地区、各单位要大力发展社区卫生服务，构建以社区卫生服务为基础、社区卫生服务机构与医院和预防保健机构分工合理、协作密切的新型城市卫生服务体系，形成小病在社区、大病到医院的医疗服务格局，最大限度地发挥医疗卫生资源的作用。

572. 什么是理想的初级卫生保健模式？

社区卫生服务是社区建设的重要组成部分，由政府领导、社区参与，在上级机构的指导下，以基层卫生机构为主体，合理使用社区资源和适宜技术；以家庭为单位，社区为范围，需求为导向，以妇女、儿童、老年人、慢性病患者、残疾人为重点，解决社区主要卫生问题，满足基本卫生需求为目的；融合预防医学、医疗、保健康复、健康教育、计划生育技术指导为一体的有效、经济、方便、综合的医疗体系。

573. 社区卫生服务的基本任务和要求是什么？

社区卫生服务是以按行政区域划分承担本辖区内的居民出诊诊疗、家庭治疗、护理及建立家庭病床工作为主的，通过社区卫生服务中心（站）、社区医院（一级医疗机构）来完成的，用以保证社区人群基本医疗、护理要求。社区卫生服务的基本任务是：①疾病的预防；②慢性病、常见病与多发病的诊治与护理；③伤残康复；④健康教育；⑤计划生育技术服务；⑥老年人的护理；⑦疑难疾病的转诊。

574. 社区卫生服务相关法律法规包括哪些？

为贯彻落实《中共中央办公厅国务院办公厅关于转发＜民政部关于在全国推进市社区建设的意见＞的通知》（中办［2000］23 号）、《国务院办公厅转发国务院体改办等部门关于城镇医药卫生体制改革指导意见的通知》（国办［2000］16 号）和卫生部等 10 部委《关于发展城市社区卫生服务的若干意见》（卫基妇［1999］第 326 号），卫生部依据《医疗机构管理条例》及其实施细则等有关规定，制定了：①《城市社区卫生服务机构设置原则》；②《城市社区卫生服务中心设置指导标准》；③《城市社区卫生服务站设置指导标准》。

2006 年中央编办、卫生部、财政部、民政部根据《国务院关于发展城市社区卫生服务的指导意见》，联合下发了《城市社区卫生服务机构设置和编制标准指导意见》。它对于卫生服务中心给予了原则性的指导，包括：①基本原则；②机构设置；③职能配置；④编制配备；⑤机构编制管理。

575. 社区医疗的概念是什么？

社区医疗是指一般的医疗保健，即病人在转诊到医院或专科前的一些医疗。社区医疗为提供整合便利的医疗保健服务；医师的责任是满足绝大部分个人的医疗需求，与病人保持长久的关系，在家庭和社区的具体背景下工作。

576. 我国社区卫生服务工作状况是什么？

社区卫生服务工作有待持续改善，社区卫生服务工作在我国开展的时间不长，各地的状况相差很大，存在着服务不规范，管理项目不健全，标准不统一，社区卫生服务人员专业化偏低，尤其是社区卫生服务中病案信息管理专业技术人员缺乏。目前从业人员尚未完全经过病案卫生信息管理专业培训，因此工作中难免出现一些不完善的状况。改善这种局面需要各级政府的努力。需要专业技术人员参与。

577. 改善社区卫生服务工作相关的文件有哪些？

卫生部于 2000 年 12 月 29 日以文件的形式发布三个文件：

（1）《城市社区卫生服务机构设置原则》；

（2）《城市社区卫生服务中心设置指导标准》；

（3）《城市社区卫生服务站设置指导标准》。

578. 社区医疗服务工作程序及流程是什么？

（1）工作程序：就诊流程、转诊。

（2）就诊流程：患者 → 卫生服务中心 →建立个人/家庭档案 → 提供健康档案（入户建档）→ 挂号 → 医师诊室 → 处方、化验申请、检查申请 → 收费 → 化验室报告、检查室报告、药房 → 回家、转诊、住院。

579. 转诊流程包括哪些？

社区卫生服务中心（站）责任医师 →接诊符合双向转诊指征的患者→填写双向转诊上转单 →向患者交代双向转诊注意事项 →患者持双向转诊单到定点支援医院就诊→支援医院双向转诊专职机构（指定部门）→安排医师接诊→ 患者需门诊诊治或住院→患者进行门诊诊治（安排转诊患者住院治疗）→ 明确诊断，确定治疗方案，完成门诊转诊（患者病情稳定，符合转回社区指征）→ 门诊医师填写双向转诊下转单，提出治疗意见及建议上交（住院医师填写出院小结），提出治疗意见及建议上交（返回）←支援医院双向转诊专职机构（指定部门）。

580. 危急重症转诊流程包括哪些？

社区卫生服务中心（站）→接诊急危重症患者 →立即采取必要的急救措施，同时通知“120”转送患者→向“120”医师详细交代患者情况及抢救经过，并提供患者病历摘要→协助“120”将患者送上救护车并通知支援医院做好接诊准备→上级医院急诊室接诊，尽快明确诊断，继续抢救→“120”途中采取急救措施，将患者安全护送到上级医院→患者经抢救，病情缓解、稳定→进入门诊诊治或住院治疗程序→门诊诊疗程序（住院治疗程序）←支援医院转诊专职机构（指定部门负责协调），为急危重症患者急诊抢救、门诊及住院治疗提供方便。

581. 社区健康档案分为哪三类？

社区健康档案分为：个人健康档案、家庭健康档案和社区健康档案三类。个人健康档案是各地区基层卫生行政部门制定的统一个人健康档案，在档案的格式、内容上做统一的规范和标准，使个人健康档案完整、全面，更利于信息的收集、录入、共享，以实现网络化管理。

（1）个人健康档案：是记录有关健康状况的文件资料，包括个人的一般情况、健康检查、保健卡片、病历记录等。健康档案既是社区卫生信息管理工作的重要组成部分，又是进行社区卫生服务和科学研究等工作的主要依据。因而建立健全个人健康档案，科学管理、有效使用健康档案，是社区卫生信息管理人员应该掌握的一项重要基本功。

（2）家庭健康档案：是保存于社区卫生服务中心（站），以家庭为单位的居民健康记录。它是记录居民个体情况以及家族之间相关的疾病动态、健康、基本状况、预防保健情况等的文件材料。

（3）社区健康档案：是记录社区自身特征和居民健康状况的资料库。以社区为单位，通过入户居民卫生调查、现场调查和现有资料搜集等方法，收集和记录反映主要健康特征、环境特征以及资料及其利用状况的信息，并在系统分析的基础上评价居民健康需求，最终达到以社区为导向，进行整体性、协调性医疗保健服务的目的。

582. 社区管理人员应掌握哪一项基本功?

健康档案既是社区卫生信息管理工作的重要组成部分，又是进行社区卫生服务和科学研究等工作的主要依据。因而建立健全个人健康档案，科学管理、有效使用健康档案，是社区卫生信息管理人员应该掌握的一项重要基本功。

583. 个人健康档案包括哪两部分?

一是以问题列表，它又分为活动问题和非活动问题，即现存的疾病或症状列表和已治愈的疾病列表；二是以 SOAP 形式的问题描述、病程流程表、化验及检查的项目及结果、转会诊记录等。

584. 什么是 SOAP 形式?

（1）S（subjective data）：代表主观资料（主诉），是由就医者或其陪伴者所提供的主诉、症状描述（包括病人对不适的主观感觉）以及疾病史等。

（2）O（objective data）：代表客观资料，它是医师在诊疗过程中用各种方法获得的各种真实的资料。

（3）A（assessment）：代表对健康问题的评价。

（4）P（plan）：代表对患者健康问题的处理计划。

585. 个人及家庭健康档案包括哪些?

（1）个人健康档案主要包括个人基本资料、健康问题资料、周期性健康检查记录、小儿预防接种、会诊和转诊记录等。

（2）家庭健康档案主要包括家庭基本资料、家系图、家庭评估资料、家庭主要问题目录、问题描述、家庭各成员的个人健康记录以及家庭主要医疗、保健问题等。

586. 建立健康档案的目的是什么?

建立健康档案的意义是加强社区卫生服务的全面性、加强社区卫生服务的主动性、加强社区卫生服务的连续性、加强社区卫生服务的有效性。

（1）社区卫生服务的全面性：即社区卫生服务既要进行治疗，又要进行预防；既要重视技术服务，又要重视社会服务；既要重视生理服务，又要重视心理服务；社区个人健康档案从生理到心理，从健康到患病等均能做到全面、科学的记录，从而为社区卫生服务的具体实施提供了必要条件。

（2）社区卫生服务的主动性：即社区卫生服务对于社区卫生需求的主动适应性。符合现代医学的重点从以疾病为中心转向以健康为中心的新观念。保障社区居民健康。而社区健康档案为这种主动过程提供了第一手资料。

（3）社区卫生服务的连续性：即社区卫生服务对社区个人实行终身、连续的卫生服务，包括个体的患病阶段和非患病阶段。社区健康档案所提供的个人的动态资料，能使社区卫生服务渗透到社区个人生命三阶段（生命的准备、生命的保护、晚年的生活质量）的全过程，渗透到家庭生活周期各个阶段。

（4）社区卫生服务的有效性：即社区卫生服务对于社区个人卫生需求的高度满足性，包括对于疾病治疗的及时性和有效性，对于疾病预防的计划性和科学性。个体健康档案所记录的信息可对个体无病预防、有病早治，最大限度保障个体健康。家庭健康档案通过记录家庭基本情况资料、家谱资料、家庭状况资料以及家庭主要医疗、保健问题等，以掌握家族健康状况和遗传因素等，更好地服务于社区人群健康。

587. 建立健康档案的意义是什么?

(1) 通过掌握病人的健康信息，更好地践行以患者为中心的服务模式。
(2) 可以作为政府和医疗管理机构收集基层医疗信息的重要渠道。
(3) 是全科医学、教学与科研的重要资源。
(4) 良好记录的健康档案资料可以作为评价全科医师服务质量和医疗技术水平的工具。
(5) 是重要的医疗法律文书。
(6) 是评价全科医师服务与技术的工具。

588. 建立健康档案的方法有几种?

(1) 一种是个别建档，即在个别家庭成员来就诊时建档，然后通过多次临床接触和家访，逐步建立个人健康档案。这种方式虽简便，但不容易得到完整全面的资料，如得不到家庭其他成员的资料。

(2) 另一种是全社区每个家庭、每个人普遍建档，一段时间内访问社区中每个家庭，一方面宣传社区卫生服务的思想、内容及意义；再有一方面收集个人及家庭的健康资料，如身体、精神、社会等各个方面的资料，逐步建立起完善的居民个人、家庭健康档案。

这种方式虽耗时费力，但意义重大，它加强了医务人员与个人及家庭的联系，是医务人员短时间内全面了解社区居民及家庭健康状况的最佳途径，也是一次发现和解决潜在的个人及家庭健康问题的良好时机。

589. 社区病案书写要求包括哪些?

(1) 病历记录应用钢笔书写，力求通顺、完整、简练、准确，字迹清楚、整洁，不得删改、倒填、剪贴。医师应签全名。

(2) 病历一律用中文书写，无正式译名的病名以及药名等可以例外。诊断、手术应按照疾病和手术分类名称填写。

(3) 要简明扼要。患者的姓名、年龄、职业、籍贯、工作单位、住址、主诉、现病史、既往史，各种阳性体征和必要的阴性体征，诊断或印象诊断及治疗、处理意见等均需记载于病历上，由医师书写签字。

(4) 每次诊察，均应填写日期，急诊病历应加填时间。

(5) 请求他科会诊，应将请求会诊目的及本科初步意见在病历上填写清楚。

(6) 被邀请的会诊医师应在请求会诊的病历上填写检查所见、诊断和处理意见并签字。

(7) 门诊患者需要住院检查和治疗时，由医师签写住院证，并在病历上写明住院的原因和初步印象诊断。

(8) 门诊医师对转诊患者应负责填写转诊病历摘要。

590. 健康档案管理流程是什么?

居民就诊健康档案 → 建立个人/家庭健康档案 → 建立姓名索引 MPI →建立健康档案首页管理计算机系统 → 档案室（收集、整理、加工、分类、提供）⇄医院转诊报告（检查化验报告）→ 医师⇄居民就诊健康档案。

591. 社区登记和统计制度包括哪些?

(1) 中心（站）必须建立健全登记和统计制度，并有专人负责登记和统计工作。

(2) 各种登记要填写完整、准确，字迹清楚，并妥善保管。医疗登记包括门诊登记、出诊登记、家庭病床、化验、放射、心电图、B 超检查的数量和质量登记及各项治疗、康复登记等。预防保健登记包括计划免疫、爱国卫生、妇女保健、儿童保健、老年保健、生殖保健、传染病报告等各项工作数量和质量登记。

（3）工作质量统计包括诊断符合率、治愈率、抢救成功率、差错事故率、各医技科室工作数量、质量和预防保健、健康教育、计划生育等各项工作数量与质量。

（4）中心（站）应根据统计指标，定期分析工作效率和工作质量，从中总结经验，发现问题改进工作。

（5）按期完成各项统计报表，经主任（站长）审阅后上报。

592. 社区医疗处方制度包括哪些？

（1）全科医师的处方权由区公费医疗办公室登记备案，并将本人之签字留样。

（2）如处方有错误，应通知医师更改后配发。

（3）有关毒、麻、限剧药处方，遵照国家有关管理麻醉药品的规定办理。

（4）处方以急性病不超过 3 天，慢性病不超过 7 天量，行动不便的不超过 2 周量的规定执行，患高血压、冠心病、糖尿病、慢性肝炎、肝硬化、结核病、精神病、癌症、脑血管病、前列腺增生疾病，视病情稳定需长期服用同一类药物的，可放宽到不超过一个月量。

（5）处方内容应包括以下几项：年、月、日；患者姓名；性别；年龄；药品名称、剂型、规格及数量；用药方法；医师签字、配方人签字；检查发药人签字、药价。

（6）处方一般用钢笔或圆珠笔书写，字迹要清楚，不得涂改。如有涂改医师必须在涂改处签字。一般用中文或拉丁文书写，急诊处方应在左上角盖“急”字图章。

（7）药品及制剂名称、使用剂量，应以中国药典及卫生部（省、市、区卫生厅局）颁发的药品标准为准。如医疗需要，必须超过剂量时，医师须在剂量旁签字方可调配。

（8）处方上药品数量一律用阿拉伯字码书写。药品用量单位以克（g）、毫克（mg）、毫升（ml）、国际单位（IU）计算；片剂、丸剂、胶囊剂以片、丸、粒为单位，注射剂以支、瓶为单位，并注明含量。

（9）一般处方保存一年，到期后由中心主任批准销毁。

593. 社区病案管理制度包括哪些？

（1）社区卫生服务中心应当建立病案管理制度，设置专门部门或者配备专（兼）职人员，具体负责本中心病历和病案的保存与管理工作。

（2）中心门、急诊病案及住院病案，应建立编号制度。患者的门、急诊病案，由中心指定专人送达患者就诊科室；患者同时在多科室就诊的，应当由专人送达后续就诊科室。

（3）应当严格病案管理，严禁任何人涂改、转借、拆散、伪造、隐匿、销毁、丢失、抢夺病案。除涉及对患者实施医疗活动的医务人员及医疗服务质量监控人员外，其他任何机构和个人不得擅自查阅该患者的病案。因科研、教学需要查阅病案的，需经社区部主任同意后查阅。阅后应当立即归还。不得泄露患者隐私。

（4）在患者每次诊疗活动结束后 24 小时内，其门、急诊病案应当回收，在患者住院期间，其住院病案由科室统一保管。在各种检查报告单结果出具后 24 小时内归入门、急诊病案或住院病案。

（5）住院病案因医疗活动或复印、复制等需要带离病区时，应当由病区指定专门人员负责携带和保管。需要复制病历时，按照卫生部制定的《医疗机构病历管理规定》执行。

（6）发生医疗事故争议时，医疗机构负责医疗服务质量监控的部门或者专（兼）职人员应当在患者或者其代理人在场的情况下封存相关病历记录。封存的病案由医疗机构负责医疗服务质量监控的部门或者专

（兼）职人员保管。封存的病案可以是复印件。

（7）严格执行2002年9月卫生部公布的《医疗机构病历管理规定》。

594. 出诊及家庭病床管理制度包括哪些？

（1）社区卫生服务中心（站）应按行政区域划分承担本辖区内的居民出诊诊疗、家庭治疗、护理及建立家庭病床的工作。

（2）社区卫生服务中心（站）应承担社区家庭出诊的工作，公布热线电话，做到急诊出诊畅通、快捷，保证患者出诊的要求。

（3）电话呼叫出诊及上门约请出诊应填写电话呼叫记录单或出诊记录单，内容包括呼叫时间、呼叫人姓名、性别、年龄、出诊服务内容、联系电话、家庭住址、出诊时间、接诊医师姓名及执行医师或护师签字。

（4）应统一使用社区出诊病历，记录患者一般情况、疾病情况、初步诊断与处理以及相关内容。

（5）需要家庭输液者，必须在第一次出诊前与患者签订家庭输液协议书，由社区护师详细告知患者及家属家庭输液的注意事项、可能发生的问题以及所采取的应急措施。

（6）严禁在患者家中使用需做药物过敏实验的药品，对容易发生或曾经发生过敏反应的药品（含中药制剂），应建议患者在中心（站）内使用。

（7）出诊护师在进行家庭输液操作时，必须严格执行无菌操作和查对制度，操作完毕后要观察15分钟方可离开。离开前要向有关人员交代注意事项、应急措施，使其做到听清、记住并能照做。

（8）按照基本医疗保险的有关规定建立家庭病床。家庭病床的建床条件为：卧床患者、高龄老人、患慢性病需要连续治疗；去中心（站）有困难的患者；经中心（站）住院治疗后病情稳定，但需要继续治疗的患者。家庭病床只能在本人定点的中心（站）内设定。

（9）家庭病床建立后，应由社区全科医师、社区护师书写家庭病床病历和家庭护理病历。

（10）出诊及家庭服务的收费和用药应严格执行《北京市社区卫生服务基本用药目录与收费标准》。严格执行“关于公疗、大病统筹、基本医疗保险社区卫生服务管理有关问题的通知”中的相关规定。

（11）出诊及其他各项家庭诊疗服务，必须严格掌握适应证，确保医疗护安全。对患者及家属提出的不符合医疗护理安全、违反医疗护理常规的出诊服务要求，医护人员有权拒绝。但是必须耐心地向其说明拒绝的理由。

595. 家庭病历书写制度包括哪些？

（1）家庭病床完整病历应包括：建床病历、查床记录单、阶段小结、撤床记录、会诊单、必要的检查化验单和家庭病床服务协议书等。

（2）责任医师应在建床24小时内完成病历书写。建床时间超过3个月者要有阶段小结。

（3）病历记录内容：主观资料（S）：包括主诉、现病史、既往史、个人史、家族史；客观资料（O）：包括体格检查、辅助检查；综合评价（A）：包括初步诊断、鉴别诊断、疾病的程度及预后；处理计划（P）：包括进一步检查、药物与非药物治疗、健康教育、下次查床时间。

（4）查床记录是建床期间治疗过程的经常性、连续性记录。

（5）各项检查、化验报告单要及时粘贴，如结果异常应用红笔在化验单上做标记。

（6）会诊记录内容包括申请会诊记录和会诊意见记录。

（7）转诊病历摘要包括：患者基本信息、诊断、治疗经过、当前情况、转诊目的及注意事项，医师签名。

（8）撤床记录包括诊断、治疗过程、转归及撤床医嘱。

596. 家庭护理病历书写基本要求包括哪些？

（1）护理病历要求用蓝黑钢笔书写。记录无漏项、无涂改、无错别字、使用医学用语。做到及时、准确、连续、客观。

（2）责任护士应在24小时内完成家庭护理病历的书写，以后按类型和护理过程的客观记录。

（3）家庭病床护理记录是指责任护士根据医嘱及病情对家庭病床患者护理过程的客观记录。包括：记录日期和时间、病情观察情况、护理措施和效果、下次访视时间及护士签名等。

（4）家庭病床护理病历签全名，字迹清晰。

（5）家庭病床护理病历应归入家庭病床病历存档。

597. 护理病历评估内容及结论包括哪些？

（1）根据患者的自觉症状、情绪、心理找出存在问题。

（2）近期需协助解决的问题。

（3）制定的护理干预计划。

（4）有助于病情观察的实验室阳性结果及特殊检查结果。

（5）健康指导及评价健康指导的效果（即观察到的、患者主诉、家属反映以及健康行为的建立）。

598. 社区急诊抢救工作制度包括哪些？

（1）社区卫生服务中心（站）遇到急诊抢救时，医务人员应立即赶到现场，对于危重不宜搬动的患者，就地组织抢救，待病情稳定后方可转院。如遇专科性较强、较复杂的病例，诊治上有困难时，应在抢救同时积极协助家属转院。

（2）社区卫生服务中心医务人员必须掌握心肺复苏及院外徒手急救技术。

（3）如遇重大抢救需立即通知中心和社区部领导，并请上级医师会诊。

（4）抢救后要及时做好院外抢救记录，需转诊者应书写病历摘要，执行双向转诊制度。

（5）社区卫生服务中心（站）要备有抢救药品及基本抢救仪器、设备。并准备好抢救箱（或出诊箱及抢救药品）。

599. 首诊负责制度包括哪些？

（1）对已挂号的患者，接诊医师必须热情接待，认真检查，细致诊治，并做好病史记录。

（2）对经询问病史、查体后，诊疗有困难时，应及时请上级医师会诊或请示社区部主任，按照中心双向转会诊的制度执行。

（3）在紧急的情况下，首诊医师在做应急对症处理的同时，即与上级医院或就近医院联系，协助患者家属转院。病情不允许搬动者，可请120、999到场协助抢救，待病情稳定后再转院。

600. 首诊医师负责制度包括哪些？

（1）认真询问病史，做体格检查，按要求记录病史，做出初步诊断和应有处理。

（2）若因预检错误而挂错号或需要请其他科会诊，首诊医师也应书写病史，写明会诊要求和转科目的，绝不允许私自涂改挂号科目，推诿患者，若由于首诊医师不负责任而引起的纠纷，必须严加追查，严肃处理。

（3）对涉及两科以上疾病的患者则以影响患者生命安全的主要疾病为主，先由有关科室处理，需两科以上配合抢救，应通力合作，有关医师不得推诿。

（4）因故必须转院者，应经上级医师联系，得到同意后方可转院，危重患者要安排人力随车护送。

（5）关心体贴患者，文明行医，对病员或家属提出的合理要求应尽力满足。

601. 社区健康档案信息系统包括哪些？

（1）登记：在建立个人及家庭健康档案的同时，发给居民一张全科医疗卡或社区卫生服务卡，标明家庭健康档案和个人健康档案的编号。通常是一个家庭一个健康档案袋，上面标有家庭健康档案编号，家庭档案编号一般以住址或姓氏进行编排，内装家庭健康档案和家庭所有成员的个人健康档案。另有专门的登记本对健康档案的编号等项目进行登记，便于查阅。

（2）整理：整理是对健康档案进行科学分类，将其组成保管单位，进行有秩序的排列。一般以家庭住址、楼门号进行登记管理或以户主姓氏拼音顺序排位登记管理。

（3）归档：归档的健康资料必须齐全、完整，并已经过系统整理，组成档案随时归档。负责健康档案管理的社区卫生信息管理人员，应严格遵守归档制度，并监督、督促有关人员按照归档制度的有关规定，对各种原始健康资料进行收集、整理和归档。

（4）更新：社区健康档案一般需要每年添补或更新一次，记录整理分析的结果。

602. 社区病案信息管理包括哪两类？

（1）卫生信息服务的内容：社区卫生服务内容包括了预防、保健、康复、医疗、健康教育和计划生育技术指导，对上述工作的内容，提供服务。

（2）社区病案信息管理的内容：社区病案的管理内容除了对纸质档案的管理外，主要是针对各种资料建立有关的索引，包括：①个人健康档案索引；②家庭健康档案索引；③健康问题的国际疾病分类 ICD－10 索引；④医疗操作的国际操作分类临床版 ICD－9－CM3 索引；⑤社区健康档案首页计算机管理；⑥疾病的预防登记；⑦慢性病登记；⑧计划生育登记；⑨社区与医疗机构双向转诊信息管理。

603. 提供卫生信息服务的内容包括哪些？

（1）相关表格的设计与管理。

（2）相关档案的建立与管理，主要包括个人健康档案、家庭健康档案。

（3）所采集的相关资料信息的录入、加工，如家庭病床信息、慢性病信息、老年保健信息、儿童保健信息、妇女保健信息的计算机录入与统计。

（4）为居民提供上述有关资料及信息。

（5）为医疗机构提供与索取居民医疗与健康信息。

（6）为有关医疗行政管理部门，包括卫计委、疾控中心报告有关信息。

604. 健康档案包括哪些？

健康档案主要包括：个人基本资料、健康问题资料、周期性健康检查记录、小儿预防接种、会诊和转诊记录等。医疗机构的个人病例主要包括引起本次就诊的最主要症状，以及患者目前的一般情况，诊断及治疗。

605. 建立病案信息系统的作用是什么？

建立社区病案信息管理系统，使社区病案信息管理工作者能快速、准确、有效地收集、整理、加工、储存、统计、分析有关资料、数据，并定期将卫生信息报送政府各有关部门和及时向各级医疗卫生保健组织反馈。它将支持居民就医、疾病的双向转诊、健康记录的快速查询。

606. 社区医疗信息流程包括哪些？

社区卫生服务计算机网络建设要考虑社区卫生服务中心内部的信息流程，即从患者的建档 → 医师的记录 → 医师处方 → 药房；而且要考虑居民信息的沟通，使居民在家庭中利用计算机向医师报告有关的情况，记录观察数据；同时还要考虑与外部医疗机构的信息交换。

607. 建立社区医疗计算机网络的意义如何？

通过计算机网络，向医院传递医疗、健康信息，同时也接收医院方的数据，如疾病诊断、手术名称、出院记录、手术记录、出院医嘱、检查化验报告等信息。在居民——社区卫生服务站——医院以及社区卫生服务站之间实现信息互相传递、交换、资源共享。社区卫生服务计算机网络将可以加强对疾病的监测、控制和对危险因素的分析。

608. 社区计算机网络系统包括哪些？

（1）医疗信息系统：服务于全科诊疗、健康咨询、体检、家庭出诊、院外急救、双向转诊，社区康复、传染病管理、健康教育、计划生育指导等医疗活动。

（2）免疫管理信息系统：主要用于计划免疫、预防接种、应急免疫、接种记录、预防接种反应及事故处理、预防接种效果评价等工作。

（3）慢性病管理信息系统：用于疾病调查和筛检、患病登记、预防、效果评价等工作。社区慢性病管理包括：高血压、糖尿病、冠心病、脑卒中等。

（4）重点人群保健信息系统：根据儿童、妇女、老年人、残疾人的保健需求，建立保健、咨询服务系统。

609. 慢性病管理相关文件包括哪些？

根据《中共中央、国务院关于深化医药卫生体制改革的意见》（中发〔2009〕6 号）和卫生部、财政部、人口计生委联合印发的《关于促进基本公共卫生服务逐步均等化的意见》（卫妇社〔2009〕70 号），慢性病管理作为公共卫生服务的重要组成部分，纳入了国家基本公共卫生服务项目。随着卫生改革的进一步深化，基本卫生保健制度的初步建立，国家基本药物制度的逐步实施，社区慢性病管理工作更加规范。

610. 孕产妇保健系统管理包括哪些？

（1）孕龄妇女：年龄 >18 岁的结婚者，符合国家法律生育年龄，从结婚开始转为孕龄妇女，到户口所在地办事处领取准生证。

（2）孕产期妇女保健系统管理：指从妊娠到产后 42 天为止，系统地对孕产妇和胎儿、婴儿进行保健指导和科学的监护及处理。它是落实计划生育基本国策、实现优生优育的基本工作。

（3）利用计算机对存档的信息进行分类指导及访视。

611. 社区儿童保健系统管理包括哪些?

（1）儿童保健系统管理：社区儿童保健系统管理是通过系统的定期体格检查与检测，早期筛查、发现儿童生长发育过程的偏离或异常，并提供科学指导与干预，以促进儿童的健康。

（2）利用计算机对存档的信息进行分类指导及访视。

612. 婴幼儿检测及预防接种管理如何?

（1）在我国儿童管理对象主要是0～6岁儿童，重点是3岁以下儿童。新生儿每月报表一次；婴幼儿每月体检上报一次；每年大查体报表一次。

（2）预防接种及常见病防治：指导家长按照计划免疫程序，进行定期的疫苗接种和加强免疫。包括卡介苗、脊髓灰质炎疫苗、百白破混合疫苗、麻疹疫苗和乙型肝炎疫苗接种，使儿童获得对结核、脊髓灰质炎、百日咳、白喉、破伤风、麻疹、乙型肝炎的免疫力，即“五苗防七病”。

（3）社区卫生保健人员还要做好对儿童进行视力、听力筛查，预防龋齿、佝偻病、缺铁性贫血等，进行合理营养指导和干预。

（4）利用计算机对存档的信息进行分类指导及访视。

613. 居民健康状况的统计与上报是指什么?

社区健康档案一般需要每年添补或更新一次，记录整理分析的结果，并上报社区中心或疾病控制部门。持续保存每一年的社区健康档案，以利于进行逐年评价和研究。

第六章　病案与解剖学

614. 病案信息与临床基础医学的关系是什么?

病案管理学是研究病案资料发生、发展、信息转化、信息系统运行规律的学问。它是一个实用性的边缘学科。除病案管理、疾病分类、手术分类等自身专业外，还涉及基础医学，临床医学、流行病学、心理学、组织管理学、统计学、计算机技术、相关专业和国家政策及法律法规等。

国际疾病分类和手术分类编码主要是对临床疾病诊断和手术操作进行分类编码，因此在编写《病案信息技术指南大全》一书中录用第六章解剖学、第七章生理学、第八章病理学、第九章临床医学。

临床的基础医学与国际疾病分类编码是有着千丝万缕的关系；在学习过程为了让读者能及时了解和掌握疾病分类、手术分类编码与基础医学和临床医学之间的关系，正确选择疾病分类编码，具有指导意义。

615. 躯干骨包括哪些? 椎骨有多少块?

(1) 躯干骨包括：椎骨、胸骨和肋三部分，借骨连接参与构成脊柱和胸廓。

(2) 椎骨在未成年前有 32 ~ 34 块，即颈椎 7 块、胸椎 12 块、腰椎 5 块、骶椎 5 块和尾 3 ~ 5 块。青春期后 5 块骶椎合成 1 块骶骨，约在 30 ~ 40 岁尾椎才融合成尾骨。

616. 椎骨的一般形态与组成是什么?

(1) 椎骨为不规则骨，每一椎骨均由椎体和椎弓两部分组成。

(2) 椎体：位于椎骨的前方，呈矮圆柱形，是椎骨负重的主要部分。

(3) 椎弓：是附在椎体后方的弓状骨板，它与椎体围成椎孔，所有椎骨相连，椎孔则形成椎管，以容纳保护脊髓。

617. 椎弓与椎体的解剖特点是什么?

(1) 椎弓与椎体相接的部分较细称椎弓根，其上下各有一切迹，相邻椎骨的上、下切迹围成椎间孔，有脊神经和血管通过。

(2) 椎弓的后部称椎弓板。从椎弓板上发出 7 个突起：即正中向后的称棘突，向两侧突出的称横突，还有两侧向上的上关节突和向下的下关节突。

618. 各部椎骨的结构特点是什么?

(1) 颈椎：7 个颈椎的横突上均有一孔称横突孔，其中有椎动脉和椎静脉通过。棘突末端分叉（第 1、7 颈椎除外），椎体相对较小，椎孔相对较大，呈三角形。成年人第 3 ~ 7 颈椎椎体上面两侧多有向上的突起称椎体钩，它常与上位颈椎相应处形成钩椎关节。它的增生可导致颈椎病。

（2）第1颈椎（又称寰椎）：呈环形，由前弓、后弓和两个侧块构成，无椎体、棘突和关节突，侧块上面有关节凹，与枕髁形成寰枕关节。

（3）第2颈椎（又称枢椎）：在椎体上方伸出一个突起称齿突，与寰椎相关节。

（4）第7颈椎（又称隆椎）：我国古书上称大椎，它的棘突特别长，不分叉，体表易触摸，是确定下位椎骨的体表标志。

（5）胸椎：由于胸椎两侧与肋骨相接，故椎体两侧的上、下和横突末端均有小的关节面。棘突细长并向后下方倾斜，椎体小，似心形，椎孔也较小，呈圆形。

（6）腰椎：椎体最大，椎孔大，呈三角形，棘突宽大，呈板状以矢状位后伸。

619. 骶骨及尾骨的结构组成是什么?

（1）骶骨由5块分离的骶椎融合而成，呈三角形，底在上，尖在下。

（2）底的前缘突出称骶骨岬；骶骨的外侧有耳状面，与髋骨的耳状面形成关节；骶骨前面光滑凹陷，可见4对骶前孔。

（3）背面粗糙隆凸，中线处有棘突融合而成的骶正中嵴，两侧有与骶孔相通的骶后孔。

（4）骶正中嵴下方有形状不整齐的骶管裂孔，此孔两侧有明显的骶角，临床以它为标志进行骶管麻醉。裂孔向上通骶管。

（5）尾骨由3～5块退化的尾椎融合而成。

620. 肋的结构组成及各部分形态特点?

（1）肋由肋骨和肋软骨构成，共12对。

（2）上7对肋软骨前端都与胸骨相连，第8～10肋软骨前端逐个与其上一条肋软骨相连，形成肋弓，第11～12肋端游离。

（3）肋骨属于扁骨，细长，呈弓形，可分为前端、后端和体三部分。后端稍膨大称肋头，与胸椎椎体侧面相关节，肋头外侧稍细的部分称肋颈，在转向前方为肋体，颈与体结合处的后面突起叫肋结节，有关节面与胸椎横突肋凹相关节。肋体下缘内面有容神经血管经的肋沟。

621. 胸骨的解剖位置及结构特点是什么?

（1）胸骨位于胸前正中，全部可从体表摸到，从上向下由胸骨柄、胸骨体和剑突组成。

（2）胸骨柄上缘有3个凹陷，中部的称颈静脉切迹，外侧的与锁骨相关节称锁切迹。

（3）柄体相连处稍向前突成为胸骨角，从体表可触及，两侧接第2肋，是计数肋骨的体表标志。

（4）胸骨体扁而长，两侧有第2～7肋软骨相连接的切迹。剑突窄而薄，中部常有一孔，末端游离。

622. 脊柱的连接是什么?

脊柱是由24块椎骨、1块骶骨、1块尾骨借软骨、韧带和关节连接而成。

（1）椎间盘：连于相邻两椎体之间的纤维软骨盘。椎间盘由周围部的纤维环和中央部的髓核组成，坚韧而富有弹性，可缓冲外力对脊柱的震动。在脊柱负重情况下猛然屈转或慢性劳损时，有可能引起纤维环破裂，髓核易向后外脱出入椎管或椎间孔，压迫相邻的脊髓或脊神经，引起腰、腿痛，临床称椎间盘突出症，常发生在第2～5腰椎之间。

（2）韧带：①前纵韧带；②后纵韧带；③黄韧带；④棘间韧带；⑤棘上韧带。

（3）关节：①关节突关节；②寰枕关节；③寰枢关节。

623. 脊柱的整体观和运动包括哪些？

（1）脊柱前面观：自上而下椎体逐渐增宽，自第 2 骶椎以下因不承重又逐渐变小。

（2）脊柱后面观：可见棘突纵列形成的纵嵴。颈椎棘突短而分叉近水平位；胸椎棘突细长，呈叠瓦状斜向后方；腰椎棘突呈板状，水平伸向后方，且棘突间隙较宽，适合腰椎穿刺。

（3）脊柱侧面观：可见 4 个生理性弯曲，分别为颈曲、胸曲、腰曲和骶曲。其中颈曲和腰曲凸向前，胸曲和骶曲凸向后。这些生理性弯曲增大了脊柱的弹性，对维持人体的重心平衡及减轻震荡有重要意义。

（4）脊柱的运动：脊柱具有支持、保护和运动等功能。相邻两椎骨间的活动很有限，但整个脊柱的活动度却很大。脊柱可作屈、伸、侧屈、旋转和环转等运动，其中颈部和腰部的运动幅度较大。故损伤也较为常见。

624. 胸廓组成及胸廓整体观包括哪些？

胸廓是由 12 块胸椎、12 对肋、1 块胸骨和它们之间的连结共同构成。

（1）胸廓的整体外观呈上窄下宽、前后略扁的圆锥形，容纳胸腔脏器。胸廓上口较小，由胸骨柄上缘、第 1 肋和第 1 胸椎体围成。

（2）胸廓下口宽而不整，由第 12 胸椎、第 11 及第 12 肋前端、肋弓和剑突两侧肋弓之间的夹角称胸骨下角。剑突与肋弓之间的夹角称剑肋角，左剑肋角是心包穿刺的常选部位。相邻两肋之间的间隙称肋间隙。

625. 胸廓正常与病态表现是什么？

（1）胸廓的形状与年龄、性别和健康状况有关。

（2）新生儿胸廓呈桶状，肋平举。

（3）女性胸廓较小，短而圆。

（4）老年胸廓下塌，变扁变长。

（5）佝偻病患儿的胸廓前后径增大，胸骨向前突出形成“鸡胸”。

（6）肺气肿患者的胸廓各径线都增大，形成“桶状胸”。

626. 胸廓的运动功能是什么？

（1）胸廓除支持和保护胸腔脏器外，主要参与呼吸运动。

（2）在吸气时，肋前端上举，胸骨上升，胸廓前后径和横径均加大，胸腔容积增大；呼气时，在重力和胸廓弹性的作用下自然回位，胸腔容积缩小。

627. 上肢骨的连接及特点是什么？

包括锁骨、肩胛骨、肱骨、尺骨、桡骨和手骨。锁骨位于颈部和胸部之间，全长均可在体表摸到。锁骨呈“—”形，上面平滑，下面粗糙，分一体两端。内侧端粗大称胸骨端，与胸骨柄构成胸锁关节。外侧端扁平称肩峰端，与肩峰相关节。锁骨体有两个弯曲，内侧 2/3 凸向前，外侧 1/3 凸向后。锁骨的外、中 1/3 交界处较细，骨折易发生于此处。

628. 肩胛骨解剖部位及特点是什么?

（1）位于胸廓后外侧，为三角形扁骨。

（2）分两个面、三个缘和三个角。

（3）前面为一大而浅的窝称肩胛下窝，后面上方有一向外上方突出的骨嵴称肩胛冈，冈的外侧端扁平称肩峰，是肩部的最高点。

（4）冈的上、下各有一窝，分别称冈上窝和冈下窝。

（5）内侧缘对向脊柱。外侧缘较厚，对向腋窝。上缘最短，近外侧有一小切迹称肩胛切迹，其外侧向前伸出一指状突起称喙突。

（6）上角在内上方，与第2肋相对应；下角对应第7肋，易于摸到，是确定肋骨序数的体表标志。外侧角膨大，有一梨形的关节面称关节盂，与肱骨头形成肩关节。

629. 肱骨的典型特点是什么?

（1）位于上臂，是典型的长骨，分一体和两端。

（2）上端有朝向后内上方的半球形肱骨头，头周围的环形窄沟称解剖颈。

（3）上端向外侧的突起称大结节；向前突出的称小结节，两结节向下延伸的骨嵴，分别称大结节嵴和小结节嵴。

（4）上端与肱骨体交界处称外科颈，此处易发生骨折。

630. 肱骨外的肌肉及后内侧有哪条神经?

肱骨体外侧面中部有一V形隆起的粗糙面称三角肌粗隆，这是三角肌的附着处。在粗隆的后内侧有一螺旋状浅沟称桡神经沟，桡神经紧贴沟中经过，因而此段骨折，易损伤桡神经。

631. 肱骨下端骨折易损伤的神经是哪条?

（1）肱骨下端略向前弯曲，前后扁、左右宽，末端有两个关节面，内侧的形如滑车称肱骨滑车；外侧小，呈球形称肱骨小头。

（2）肱骨滑车的后上方有一个大窝称鹰嘴窝。

（3）下端两侧各有一突起，分别称内上髁和外上髁，二者易于摸到。

（4）内上髁后面有尺神经沟，其中有尺神经经过。

632. 尺骨的重要体表标志是什么?

（1）尺骨位于前臂的内侧。上端大、下端小，中部为尺骨体。

（2）上端有两个朝前的明显突起，上方大者称鹰嘴，下方小者称冠突，二者间的半月形关节面称滑车切迹，它与肱骨滑车相关节。

（3）鹰嘴向后的突起是上肢的重要体表标志。在滑车切迹的下外侧有一小关节面称桡切迹。

（4）尺骨体后面全长可被摸到。下端有球形的尺骨头，其后内侧有向下的突起称茎突，此突形成腕部后内侧的明显突起，是重要的体表标志。

633. 桡骨解剖结构及体表标志是什么?

（1）桡骨位于前臂的外侧，上端小，下端大，中部为桡骨体。

（2）上端有扁圆形的桡骨头，头上面有关节凹，它与肱骨小头相关节。头的周围为环状关节面，与尺骨桡切迹相关节。

（3）桡骨头下方缩细的部分为桡骨颈，颈下有向前内侧突出的桡骨粗隆。

（4）桡骨体呈三棱柱状。下端略向前弯曲，左右较宽。下面有腕关节面，它与腕骨形成桡腕关节。

（5）下端外侧向下突出的部分称茎突，是重要的体表标志。下端内侧有凹形关节面称尺切迹，与尺骨头相关节。

634. 手骨的组成是什么？

手骨有 8 块腕骨、5 块掌骨和 14 块指骨。

（1）腕骨均属短骨，分近侧和远侧两列，由桡侧向尺侧排列，近侧列依次为手舟骨、月骨、三角骨和豌豆骨，远侧列依次为大多角骨、小多角骨、头状骨和钩骨。

（2）掌骨：属长骨，从外侧向内侧依次排列为第 1 ~ 5 掌骨。

（3）指骨：属长骨，除拇指两节外，其余均 3 节。由上向下依次称近节指骨、中节指骨和远节指骨。

635. 上肢骨连接形成的关节有几处？

（1）肩关节：由肩胛骨的关节盂和肱骨头构成。肱骨头的关节面较大，关节盂的面积仅为关节头的1/3或 1/4，因此，肱骨头的运动幅度较大。

（2）肘关节：由肱尺、肱桡和桡尺近侧三组关节包于一个关节囊内构成，故称为复关节。

（3）桡腕关节：由桡骨下端的腕关节面和关节盘的下面形成关节窝，与舟、月、三角骨的近侧关节面联合组成的关节头共同构成。

636. 下肢骨的连接及组成是什么？

下肢骨包括：髋骨、股骨、髌骨、胫骨、腓骨和足骨。

髋骨由髂骨、坐骨和耻骨组成，15 岁前三骨之间由软骨结合，成年后软骨逐渐骨化，三骨体融合于一大而深的窝，称髋臼。髋臼内有一半月形关节面，与股骨头形成髋关节，髋臼下缘缺损处称髋臼切迹。

637. 髂骨的解剖位置及骨性标志是什么？

（1）髂骨位于髋骨的后上部，分体和翼两部。

（2）髂骨体构成髋臼的上部，肥厚粗壮。髂骨翼在体的上方，为宽阔的骨板，中部较薄，上缘称髂嵴，髂嵴的前端有上、下两个骨突，分别叫做髂前上棘和髂前下棘。

（3）后端也有上、下两骨突，分别为髂后上棘和髂后下棘。

（4）髂嵴的前、中 1/3 交界处向外侧突出称髂结节，它是一个重要骨性标志，临床常在此处进行骨髓穿刺。

（5）两侧髂嵴最高点的连线，一般平对第 4 腰椎棘突，是计数椎骨的标志，临床上腰椎穿刺或麻醉多用此法定位。

（6）髂骨翼内面平滑稍凹称髂窝，其下界为突出的弓状线，弓状线前端有一隆起称髂耻隆起，髂窝的后部粗糙称耳状面，与骶骨耳状面形成骶髂关节。

638. 坐骨的解剖结构是什么？

坐骨位于髋骨后下部，分为体和支两部。坐骨体构成髋臼的后下部，肥厚粗壮，体向前延续为坐骨支，其后下为粗大的坐骨结节。髂后下棘与坐骨结节之间有两个切迹，上方大而深的称坐骨大切迹，下方小而浅的称坐骨小切迹，二者间的尖锐突起称坐骨棘。

639. 耻骨是怎样形成的?

（1）耻骨位于髋骨前下部，分为体和上下两支。耻骨体较肥厚，从体向前内延伸为耻骨上支，后下为耻骨下支，两支转弯处内侧有一椭圆形的粗糙面，称耻骨联合面。

（2）耻骨上支的前端有一突起，称耻骨结节。自结节向后上延伸为一条较锐利的嵴称耻骨梳。耻骨与坐骨围成的大孔称闭孔。

640. 股骨解剖结构及体表标志是什么?

（1）股骨位于股部，是人体最粗最长的长骨，可分上下两端和一体。

（2）上端内上方的半球状膨大称股骨头，其中部稍下方的小凹陷称股骨头凹，股骨头韧带附于此凹。

（3）头下缩细部称股骨颈，颈与体的夹角称颈干角。

（4）颈体交界处有向外上突出的隆起称大转子，向后内突出的隆起称小转子。

（5）股骨体粗壮，圆柱形，微向前凸，其后方纵行的骨嵴称粗线，向上延续为粗糙的突起称臀肌粗隆，向下逐渐分离，其间三角形有肌附着的面称腘面。

（6）下端向两侧膨大并向后弯曲形成内侧髁和外侧髁，两髁之间的深窝称髁间窝，两髁侧面上方分别有突出的内上髁和外上髁，在体表易于摸到，是重要的体表标志。

641. 髌骨解剖结构及特点是什么?

髌骨位于膝关节前方，是全身最大的籽骨，略呈三角形，底朝上，尖朝下，股四头肌腱包于它的前面，参与构成膝关节。

642. 胫腓骨的解剖结构是什么?

胫骨位于小腿内侧，是典型的长骨，分一体和两端。上端粗大，形成与股骨内、外侧髁相对应的内侧髁和外侧髁，两髁之间有向上的隆起称髁间隆起，上端前面有一粗糙的隆起，叫做胫骨粗隆，在体表易于摸到。胫骨体呈三棱柱形。下端下面为下关节面，其内侧向下突出的部分称内髁，是重要的体表标志，下端的外侧面有腓切迹，与腓骨下端相连。

腓骨位于小腿部的后外侧，细而长。上端膨大称腓骨头，其前内侧的关节面与胫骨相关节。下端膨大部称外踝，其内侧有外踝关节面，参与形成距小腿关节。

643. 足骨是由几块骨组成其特点是什么?

足骨由 7 块跗骨、5 块跖骨和 14 块趾骨组成。

（1）跗骨：位于足骨的近侧部，属于短骨，共 7 块，可分为三列，即近侧列相叠的距骨和跟骨，中间列的舟骨，远侧列的第 1 ~ 3 楔骨和骰骨。

（2）跖骨：共 5 块，由内侧向外侧依次称第 1 至第 5 跖骨。

（3）趾骨：共 14 块，形状和排列与指骨相似，但都较短小。

644. 骨盆的解剖及男女差异是什么?

（1）骨盆由骶骨、尾骨和左右髋骨及其韧带连接而成。

（2）骨盆被斜行的界线（后方起于骶骨岬，经髂骨弓状线，髂耻隆起，耻骨梳、耻骨结节和耻骨联合上缘连线）分为两部：界线以上叫大骨盆，界线以下叫小骨盆，小骨盆下口高低不平，其周界由后向前为尾骨尖、骶结节韧带、坐骨结节、坐骨支、耻骨下支、耻骨联合下缘。

（3）下口两侧有韧带交叉，与坐骨大、小切迹分别围成坐骨大孔和坐骨小孔。

（4）成年男女骨盆有着显著的差异，女性骨盆全形短而宽阔，上口为圆形，较宽大，下口的各径（矢状径和横径）均较男性大，与其承担妊娠和分娩机能相适应。

645. 髋关节的组成有哪些特点？

（1）髋关节由股骨头与髋臼构成。在髋臼的边缘有关节盂缘附着，加深了关节窝。

（2）关节囊厚而坚韧，股骨颈的前面完全被包在囊内，而后面有一部分处于关节囊外，所以股骨颈骨折时，根据其骨折部位而有囊内、囊外和混合性骨折之分。

（3）髋关节周围有韧带加强，主要是前面的髂股韧带，长而坚韧，可限制大腿过度后伸，对维持直立姿势具有重要意义。

（4）髋关节能作屈伸、收展、旋转及环转运动。由于股骨头深嵌在髋臼中，髋臼又有关节盂缘加深，故运动范围较小。加之关节囊厚，限制关节运动幅度的韧带坚韧有力，因此，与肩关节相比，该关节的稳固性大。

646. 膝关节的组成是什么？

（1）膝关节由股骨内、外侧髁和胫骨内、外侧髁以及髌骨构成，为人体最大且构造最复杂的关节，损伤机会亦较多。

（2）关节囊较薄而松弛，附着于各骨关节软骨的周缘。

（3）关节囊的周围有韧带加固。前方的叫髌韧带，是股四头肌肌腱的延续（髌骨为该肌腱内的籽骨），从髌骨下端延伸至胫骨粗隆，在髌韧带的两侧，有髌内、外侧支持带，关节囊后方有腘斜韧带加强，内侧有胫侧副韧带，外侧为腓侧副韧带。

（4）关节囊的滑膜层广阔，在髌上缘，滑膜向上方呈囊状膨出约 4 厘米左右，称为髌上囊。

（5）在股骨、胫骨关节面之间，垫有由纤维软骨构成的半月板。半月板的外缘较厚，与关节囊紧密相连，内缘薄而游离；上面略凹陷，对向股骨髁，下面平坦，朝向胫骨髁。

（6）内侧半月板大而较薄，呈“C”形，外侧半月板较小，呈环形，半月板使关节头和关节窝更加适应，也增加了运动的灵活性，由于具有一定的弹性，还能缓冲重力，起着保护关节面的作用。

（7）膝关节内有两条交叉韧带，前交叉韧带有限制胫骨前移的作用。后交叉韧带具有限制胫骨后移的作用。膝关节可作屈伸运动，在半屈膝位时，小腿可做旋转运动。

647. 踝关节又称什么关节有哪些特点？

踝关节由胫、腓骨下端的关节面与距骨滑车构成，故又名距小腿关节。关节囊前后较薄，两侧较厚，并有韧带加强，外侧韧带较内侧韧带薄弱，故足过度内翻会引起扭伤。踝关节可作背屈及跖屈运动。足尖向上，足与小腿间的角度小于 90°叫背屈，反之叫做跖屈。

648. 成人颅骨组成及解剖结构是什么？

（1）成人颅骨共 23 块。除下颌骨和舌骨外，各颅骨相互连成一个整体，对脑和感觉器官起保护和支持作用。

（2）颅骨分为脑颅骨和面颅骨两部分。脑颅骨有 8 块，围成颅腔，容纳脑，即前方突出的额骨，头顶两侧各一块顶骨，后方突出的枕骨，两耳处各一块颞骨，下方颅底中部有一块形如蝴蝶的蝶骨，其前方有筛骨。

（3）面颅骨有 15 块，构成面部支架，容纳感觉器官，即下方的下颌骨，上方的一对称上颌骨，紧靠上颌骨后方各有一块腭骨，两上颌骨之间有形成鼻背的一对鼻骨，两上颌骨外上方各有一块颧骨，它形成面的颧部。

（4）鼻腔正中有一块犁骨，鼻腔外侧壁下方有下鼻甲。两眶内侧壁各有一块小的泪骨。此外，还有位于颈部上方游离的一块舌骨。

649. 颅的上面、侧面及前面观体表标志是什么？

（1）颅的上面称颅顶，有呈工字形的三条缝。前方的称冠状缝，位于额骨与顶骨之间；位于正中两顶骨之间的称矢状缝；后方顶骨与枕骨之间的称人字缝。这些缝一般在 40 岁以后逐渐融合。

（2）颅的侧面中部有外耳门，向内通外耳道，自外耳门向前有一骨梁称颧弓，外耳门后方向下的突起称乳突，二者均为颅骨的重要体表标志。

颧弓之上大而浅的凹陷为颞窝，颞窝内额骨、顶骨、颞骨和蝶骨 4 骨相交于翼点，此点是一个 H 形区域，此处骨质最薄，内临脑膜中动脉前支，此区的外伤或骨折，容易损伤该血管引起颅内出血而危及生命。

（3）颅的前面，中部有一对容纳眼球的眶和位于其间的骨性鼻腔。

650. 眶是什么形状？分为几个壁？

（1）眶为四面锥形腔，后方的眶尖有视神经管与颅中窝相通；前方的眶底称眶口；上、下缘分别称眶上缘与眶下缘，眶上缘的中、内 1/3 交界处有眶上孔或眶上切迹，有血管和神经通过。

（2）眶有四个壁：内侧壁前下部有泪囊窝，此窝向下经鼻泪管通向鼻腔；上壁前部外侧面有一容纳泪腺的泪腺窝；下壁中部有眶下沟，此沟向前经眶下管与眶下孔相通；外侧壁最厚，上壁与外侧壁之间的后方为眶上裂，下壁与外侧壁之间为眶下裂；眶上、下裂均有血管和神经通过。

651. 骨性鼻腔的结构是什么？

（1）骨性鼻腔正中有骨鼻中隔，将鼻腔分为左、右两部分，前方共同的开口称梨状孔，后方有两个鼻后孔。

（2）鼻腔外侧壁自上而下有 3 个突起，分别称上鼻甲、中鼻甲和下鼻甲。各自的下方为鼻道，分别称上鼻道、中鼻道和下鼻道。

（3）鼻泪管开口于下鼻道。此外，鼻道内有鼻旁窦的开口。

（4）鼻旁窦又称副鼻窦，是与鼻腔相通的含气空腔，包括上颌窦、额窦、筛窦和蝶窦，对发音共鸣和减轻颅骨重量起一定的作用。

652. 颅底外面及颅底内面的特点是什么？

颅底外面的后部正中有一大孔称枕骨大孔，其两侧有隆起的枕髁，它和寰椎的上关节面形成寰枕关节。髁的前方有一边缘不整的孔称破裂孔，髁的前外侧有一孔称颈静脉孔，在颈静脉孔前方有颈动脉管，向内通向破裂孔。在乳突前内侧有一尖锐的茎突，它与乳突间有一小孔称茎乳孔；孔内为面神经管。枕髁根部有一向前外方开口的舌下神经管外口。茎突的前外侧有明显的关节窝称下颌窝，窝前的突起称关节结节。颅底外面后部正中的突起称枕外隆凸。颅底外面前部上颌牙齿围绕的部分称骨腭。

颅底内面由前向后分为 3 个窝：①颅前窝；②颅中窝；③颅后窝。

653. 下颌骨与舌骨的形状是什么？

下颌骨呈马蹄铁形，分中部的下颌体和两侧的下颌支，二者相交处为下颌角。

舌骨：位于下颌骨下方，呈马蹄铁形。

654. 新生儿颅骨的特征及变化是什么？

新生儿颅骨的高度与身高比较，相对较大，约为身高的 1/4，而成年人约占 1/7。面颅小，脑颅大。骨与骨间尚有一定的间隙，由结缔组织膜封闭称为颅囟，其中较大的位于矢状缝前后，分别称前囟和后囟；前囟一般于一岁半左右闭合，后囟于生后不久即闭合。

655. 颅骨的连接是什么？

（1）直接连接：颅骨各骨之间借缝、软骨或骨性连结，彼此结合牢固。

（2）颞下颌关节：由下颌头和颞骨的下颌窝组成，关节囊比较松弛，关节囊的外侧有韧带加强，关节腔内有关节盘。颞下颌关节属于联合关节。两侧同时运动可使下颌骨上提、下降、前进、后退以及侧方运动。

656. 肌肉可分为哪三种？各分布于哪些部位？

（1）肌肉根据构造不同可分为平滑肌、心肌和骨骼肌。

（2）平滑肌主要分布于内脏的中空器官及血管壁；心肌为构成心壁的主要部分；骨骼肌主要附着于骨骼，是运动系统的动力部分。

657. 骨骼肌的组成及其分类是什么？

（1）骨骼肌包括肌腹和肌腱两部分。

（2）肌腹主要由肌纤维（即肌细胞）组成，色红而柔软，可收缩。

（3）肌腱主要由平行致密的胶原纤维束构成，色白、强韧而无收缩功能，位于肌腹的两端。

（4）肌借腱附着于骨骼。肌的形态多样，可分为长肌、短肌、扁肌和轮匝肌四种。

658. 筋膜分为哪两种？

筋膜分浅、深两种。

（1）浅筋膜：位于真皮之下，亦称皮下筋膜，包被身体各部，由疏松结缔组织构成，内含浅动脉、浅静脉、皮神经、淋巴管和脂肪组织等。

（2）深筋膜：又称固有筋膜，位于浅筋膜的深面，由致密结缔组织构成，它包裹肌、肌群和体壁以及血管、神经等，遍布全身且互相连续。深筋膜包绕肌群形成筋膜鞘，包绕血管、神经形成血管神经鞘。在病理情况下，筋膜鞘可潴留脓液，抑制炎症的扩散。

659. 滑膜囊炎的症状是什么？

滑膜囊为封闭的结缔组织小囊，形扁壁薄，内含滑液，多存在于腱与骨面接触处，以减少两者间的摩擦。有些滑囊邻近关节，可与关节腔相交通。滑膜囊发炎时可致局部疼痛和功能障碍。

660. 腱鞘的结构是什么？

手、足部的一些长肌腱，活动性大，腱鞘包套在这些长肌腱的表面，可保持腱的位置和减少运动时与骨面的摩擦。腱鞘分内、外两部分，外部是深筋膜增厚而成的纤维层；内部为双层套管状的滑膜层，一层紧贴在纤维层内面，另一层包被在腱的表面，两层的移行部称腱系膜，供应腱的血管、神经由此通过。滑膜层内含少量滑液，使腱在鞘内能自由滑动。

661. 头肌的分类及其分布是什么？

头肌分为表情肌和咀嚼肌。

（1）表情肌：属于皮肌，大都配布在口、眼、鼻周围。收缩时牵拉面部皮肤，作出喜、怒、哀、乐等各种表情活动。

（2）咀嚼肌：包括咬肌、颞肌、翼内肌和翼外肌，位于下颌关节的周围。

662. 颈肌的分类及其分布是什么？

颈肌：分为颈浅肌群，舌骨上、下肌群和颈深肌群。

颈浅肌群包括颈阔肌和胸锁乳突肌，前者位于颈部浅筋膜中，后者斜列于颈部两侧。舌骨上肌群位于舌骨和下颌骨之间，舌骨下肌群位于舌骨与胸骨之间，颈深肌群位于颈椎两侧。

663. 躯干肌分为四种位于哪些部位？

可分为背肌、胸肌、膈和腹肌。

（1）背肌：位于躯干后面，分浅、深两群。浅群主要有斜方肌和背阔肌；斜方肌位于颈部和背上部，背阔肌位于背下部，深群主要有骶棘肌，纵列于脊柱两侧。

（2）胸肌：主要有胸大肌、胸小肌、肋间内肌和肋间外肌，均参与呼吸。胸大肌位于胸廓的前上部，胸小肌位于胸大肌深面，肋间外肌位于各肋间隙的浅层，肋间内肌位于肋间外肌的深面。

（3）膈：位于胸腔与腹腔之间，呈穹隆状。膈是重要的呼吸肌，收缩时膈顶下降，胸腔扩大，助吸气；舒张时恢复原位，胸腔容积缩小，助呼气。膈与腹肌同时收缩则增加腹压，可协助排便、分娩和呕吐等活动。膈上有三个裂孔：①主动脉孔，有主动脉和胸导管通过；②食管裂孔，有食管和迷走神经通过；③腔静脉孔，有下腔静脉通过。

（4）腹肌：位于胸廓下缘与骨盆上缘之间，构成腹壁。中线两侧，腹外斜肌位于腹侧壁浅层，腹内斜肌位于腹外斜肌深面，腹横肌位于腹内斜肌的深面。腹肌同时收缩可增加腹压，协助排便、分娩和呕吐等动作。

664. 四肢肌的分布如何？

分为上肢肌和下肢肌。

（1）上肢肌：分为上肢带肌、上臂肌、前臂肌和手肌。

（2）下肢肌：分为髋肌、大腿肌、小腿肌和足肌。

665. 上肢肌的分布及其结构是什么？

（1）上肢带肌：配布于肩关节周围，可运动肩关节。主要的上肢带肌有三角肌。

（2）上臂肌：主要运动肘关节，分为前、后两群。前群为屈肌，主要有肱二头肌、肱肌；后群为伸肌，主要有肱三头肌。

（3）前臂肌：位于桡骨和尺骨周围。分为前、后两群，前群为屈肌群，后群为伸肌群。前臂肌的肌腹多在前臂上半部，向下形成细长的腱，并跨过两个以上的关节。主要作用于肘关节、腕关节和手关节。

（4）手肌：位于手的掌面，肌短小。主要作用为运动手指。人类手指的运动灵巧多样，除一般屈伸和收展外，还有对掌运动。位于桡侧的手肌在手掌的拇指侧形成一隆起，称鱼际，可运动拇指。位于尺侧的手肌，在手掌小指侧形成一小隆起，称小鱼际，可运动小指。

666. 下肢肌的形态结构及其分布是什么？

（1）髋肌：配布于髋关节周围，运动髋关节。分为前、后两群，前群为屈肌，主要有髂腰肌；后群为伸肌，主要有臀大肌、臀中肌和臀小肌。

（2）大腿肌：位于股骨周围、可分为前群、后群和内侧群。前群为屈肌，有缝匠肌和股四头肌，缝匠肌主要作用是屈小腿，股四头肌主要作用是伸小腿；后群为伸肌，有股二头肌、半腱肌和半膜肌，主要作用是伸大腿和屈小腿；内侧群为内收肌，有大收肌和长收肌。

（3）小腿肌：可分为前群、外侧群和后群。前群位于胫骨、腓骨和骨间膜的前面。为伸（足背屈）踝关节肌和伸趾肌；外侧群位于腓骨的外侧，为足的外翻肌；后群位于胫骨、腓骨和骨间膜的后面，为屈膝、屈踝关节和屈趾肌。其中小腿三头肌由腓肠肌和比目鱼肌组成，二肌合并后以粗大的跟腱止于跟骨结节，是踝关节的有力屈肌，对于走路、跑、跳和维持人的站立姿势起着十分重要的作用。

（4）足肌：主要位于足底，配布情况与手掌肌相似，主要作用是运动足趾和维持足弓。

667. 消化系统的组成包括哪些？

消化系统由消化管和消化腺两部分组成。消化管包括口腔、咽、食管、胃、小肠（十二指肠、空肠、回肠）和大肠（盲肠、结肠、直肠）等部。临床上把十二指肠以上的消化管称上消化道，空肠以下的消化管称下消化道。消化腺有唾液腺（腮腺、下颌下腺、舌下腺）、肝和胰和消化管壁内的小消化腺，它们均借导管，将分泌物排入消化管内。

668. 口腔及腭的结构是什么？

口腔是消化管的起始部。口腔前为上、下唇，后为咽峡，两侧为颊，上为腭，下为口底。口腔以上、下牙弓为界分为口腔前庭和固有口腔两部分。当上、下牙列咬合时，口腔前庭与固有口腔仅可经第三磨牙后方的间隙相通，临床患者牙关紧闭时可经此插管或注入营养物质。

腭构成口腔的上壁，分隔鼻腔和口腔，腭分前 2/3 为硬腭，后 1/3 为软腭。硬腭以骨腭为基础，表面覆以黏膜。软腭由骨骼肌和黏膜构成。

669. 牙的形态特征是什么？

牙嵌于上、下颌骨的牙槽内，是人体最坚硬的器官。具有机械加工（咬切、撕裂、磨碎）食物和辅助发音的作用。牙在外形上可分为牙冠、牙颈和牙根三部分。暴露在口腔内的称牙冠，嵌于牙槽内的称牙根，牙冠与牙根交界部分称牙颈。每个牙根有牙根尖孔通过牙根管与牙冠内较大的牙冠腔相通。牙根管与牙冠腔合称牙腔或髓腔。

670. 牙的形态可分几类？

（1）根据牙的形态和功能，可分为切牙、尖牙、前磨牙和磨牙。

（2）切牙牙冠呈凿形，尖牙牙冠呈锥形，它们都只有一个牙根。

（3）前磨牙牙冠呈方圆形，一般也只有一个牙根。

（4）磨牙的牙冠最大呈方形，上颌磨牙有 3 个牙根，而下颌磨牙只有 2 个牙根。

671. 牙的生长过程是什么？

（1）人的一生中只换一次牙。

（2）第一套牙称乳牙，一般在出生后 6 ~ 7 个月开始萌出，3 岁左右出全，共 20 个。

（3）第二套牙称恒牙，6 ~ 7 岁时，乳牙开始脱落，恒牙中的第一磨牙首先长出，12 ~ 14 岁逐步出全并替换全部乳牙。

（4）而第三磨牙萌出最迟称迟牙，到成年后才长出，有的甚至终生不出。因此恒牙数 28 ~ 32 个均属正常。

672. 牙是如何排列及组织结构是什么？

乳牙上、下颌左右各 5 个，共 20 个。恒牙上、下颌左右各 8 个，共 32 个。

临床上为了记录牙的位置，常以“ + ”记号划分 4 区，表示左、右侧及上、下颌的牙位，并以罗马数字 Ⅰ ~ Ⅴ 表示乳牙，用阿拉伯数字 1 ~ 8 表示恒牙。如“$\overline{\text{Ⅲ}|}$”代表右下颌的乳尖牙；“$\overline{|6}$”代表左下颌第一恒磨牙。

牙由牙本质、釉质、牙骨质和牙髓组成。牙本质构成牙的大部分。在牙冠部的牙本质表面覆有坚硬洁白的釉质。在牙颈和牙根部的牙本质外面包有牙骨质。牙腔内有牙髓，由神经、血管和结缔组织共同构成。牙髓发炎时常可引起剧烈疼痛。

673. 牙周组织分为几部分其功能作用是什么？

包括牙周膜、牙槽骨和牙龈三部分，对牙起保护、固定和支持的功能。牙周膜是介于牙根和牙槽骨之间的致密结缔组织。牙龈是口腔黏膜的一部分，血管丰富，包被牙颈，与牙槽骨的骨膜紧密相连。如果牙周组织发炎，易使牙松动。

674. 舌的位置及形态功能是什么？

舌位于口腔底。是肌性器官，表面覆有黏膜。具有协助咀嚼、吞咽食物，感受味觉和辅助发音的功能。

舌分舌尖、舌体和舌根三部分。舌有上、下两面。上面称舌背，其后部见“ ∧ ”形的界沟将舌分为前 2/3 的舌体和后 1/3 的舌根。舌体的前端称舌尖。

675. 舌黏膜的结构及功能是什么？

（1）舌黏膜淡红色，覆于舌的表面。在舌背黏膜上有许多小突起，称舌乳头。

（2）按形状可分为四种：①丝状乳头数量最多，如丝绒状，具有一般感觉功能；②菌状乳头形体较大，呈鲜红色；③轮廓乳头最大，排列于界沟前方。除丝状乳头外，其他舌乳头均含有味觉感受器，称味蕾，能感受甜、酸、苦、咸等味觉刺激。

（3）在舌背根部的黏膜内，有许多由淋巴组织集聚而成的突起，称舌扁桃体。舌下面的黏膜在舌的中线处有连于口腔底的黏膜皱襞，称舌系带。

（4）在舌系带根部的两侧有 1 对小圆形隆起，称舌下阜，是下颌下腺管和舌下腺大管的开口处。由舌下阜向后外侧延续成舌下襞，舌下腺位于襞的深面，舌下腺小管开口于襞上。

676. 舌肌属于哪类？其功能作用是什么？

（1）舌肌为骨骼肌，可分为舌内肌和舌外肌。

（2）舌内肌收缩时，分别可使舌缩短、变窄或变薄。

（3）舌外肌共有 4 对，其中颏舌肌在临床上较重要，两侧颏舌肌同时收缩，舌向前伸；一侧收缩时使舌尖伸向对侧。如一侧颏舌肌瘫痪，伸舌时舌尖歪向瘫痪侧。

677. 口腔腺包括哪些？

口腔腺又称唾液腺，分泌唾液。有清洁口腔和帮助消化食物的功能。大唾液腺有 3 对。

（1）腮腺是最大的一对，呈不规则的三角形，位于耳部的前下方，上达颧弓，下至下颌角 附近。腮腺管自腮腺前缘穿出，在颧弓下方一横指处，横过咬肌表面，穿颊肌，开口于平对上颌第二磨牙的颊黏膜。

（2）下颌下腺呈现卵圆形，位于下颌骨体的内面，其导管开口于舌下阜。

（3）舌下腺为最小的一对，位于口底舌下襞深面。腺管分大、小两种，舌下腺小管约 10 条，开口于舌下襞；舌下腺大管 1 条，与下颌下腺管共同开口于舌下阜。

678. 食管的位置按行程分为哪三部？

（1）食管为前后扁窄的肌性管道，上端于第 6 颈椎体下缘平面续咽，下行穿过膈的食管裂孔，下端约于第 11 胸椎左侧与胃连接，全长约 25cm。

（2）按其行程可分为颈部、胸部和腹部三部。

（3）颈部较短，长约 5cm，自始端至胸骨颈静脉切迹平面。胸部较长，约 18～20cm，自颈静脉切迹平面至食管裂孔。腹部最短，长 1～2cm，自食管裂孔至贲门。

679. 食管的三个生理狭窄分布于哪里？

食管有三个生理性狭窄：

第 1 个狭窄在食管的起始处，距切牙约 15cm。

第 2 个狭窄在食管与左主支气管交叉处，距切牙约 25cm。

第 3 个狭窄为食管穿过膈的食管裂孔处，距切牙约 40cm。

这些狭窄尤其是第 2 个狭窄常为异物滞留和食管癌的好发部位。

680. 胃的功能及形态是什么？

胃是消化管中最膨大的部分，上接食管，下续十二指肠。胃有容纳食物、分泌胃液和初步消化食物的功能。成人胃的容量约 1500ml。新生儿的胃容量约为 30ml。

形态：胃有前、后两壁，大、小两弯和上下两口。上缘凹而短，朝向右上，称胃小弯，胃钡餐造影时，在胃小弯的最低处，可见一明显切迹，称角切迹，它是胃体与幽门部在胃小弯的分界。下缘凸而长，朝向左下，称胃大弯。胃的上口称贲门，接食管；下口称幽门，通十二指肠。在幽门的表面常有缩窄的环形沟，为幽门括约肌所在之处。

681. 胃可分为哪四部？

（1）胃可分为贲门部、胃底、胃体和幽门部。

（2）位于贲门附近的部分称贲门部；位于贲门平面向左上方凸出的部分称胃底；胃的中间部分称胃体；位于角切迹与幽门之间的部分称幽门部。在幽门部大弯侧有一不太明显的浅沟，称中间沟，此沟将幽门部分为右侧呈管状的幽门管和左侧较为扩大的幽门窦。胃溃疡和胃癌多发生于幽门窦近胃小弯处。

682. 胃的位置和毗邻是什么？

（1）胃大部分位于左季肋区，小部分位于腹上区。

（2）贲门位于第 11 胸椎体左侧，幽门在第 1 腰椎体右侧。

（3）胃前壁右侧邻肝左叶；左侧邻膈，为左肋弓所遮盖；在剑突下方的胃前壁直接与腹前壁相贴，该处是胃的触诊部位。

（4）胃后壁与胰、横结肠、左肾和左肾上腺相邻。

（5）胃底与膈和脾相邻。

683. 胃壁的构造是什么？

（1）胃壁由黏膜、黏膜下层、肌层和浆膜四层构成。

（2）黏膜上皮为柱状上皮。上皮向黏膜深部下陷构成大量腺体（胃底腺、贲门腺、幽门腺），它们的分泌物混合形成胃液，对食物进行化学性消化。

（3）黏膜在幽门处由于覆盖幽门括约肌的表面而形成环状的皱襞叫幽门瓣。

（4）胃肌层由三层平滑肌构成，外层纵形，中层环形，内层斜形，其中环形肌最发达，在幽门处特别增厚形成幽门括约肌。

（5）幽门括约肌和幽门瓣具有控制胃内容物排入十二指肠以及防止肠内容物逆流回胃的作用。

在婴儿，如果幽门括约肌肥厚，可造成先天性幽门梗阻。

684. 肠分几部分，其功能是什么？

肠可分为小肠和大肠。

（1）小肠是消化管中最长的一段，也是进行消化吸收的最重要部分。上起幽门，下连盲肠，成人全长 5～7m，分十二指肠、空肠和回肠三部分。

（2）大肠全长约 1.5m，分为盲肠、阑尾、结肠、直肠和肛管。其功能是吸收水分，分泌黏液，使食物残渣形成粪便排出体外。大肠口径较粗，除直肠、肛管与阑尾外，结肠和盲肠具有三种特征性结构，即结肠带、结肠袋和肠脂垂。结肠带有三条，由肠壁的纵行肌增厚而成，沿肠的纵轴排列，三条结肠带均汇集于阑尾根部。结肠袋是肠管向外膨出的囊状突出。肠脂垂为沿结肠带两侧分布的许多脂肪突起。

685. 十二指肠可分几个部？

（1）介于胃与空肠之间，成人长约 25cm，呈“C”形包绕胰头，按其位置不同可分为上部、降部、水平部和升部四部。

（2）上部：起自胃的幽门，行向右后方，至肝门下方急转向下移行为降部，转折处为十二指肠上曲。上部连于幽门约 2.5cm 的一段肠管，壁较薄，黏膜面较光滑无环状襞，称十二指肠球，是十二指肠溃疡好发部位。

（3）降部：起自十二指肠上曲，沿右肾内侧缘下降，至第3腰椎水平弯向左侧续水平部，折转处称十二指肠下曲。降部内面黏膜环状皱襞发达，在其后内侧襞上有一纵行皱襞，纵襞下端有一突起称十二指肠大乳头，是胆总管和胰管的共同开口处，它距切牙约75cm。有时在大乳头稍上方可见十二指肠小乳头，是副胰管的开口之处。

（4）水平部：自十二指肠下曲起始，向左横行达第3腰椎左侧续于升部。肠系膜上动脉与肠系膜上静脉紧贴此部前面下行。

（5）升部：最短，自第3腰椎左侧斜向左上方，达第2腰椎左侧急转向前下方，形成十二指肠空肠曲，移行于空肠。十二指肠空肠曲被十二指肠悬肌（又称Treitz韧带）连于膈右脚，十二指肠悬肌是手术中确认空肠起始部的重要标志。

686. 空肠和回肠的特点及作用是什么？

（1）空肠和回肠全部为腹膜包被，在腹腔内迂曲盘旋形成肠袢，并由肠系膜连于腹后壁，其活动度较大。

（2）空肠与回肠的黏膜形成许多环状襞，壁上有大量小肠绒毛，因而极大地增加了小肠的吸收面积。

（3）空肠上端起自十二指肠空肠曲，回肠下端接盲肠。空、回肠之间无明显界线，一般空肠占空回肠全长近侧的2/5，占据腹腔的左上部，外观上，空肠管径较粗，肠壁较厚，血管较多，颜色较红，肠系膜内血管弓少，直血管长，黏膜环状襞密而高，绒毛较多，有散在的孤立淋巴滤泡。

（4）回肠占空回肠全长的远侧3/5，位于腹腔右下部，部分位于盆腔内。回肠管径较细，肠壁较薄，血管较少，颜色较淡，环状襞、绒毛疏而低，肠系膜内血管弓多，直血管短，除有孤立淋巴滤泡外，还有集合淋巴滤泡，尤其在回肠下部多见。肠伤寒的病变多侵害集合淋巴滤泡，可并发肠穿孔或肠出血。

687. 盲肠的长度是多少其作用是什么？

（1）盲肠位于右髂窝内，是大肠的起始部，下端呈盲囊状，左接回肠，长6~8cm，向上与升结肠相续。

（2）回肠末端开口于盲肠，开口处有上、下两片唇样黏膜皱襞，称回盲瓣。此瓣既可控制小肠内容物进入盲肠的速度，使食物在小肠内充分消化吸收。又可防止大肠内容物逆流到回肠。

（3）在回盲瓣下方约2cm处，有阑尾的开口。

688. 如何确定阑尾的麦氏点？

（1）阑尾为一蚓状突起，根部连于盲肠的后内侧壁，远端游离，一般长6~8cm。

（2）阑尾的位置变化很大，其根部位置比较固定，三条结肠带均在阑尾根部汇集。

（3）阑尾根部的体表投影，通常在脐与右髂前上棘连线的外、中1/3交点处，称麦氏点（McBurney）。急性阑尾炎时，此点附近有明显压痛，具有一定的诊断价值。

689. 结肠可分为哪四部？

（1）结肠围绕在小肠周围，始于盲肠，终于直肠。可分为升结肠、横结肠、降结肠和乙状结肠四部。

（2）升结肠是盲肠向上延续的部分，至肝右叶下方弯向左形成横结肠。

（3）横结肠向左横行到脾的下部，折向下称降结肠。

（4）降结肠向下至左髂嵴处移行于乙状结肠。

（5）乙状结肠呈乙字形弯曲，在第3骶椎平面续于直肠。乙状结肠借乙状结肠系膜连于骨盆侧壁，活动度较大，由于系膜过长，可造成乙状结肠扭转。

690. 直肠特点及镜检定位标志是什么？

（1）直肠长10～14cm，位于小骨盆腔的后部、骶骨的前方。其上端在第3骶椎前方续乙状结肠，沿骶骨和尾骨前面下行，穿过盆膈，移行于肛管。

（2）直肠并非笔直，在矢状面上有两个弯曲，即骶曲和会阴曲。骶曲是直肠贴于骶、尾骨前面形成凸向后的弯曲；会阴曲是直肠绕过尾骨尖形成凸向前的弯曲。

（3）直肠下段肠腔膨大，称直肠壶腹。直肠内面常有3个直肠横襞，由黏膜和环形肌构成。以直肠右前壁者最大且位置恒定，距肛门约7cm，可作为直肠镜检查的定位标志。

（4）男女直肠的毗邻不同，男性直肠的前方有膀胱、前列腺、精囊；女性直肠的前方有子宫及阴道。

691. 肛管的结构特点是什么？

（1）肛管是盆膈以下的消化管，长约4cm，上续直肠，末端终于肛门。

（2）肛管内面有6～10条纵行的黏膜皱襞，称肛柱。

（3）连于肛柱下端的半月状黏膜皱襞，称肛瓣。肛瓣与相邻肛柱下端围成的小隐窝，称肛窦，粪屑易积存在窦内，如发生感染可引起肛窦炎。

（4）肛瓣与肛柱下端连成锯齿状的环形线，称齿状线，此线以上为黏膜，以下为皮肤。

（5）在齿状线下方约1cm宽的环形带，称肛梳。

（6）在肛门上方1～1.5cm处有一环形线，称白线，此处恰为肛门内、外括约肌分界处。在肛管的黏膜下和皮下有丰富的静脉丛，病理情况下静脉丛曲张突起称为痔。

（7）发生在齿状线以上的称内痔，齿状线以下的为外痔。

（8）肛管周围有内、外括约肌环绕。肛门内括约肌属平滑肌，是肠壁环行肌增厚而成，有协助排便的作用。肛门外括约肌为横纹肌，位于肛门内括约肌周围，可括约肛门，控制排便。

692. 肝是腺体其功能作用是什么？

（1）肝是人体最大的腺体，重1200～1500g，是机体新陈代谢最活跃的器官，具有分泌胆汁、与代谢、贮存糖原、解毒和吞噬防御等，在胚胎时期还有造血功能。

（2）肝血管极为丰富，具有接受双重血液供应的特点，即除接受肝动脉外，还接受肝门静脉的注入。

693. 肝分几叶？第二肝门位于哪个部位？

（1）肝呈红褐色，质软而脆，呈楔形，可分为膈面、脏面和下缘。

（2）膈面隆凸，贴于膈下，膈面的前部由镰状韧带分为大而厚的肝右叶和小而薄的肝左叶。膈面的后部没有腹膜被覆的部分称裸区，裸区的左侧有一较宽的沟称腔静脉沟，有下腔静脉通过。

（3）脏面朝向下后方，与腹腔器官邻接，凹凸不平，可见“H”形沟，将肝分为左叶、右叶、方叶和尾状叶。

（4）“H”形沟中的左纵沟的前部容纳肝圆韧带，是胎儿时期脐静脉闭锁后的遗迹，向前离开此沟后即被包于镰状韧带的游离缘中，连至脐。

（5）左纵沟的后部容纳静脉韧带，是胎儿时期静脉导管的遗迹。

（6）右纵沟的前部容纳胆囊；右纵沟的后部为腔静脉沟，有下腔静脉经过。

（7）横沟称为肝门，是肝固有动脉、肝门静脉、肝左右管以及神经和淋巴管出入之处，这些结构被结缔组织包绕，构成肝蒂。

（8）肝下缘是肝的膈面与脏面的分界线，该缘的前方及左侧较薄锐，而后方及右侧钝圆，在近腔静脉沟处有2~3条肝静脉注入下腔静脉，临床上常称此处为第二肝门。

694. 肝的位置和毗邻是什么？

（1）肝大部分位于右季肋区及腹上区，小部分位于左季肋区。肝大部被胸廓所掩盖，仅在腹上区左、右肋弓间露出，直接与腹前壁接触。

（2）肝的上界与膈穹隆一致，在右侧锁骨中线平第5肋，正中线平胸骨体下端，向左至左锁骨中线平第5肋间。

（3）肝下界在右锁骨中线的右侧与右肋弓一致，但在腹上区肝下缘居剑突下约3cm。

（4）成人在右肋弓下缘不应触到肝，但在左右肋弓之间、剑突下方约3 cm可触及。3岁以下幼儿，由于肝体积相对较大，肝下缘常低下右肋弓下1~2cm，到7岁以上在右肋弓下已不能触及。

（5）肝的脏面在右叶从前向后分别邻接结肠右曲、十二指肠、右肾和右肾上腺；在左叶与胃前壁相邻，后上部邻接食管的腹部。

695. 肝外胆道包括哪些？

肝外胆道包括肝左管、肝右管、肝总管、胆囊管、胆囊与胆总管。

（1）肝总管：长约3 cm，由肝左管和肝右管汇合而成，肝总管下端与胆囊管汇合成胆总管。

（2）胆囊：位于肝脏面的胆囊窝内，形似长茄，为贮存和浓缩胆汁的器官。容量40~60ml。胆囊分底、体、颈、管四部分：前端钝圆称胆囊底，中间称胆囊体，后端变细称胆囊颈，颈移行于胆囊管。

（3）胆囊管长3~4cm，直径约0.3cm。胆囊内面衬有黏膜，其中胆囊颈管和胆囊管的黏膜形成螺旋皱襞，可控制胆汁的进出，胆囊结石易嵌顿于此处。胆囊管、肝总管和肝的脏面围成的三角形区域称胆囊三角（Calot三角），胆囊动脉在此三角内经过。

（4）胆囊底于肝下缘露出，并与腹前壁相贴，胆囊底的体表投影在右锁骨中线与右肋弓相交处。当胆囊病变时，此处常出现明显压痛。

696. 胆总管的结构是什么？

（1）胆总管起自肝总管与胆囊管的汇合处，向下与胰管汇合，长4~8cm，直径0.3~0.6cm。

（2）胆总管在肝十二指肠韧带内下降，经十二指肠上部的后方，至胰头与十二指降部之间与胰管汇合，共同斜穿十二指肠降部的后内侧壁，两者汇合处形成略膨大的肝胰壶腹（Vater壶腹），开口于十二指肠大乳头。

697. 肝胰壶腹括约肌的功能是什么？

（1）肝胰壶腹周围有增厚的环行平滑肌环绕称肝胰壶腹括约肌（Oddi括约肌）。平时肝胰壶腹括约肌保持收缩状态，而胆囊舒张，肝细胞分泌的胆汁经肝左、右管，肝总管，胆囊管进入胆囊储存和浓缩。

（2）进食后，尤其进高脂肪食物，由于食物和消化液的刺激，反射性地引起胆囊收缩，肝胰壶腹括约肌舒张，使胆囊内的胆汁经胆囊管、胆总管排入十二指肠，参与消化食物。

（3）胆道可因结石、蛔虫或肿瘤等造成阻塞，使胆汁排出受阻，并发胆囊炎或阻塞性黄疸等。

698. 胰的组成及胰岛的作用是什么？

（1）胰是人体的第二大腺体，横跨在第 1、2 腰椎的前面，质地柔软，呈灰红色，可分为头、体、尾三部。

（2）胰由外分泌部和内分泌部两部分组成，外分泌部的腺细胞分泌胰液，经各级导管，流入胰腺管，胰腺管与胆总管共同开口于十二指肠。

（3）胰液中含有多种消化酶，对消化食物起重要作用。

（4）内分泌部是指散在于外分泌部之间的细胞团——胰岛，它分泌的激素直接进血液和淋巴，主要参与糖代谢的调节。

699. 腹膜的主要特征是什么？

（1）腹膜是一层薄而光滑的浆膜，由间皮和少量结缔组织构成，为全身面积最大、配布最复杂的浆膜。

（2）腹膜衬于腹盆壁内表面的部分称壁腹膜或腹膜壁层；贴覆于腹、盆脏器表面的部分称脏腹膜或腹膜脏层。

（3）脏、壁腹膜相互延续、移行，共同围成不规则的潜在性腔隙，称腹膜腔。

（4）男性腹膜腔完全封闭；女性腹膜腔则借输卵管腹腔口经输卵管、子宫、阴道与外界相通。

700. 腹腔和腹膜腔是一个概念吗？

（1）腹腔和腹膜腔是两个不同的概念。

（2）腹腔是指小骨盆上口以上由腹壁和膈围成的腔。

（3）腹膜腔是脏、壁腹膜之间潜在性腔隙，内含少量浆液，起润滑和减少脏器间摩擦的作用。

（4）腹腔内的脏器实际上均位于腹膜腔之外。

（5）腹膜有吸收功能，能吸收腹膜腔内的液体和空气等，腹上部腹膜吸收力比下部的强，因此临床对腹膜炎或手术后的患者多采取半卧位，使炎性渗出液流入下腹部，以延缓腹膜对毒素的吸收。

（6）腹膜具有很强的修复和再生能力，它所分泌的浆液可促使伤口的愈合，腹膜所形成的韧带、系膜等结构对脏器有支持和固定作用。

（7）腹膜和腹膜腔内浆液中含有大量巨噬细胞，有防御功能。

701. 腹膜与腹盆腔器官的关系是什么？

根据腹、盆腔器官被腹膜覆盖的程度，可以分为三类，即腹膜内位器官、腹膜间位器官和腹膜外位器官。

（1）腹膜内位器官：是指器官表面均被腹膜覆盖的器官。如胃、十二指肠上部、空肠、回肠、盲肠、阑尾、横结肠、乙状结肠、脾、卵巢和输卵管等。

（2）腹膜间位器官：是指器官大部分被腹膜覆盖的器官。如肝、胆囊、升结肠、降结肠、子宫和充盈的膀胱等。

（3）腹膜外位器官：是指器官仅一面被腹膜所覆盖的器官。如肾、肾上腺、输尿管、胰、十二指肠降部，直肠中下部及空虚的膀胱等。

702. 腹膜与器官的关系对临床有何意义？

了解腹膜与器官的关系，有重要的临床意义。如腹膜内位器官的手术必须通过腹膜腔，而肾、输尿管等腹膜外位器官的手术则不必打开腹膜腔，以避免腹膜腔的感染和术后器官的粘连等。

703. 腹膜形成及结构是什么？

腹膜从腹盆壁内面移行于器官表面或由一个器官移行到另一个器官表面的过程中，形成网膜、系膜和韧带。腹膜结构不仅对器官起着连接和固定的作用，也是血管和神经出入脏器的途径。腹膜又分为网膜和系膜。

网膜由双层腹膜构成，薄而透明，两层腹膜间夹有血管、神经、淋巴管和结缔组织等，包括小网膜、大网膜及网膜囊。

系膜是壁、脏腹膜相互延续移行，形成许多将肠管连至腹后壁的双层腹膜结构。其内含有进出器官的血管、神经、淋巴管、淋巴结和脂肪等。根据系膜包被的结构，分别称肠系膜、阑尾系膜、横结肠系膜和乙状结肠系膜等。

704. 小网膜和大网膜结构是什么？

小网膜包括两部分，左侧部从肝门至胃小弯之间的称肝胃韧带，右侧部从肝门至十二指肠上部之间的，称肝十二指肠韧带，内含有胆总管、肝固有动脉和肝门静脉。小网膜的右侧为游离缘，其后方为网膜孔，通过网膜孔可进入胃后方的网膜囊。

大网膜是连于胃大弯与横结肠之间，似围裙垂于小肠、结肠前面，大网膜由四层腹膜构成，大网膜内含丰富的血管、脂肪等，其中含许多巨噬细胞，有重要的防御功能。

705. 韧带包括哪些？其作用是什么？

（1）韧带是连于腹、盆壁与器官之间或连接相邻器官之间的腹膜结构，对器官有固定作用。

（2）主要有肝上方的镰状韧带和冠状韧带，肝下方的肝胃韧带和肝十二指肠韧带，肝镰状韧带游离缘内的肝圆韧带。

肝圆韧带由胚胎时的脐静脉闭锁后形成。还有连于胃底和脾门之间的胃脾韧带，连于脾门至左肾前面的脾肾韧带等。

706. 隐窝和陷凹男女区别是什么？

（1）肝肾隐窝：位于肝右叶下面与右肾和结肠右曲之间，仰卧时为腹膜腔最低处，为液体易于积聚的部位。

（2）陷凹：主要位于盆腔内。男性在直肠与膀胱之间有直肠膀胱陷凹。女性在膀胱与子宫之间有膀胱子宫陷凹；直肠与子宫之间有直肠子宫陷凹，也称 Douglas 腔，较深，与阴道后穹间仅隔一薄层的阴道后壁。站立或半卧位时，男性直肠膀胱陷凹和女性直肠子宫陷凹是腹膜腔最低部位，故积液常积存在这些陷凹内。

707. 呼吸系统由哪两部分组成？

呼吸系统是机体和外界进行气体交换的器官，由呼吸道和肺两部分组成。呼吸道包括鼻、咽、喉、气管和主支气管，临床上将鼻、咽、喉称为上呼吸道，气管和主支气管称为下呼吸道。肺主要由肺泡和肺内各级支气管及肺间质构成。

708. 鼻及鼻腔的结构是什么？

鼻是呼吸道的起始部，也是嗅觉器官。它分为外鼻、鼻腔和鼻旁窦三部分。

鼻腔以骨和软骨为基础，内面覆以黏膜和皮肤。鼻腔被鼻中隔分为左、右两腔。

鼻中隔由犁骨、筛骨垂直板和鼻中隔软骨等覆以黏膜而成。鼻中隔前下部有一易出血区（Little 区），此区血管丰富而表浅，受外伤或干燥空气刺激，血管易破裂而出血。

鼻腔外侧壁自上而下有上、中、下三个鼻甲凸向鼻腔，三个鼻甲的下方各有一裂隙，分别称上鼻道、中鼻道和下鼻道。在上鼻甲的后上方与鼻腔顶壁间有一凹陷称蝶筛隐窝。下鼻道前部有鼻泪管的开口。

709. 鼻黏膜分几个区其功能是什么？

（1）鼻黏膜按其生理功能分为嗅区与呼吸区。

（2）嗅区位于上鼻甲及与其相对应的鼻中隔以上的黏膜，活体呈苍白或淡黄色，内含有嗅细胞，具有嗅觉功能。

（3）呼吸区为嗅区以外的部分，活体呈淡红色，其特征是黏膜内含丰富的血管及鼻腺上皮有纤毛，可净化空气并提高吸入空气的温度和湿度。

710. 鼻窦的结构及其功能是什么？

（1）鼻窦由骨性鼻窦衬以黏膜而成，能调节吸入空气的温湿度，对发音起共鸣作用。

（2）鼻窦共 4 对，即上颌窦、额窦、筛窦和蝶窦，分别位于同名的颅骨内。

（3）上颌窦、额窦、前筛窦和中筛窦都开口于中鼻道；后筛窦开口于上鼻道；蝶窦开口于蝶筛隐窝。

（4）由于鼻窦黏膜与鼻腔黏膜相延续，故鼻腔炎症易引起鼻旁窦发炎。

（5）上颌窦是鼻窦中最大的一对，因窦口高于窦底，引流不畅，故临床上鼻窦的炎症中以上颌窦炎为多见。

711. 气管的构成及功能是什么？

（1）气管位于食管前方，上接环状软骨，经颈部正中，下行入胸腔，在胸骨角平面分为左、右主支气管，分叉处称气管杈。

（2）气管由 16 ~ 20 个 C 字形的气管软骨环以及连接各环之间的平滑肌和结缔组织构成，气管内面衬有黏膜。

（3）气管环后壁缺口由纤维组织膜封闭，称膜壁。根据气管的行程与位置，可分为颈部和胸部。临床上常在第 3 ~ 5 气管软骨环处进行气管切开术。

712. 主支气管的结构是什么？

（1）主支气管指由气管分出的一级支气管，即左、右主支气管。

（2）左主支气管细而长，平均 4 ~ 5cm，走行较倾斜，经左肺门入左肺。

（3）右主支气管粗而短，平均长 2 ~ 3cm，走行较陡直，经右肺门入右肺。故临床上气管内异物多坠入右主支气管。

713. 肺的位置及含空气比重是多少？

（1）肺位于胸腔内，纵隔两侧，左右各一。

（2）由于膈的右侧较左侧为高，以及心脏位置偏左，故右肺较宽短，左肺较狭长。

（3）幼儿肺呈淡红色，随着年龄增长，吸入空气中的尘埃沉积增多，肺的颜色逐渐变为灰暗或蓝黑色。肺质软，呈海绵状，富有弹性，内含空气，比重小于 1。

714. 肺的形态是什么？

（1）肺形似圆锥形，具有一尖、一底、二面和三缘。

（2）肺尖呈钝圆形，经胸廓上口突至颈根部，高出锁骨内侧 1/3 上方 2 ~ 3cm。

（3）肺底位于膈上面，向上凹，故又称膈面。肋面隆凸，邻接肋和肋间肌内侧面邻贴纵隔，亦称纵隔面，此面中部凹陷处，称肺门，是主支气管、肺动脉、肺静脉、淋巴管和神经等进出之处。

（4）进出肺门的结构被结缔组织包绕，构成肺根。

（5）肺的前缘薄锐，左肺前缘下部有心切迹，切迹下方的舌状突起，称左肺小舌。

（6）肺的后缘圆钝，肺的下缘亦较薄锐。

（7）左肺由从后上斜向前下的一条斜裂分为上、下二叶。右肺除斜裂外，还有一条近于水平方向的水平裂，将右肺分为上叶、中叶和下叶。

715. 肺内支气管及支气管肺段结构是什么？

左、右主支气管分为肺叶支气管，进入肺叶。肺叶支气管在各肺叶内再分为肺段支气管，并在肺内反复分支，呈树枝状，称支气管树。每一肺段支气管及其所属的肺组织，称支气管肺段。各肺段呈圆锥形，其尖朝向肺门，底朝向肺表面。按照肺段支气管的分支分布，左、右肺各分为 10 个肺段。左肺上叶的尖段和后段常合为尖后段；下叶的内侧底段与前底段常合为内前底段，因此左肺也可分为 8 个肺段。当肺段支气管阻塞时，此段的空气进出受阻。根据这些特点，临床上可作定位诊断或作肺段切除术。

716. 左右肺分几段？通用编号是什么？

（1）左肺上叶：尖段（SⅠ）、后段（SⅡ）、前段（SⅢ）；上舌段（SⅣ）、下舌段（SⅤ）（尖后段：SⅠ + SⅡ）。左肺下叶：上段（SⅥ）、内侧底段（SⅦ）、外侧底段（SⅨ）、后底段（SⅩ）。左肺上叶：尖段和后段：尖后段（SⅠ + SⅡ）。左肺下叶：内侧底段、前底段：内侧前底段（SⅦ + SⅧ）。

（2）右肺上叶：尖段（SⅠ）、后段（SⅡ）、前段（SⅢ）。右肺中叶：外侧段（SⅣ）、内侧段（SⅤ）。右肺下叶：上段（SⅥ）、内侧底段（SⅦ）、前底段（SⅧ）、外侧底段（SⅨ）、后底段（SⅩ）。

717. 胸腔、胸膜与胸膜腔的概念是什么？

（1）胸腔：由胸廓与膈围成，上界为胸廓上口与颈部通连；下界借膈与腹腔分隔。胸腔内可分为三部，即左、右两侧为胸膜腔和肺，中间为纵隔。

（2）胸膜：是一层薄而光滑的浆膜，可分为互相移行的脏胸膜与壁胸膜两部分。脏胸膜紧贴肺表面；壁胸膜贴附于胸壁内面、膈上面和纵隔表面。

（3）胸膜腔：是脏胸膜与壁胸下膜在肺根处相互移行形成的封闭腔隙。左右各一，互不相通，腔内呈负压，故使脏、壁胸膜相互贴附在一起，两者间仅有少量浆液，可减少呼吸时两层胸膜间的摩擦。

718. 胸膜的结构是什么？

（1）脏胸膜紧贴肺表面，并伸入肺叶间裂内。

（2）壁胸膜因贴附部位不同可分为 4 部分：①膈胸膜：紧密贴附于膈的上面，不易剥离；②肋胸膜：贴附于肋骨与肋间肌内面；③纵隔胸膜：贴附于纵隔的两侧面，纵隔胸膜的中部包绕肺根移行于脏胸膜；④胸膜顶：突出胸廓上口，伸向颈根部，覆盖于肺尖上方，高出锁骨内侧 1/3 上方 2～3cm。

719. 胸膜隐窝为什么是胸膜积液的积聚处？

（1）壁胸膜相互移行转折处的胸膜腔部分，即使在深吸气时肺缘也不能伸入此空间，胸膜腔的这些部分称胸膜隐窝。

（2）最大最重要的是在肋胸膜和膈胸膜相互转折处，称肋膈隐窝。

（3）肋膈隐窝是胸膜腔的最低部位，胸膜腔积液首先积聚于此处。

720. 胸膜与肺下界的体表投影是什么？

（1）胸膜下界是肋胸膜与膈胸膜的返折线。

（2）右侧起自第 6 胸肋关节处，左侧起自第 6 肋软骨后方，两侧均斜向外下方，在锁骨中线与第 8 肋相交，在腋中线与第 10 肋相交，并转向后内侧，在肩胛线与第 11 肋相交，在脊柱旁平第 12 胸椎棘突高度。

（3）肺下界体表投影比胸膜下界的返折线高出约两个肋骨，即在锁骨中线与第 6 肋相交，在腋中线与第 8 肋相交，在肩胛线与第 10 肋相交，在脊柱旁平第 10 胸椎棘突高度。

721. 纵隔的概念及解剖结构是什么？

纵隔是左、右侧纵隔胸膜之间全部器官、结构和结缔组织的总称。

（1）前界为胸骨，后界为脊柱胸段，两侧界为纵隔胸膜，上界是胸廓上口，下界为膈。

（2）纵隔通常以胸骨角平面（平对第 4 胸椎椎体下缘）将纵隔分为上纵隔与下纵隔，下纵隔再以心包为界，分为前纵隔、中纵隔和后纵隔。

（3）上纵隔内主要内容为胸腺，头臂静脉、上腔静脉、膈神经、迷走神经、喉返神经、主动脉及其三条大分支，食管、气管、胸导管和淋巴结。

（4）前纵隔位于胸骨与心包之间，内有胸腺下部、部分纵隔前淋巴结及疏松结缔组织。

（5）中纵隔位于前、后纵隔之间，内有心包、心和大血管、膈神经、奇静脉弓、心包膈血管及淋巴结。

（6）后纵隔位于心包与脊柱之间，内有主支气管、食管、胸主动脉、胸导管、奇静脉、半奇静脉、迷走神经、胸交感干和淋巴结。

722. 肾的形态及构造是什么？

肾是成对的实质性器官，形似蚕豆。新鲜肾呈红褐色，质柔软，表面光滑。肾的大小因人而异，男性的肾略大于女性。肾可分为上、下两端，前、后两面和内、外侧两缘。肾的上、下端钝圆。前面较凸，朝向前外侧；后面较扁平，紧贴腹后壁。外侧缘隆凸；内侧缘中部凹陷，是肾的血管、淋巴管、神经和肾盂出入的部位，称肾门。出入肾门的结构合称肾蒂。右侧肾蒂较左侧为短。肾门向肾内凹陷形成一个较大的腔，称肾窦，内含肾血管、淋巴管、神经、肾盏、肾盂及脂肪组织等。

在肾的冠状切面上，可见肾实质分为皮质和髓质两部分。

（1）肾皮质主要位于肾的浅层，富含血管，新鲜标本呈红褐色，主要由肾小体和肾小管组成。肉眼可见密布的红色点状颗粒为肾小体。肾皮质伸入肾髓质的部分称肾柱。

（2）肾髓质位于肾皮质的深部，血管较少，色淡，由许多密集的肾小管组成。肾髓质形成15～20个肾锥体。肾锥体的基底朝向皮质，尖端圆钝，朝向肾窦，称肾乳头，突入肾小盏内。肾乳头上有许多乳头孔，肾生成的尿液经乳头孔流入肾小盏内。肾窦内有7～8个呈漏斗状的肾小盏，包绕肾乳头。2～3个肾小盏合成一个肾大盏。每肾有2～3个肾大盏，再汇合成一个前后扁平漏斗状的肾盂。肾盂出肾门后，弯行向下，逐渐变细移行为输尿管。

723. 肾的位置是什么？

（1）肾位于脊柱两侧，腹膜后方，紧贴腹后壁的上部。

（2）左肾上端平第11胸椎，下端平第2腰椎。

（3）右肾因受肝的影响比左肾略低，上端平第12胸椎，下端平第3腰椎。

（4）第12肋斜越左肾后面的中部、右肾后面的上部。

（5）肾门约平第1腰椎，距正中线约5cm。在竖脊肌外侧缘与第12肋之间的部位称肾区（肋脊角）。某些肾疾病患者，叩击或触压该区可引起疼痛。肾的位置一般女性低于男性，儿童低于成人，新生儿肾的位置则更低，甚至可达髂嵴附近。

724. 肾被膜及其结构是什么？

肾的表面包有三层被膜，由内向外为纤维囊、脂肪囊和肾筋膜。

（1）纤维囊：为紧贴肾表面的薄层致密结缔组织膜。正常情况下，易与肾实质分离，但在病理情况下，则与肾实质发生粘连不易剥离。

（2）脂肪囊：为包在纤维囊外周的囊状脂肪组织层，并通过肾门与肾窦内的脂肪组织相连续。脂肪囊对肾起弹性垫样的保护作用。

（3）肾筋膜：位于脂肪囊外周的致密结缔组织膜。肾筋膜分前、后两层包裹肾及肾上腺。

725. 肾筋膜的解剖位置及作用是什么？

（1）肾筋膜两层在肾上腺上方和肾的外侧缘处相互融合。

（2）向下分开，其间有输尿管通过。

（3）向内侧，前层延至腹主动脉和下腔静脉的前面与对侧前层相续，后层与腰大肌筋膜相融合。

（4）肾筋膜向深面发出许多结缔组织小束，穿过脂肪囊连于纤维囊，对肾起固定作用。

（5）肾的正常位置除主要靠肾的被膜外，肾血管、腹膜、腹内压及邻近器官的承托等也起一定的固定作用。

726. 输尿管的概念是什么？

输尿管为一对细长的肌性管道，起于肾盂，终于膀胱，长25～30cm。管壁有较厚的平滑肌，可作节律性蠕动，使尿液不断流入膀胱。

727. 输尿管的行程与分段是什么？

输尿管根据其行程分为三段，即腹段、盆段和壁内段。

（1）腹段：位于腹膜后方，沿腰大肌前面下降，至小骨盆上口处，左、右输尿管分别跨过左髂总动脉末端和右髂外动脉起始部的前面，进入盆腔移行为盆段。

（2）盆段：仍下行于腹膜后方，沿盆壁血管神经表面行向前，男性输尿管与输精管交叉后转向前内侧斜穿膀胱底；女性输尿管入盆腔后，行经子宫颈两侧达膀胱底，在距子宫颈外侧 1～2cm 处，有子宫动脉横过其前上方。当子宫手术结扎子宫动脉时，应注意不要误伤输尿管。

（3）壁内段：为输尿管斜穿膀胱壁的部分，长 1.5～2.0cm，以输尿管口开口于膀胱内面。当膀胱充盈时，膀胱内压增高，压迫壁内段，使管腔闭合，以阻止尿液逆流入输尿管。

728. 输尿管的三处生理性狭窄是指什么？

输尿管全长有三处生理性狭窄：①肾盂与输尿管移行处；②与髂血管交叉处；③壁内段。这些狭窄处常是输尿管结石的滞留部位。

729. 膀胱的结构及其容量是什么？

（1）膀胱是贮尿的囊状肌性器官，其形状、大小、位置及壁的厚度均随尿液的充盈程度、年龄等不同而异。

（2）一般正常成人的膀胱平均容量为 300～500ml，最大容量可达 800ml。

（3）新生儿膀胱容量约为成人的 1/10。

（4）老年人由于膀胱肌的紧张力降低，容积增大。

730. 膀胱的形态是什么？

（1）空虚的膀胱呈三棱锥体形，可分为尖、底、体、颈四部。

（2）膀胱尖细小，朝向前上方。

（3）膀胱底近似三角形，朝向后下方。

（4）膀胱尖与膀胱底之间的部分为膀胱体。

（5）膀胱的最下部称膀胱颈，以尿道内口与尿道相接。膀胱各部之间无明显界限。膀胱充盈时呈卵圆形。

731. 膀胱壁的结构是什么？

（1）膀胱壁内面，空虚时黏膜形成许多皱襞，充盈时，皱襞可全部消失。

（2）在膀胱底内面，位于两输尿管口与尿道内口之间的三角形区域，黏膜始终平滑无皱襞，称膀胱三角，是肿瘤、结核和炎症好发部位。

（3）两输尿管口之间的横行皱襞，称输尿管间襞，呈苍白色，是膀胱镜检时寻找输尿管口的标志。

732. 膀胱的解剖位置是什么？

（1）成人的膀胱位于盆腔的前部。

（2）膀胱的前方为耻骨联合，后方在男性为精囊、输精管壶腹和直肠，在女性为子宫和阴道。

（3）膀胱的下方，男性邻接前列腺，女性邻接尿生殖膈。

（4）膀胱空虚时，膀胱尖一般不超过耻骨联合上缘。

（5）充盈时，膀胱尖上升至耻骨联合以上，由腹前壁返折向膀胱的腹膜也随之上移，使膀胱的前下壁直接与腹前壁相贴。

（6）此时在耻骨联合上方进行膀胱穿刺或膀胱手术，可避免损伤腹膜。

733. 膀胱的发育过程是什么？

（1）新生儿膀胱位置比成人的高，大部分位于腹腔内。

（2）随着年龄的增长和盆腔的发育而逐渐降入盆腔，至青春期达成人位置。

（3）老年人因盆底肌肉松弛，膀胱位置则更低。

734. 男性与女性的尿道区别是什么？

尿道是膀胱与体外相通的一段管道。男、女性尿道差异很大。

（1）女性尿道：较短、宽且较直，长约5cm。起于膀胱的尿道内口，经阴道前方行向前下，穿过尿生殖膈，以尿道外口开口于阴道前庭。穿尿道生殖膈时，周围有尿道括约肌（骨骼肌）环绕，可控制排尿。由于女性尿道短、宽而直，故易引起逆行尿路感染。

（2）男性尿道：兼有排尿和排精功能。起于膀胱的尿道内口，终于尿道外口，成年男性尿道长16～22cm。全长分为3部，即前列腺部、膜部和海绵体部。临床上称前列腺部和膜部为后尿道，海绵体部为前尿道。

735. 前列腺部约长多少？

前列腺部为尿道贯穿前列腺的部分，长约2.5cm，管腔中部扩大呈梭形。其后壁上有射精管和前列腺排泄管的开口。

736. 膜部的作用是什么？

膜部为尿道贯穿尿生殖膈的部分，短而窄，长约1.2cm，其周围有尿道括约肌（骨骼肌）环绕，可控制排尿。

737. 海绵体部的结构是什么？

海绵体部为尿道贯穿尿道海绵体的部分，长约15cm，尿道球内的尿道较宽，称尿道球部，尿道球腺管开口于此。在阴茎头内尿道扩大成尿道舟状窝。

738. 男性尿道有几个狭窄、扩大和弯曲？

（1）男性尿道在行径中粗细不一，有3处狭窄、3处扩大和两个弯曲。

（2）3处狭窄分别位于尿道内口、膜部和尿道外口。

（3）3处扩大分别位于前列腺部、尿道球部和尿道舟状窝。

（4）两个弯曲：一为耻骨下弯，在耻骨联合下方，凹向前上方，位于前列腺部、膜部和海绵体部的起始段，此弯恒定无变化；另一个弯曲为耻骨前弯，在耻骨联合前下方，凹向后下方，位于海绵体部，如将阴茎向上提起，此弯曲可以消失。临床上插入导尿管或器械时，应注意这些解剖特点。

739. 睾丸位置和形态是什么？

（1）睾丸位于阴囊内，左右各一。

（2）睾丸呈扁椭圆形，表面光滑，分为上、下两端，前、后两缘和内、外侧两面。

（3）前缘游离，后缘和上端有附睾贴附，睾丸的血管、神经和淋巴管经后缘出入。

（4）睾丸随着性的成熟而迅速成长，老年人的睾丸则萎缩变小。

740. 睾丸结构和功能是什么？

（1）睾丸表面包有一层坚厚的纤维膜，称白膜。

（2）白膜在睾丸后缘增厚并突入睾丸内形成睾丸纵隔。

（3）从睾丸纵隔发出许多放射状的睾丸小隔，将睾丸实质分成200多个锥体形的睾丸小叶。

（4）睾丸小叶内含有盘曲的精曲小管。

（5）精曲小管的上皮能形成精子。

（6）精曲小管汇合成精直小管，进入睾丸纵隔内吻合成睾丸网，从睾丸网发出12～15条睾丸输出小管，经睾丸后缘上部进入附睾头。

（7）睾丸的功能除产生精子外，还能分泌男性激素，以促进男性生殖器的发育和第二性征的出现。

741. 附睾的形态与结构是什么？

（1）附睾呈新月形，紧贴睾丸的后缘和上端。

（2）上端膨大为附睾头，中部为附睾体，下端较细为附睾尾。附睾尾向后上弯曲移行为输精管。

（3）附睾头由睾丸输出小管盘曲而成。

（4）输出小管的末端汇合成一条附睾管。

（5）附睾管迂回盘曲而成附睾体和尾，末端续连输精管。

（6）附睾的功能除暂时贮存精子外，其分泌的液体还供给精子营养，并促进精子继续发育成熟。

742. 前列腺的解剖位置、结构及形态是什么？

前列腺为一实质性器官，位于膀胱与尿生殖膈之间，包绕尿道的起始部。呈栗子形。上端宽大称前列腺底，下端尖细称前列腺尖，底与尖之间的部分称前列腺体。近底的后缘处有一对射精管穿入前列腺，开口于尿道前列腺部。

前列腺一般分为五个叶：前叶、中叶、后叶和两个侧叶。前叶很小，位于尿道前方；中叶呈楔形，位于尿道和射精管之间；后叶位于射精管以下和侧叶的后方；两个侧叶紧贴尿道的侧壁。当前列腺肥大，特别是中叶、侧叶肥大时，可压迫尿道而引起排尿困难和尿潴留。

前列腺由腺组织、平滑肌和结缔组织构成，表面包有坚韧的前列腺囊。前列腺的排泄管开口于尿道前列腺部。前列腺分泌乳白色液体参与组成精液。

小儿的前列腺甚小，腺组织不发育，性成熟期腺组织迅速生长。老年期腺组织退化萎缩，如腺内结缔组织增生，则形成前列腺肥大。

743. 尿道球腺的结构及精液的组成是什么？

（1）尿道球腺是一对豌豆大的球形腺体，位于会阴深横肌内，以细长的排泄管开口于尿道球部。

（2）精液由输精管道各部及附属腺体，特别是前列腺和精囊的分泌液组成，内含大量精子，乳白色，呈弱碱性，适于精子的生存和活动。

（3）一次射精2～5ml，含精子3亿～5亿个。

744. 卵巢的生理解剖位置是什么？

（1）卵巢为女性生殖腺，可产生卵子和分泌女性激素。

（2）卵巢是位于盆腔内成对的实质性器官，呈扁卵圆形。

（3）卵巢分为内、外侧两面，前、后两缘和上、下两端。外侧面贴于盆腔侧壁的卵巢窝（相当于髂内、外动脉起始部之间的夹角处），内侧面朝向盆腔。上端借卵巢悬韧带连于盆壁，该韧带内含有卵巢的血管、淋巴管和神经丛等。

（4）下端借卵巢固有韧带连于子宫底的两侧。卵巢后缘游离，前缘借卵巢系膜连于子宫阔韧带，前缘中部有血管、神经等出入，称卵巢门。

745. 卵巢的结构及功能是什么？

（1）卵巢的大小和形状随年龄的增长而变化，幼女的卵巢较小，表面光滑。性成熟期卵巢较大。此后由于排卵，卵巢表面形成瘢痕。35～40岁开始缩小，50岁左右随月经停止而逐渐萎缩。

（2）卵巢表面覆盖一层上皮，幼年时此层上皮呈立方形或柱形，是卵细胞的生发处，成年后变为扁平上皮。上皮深面是一薄层致密结缔组织构成的白膜。

（3）白膜深面的实质可分为外周的皮质和中央的髓质。皮质较厚，内含有数以万计的不同发育阶段的卵泡。成熟的卵泡经卵巢表面以破溃的方式将卵细胞排至腹膜腔。髓质窄小，由内含有血管、淋巴管和神经等的疏松结缔组织构成。

（4）一般一个月经周期（28天）只有一侧卵巢排卵。

（5）卵巢分泌的激素有卵泡素和黄体素。

746. 输卵管的结构是什么？

（1）输卵管是一对输送卵子的弯曲管道，长10～12cm。连于子宫底的两侧，包裹在子宫阔韧带上缘内。

（2）外侧端游离，以输卵管腹腔口开口于腹膜腔；内侧端连于子宫，以输卵管子宫口开口于子宫腔。

747. 输卵管由内向外侧分哪四部？

输卵管由内侧向外侧分为四部：

（1）子宫部：为贯穿子宫壁的一段。

（2）输卵管峡：紧接子宫底外侧，短而细。输卵管结扎术常在此部进行。

（3）输卵管壶腹：管径较粗，行程弯曲，约占输卵管全长的2/3。卵通常在此部受精。

（4）输卵管漏斗为输卵管外侧端的膨大部分，呈漏斗状。漏斗中央有输卵管腹腔口开口于腹膜腔，卵巢排出的卵由此进入输卵管。漏斗末端的边缘形成许多细长突起，称输卵管伞，手术时常以此作为识别输卵管的标志。

748. 子宫的形态及结构是什么？

子宫为一壁厚、腔小的肌性器官，胎儿在此发育成长。

成年人的子宫略似前后稍扁的倒置梨形，长7～8cm，最宽径4cm，厚2～3cm。子宫形态可分为底、体、颈三部；上端在两侧输卵管子宫口以上圆凸的部分为子宫底；下端呈细圆柱状的部分为子宫颈，为肿瘤的好发部位；底与颈之间的部分为子宫体。子宫颈在成人长2.5～3.0cm，其下端伸入阴道内的部分称子宫颈阴道部，在阴道以上的部分称子宫颈阴道上部。子宫颈与子宫体相接的狭细部称子宫峡，此部约长1cm；在妊娠末期可长达7～11cm。

子宫的内腔较狭窄，分上、下两部。上部由子宫底、体围成，称子宫腔，呈三角形，底向上，两侧角通输卵管，尖向下，通子宫颈管。子宫内腔的下部在子宫颈内，称子宫颈管，呈梭形，上口通子宫腔，下口通阴道，称子宫口。未产妇的子宫口为圆形，边缘光滑整齐；分娩后呈横裂状。

749. 子宫的位置及结构是什么？

子宫位于盆腔中央，在膀胱和直肠之间。成年未孕的子宫底位于小骨盆入口平面以下，呈前倾前屈位。前倾是指子宫的长轴与阴道的长轴形成一个向前开放的钝角；前屈是指子宫体与子宫颈之间凹向前的弯曲。

维持子宫正常位置的是韧带。韧带包括：

子宫阔韧带：子宫阔韧带是子宫两侧的双层腹膜皱襞，由子宫前后面的腹膜向盆腔侧壁延伸而成。其上缘包裹输卵管，下缘和外侧缘连至盆壁。阔韧带内包有子宫圆韧带、卵巢、血管、淋巴管、神经等。子宫阔韧带可限制子宫向两侧移位。

子宫圆韧带：子宫圆韧带呈圆索状。起于子宫前面的上外侧、输卵管与子宫连接处的下方，在阔韧带内向前外侧弯行，通过腹股沟管，止于大阴唇皮下。此韧带是维持子宫前倾的主要结构。

子宫主韧带：子宫主韧带于子宫阔韧带下部，将子宫颈阴道上部连于骨盆侧壁。它是防止子宫下垂的主要结构。

骶子宫韧带：骶子宫韧带起自子宫颈阴道上部后面。向下弓形绕过直肠，固定于骶骨前面，主要维持子宫前屈位。

750. 乳房的位置结构及妊娠期的功能是什么？

（1）位置：乳房位于胸前部，胸大肌及其筋膜的表面。乳头平第 4 或第 5 肋间隙。乳房左右各一，男性乳房不发达。

（2）结构：乳房由皮肤、乳腺、脂肪组织和纤维组织构成。脂肪组织主要位于皮下。纤维组织主要包绕乳腺，并有纤维隔嵌入，将乳腺分为 15～20 个乳腺叶。每一乳腺叶有一排泄管，称输乳管。乳腺叶和输乳管围绕乳头呈放射状排列。输乳管在近乳头处膨大称输乳管窦，其末端变细开口于乳头。乳房皮肤与乳腺深面的胸筋膜之间，连有许多纤维组织小束，称乳房悬韧带（Cooper 韧带），对乳房起固定作用。乳腺癌早期，乳房悬韧带可受侵犯而缩短，牵拉皮肤产生凹陷，这是乳腺癌早期的常见体征。

（3）女性乳房于青春期后开始发育生长，妊娠和哺乳期的乳房有分泌活动。

751. 内分泌系统的组成？

内分泌系统由内分泌器官、内分泌组织及内分泌细胞组成。内分泌器官（内分泌腺）包括甲状腺、甲状旁腺、肾上腺、垂体等，是神经系统以外的另一重要调节系统，对机体的新陈代谢、生长发育、生殖活动等进行调节。内分泌腺为无管腺，其分泌物质通过血液运输，称激素。

752. 甲状腺的结构及功能是什么？

甲状腺呈 H 形，分为左、右两个侧叶，中间以峡部相连。侧叶贴于喉下部和气管上部的两侧，上达甲状软骨中部，下抵第 6 气管软骨环。峡部一般位于第 2～4 气管软骨环的前方。有时从峡部向上伸出一个锥状叶，长者可达舌骨。甲状腺表面有纤维囊包裹。囊外还有颈筋膜包绕。甲状腺借筋膜形成的韧带固定于喉软骨上，故吞咽时甲状腺可随喉上下移动。

甲状腺分泌甲状腺素，可调节机体的基础代谢，并影响机体正常生长发育，尤其是对骨骼和神经系统的发育较为重要。甲状腺功能亢进或减低，都会影响机体的正常功能。

753. 甲状旁腺的结构及功能作用是什么?

（1）甲状旁腺呈扁椭圆形，棕黄色，形似黄豆，一般有上、下两对。

（2）多位于甲状腺侧叶后面的上、下方。甲状旁腺多附于甲状腺侧叶后面的纤维囊上有时也埋于甲状腺组织内。

（3）甲状旁腺分泌甲状旁腺素，能调节机体内钙和磷的代谢，维持血钙平衡。甲状旁腺素分泌不足时，可引起血钙浓度下降，出现手足抽搐，甚至死亡。

754. 肾上腺的结构及功能作用是什么?

（1）肾上腺是成对器官，呈黄色，位于肾的上内方，与肾共同包在肾筋膜和脂肪囊内。左侧者近似半月形，右侧者呈三角形。

（2）肾上腺外包被膜，腺实质由表层的皮质和内部的髓质构成。

（3）皮质分泌肾上腺皮质激素，有调节水盐代谢和糖、蛋白质代谢的作用。此外，还可分泌性激素。

（4）髓质分泌肾上腺素和去甲肾上腺素，能使心跳加快、心收缩力加强、小动脉收缩，从而使血压升高。

755. 垂体的位置及结构是什么?

垂体是身体内最复杂的内分泌腺，所产生的激素不但与身体骨骼和软组织的生长有关，且可影响其他内分泌腺(甲状腺、肾上腺、性腺)的活动。垂体借漏斗连于下丘脑，呈椭圆形，位于颅中窝、蝶骨体上面的垂体窝内。垂体可分为腺垂体和神经垂体两大部分。

756. 垂体前叶分泌的激素可分哪四类?

垂体前叶分泌的激素可分为四类：

（1）生长激素：主要是促进骨和软组织的生长。该类激素如：分泌过盛，则形成巨人症（骨骼发育成熟以前）。如幼年时分泌不足则形成侏儒症。

（2）催乳素：可促使乳腺（分娩后）分泌乳汁。

（3）黑色细胞刺激素：使皮肤黑色素细胞合成黑色素。

（4）促激素：即促其他内分泌腺分泌活动的激素，包括促肾上腺皮质激素、促甲状腺激素和促性腺激素等。

757. 下丘脑分泌哪种激素?

神经垂体实际上并无分泌作用，其释放的抗利尿激素和催产素分别由下丘脑的视上核、室旁核分泌产生，贮存于神经垂体，需要时再释放入血液。

758. 循环系统包括哪两个系统?

（1）循环系统是封闭的管道系统，它包括心血管系统和淋巴系统两部分。心血管系统是以心脏为中心，通过血管与全身各器官、组织相连，血液在其中循环流动。

（2）淋巴系统是以毛细淋巴管盲端起源于组织细胞间隙，吸收组织液形成淋巴液，淋巴液在淋巴管内向心流动，沿途经过若干淋巴结，最后汇集并注入静脉。

759. 什么是大、小循环?

在神经体液调节下，血液沿心血管系统循环不息。血液由左心室搏出，经主动脉及其分支到达全身毛细血管，在此与周围的组织、细胞进行物质交换，再通过各级静脉，最后经上、下腔静脉返回右心房，这一循环途径称体循环（大循环)。

血液由右心室搏出，经肺动脉干及其各级分支到达肺泡毛细血管进行气体交换，再经肺静脉进入左心房，这一循环途径称肺循环（小循环)。体循环和肺循环同时连续进行。

760. 心脏位置与外形是什么?

心脏是血液循环的动力器官，其大小、形态和位置随着生理功能、年龄、体形、性别和健康状况不同而存在差异。

（1）心脏位于胸腔前下部，中纵隔内，外裹心包，约2/3居身体正中线的左侧，1/3在其右侧。上方有出入心的大血管，下方是膈；两侧借纵隔胸膜与肺相邻；后方邻近左主支气管、食管、左迷走神经、胸主动脉和第5~8胸椎；前方大部分被肺和胸膜所覆盖，只有左肺心切迹内侧的部分与胸骨体下部左半及左侧第4、5肋软骨相邻。临床上心内注射常在左侧第4肋间靠近胸骨左缘处进针，将药物注射到右心室内。

（2）心脏近似于圆锥体，大小似本人拳头。可分为一尖、一底、两面、三缘。表面尚有三条沟。①心尖：内朝向左前下方，由左心室构成，其体表投影位于左侧第5肋间隙、锁骨中线内侧1~2cm处，可触及心尖搏动；②心底：朝向右上后方，大部分由左心房，小部分由右心房构成；③两面：胸肋面亦称前面，朝向前方，大部分由右心房构成，小部分由左心室构成。膈面亦称下面，朝向下后，近乎水平位，由2/3左心室和1/3右心室构成；④三缘：下缘近水平位，由右心室和心尖构成。右缘由右心房构成，向上延续为上腔静脉。左缘绝大部分由左心室构成，仅上方一小部分有左心耳参与；⑤三条沟：可作为心腔在表面的分界。

761. 心脏外表有哪三条沟?

（1）冠状沟近乎冠状位，靠近心底处，几乎环绕心一周，前方被肺动脉干所中断，冠状沟是心房和心室的表面的分界标志。

（2）在心室的胸肋面和膈面各有一条自冠状沟向心尖延伸的浅沟，分别称为前室间沟和后室间沟。两沟在心尖的右侧相遇，此处略凹陷为心尖切迹。

（3）室间沟是左、右心室表面的分界标志。沟内有血管走行并被脂肪组织覆盖。

762. 右心房、右心室的结构是什么?

（1）右心房壁厚约2mm，是心右上的部分。右心房向左前方突出的部分称右心耳，其内面有许多并列的梳状隆起，称梳状肌。右心房有三个入口和一个出口：在右心房的上方有上腔静脉口；下方有下腔静脉口；在下腔静脉口与右房室口之间有冠状窦口，它们分别引导人体上、下半身和心壁的血液，汇入右心房；出口是右房室口，位于右心房的前下方，通向右心室。右心房的后内侧壁主要由房间隔组成，其下部有一浅凹的卵圆窝，此处较薄，是胎儿卵圆孔闭锁后的遗迹，一般在出生后一岁左右闭合，房间隔缺损多在此发生，是先天心脏病的一种。

（2）右心室：是最靠前的一个心腔，壁厚3~4mm。室腔呈尖端向下的锥体形，室腔的底被后上方的右房室口和左上方的肺动脉口所占据。两口之间的室壁上有一弓形的隆起称室上嵴，将室腔分为窦部（流入道）和漏斗部（流出道）两部分。

窦部是右心室的主要部分，其内面的肌束形成纵横交错的隆起叫肉柱，入口是右房室口，口周围的纤维环上附有三个三角形的瓣膜，称三尖瓣，瓣的游离缘借腱索连于乳头肌。在功能上纤维环、三尖瓣、腱索和乳头肌是一个整体，称三尖瓣复合体。

漏斗部又称动脉圆锥，向左上方逐渐变细，其上端借肺动脉口通肺动脉干，口周围的纤维环上附有三个袋口向上的半月形瓣膜，称肺动脉瓣。

763. 左心房、左心室的结构是什么？

（1）左心房是最靠后的一个心腔，壁厚 2～3mm。前部向左前突出的部分称左心耳，内面亦有梳状肌。左心房的后壁光滑，分别有左肺上、肺下静脉和右肺上、肺下静脉 4 个入口；一个出口是前下方通向左心室的左房室口。

（2）左心室：室腔近似圆锥形，壁厚约为右心室的三倍达 9～12mm。左心室腔以二尖瓣前瓣为界可分为窦部（流入道）和主动脉前庭（流出道）两部分。

窦部是左心室的主要部分，内壁粗糙不平，入口是左房室口，口周围纤维环上有两片近似三角形的瓣膜，称二尖瓣，其边缘有许多腱索连于乳头肌。左室的乳头肌较右心室强大，纤维环、左房室瓣、腱索、乳头肌的功能与右心室相同，称二尖瓣复合体。

主动脉前庭是左心室前内侧的部分，壁光滑，其出口是主动脉口，口周围的纤维环上也有三个袋口向上的半月形瓣膜，称主动脉瓣。每个瓣膜与主动脉壁之间形成的衣袋状的空间称主动脉窦，可分为左、右、后三个窦。在左、右窦的动脉壁上有左、右冠状动脉的开口。

764. 心壁的构造是什么？

心壁由心内膜、心肌和心外膜构成。

（1）心内膜：是衬在心腔内面的一层光滑的薄膜，与血管的内膜相延续，心的瓣膜就是由心内膜折叠并夹一层致密结缔组织而构成的。

（2）心肌：是构成心的主体，由心肌细胞和结缔组织支架组成。

（3）心外膜：被覆于心肌层和大血管根部的表面，为浆膜心包的脏层。

765. 心肌细胞包括哪些？

（1）心肌细胞包括特殊分化的心肌细胞和普通心肌细胞。

（2）普通心肌细胞构成心房肌和心室肌。

（3）心房肌较薄，心室肌肥厚，左心室肌最发达。

766. 心室肌的走行是什么？

（1）心室肌有 3 层，其走行方向是外层斜行，中层环行，内层纵行。

（2）特殊分化的心肌细胞构成心的传导系统。

（3）结缔组织在肺动脉口、主动脉口、右房室口和左房室口周围形成四个纤维环和左、右纤维三角。它们构成心壁的纤维支架（又称纤维骨骼）。

（4）心房肌和心室肌不相延续，均附着于纤维支架上。因此心房与心室不同时收缩。

767. 房间隔和室间隔的结构是什么？

房间隔由两层心内膜夹少量心肌和结缔组织构成，卵圆窝处最薄，厚约 1mm；室间隔较厚，由心肌和心内膜构成。其下大部分是由心肌构成的肌部，上部紧靠主动脉口下方，有一卵圆形较薄的部分，此处缺乏肌质，称膜部，是室间隔缺损的好发部位。

768. 心的传导系统包括哪些？

心的传导系统主要由特殊分化的心肌细胞组成，具有产生兴奋传导冲动和维持心正常节律搏动的功能。包括窦房结、房室结，房室束及其分支。

（1）窦房结是心的正常起搏点，位于上腔静脉与右心房交界处心外膜深面，略呈长椭圆形。

（2）房室结呈扁椭圆形，位于冠状窦口与右房室口之间的心内膜深面。房室结的主要功能是将窦房结传来的冲动传向心室；保证心房收缩后再开始心室的收缩。

（3）房室束又称 His 束，是连接心房和心室的唯一重要通路。起于房室结前端，穿右纤维三角前行，沿室间隔膜部后下缘至室间隔肌部上缘分为左、右束支。

（4）左、右束支：右束支呈单一细长的圆索状，沿室间隔右侧心内膜深面下行，至右心室前乳头肌根部开始分散形成浦肯野（Purkinje）纤维，与右心室乳头肌和心肌相连。

（5）左束支呈扁带状，沿室间隔左侧心内膜深面走行，约在室间隔上、中 1/3 交界处分为两支分，分别至前、后乳头肌根部分散交织，续于浦肯野纤维，与左心室前、后乳头肌和室壁的心肌相连。

769. 心的动脉血管包括哪些？

心的动脉供应主要来自左、右冠状动脉。

（1）右冠状动脉：起于主动脉右窦，在右心耳与肺动脉于根部之间进入冠状沟向右后行，至房室交点处分为后室间支和左室后支。右冠状动脉的主要分支有窦房结支，分布于窦房结。右冠状动脉分布于右心房、右心室、室间隔后 1/3、部分左心室后壁、窦房结和房室结。

（2）左冠状动脉：起于主动脉左窦，在肺动脉干和左心耳之间左行，随即分为前室间支和旋支。主要分布于左心房、左心室和室间隔前 2/3 。

770. 心的静脉血管包括哪些？

心壁的静脉绝大部分汇入冠状窦，再经冠状窦口注入右心房。冠状窦位于心膈面的冠状沟内，左心房和左心室之间，其右端开口于右心房。

心壁的静脉主要属支有：

（1）心大静脉：在前室间沟内与前室间支伴行，注入冠状窦左端。

（2）心中静脉：与后室间支伴行，注入冠状窦右端。

（3）心小静脉：在冠状沟内与右冠状动脉伴行，向左注入冠状窦右端。

771. 心的体表投影是什么？

一般采用下列 4 点及其连线表示心在胸前壁的体表投影：

（1）左上点在左侧第 2 肋软骨下缘，距胸骨左缘约 1. 2cm。

（2）右上点在右侧第 3 肋软骨上缘，距胸骨右缘约 1cm。

（3）左下点在左侧第 5 肋间隙，左锁骨中线内侧 1 ~ 2cm（距正中线 7 ~ 9cm）。

（4）右下点在右侧第 6 胸肋关节处。

772. 肺循环的动脉特点有哪些?

（1）肺动脉干是一支短而粗的动脉干，起自右心室，在升主动脉的右侧向左后上斜行，至主动脉弓的下方分为左右肺动脉。

（2）左肺动脉较短，水平向左至左肺门，分上下两支进入左肺上、下叶。

（3）右肺较长，水平向右达右肺门，分 3 支进入右肺上、中下叶。

（4）在肺动脉干分叉处稍左侧与主动脉弓下缘之间有一结缔组织索称动脉韧带，是胚胎时期动脉导管闭锁后的遗迹，动脉导管如在出生后 6 个月尚未闭锁，则称动脉导管未闭，是常见先天性心脏病的一种。

773. 体循环的动脉分几段其结构是什么?

主动脉是大循环中的动脉主干，全程可分为 3 段，即升主动脉、主动脉弓和降主动脉。降主动脉又可分为胸主动脉和腹主动脉。升主动脉起自左心室，在起始部发出左、右冠状动脉营养心壁。主动脉弓是升主动脉的直接延续，在右侧第二胸肋关节后方，呈弓形向左后方弯曲，到第 4 胸椎椎体的左侧移行为胸主动脉。在主动脉弓的凸侧，自右向左发出头臂干、左颈总动脉和左锁骨下动脉。胸主动脉沿脊柱前方下降，穿过膈肌主动脉裂孔移行为腹主动脉。腹主动脉沿脊柱前下降，至第 4 腰椎平面分为左、右髂总动脉。

774. 肺静脉的主要特征是什么?

肺静脉无静脉瓣，左右各两条，分别称左、右肺上静脉和肺下静脉。它们均起自肺门，向内注入左心房后部的两侧。肺静脉内为含氧较高的鲜红色动脉血。

775. 体循环静脉系的分布如何?

可分为上腔静脉系、下腔静脉系和心静脉系。

（1）上腔静脉系：上腔静脉由左、右头臂静脉在右侧第一胸肋关节后合成，垂直下行，汇入右心房。在其汇入前有奇静脉注入上腔静脉。接纳头颈、上肢和胸部的静脉血。

（2）下腔静脉系：下腔静脉是人体最大的静脉，接受膈以下各部（下肢、盆部和腹部）的静脉血，由左、右髂总静脉在第 4 腰椎下缘处汇合而成，沿腹主动脉右侧上行，穿过膈的腔静脉孔，注入右心房。

（3）心静脉系：(见心血管）。

（4）门静脉系：门静脉是附属于下腔静脉系的一个特殊部分，它收集腹腔内不成对器官的静脉血，由肠系膜上静脉、肠系膜下静脉和脾静脉汇合而成。门静脉经肝门入肝，在肝内反复分支，汇入肝血窦，进而形成肝内小静脉，最后形成 3 支肝静脉注入下腔静脉。门静脉的属支有肠系膜上静脉、肠系膜下静脉、脾静脉、胃左静脉和附脐静脉等。

（5）体循环静脉、肝门静脉（省略）。

776. 淋巴系统包括哪些?

（1）淋巴系统包括淋巴管道、淋巴器官和淋巴组织。

（2）在淋巴管道内流动的无色透明液体，称为淋巴液。

（3）淋巴结、脾、胸腺和扁桃体等都属于淋巴器官。

（4）淋巴组织广泛分布于消化道和呼吸道等器官的黏膜内。

777. 淋巴管道可分为哪些？

可分为毛细淋巴管、淋巴管、淋巴干和淋巴导管等。

（1）毛细淋巴管：以盲端起于组织间隙，由一层内皮细胞构成，没有瓣膜，互相吻合成网。

（2）淋巴管：是由毛细淋巴管汇合而成，管壁与静脉相似，但较薄、瓣膜较多且发达。分为浅、深两组，浅淋巴管与浅静脉伴行；深淋巴管与深部血管伴行，两者间有较多交通支。淋巴管在行程中通过一个或多个淋巴结，从而把淋巴细胞带入淋巴液。

（3）淋巴干：是由淋巴管多次汇合而形成，全身淋巴干共有9条：即收集头颈部淋巴的左、右颈干；收集上肢、胸壁淋巴的左、右锁骨下干；收集胸部淋巴的左、右支气管纵隔干；收集下肢、盆部及腹腔淋巴的左、右腰干以及收集腹腔脏器淋巴的单个的肠干。

（4）淋巴导管：包括胸导管（左淋巴导管）和右淋巴导管。胸导管的起始部膨大叫乳糜池，位于第1腰椎前方，乳糜池接受左、右腰干和肠干淋巴的汇入。胸导管穿经膈肌的主动脉裂孔进入胸腔，再上行至左颈根部，最终汇入左静脉角，沿途接受左支气管纵隔干、左颈干和左锁骨下干的汇入。总之是收集下半身及左上半身的淋巴。右淋巴导管为一短干，收集右支气管纵隔干，右颈干和右锁骨下干的淋巴，注入右静脉角。

778. 淋巴结的形态及功能是什么？

淋巴结是灰红色的扁圆形或椭圆形小体，常成群聚集，也有浅、深群之分，多沿血管分布。淋巴结的主要功能是滤过淋巴液，产生淋巴细胞和浆细胞，参与机体的免疫反应。

779. 为什么说脾是免疫器官？

脾是体内最大的淋巴器官，又是储血器官，并具有破坏衰老的红细胞、吞噬致病微生物和异物，产生白细胞和抗体的功能。脾位于腹腔左季肋部，第9～11肋之间，其长轴与第10肋一致，正常情况下在肋弓下缘不能触及。活体脾为暗红色，质软而脆，易因暴力打击而造成破裂。

780. 眼及眼球的结构是什么？

眼是感受可见光刺激的视觉器官，又称视器，由眼球和眼副器两部分组成。

眼球位于眶内，近似球形，后方借视神经连于脑。眼球由眼球壁及眼球内容物组成。

781. 眼球壁包括哪三层结构？

眼球壁包括三层结构，由外向内依次为：纤维膜、血管膜、视网膜。

（1）纤维膜：为眼球壁的外层，由致密结缔组织构成，分为角膜和巩膜两部分。

（2）血管膜：为眼球壁的中层，含有丰富的血管和色素细胞，呈棕黑色。

（3）视网膜：为眼球壁的内层，贴附于血管膜内面，其中位于虹膜和睫状体内面的部分无感光作用，称视网膜盲部；位于脉络膜内面的部分，有感光作用，称视网膜视部。

782. 眼球内容物包括哪些？

包括房水、晶状体和玻璃体。这些结构无色透明，都具有屈光作用，它们与角膜共同组成眼球的屈光系统，能使所视物体在视网膜上清晰成像。

（1）眼房和房水：眼房为角膜与晶状体之间的腔隙，被虹膜分成前房和后房。前房为虹膜与角膜之间的腔隙。后房为虹膜与晶状体之间的间隙。前房与后房借瞳孔相通。前房内虹膜与角膜之间的夹角，称虹膜角膜角，又称前房角，与巩膜静脉窦相邻。

房水为充满与眼房内的液体，由睫状体产生，从后房经瞳孔流到前房，再由前房角进入巩膜静脉窦，最后汇入眼静脉。房水除有屈光作用外，房水循环可为角膜、晶状体输运营养物质，并有维持眼内压作用。当房水循环受阻，会引起眼内压增高，压迫视网膜，导致视力障碍，称青光眼。

（2）晶状体：位于虹膜和玻璃体之间，形似双凸透镜，无血管和神经，表面包有晶状体囊，富有弹性。晶状体周缘借纤维状的睫状小带与睫状体相连。看近物时，睫状肌收缩，睫状体靠近晶状体，睫状小带松弛，晶状体因本身弹性而变厚，屈光度增大。看远物时，睫状肌舒张，睫状小带拉紧，使晶状体变薄，屈光度减小。总之，所视物体无论远近，通过睫状肌对晶状体的调节，总能确保在视网膜上清晰成像。

（3）玻璃体：为充满于晶状体与视网膜之间的胶状物，周围包有玻璃体膜。玻璃体除有屈光作用外，还有支撑视网膜的作用。

783. 眼副器包括哪些？其作用是什么？

眼副器包括眼睑、结膜、泪器、眼球外肌等，对眼球起保护、运动和支持的作用。

（1）眼睑：分上睑和下睑，遮盖于眼球前方。上、下睑之间的裂隙称睑裂。睑裂的内、外侧端分别称内眦和外眦。眼睑的游离缘称睑缘。睑缘处的皮脂腺称睑缘腺，开口于睫毛毛囊。睑缘腺的急性炎症称睑腺炎（麦粒肿）。

（2）结膜：是一层薄而透明的黏膜，位于眼睑后面的，称睑结膜。覆盖在巩膜前面的，称球结膜，睑结膜与球结膜返折移行处，分别形成结膜上穹和结膜下穹。当闭眼时，结膜围成囊状腔隙称结膜囊。

（3）泪器包括泪腺和泪道。①泪腺：位于泪腺窝内，其排泄管开口于结膜上穹的外侧部。泪腺分泌的泪液有冲洗结膜囊异物、湿润角膜及抑制细菌生长等功能。②泪道：包括泪点、泪小管、泪囊和鼻泪管。泪点位于上、下睑缘内侧端，是泪小管的入口。泪小管分为上泪小管和下泪小管，连接泪点和泪囊。泪囊为一膜性囊，位于泪囊窝内，下端移行为鼻泪管。鼻泪管下端开口于下鼻道前部。

（4）眼球外肌共 7 条。包括：运动眼球的肌和提上睑肌。提上睑肌收缩时可提起上睑，开大睑裂。运动眼球有四条直肌和两条斜肌。上直肌收缩使瞳孔转向内上方。下直肌收缩使瞳孔转向内下方。内、外直肌收缩分别使瞳孔转向内侧和外侧。上斜肌收缩时使瞳孔转向外下方。下斜肌收缩时使瞳孔转向外上方。平时眼球向各个方向的灵活转动，是由数条肌共同参与协同作用的结果。

784. 眼的血管包括哪些？

（1）眼动脉：眼动脉起自颈内动脉，分布到眼球、眼球外肌、泪腺、眼睑、额部皮肤等。其中最重要的分支是视网膜中央动脉。它在眼球后方穿入视神经内，行至视神经盘，分成 4 支，分别称为视网膜鼻侧上小动脉、视网膜颞侧上小动脉、视网膜鼻侧下小动脉、视网膜颞侧下小动脉，营养视网膜内层。在活体用检眼镜可直接观察这些小动脉的形态，以协助对动脉硬化等疾病进行早期诊断。

（2）眼静脉：主要有眼上静脉和眼下静脉，其属支的收集范围与眼动脉分支的分布范围一致，并与动脉同名伴行。

785. 耳按部位分为哪三部分其作用是什么？

耳又称前庭蜗器，包括：位觉器（前庭器）和听觉器（蜗器）两部分结构。按部位分为外耳、中耳和内耳三部分。外耳和中耳是声波的传导装置，属于听觉器的一部分。内耳是位觉感受器和听觉感受器之所在。

（1）外耳包括：耳郭、外耳道和鼓膜三部分。

（2）中耳：中耳包括鼓室、咽鼓管、乳突窦和乳突小房。鼓室壁有6个不规则的壁：

1）上壁：称盖壁，即鼓室盖，为一薄层骨板，借此与颅中窝分隔。

2）下壁：称颈静脉壁，借薄层骨板与颈内静脉起始部分隔。

3）前壁：称颈动脉壁，与颈动脉管邻近，上部有咽鼓管开口。

4）后壁：称乳突壁，上部有乳突窦开口，由此经乳突窦与乳突小房相通。

5）外侧壁：称鼓膜壁，主要由鼓膜构成，借鼓膜与外耳道分隔。

6）内侧壁：称迷路壁，即内耳迷路的外侧壁。

听小骨即锤骨、砧骨和镫骨。外侧的锤骨形似小锤，锤骨柄连于鼓膜内面。内侧的镫骨形如马镫，镫骨底借韧带连于前庭窗边缘，并封闭该窗。听小骨之间以关节相连，构成听小骨链，似一曲折的杠杆系统，将声波的振动从鼓膜传递到前庭窗。

（3）咽鼓管：是连通咽与鼓室的管道，管壁内面的黏膜与咽黏膜及鼓室黏膜相连续。咽鼓管鼓室口开口于鼓室前壁。咽鼓管咽口开口于鼻咽侧壁。咽口平时处于闭合状态，当吞咽或张大口时开放，空气便经咽鼓管进入鼓室，以保持鼓膜内外两侧气压的平衡，利于鼓膜的振动。婴幼儿的咽鼓管短而平直，咽部感染可直接沿咽鼓管蔓延到鼓室，引起化脓性中耳炎。

（4）乳突小房是颞骨乳突内许多互相连通的含气小腔。乳突窦，是一个介于乳突小房与鼓室之间的腔。乳突小房和乳突窦的壁都衬以黏膜，与鼓室黏膜相连续。

786. 内耳的结构是什么？

内耳又称迷路，位于颞骨岩部内，由迂曲复杂的管道组成，即骨迷路和膜迷路。骨迷路是颞骨岩部内的骨性隧道。膜迷路套在骨迷路内，由互相连通的膜性小管和小囊组成。膜迷路内、外充满液体，分别称内淋巴和外淋巴，彼此互不相通。

骨迷路分为骨半规管、前庭和耳蜗三部分。它们依次互相连通，大致沿颞骨岩部的长轴由后外侧向前内侧排列。

（1）骨半规管：为骨迷路的后部，是3个相互垂直排列的半环形小管。每管有两个脚，其中一脚膨大，形成骨壶腹，与前庭连通。

（2）前庭：为骨迷路的中部，是一个椭圆形小腔。前庭外侧壁即鼓室内侧壁，有前庭窗和蜗窗。前庭内侧壁即内耳道底，借此与内耳道分隔。后壁与3个骨半规管相通。前壁有一大孔通向耳蜗。

（3）耳蜗：为骨迷路的前部，形似蜗牛壳。其尖端称蜗顶，朝前外侧。蜗底朝向后内侧。耳蜗的中轴称蜗轴。蜗螺旋管是一条螺旋形骨管，起于前庭，环绕蜗轴约两圈半，以盲端终于蜗顶。骨螺旋板是一条环绕蜗轴的螺旋板形骨板，其游离缘伸入蜗螺旋管腔内。蜗轴连同骨螺旋板形似螺丝钉。

787. 膜迷路分为哪三部分？

膜迷路在解剖部位中也分三部分，分别套于骨迷路的三部分内，分别是：膜半规管、椭圆囊和球囊、蜗管。

（1）膜半规管：为3个半环形膜性细管，分别套在同名骨半规管内。每管在骨壶腹内的部分也膨大，称膜壶腹，其壁内面都有一嵴状隆起，称壶腹嵴，是位觉感受器，能感受头部旋转变速运动的刺激，产生运动觉。

（2）椭圆囊和球囊：为两个膜性小囊，位于前庭内。椭圆囊位于后上方，后壁与3个膜半规管连通。球囊位于前下方。两囊之间以细管连通。囊壁内面各有一斑块状隆起，分别称椭圆囊斑和球囊斑，是位觉感受器，能感受静止状态下地心引力的刺激产生位觉，或感受直线变速运动的刺激产生运动觉。

（3）蜗管：为套在蜗螺旋管内的一条三棱形膜管，随蜗螺旋管也旋转两圈半。蜗管一端伸入前庭内，借细管与球囊相连通，另一端达蜗顶，为盲端。蜗管横断面呈三角形，外侧壁与蜗螺旋管外侧紧密结合，上壁称前庭膜，下壁称螺旋膜或基底膜。螺旋膜的上面有螺旋器，为听觉感受器，能感受声波刺激。

蜗螺旋管内的外淋巴被蜗管和骨螺旋板分隔成上、下两部，上部称前庭阶，下部称鼓阶，两部在蜗顶处相通。前庭阶通到前庭正对前庭窗。鼓阶通到前庭正对蜗窗。

788. 声波的传导途径是什么？

声波传入耳蜗有两种途径，即空气传导和骨传导。骨传导是经颅骨传入耳蜗的途径，其效能甚微。

正常情况下主要靠空气传导，其途径是：外耳道空气→鼓膜→听小骨链→前庭窗→前庭阶外淋巴→前庭膜→蜗管内淋巴→螺旋膜→鼓阶外淋巴→蜗窗第二鼓膜。

当螺旋膜振动时，螺旋器内的听觉细胞受刺激，产生神经冲动，经蜗神经和脑内的听觉传导路传到听觉中枢，产生听觉。

789. 神经系统的主导作用是什么？

神经系统是机体内起主导作用的系统。内、外环境的各种信息，由感受器接受后，通过周围神经传递到脑和脊髓的各级中枢进行整合，再经周围神经控制和调节机体各系统器官的活动，以维持机体与内、外界环境的相对平衡。

790. 神经系统结构组成是什么？

神经系统是由神经细胞（神经元）和神经胶质所组成。

（1）神经元：是神经系统的基本结构和功能单位，具有感受刺激和传导兴奋的功能。神经元由胞体和突起两部分构成。胞体的中央有细胞核，核的周围为细胞质，胞质内除有一般细胞所具有的细胞器外，还含有特有的神经原纤维及尼氏体。神经元的突起分为树突和轴突。树突较短但分支较多，它接收冲动，并将冲动传至细胞体。每个神经元只发出一条轴突，长短不一，胞体发出的冲动则沿轴突传出。

（2）神经胶质：其突起无树突、轴突之分，胞体较小，胞质中无神经原纤维和尼氏体，不具有传导冲动的功能。神经胶质对神经元起着支持、绝缘、营养和保护等作用，并参与构成血－脑脊液屏障。

（3）突触：是神经元间联系结构，神经冲动由一个神经元通过突触传递到另一个神经元。

791. 神经元分三大类？功能上分几部分？

神经元从形态上分为假单极神经元、双极神经元和多极神经元三大类。从功能上分为感觉神经元、运动神经元和联络神经元三个部分。

（1）感觉神经元又称传入神经元。一般位于外周的感觉神经节内，为假单极或双极神经元，感觉神经元的周围突接受内外界环境的各种刺激，经胞体和中枢突将冲动传至中枢。

（2）运动神经元又名传出神经元，一般位于脑、脊髓的运动核内或周围的自主神经节内，为多极神经元，它将冲动从中枢传至肌肉或腺体等效应器。

（3）联络神经元又称中间神经元，是位于感觉和运动神经元之间的神经元，起联络、整合等作用，为多极神经元。

792. 神经系统的反射是什么?

神经系统在调节机体的活动中，对内、外环境的刺激所作出的适当反应，叫做反射。反射活动的形态学基础是反射弧，包括感受器→传入神经元（感觉神经元）→中枢→传出神经元（运动神经元）→效应器（肌肉、腺体）五个部分。只有在反射弧完整的情况下，反射才能完成。

793. 神经系统分为哪两大系统?

神经系统分为中枢神经系统和周围神经系统两大类。①中枢神经系统（中枢部）包括脑、脊髓；②周围神经系统（周围部）包括脊神经 31 对，脑神经 12 对，内脏神经。

794. 脊髓的外形及结构是什么?

脊髓的外形：脊髓位于椎管内，上平枕骨大孔处接延髓，下达第 1 腰椎下缘。有颈膨大和腰骶膨大。前正中裂和后正中沟把脊髓分为左右对称的两半，前后外侧沟有脊神经前后根出入脊髓，以脊神经根连于脊髓的范围，把脊髓分为 31 节，即颈髓 8 节，胸髓 12 节，腰髓 5 节，骶髓 5 节和尾髓 1 节。

795. 脊髓的内部结构分为哪两种?

（1）灰质：在脊髓的横切面上呈“H”形，每侧可分为前角（柱），后角（柱）和中间带，左右两半借中央管前后的灰质前后联合相连。前角为躯体运动细胞，后角为中间神经元，接受后根的传入纤维，中间带为内脏运动神经核。

（2）白质：可分为前索、后索和外侧索，由许多纤维束组成。后索内有薄束和楔束，传导本体感觉和精细触觉。外侧索内的脊髓丘脑束，是脊神经传导浅感觉的纤维，皮质脊髓侧束是在锥体交叉处已经交叉的下行纤维束，支配前角运动细胞的随意运动；皮质脊髓前束是在锥体交叉处没有交叉的下行纤维，可支配双侧前角运动细胞。

796. 脑的结构包括哪些?

（1）脑干包括延髓、脑桥、中脑。

（2）小脑：位于颅后窝，可分为中间的蚓部（小脑蚓）和两侧的小脑半球。小脑的主要功能调节肌张力，协调骨骼肌间的运动，维持身体平衡。

（3）间脑：包括背侧丘脑、上丘脑、下丘脑、后丘脑和底丘脑五部分。

（4）端脑：呈球形，被大脑纵裂分为对称的两个大脑半球。

797. 端脑的结构是什么?

（1）端脑的外形：端脑背外侧面借中央沟和外侧沟分为额叶、顶叶、颞叶、枕叶、岛叶共五个叶。额叶借中央前沟、额上沟、额下沟分出中央前回、额上回，额中回和额下回。顶叶借顶内沟和中央后沟分出中央后回、顶上小叶和顶下小叶，后者包括缘上回和角回。颞叶借颞上沟和颞下沟分出颞上回、颞中回、颞下回，颞上回转入外侧沟的部分称颞横回。

（2）端脑表面：有一层灰质称大脑皮质。深部为白质称髓质，髓质深部埋有灰质团块称基底核。每侧半球内还有侧脑室。①基底核包括尾状核、豆状核和杏仁体。尾状核和豆状核称纹状体，其中尾状核和豆状核的壳称新纹状体，苍白球称旧纹状体。属锥体外系。杏仁核属边缘系统。②髓质包括连合系、联络系和投射系三种纤维。其中投射系是大脑皮质与皮质下中枢的上、下行纤维，大部分经过内囊。内囊是投射系纤维在背侧丘脑、尾状核与豆状核之间高度集中而成。在水平断面上呈向外开放“><”字形。可分为前脚、后脚和内囊膝。前脚含额桥束和丘脑前辐射；内囊膝含皮质核束；后脚含皮质脊髓束、皮质红核束、丘脑中央辐射、视辐射和听辐射等。内囊病变可出现“三偏”症状。③大脑皮质中央前回和中央旁小叶前部为躯体运动中枢（区）；中央后回和中央旁小叶后部为躯体感觉区；颞横回为听区；距状沟两侧为视区；海马旁回钩附近为嗅区；与语言有关的中枢多在优势侧半球，语言运动中枢在额下回后部；书写中枢在额中回后部；听觉性语言中枢在颞上回后部；视觉性语言中枢在角回。

798. 脑和脊髓的被膜结构是什么？

脑和脊髓的被膜：从外向内依次为硬膜、蛛网膜和软膜。硬脊膜与椎管骨膜之间的间隙称硬膜外腔。是硬膜外麻醉的部位。硬脑膜兼颅骨骨膜，有些地方两层分开称硬脑膜静脉窦。蛛网膜下腔扩大为蛛网膜池，如小脑延髓池和终池等。软膜紧贴脑和脊髓表面，软脑膜参与组成脉络丛。

799. 脊髓的血液供应是如何形成的？

脑的血液供应：脑的动脉来源于颈内动脉和椎动脉。颈内动脉入颅后，分出大脑前动脉和大脑中动脉。椎动脉入颅合为基底动脉，继而分出两支大脑后动脉。前交通动脉、大脑前动脉、颈内动脉、后交通动脉和大脑后动脉，围绕视交叉、灰结节和乳头体等形成动脉环，称大脑动脉环（Willis 动脉环）。动脉环可调节各脑部的供血量。脑的静脉先注入硬脑膜静脉窦，最后汇入颈内静脉。

800. 脊髓的血液供应来源于哪里？

脊髓的动脉有椎动脉分出的脊髓前、后动脉及节段性动脉（肋间后动脉和腰动脉等）两个来源。脊髓的静脉回流至椎内静脉丛。

801. 脑脊液循环是如何产生的？

脑脊液由各脑室脉络丛产生。侧脑室脉络丛产生脑脊液经室间孔流入第三脑室，汇合第三脑室脉络丛产生的脑脊液，经中脑水管至第四脑室。与第四脑室脉络丛产生的脑脊液一起经正中孔和外侧孔流入蛛网膜下隙，最后经蛛网膜粒渗入上矢状窦。

802. 脊髓神经有多少对？每对含几种纤维？

脊神经共 31 对，可分为颈神经 8 对、胸神经 12 对、腰神经 5 对、骶神经 5 对、尾神经 1 对。每一对脊神经都由前根和后根在椎间孔处汇合而成。前根为运动性神经，后根为感觉性神经。出椎间孔后立即分为前支和后支，两者都是混合性神经，即每一对脊神经都含 4 种纤维，即躯体运动纤维、躯体感觉纤维、内脏运动纤维和内脏感觉纤维。

脊神经后支分布于项、背、腰、骶部肌和皮肤。前支除胸神经外，交织成丛，有颈丛、臂丛、腰丛和骶丛。

803. 颈丛神经的组成及分布如何？

颈丛：由第 1 ~ 4 颈神经前支组成。位于胸锁乳突肌上部深面。其发出的皮支分布于颈部皮肤。颈丛中最重要的分支为膈神经，是混合性神经，其运动纤维支配膈肌运动，感觉纤维分布于胸膜、心包等。

804. 臂丛神经的分支是哪些?

臂丛由第5~8颈神经前支和第1胸神经前支的大部分纤维组成。其分支有：

（1）腋神经：肌支主要支配三角肌。皮支分布臂上部外侧皮肤。

（2）肌皮神经：肌支支配臂前群肌，皮支为前臂外侧皮肤。

（3）正中神经：主要支配前臂前群肌的大部分，手鱼际肌及手掌面桡侧三个半指的皮肤。正中神经损伤后呈“猿手”畸形。

（4）尺神经：主要支配前臂前群肌的靠尺侧的小部分肌肉、小鱼际肌和手肌中间群的大部分以及手掌面尺侧一个半指和手背面尺侧二个半指的皮肤。尺神经损伤呈“爪形手”畸形。

（5）桡神经：支配臂及前臂后群肌、臂及前臂背侧面皮肤和手背面桡侧两个半指的皮肤。桡神经损伤呈“垂腕”畸形。

805. 胸神经前支有几对其分布特征是什么?

胸神经前支共12对，第1~11对走在相应肋间称肋间神经。第12对走在第12肋以下称肋下神经。分布特征是：①节段性分布明显；②胸腹共同支配。

806. 腰丛神经的组成及分布是什么?

腰丛由第12胸神经前支的一小部分、第1~3腰神经前支和第4腰神经前支一部分组成，位于腰大肌深方有两个分支。

（1）股神经：穿腹股沟韧带深方的肌腔隙入股三角，支配股前群肌和肌前部、小腿内侧部和足内侧缘的皮肤。

（2）闭孔神经：分布于大腿内侧。支配内收肌运动和股内侧皮肤感觉。

807. 骶丛神经的分支包括哪些?

骶丛由腰骶干（腰4、腰5）、骶神经和尾神经前支组成。位于骶骨及梨状肌前面。其分支有：

（1）坐骨神经：经梨状肌下孔出骨盆，经股骨大转子与坐骨结节之间至大腿后面，分支支配大腿后群肌。

（2）在腘窝上角分为胫神经和腓总神经两终支。胫神经肌支支配小腿后群肌及足底肌。皮支分布于足底皮肤。胫神经损伤后足不能跖屈、内翻力弱，出现“钩状足”（仰趾足）畸形。腓总神经肌支支配小腿前、外侧群肌及足背肌，皮支分布于小腿外侧、足背和趾背皮肤。腓总神经损伤呈“马蹄内翻足”畸形。

808. 脑有多少对神经，其功能是什么?

（1）脑神经12对。

（2）脑神经除含与脊神经相同的4种纤维外，还有特殊躯体感觉、特殊内脏感觉和特殊内脏运动3种纤维，共7种纤维成分。

809. 脑神经可分为哪三类?

（1）只含感觉纤维的脑神经有嗅神经、视神经和前庭蜗神经。

（2）只含运动纤维的脑神经有动眼神经、滑车神经、展神经、副神经、舌下神经。

（3）混合性神经为三叉神经、面神经、舌咽神经、迷走神经。

810. 十二对神经包括哪些？

（1）由嗅黏膜内的嗅细胞轴突组成，经筛孔入颅，终于嗅球，传递嗅觉冲动。

（2）由视网膜节细胞轴突组成，经视神经管入颅，连于视交叉传导视觉冲动。

（3）动眼神经含躯体运动纤维和内脏运动纤维。自脚间窝出脑，躯体运动纤维支配除上斜肌和外直肌以外的眼外肌。内脏运动纤维支配瞳孔括约肌和睫状肌。动眼神经损伤后出现：上睑下垂、眼外斜视、瞳孔散大、光反应消失、调节反射消失。

（4）滑车神经起于滑车神经核，支配上斜肌。

（5）三叉神经含躯体感觉和躯体运动两种纤维。躯体运动纤维支配咀嚼肌等，躯体感觉纤维的胞体位于三叉神经节。其周围突分 3 支即：眼神经、上颌神经和下颌神经，分别分布于眼裂以上、眼裂与口裂之间、口裂以下皮肤。

（6）展神经穿海绵窦，支配外直肌。

（7）面神经含有三种纤维成分是：①躯体运动纤维，支配面肌等；②特殊内脏感觉纤维，分于舌前 2/3 味蕾；③内脏运动纤维，支配泪腺、下颌下腺、舌下腺等。当面神经损伤后的主要症状：额纹消失，不能闭眼；鼻唇沟消失，笑时口角歪向健侧；舌前 2/3 味觉消失；泪腺分泌障碍，角膜干燥，涎腺分泌障碍。

（8）前庭蜗神经含特殊躯体感觉纤维，前庭神经传导平衡（位置）觉，蜗神经传导听觉。

（9）舌咽神经为混合神经。躯体运动纤维支配茎突咽肌。内脏运动纤维支配腮腺。特殊内脏感觉纤维分布于舌后 1/3 味蕾。一般内脏感觉纤维分布于咽、鼓室、颈动脉窦、咽鼓管、舌后 1/3 等。一般躯体感觉纤维分布于耳后皮肤。

（10）迷走神经为混合神经：①内脏运动纤维分布于颈、胸、腹脏器，支配平滑肌、心肌和腺体；②躯体运动纤维支配咽喉肌；③内脏感觉纤维分布于颈、胸、腹脏器。④躯体感觉纤维分布于外耳道皮肤及硬脑膜。

（11）副神经支配胸锁乳突肌和斜方肌。

（12）舌下神经分布于舌肌。舌下神经损伤，伸舌时舌尖偏向患侧。

811. 内脏神经与运动神经的区别？

（1）内脏运动神经又称自主神经、植物性神经。可分为交感神经与副交感神经两种。

（2）自主神经与躯体运动神经的区别：①躯体运动神经支配骨骼肌，内脏运动神经支配平滑肌、心肌和腺体；②躯体运动神经只有一种，内脏运动神经有交感神经和副交感神经两种；③躯体运动神经从低级中枢到骨骼肌只有一个神经元。内脏运动神经从中枢到效应器，需在内脏运动神经节换一次神经元，有两个神经元；④躯体运动神经多以神经干的形式分布。内脏运动神经多攀附脏器或血管形成神经丛。

812. 交感神经结构及分布是什么？

（1）低级中枢位置：第 1 ~3 胸髓节段。

（2）神经节：椎旁节和椎前节。

（3）节前、节后纤维：节前纤维短、节后纤维长。

（4）分布范围：全身血管及胸、腹、盆腔内脏的平滑肌、心肌、腺体及竖毛肌和瞳孔开大肌。

813. 副交感神经结构及分布是什么？

（1）低级中枢位置：脑干的内脏运动神经核，第2～4骶、髓节段的骶副交感神经核。
（2）神经节：器官旁节和壁内节。
（3）节前、节后纤维：节前纤维长、节后纤维短。
（4）分布范围：胸、腹、盆腔内脏的平滑肌、心肌、腺体（肾上腺髓质除外）、瞳孔括约肌、睫状肌。

814. 交感神经各系统的作用是什么？

（1）脉管系统：①心：心率加快、收缩力增强；②冠状动脉舒张；③躯干、上肢的动脉收缩。
（2）呼吸系统：支气管平滑肌舒张。
（3）消化系统：①肠胃平滑肌抑制蠕动；②肠胃括约肌收缩。
（4）泌尿系统：膀胱：壁的平滑肌舒张、括约肌收缩（贮尿）。
（5）视器：①瞳孔散大；②：泪腺抑制分泌。
（6）皮肤：①汗腺促进分泌；②竖毛肌收缩。

815. 副交感神经各系统的作用是什么？

（1）脉管系统：①心：心率减慢、收缩力减弱；②冠状动脉：轻度收缩；③躯干、上肢的动脉：无作用。
（2）呼吸系统：支气管平滑肌收缩。
（3）消化系统：①肠胃平滑肌增加蠕动；②肠胃括约肌舒张。
（4）泌尿系统：膀胱壁的平滑肌收缩、括约肌收缩（排尿）。
（5）视器：①瞳孔缩小；②泪腺增加分泌。
（6）皮肤：①汗腺无作用；②竖毛肌无作用。

816. 内脏感觉神经包括哪些？

内脏器官内有很多感受器，包括痛觉感受器、压力感受器和化学感受器等。内脏感觉神经元胞体为假单极神经元，位于脊神经节和某些脑神经节内，其中枢突经脊神经后根或脑神经进入脊髓或脑干，其周围突随内脏运动性神经纤维（交感神经或副交感神经）分布于所支配的器官。

与躯体感受敏锐、定位、定性准确等特性相比，内脏感觉则有阈值较高、定位不明确，定性不清楚的特点。体内同一结构的不同部位可分别由躯体感觉性神经和内脏感觉性神经分布。

817. 内脏感觉神经的支配不同点是什么？

（1）胸膜和腹膜的壁层为躯体感觉性神经支配，对痛的刺激非常敏感、定位准确。
（2）胸、腹膜脏层则由内脏感觉性神经支配，受到刺激时产生持续时间较长、定位不够准确的钝痛。

第七章　病案与生理学

818. 生理学的研究分为哪三个水平？

人体生理学（human physiology）是一门研究正常状况下人体功能活动规律的科学。生理学的研究方法分三个水平，即整体水平、器官和系统水平及细胞和分子水平，三个水平的研究是互补的。

819. 生命活动的基本特征有哪些？

人体生命活动的基本特征主要有四个方面，即新陈代谢、兴奋性、适应性和生殖。

（1）新陈代谢：就是机体不断地破坏和清除自身衰老的结构，同时又不断地重建新的结构的过程称为新陈代谢。

新陈代谢包含物质转化和能量转化两个密不可分的过程，物质在合成时需要摄取能量，物质在分解过程中又会将蕴藏在其内的化学能量释放出来。

（2）兴奋性：生理学中常将引起机体发生一定反应的内外环境的变化称为刺激，而将刺激引起机体的变化称为反应。刺激引起反应必备三个条件，即①足够的刺激强度；②足够的刺激作用时间；③刺激强度的变化率。

（3）适应性：机体根据内外环节的变化而调整体内各部分活动和相互关系的功能称为适应性。

（4）男女两种个体中发育成熟的生殖细胞相结合而形成与自己相似的子代个体的功能称为生殖。

820. 刺激引起的阈值变化包括哪些？

如果将刺激作用时间和强度变化率固定不变，则刚能引起组织细胞产生反应的最小刺激强度称为阈强度，简称阈值。刺激强度小于阈值或大于阈值的刺激分别称为阈下刺激或阈上刺激。组织细胞对刺激产生动作电位的能力称为兴奋性。当组织细胞受刺激后产生了动作电位就称之为兴奋。

衡量组织细胞兴奋性的指标是阈值。兴奋性高的组织细胞，对弱的刺激便能产生兴奋，兴奋性低的组织细胞，对强的刺激才能产生兴奋。故组织细胞兴奋性的高低与阈值呈反变关系。

821. 体液的分布及分类是什么？

人体的一切生命活动都是在一定的环境中进行的，人体的环境有内环境和外环境之分。

人体内的液体总称体液，体液总量约占身体体重的60%，按其分布可分为细胞内液和细胞外液两类。细胞内的液体称为细胞内液，约占体液的2/3（占身体体重的40%）；细胞外液约占体液的1/3（占身体体重的20%），包括血浆、组织液、淋巴液和脑脊液等。

人体细胞直接生活的环境是细胞外液，因此将细胞外液称为内环境（internal environment）。内环境的各种理化因素总是保持着相对稳定，这种内环境的理化性质相对恒定的状态称为稳态（homeostasis）。稳态是细胞进行正常生命活动的必要条件，如果稳态不能维持，疾病就随之发生，甚至危及生命。

822. 人体功能的调节作用是什么？

当机体的内外环境发生变化时，体内各器官的功能及相互关系也会发生相应的变化，使机体适应环境的变化，并维持内环境的稳态。人体各器官功能的这种适应性反应称为生理功能的调节。

823. 神经调节的概念及调节种类是什么？

（1）神经调节（nervous regulation）是指通过神经系统的活动，对体内各组织器官的功能进行的调节。

（2）神经调节的基本方式是反射。反射是指在中枢神经的参与下，机体对刺激产生的规律性反应，例如蟾蜍的屈腿反射、手触及火焰立即回缩、强光照射使瞳孔缩小等。

（3）反射的结构基础：反射的结构基础是反射弧，反射弧包括5个基本环节即：感受器、传入神经、中枢、传出神经、效应器。每一种反射的完成，都有赖于反射弧结构的完整与功能的正常。如果反射弧的任何一个环节受到损伤，都会导致相应的反射消失。

（4）反射的种类：反射的种类很多，按其形成过程，可分为非条件反射和条件反射两类。①非条件反射是先天遗传的，是人类和动物共有的一种初级神经活动，如吸吮反射、膝反射和瞳孔对光反射等；②条件反射是后天获得的，是在个体的生活过程中，建立在非条件反射基础上的一种高级神经活动，它能使人体对环境的适应更加机动灵活，具有预见性，如望梅止渴等。

（5）神经调节的特点是快速，短暂，精确。

824. 体液调节的特点是什么？

（1）体液调节（humoral regulation）是指激素等化学物质通过体液的运输，对机体某些组织或器官的活动进行调节的过程。

（2）激素是由内分泌腺或散在的内分泌细胞分泌的高性能的生物活性物质。体液调节的特点是缓慢、持久、广泛。

825. 什么是神经－体液调节？

从人体的整体调节功能来看，神经调节在多数情况下处于主导地位，而多数内分泌腺也受神经支配和调节，所以体液调节常作为反射弧传出途径中的一个中间环节，这种调节称为神经－体液调节（nervous－humoral regulation）。

826. 自身调节的特点是什么？

自身调节（autoregulation）是指组织、器官不依赖于神经和体液调节，而是由其自身，特性对内外环境变化产生的适应性反应的过程。自身调节的特点是范围局限，调节幅度小，灵敏度较低。

827. 人体控制与受控之间存在什么联系？

在人体，通常将神经中枢或内分泌腺看做是控制部分，而将效应器或靶细胞看做是受控部分，但在多数情况下，控制部分与受控部分之间存在着双向信息联系，即除控制部分发出信息改变受控部分的活动外，受控部分也不断有信息返回到控制部分，纠正和调整控制部分的活动。

828. 反馈、负反馈的概念是什么？

反馈是将受控部分发出的信息返回作用于控制部分的过程称为反馈（feedback）。通过反馈调节，可使反应更准确、更完善。

根据反馈发生的作用的效果不同分为两种。

（1）负反馈：是指受控部分发出反馈信息对控制部分的活动产生抑制，使受控部分的活动减弱，称为负反馈（negative feedback）。如血压、体温的调节等。其结果是使受控部分的功能活动保持相对稳定的水平。负反馈是体内的一种重要而又普遍的调节方式。

（2）正反馈：是指受控部分发出的反馈信息加强控制部分的活动，使其活动加强，称为正反馈（positive feedback）。如血液的凝固、排尿、分娩等过程。其结果是使这些生理过程逐步加快加强，直至全部完成。

829. 细胞的构成是什么？

细胞是人体的结构和生命活动的基本单位。细胞是由细胞膜、细胞质和细胞核 3 部分构成。

（1）细胞膜的分子组成主要是脂类、蛋白质和糖类，其中占重量百分比最多的是蛋白质。

（2）细胞膜的排列和组建方式为“液态镶嵌模型”，即以流动的液态脂质双分子层为基架，其中镶嵌着不同生理功能的蛋白质，少量的多糖可分别与类脂或蛋白质结合，形成糖脂和糖蛋白。

830. 细胞膜的功能及物质转运方式有哪些？

细胞膜对维持细胞的一定形态，保护细胞内容物，抵御外界的有害物质，沟通细胞内外物质和接收信息等方面都有重要的作用。

物质转运功能：细胞与周围环境之间的物质交换，是通过细胞膜的转运功能实现的。

（1）单纯扩散（simple diffusion）：是指脂溶性物质（如 O_2 和 CO_2）由膜的高浓度侧向低浓度侧的扩散过程。影响单纯扩散的主要因素是膜两侧物质的浓度差和膜对该物质的通透性，即浓度差越大，通透性越大，物质的扩散量就越多，反之则少。

（2）易化扩散（facilitated diffusion）：是指非脂溶性物质在膜蛋白的帮助下，顺浓度差或电位差跨膜扩散的过程。

易化扩散有两种类型，一个是以载体为中介的易化扩散（又称载体转运），载体转运是通过载体蛋白的构型改变完成物质转运，如葡萄糖、氨基酸等小分子营养物质的转运。

831. 载体转运的特点是什么？

（1）高度结构特异性：即某种载体只选择性地与某种物质特异性结合；

（2）饱和性：即当被转运的物质增加到一定限度时，转运量不再增加，这是由于载体的数量有限的缘故；

（3）竞争性抑制：即一种载体蛋白同时转运两种或两种以上的物质时，一种物质浓度增加，将削弱对另一种物质的转运。

832. 什么是通道转运和主动转运？

（1）通道转运是以通道为中介的异化扩散（又称通道转运），通道转运是在通道蛋白的帮助下完成的，如 Na^+、K^+、Ca^{2+} 等的转运。通道蛋白的开放和关闭控制着物质的转运。

（2）单纯扩散和异化扩散都是顺浓度差进行的，细胞本身不消耗能量，属于被动转运。

（3）主动转运（active transport）：是指细胞通过本身耗能过程，将某些离子或小分子物质由膜的低浓度一侧向高浓度一侧转运的过程，称之为主动运转。

833. 主动转运的特点是什么？

（1）物质转运过程中要消耗能量。

（2）逆浓度差和电位差转运物质。这种转运是依靠细胞膜上的特殊泵完成的。

（3）泵是细胞膜上的一种特殊的镶嵌蛋白，如钠泵、钙泵等。它具有 ATP 酶的作用。

（4）研究最清楚的是 Na^+、K^+泵。其化学实质是 Na^+-K^+、依赖式 ATP 酶。

（5）当细胞内 Na^+或细胞外 K^+浓度增高时，都会激活此酶。当其被激活后，可分解 ATP 而释放能量，用于将 Na^+逆浓度差泵到细胞外，把 K^+泵到细胞内，从而恢复细胞内外 Na^+、K^+浓度的正常分布。由于此方式是逆浓度差或电位差进行的，细胞需要消耗能量，故称之为主动转运。

834. 入胞和出胞的作用是什么？

（1）入胞和出胞是转运大分子或团块物质的有效方式。

（2）大分子或团块物质通过细胞膜的运动从细胞外进入细胞内的过程，称入胞。包括吞饮和吞噬，其中液态物质进入细胞称吞饮，固体物质进入细胞称吞噬。

（3）大分子或团块物质通过细胞膜的运动从细胞内排出细胞外的过程，称出胞，如细胞的分泌物和代谢产物的排出。

835. 细胞膜的受体功能是什么？

受体（receptor）是细胞识别和结合化学信息的特殊结构，其本质是蛋白质，受体按其存在的部位分为膜受体、胞受体和核受体。其中，膜受体占绝大多数。

受体的两个基本功能：一是接受信息，即识别和结合体液中的化学物质；二是转发信息，可激活细胞内许多酶系统进而产生生理效应。体内神经末梢释放的递质和内分泌腺分泌的激素，都属于化学信息，必须与细胞的受体结合后才能发挥调节作用。

836. 什么是细胞的生物电现象？

细胞在安静和活动时都伴随电的现象存在，这种电现象称为细胞的生物电，根据细胞所处状况不同分为安静时的静息电位和兴奋时的动作电位。

837. 静息电位的概念是什么？

静息电位（resting potential）是指细胞处于安静状态下存在于膜内外的电位差。如果将电位计的两个电极置于安静状态下的神经纤维表面任何两点时，电位计的指针在等电位点，不发生偏转，说明神经细胞膜表面不存在电位差。如果将其中一个微电极插入细胞膜内，则电位计的指针发生偏转，说明膜内外存在电位差，并且膜内电位较膜外为低。如果将膜外电位设定为0，膜内电位则为负值。静息电位的数值因细胞的种类不同而有差异。如神经细胞的静息电位为 -90～-70mV，红细胞的静息电位为 -12～-10mV。

（1）极化状态：通常将细胞在安静状态下，膜两侧存在的内负外正状态，称为极化状态。

（2）超极化：当静息电位数值向膜内负值加大的方向变化时称超极化。

（3）去（除）极化：当静息电位数值向膜内负值减小的方向变化时称去极化或除极化。

（4）反极化：当膜内电位由负变正时称反极化。

（5）复极化：细胞去极化或反极化后，又恢复到原来的极化状态，称为复极化。

838. 静息电位产生原理是什么？

生物电现象产生是由细胞膜内外两侧离子定向移动而形成的。产生生物电有两个前提：①细胞内外离子的分布和浓度不同；②细胞膜在不同情况下，对不同的离子有着不同的通透性。

在静息状态下，膜对 K^+ 的通透性大，对 Na^+ 的通透性则很小，对膜内大分子物质 A^-（如蛋白质分子）则无通透性。由于膜内外存在着的 K^+ 浓度差，同时安静时，膜对 K^+ 的通透性大，故 K^+ 顺着浓度差由细胞内流向膜外，膜内 A^- 有随 K^+ 外流的倾向，但因膜对其不通透，而被阻隔在膜内，致使膜外正电荷增多，膜内负电荷增多，形成膜内为负、膜外为正状态电位差。这种电位差使 K^+ 继续外流受到膜外正电场地排斥和膜内负电场的吸引，构成了 K^+ 外流的阻力。

当促使 K^+ 外流的动力（浓度差）与阻止 K^+ 外流的阻力（电位差）相等时，K^+ 外流停止，使膜内外的电位差保持在一个稳定的状态。因此，静息电位主要是由 K^+ 外流所形成的电－化学平衡电位。

839. 如何产生动作电位？

动作电位是细胞受到刺激时，在静息电位的基础上发生一次短暂的扩布性的电位变化，称动作电位（action potential）。动作电位的产生是细胞兴奋的标志。

每个动作电位波形，包括一个上升支和一个下降支，上升支是膜电位去极化和反极化过程，膜内电位由 $-90 \sim -70mV$ 上升至 $+20 \sim +40mV$；下降支是膜电位的复极化过程，膜电位由 $+20 \sim +40mV$ 下降至 $-90 \sim -70mV$。整个动作电位历时短暂，不超过2ms，波形尖锐，故又称峰电位。

840. 动作电位的产生机制是什么？

（1）当细胞受到阈刺激和阈上刺激时，膜上 Na^+ 通道少量开放，出现少量 Na^+ 内流，使膜发生局部去极化，当局部去极化达到阈电位时，即爆发动作电位。

（2）阈电位是指引起膜对 Na^+ 通透性突然增大，Na^+ 通道全面开放的临界膜电位值，一般比静息电位小 $10 \sim 20mV$。

（3）当刺激使膜去极化达到阈电位时，膜上 Na^+ 通道大量开放，Na^+ 便顺着浓度差由膜外快速流向膜内，使膜内电位迅速升高，进而出现内正外负的反极化状态，此时的膜电位对 Na^+ 的继续内流构成阻力，当促使 Na^+ 内流的浓度差与阻止 Na^+ 内流的电位差相等时，Na^+ 的净内流停止。

（4）因此，动作电位的上升支是由 Na^+ 内流所形成的电－化学平衡电位。当上升支达到峰值时，膜上 Na^+ 通道关闭而 K^+ 通道开放，K^+ 便顺着浓度差和电位差快速外流，使膜内电位迅速下降，直至恢复到静息电位水平，形成静息电位的下降支。因此，动作电位的下降支主要是由于 K^+ 外流的结果。

（5）动作电位发生后，膜电位虽已恢复，但膜内、外的离子浓度却发生了变化，膜内 Na^+ 有所增加而 K^+ 有所减少，这便激活了膜上的钠泵，通过钠泵的主动转运，将膜内 Na^+ 泵出，同时将膜外 K^+ 泵入，使细胞内、外的 Na^+、K^+ 恢复至兴奋前的分布状态，从而维持细胞的正常兴奋性。

841. 动作电位是如何传导的？

（1）动作电位一经发生，就会沿着细胞膜传遍整个细胞。

（2）动作电位是以局部电流形式传导的。

（3）当细胞某一部位受刺激而兴奋时，膜电位由原来的外正内负转变为外负内正的反极化状态，于是兴奋部位和邻近未兴奋部位之间出现了电位差。引起电荷移动，因而形成了局部电流。

（4）局部电流的方向是，膜外由未兴奋部位流向兴奋部位，膜内由兴奋部位流向未兴奋部位，从而使未兴奋部位的膜内电位升高，膜外电位降低，即局部发生去极化。

（5）当局部去极化达到阈电位时，该部位就产生了动作电位。这样的过程在膜表面进行下去，就表现为兴奋在细胞膜上的传导。动作电位在神经纤维上的传导又称为神经冲动。

842. 动作电位传导的特点是什么？

（1）不衰减性传导：即动作电位传导时，电位幅度不会因距离增大而减小，从而保证了远程信息传导的准确性。

（2）“全和无”现象：即动作电位要么不产生，一旦产生就是最大值。其幅度不随刺激的强度增大而增大。

（3）双向传导：刺激神经纤维的中段，产生的动作电位可沿膜的两端传导。

843. 血液的概念及组成是什么？

血液（blood）是一种充盈于心血管系统中的流体组织，在心脏的驱动下，周而复始地循环流动，使机体内部与外部环境之间相互联系。

血液是由血浆（blood plasma）和血细胞（blood cell）组成的。血浆约占全血容积的50%~60%，它由91%~92%的水和8%~9%的溶质组成，溶质包括晶体物（氯化钠等小分子物质）和胶体物（白蛋白、球蛋白和纤维蛋白等大分子物质）。血浆蛋白分别在物质运输、胶体渗透压的形成、缓冲血浆酸碱变化、免疫以及生理性止血过程中发挥作用，并作为储备蛋白为机体提供营养。

844. 血细胞的成分及组成是什么？

血细胞包括：红细胞、白细胞、血小板三类。血中所容积百分比称为血细胞比容。

男性红细胞数量平均为 $5.0\times10^{12}/L$；女性为 $4.2\times10^{12}/L$。

白细胞数量最少，为 $4.0\times10^{9}\sim10.0\times10^{9}/L$。

血小板体积最少，为 $100\times10^{9}\sim300\times10^{9}/L$。

血细胞比容的大小可反映血液中血细胞数量的相对值，当贫血患者红细胞减少时，血细胞比容减小，而严重脱水的患者，血细胞比容可增大。

845. 血液的比重和黏度是什么？

（1）血液的比重为1.050~1.060，主要取决于红细胞的数量；

（2）血浆的比重为1.025~1.030，主要取决于血浆蛋白的含量。

（3）液体的黏滞性也称黏度，取决于液体中分子或颗粒间的摩擦力。以水的黏度为1，血液的黏度则为4~5，主要取决于红细胞的数量和它在血浆中的分布状态。

（4）血流速度减慢，因红细胞发生叠连和聚集，使血液黏度增大，对血流造成阻力。血浆的黏度约为1.6~2.4，主要取决于血浆蛋白的含量。

846. 什么是血浆渗透压？

（1）血浆渗透压是指血浆中溶质吸引水分子的力量称为血浆渗透压。包括晶体渗透压和胶体渗透压。

（2）血浆中小分子物质，如无机盐、葡萄糖、尿素等，形成晶体渗透压。其中 NaCl 是形成血浆晶体渗透压的主要物质。

（3）血浆中大分子物质，如血浆蛋白，形成胶体渗透压。其中血浆白蛋白是形成血浆胶体渗透压的主要物质。

（4）正常人血浆渗透压约为 300mmol/L，其中血浆胶体渗透压较小，所以可以把晶体渗透压视为血浆渗透压。

（5）临床上把渗透压与血浆渗透压相等的溶液称为等渗溶液。

847. 血浆晶体渗透压的作用是什么？

由于晶体物质易通过血管壁，难以通过细胞膜，故血浆晶体渗透压对维持细胞内外的水平衡和血细胞的正常形态很重要。若血浆晶体渗透压升高，红细胞内的水分外移，可使红细胞发生皱缩；相反血浆晶体渗透压降低，进入红细胞内的水分增多，可使其膨胀，甚至发生破裂溶血。

848. 血浆胶体渗透压的作用是什么？

由于胶体物质不易通过毛细血管壁，组织液中的蛋白含量低于血浆，血浆胶体渗透压高于组织液，有利于吸引组织液中的水分进入血管。所以，血浆胶体渗透压具有调节血管内外水平衡、维持血容量的作用。

当血浆蛋白减少时，血浆胶体渗透压降低，使组织液回流减少而水分在组织间隙滞留，导致水肿。

849. 保持酸碱度相对恒定的缓冲对是什么？

正常血浆 pH 为 7.35～7.45。当高于 7.45 时为碱中毒，低于 7.35 时为酸中毒。血浆 pH 之所以能够维持正常，是由于血浆和血细胞中均含有多种缓冲物质，当一般酸性或碱性物质进入血液时，由于这些缓冲物质的作用，可将其对血浆 pH 的影响减至最小，再加上肺和肾功能的调节，使血浆酸碱度能够保持相对恒定。血浆中最重要的缓冲对是 $NaHCO_3/H_2CO_3$。

850. 血液的生理功能是什么？

（1）运输功能：血液主要运输营养物质、代谢产物、O_2 和 CO_2、无机盐、生物活性物质（激素、酶等）及参加机体免疫功能的某些物质（如抗体）。血液将营养物质和 O_2 运送到组织细胞，同时将代谢产物、CO_2 运输到排泄器官而排出体外。血液的运输依赖红细胞、血浆蛋白和水共同完成。

（2）免疫和防御功能：血液的免疫和防御功能依靠白细胞、血小板和血浆中的多种免疫物质完成。

（3）维持内环境稳态：保持理化性质稳定。

851. 红细胞的形态、数量与功能是什么？

（1）正常成熟红细胞（red blood cell）无细胞核，呈双面凹圆碟形，直径为 7～8μm，细胞质内含有大量的血红蛋白。

（2）红细胞是血液中数量最多的细胞，成年男性正常值为（4.5～5.5）$\times 10^{12}$/L；成年女性为（3.8～4.6）$\times 10^{12}$/L。

（3）红细胞的主要功能是：①运输 O_2 和 CO_2；②缓冲血浆的 pH。这两项功能都是红细胞内的血红蛋白完成的。成年男性血红蛋白的正常值为 120～160g/L；女性：110～150g/L。

852. 红细胞的主要生理特性是什么？

（1）悬浮稳定性：是指红细胞悬浮于血浆中不容易迅速下沉的特性。血沉是红细胞沉降率的简称，以第一小时末红细胞下沉的距离来表示。成年男性血沉的正常值为 0 ~ 15mm/h；女性：0 ~ 20mm/h。血沉是否加快主要决定于血浆的性质。血浆中球蛋白、纤维蛋白原及胆固醇增多时红细胞叠连，红细胞与血浆的摩擦力也减少，血沉加快。血浆中白蛋白、卵磷脂增多时，使红细胞叠连减少，血沉减慢。

（2）渗透脆性：是指红细胞对低渗溶液具有一定的抵抗力的特性。正常情况下，红细胞内的渗透压与血浆渗透压大致相等，均相当于0.9% NaCl 溶液的渗透压。当把红细胞置于0.6%~0.8% NaCl 低渗溶液中，因水向红细胞内扩散使其膨胀，但并不破裂。说明红细胞对低渗溶液具有一定的抵抗力。红细胞的渗透脆性越大，对低渗液的抵抗力越小，越容易发生溶血。

（3）可塑性变形：是指红细胞按照实际需要改变自身形态的特性。

853. 白细胞的分类及数量是什么？

正常人的白细胞（white blood cell）总数（4.0 ~ 10.0）$\times 10^9$/L。白细胞的种类有 5 种。

粒白细胞：中性粒细胞 50%~ 70%，嗜酸性粒细胞 0.5%~ 5%；嗜碱性粒细胞 0%~ 1%；无粒白细胞：淋巴细胞 20%~ 40%，单核细胞 3%~ 8%。

854. 白细胞的形态及功能是什么？

（1）中性粒细胞：细胞核成分叶状，多数分 2 ~ 5 个叶，各叶之间由细丝相连。胞质中充满细小、均匀的淡紫色颗粒，颗粒中含有多种水解酶。中性粒细胞的作用是吞噬外来的微生物，机体自身坏死组织和衰老的红细胞。特别是急性化脓性炎症时，中性粒细胞显著增多。

（2）嗜碱性粒细胞：细胞核呈 S 形或不规则形。细胞质内含有大小不均的紫蓝色颗粒，颗粒中含有肝素、组胺和慢反应物质。

（3）嗜酸性粒细胞：细胞核也呈分叶状，多数分两叶。细胞质内含有粗大的橘红色颗粒。嗜酸性粒细胞的作用：①抑制过敏反应；②参与对蠕虫的免疫反应。

（4）单核细胞：是血细胞中最大的细胞，细胞核呈肾形或蹄铁形，染色较浅。细胞质较多，染成淡灰蓝色。单核细胞的作用是吞噬细菌和衰老的细胞、参与免疫反应。

（5）淋巴细胞：细胞大小不一，细胞核较大，呈圆形或椭圆形，染成深蓝色。细胞质少，呈天蓝色。血液中的淋巴细胞，按其发生和功能的不同，分为两类。①T 淋巴细胞：可参与细胞免疫；②B 淋巴细胞：可参与体液免疫。

855. 血小板的形态与生理特性是什么？

（1）血小板（thrombocyte）由骨髓巨核细胞脱落的碎片形成，无核。血小板的正常值为（100 ~ 300）$\times 10^9$/L。

（2）血小板的平均寿命是 7 ~ 14 天。

（3）血小板具有黏附、聚集、释放、吸附、收缩等多种生理特性，通过这些生理特性完成其止血、凝血和维持血管内皮完整性等功能。但只有前两天有生理功能。

856. 血小板的功能是什么？

（1）保持血管内皮的完整性：血小板可沉着于血管壁上，可填补内皮细胞脱落留下的空隙，也可和血管内皮细胞融合，故可保持血管内皮的完整性。

（2）参与生理性止血：血小板具有粘着、聚集、释放、收缩等功能，具体为①当血管破损后，血小板可立即黏附到破损的部位，形成血小板栓子，堵塞破口；②血小板可释放一些物质促进局部血管收缩；③血小板可参与血液凝固过程，形成血凝块。

857. 血液凝固及凝固时间是什么？

（1）血液由可流动的液体状态变成不能流动的凝固状态的过程叫血液凝固（blood coagulation）。

（2）血液凝固所需时间称为凝血时间，正常人为 5 ~ 10 分钟。

858. 血液凝固的生理意义是什么？

血液凝固是一个转变过程，要经历一系列的酶促反应，其最终的变化是血浆中的可溶性纤维蛋白原转变成为不溶性的纤维蛋白细丝，这些细丝交织成网，把血细胞网络在内形成血凝块。血液凝固的生理意义是防止血管损伤后造成大量出血。

859. 凝血因子有多少种？

凝血因子（blood clotting factor）是血浆与组织中直接参与凝血的各种物质的总称。共有 12 种，其中除去因子Ⅲ以外，其余均存在于血浆中。另外除去 Ca^{2+} 外，都属于蛋白质。

860. 血液凝固过程有哪三个步骤？

血液凝固过程是上述凝血因子顺序激活的一系列酶促反应。包括 3 个基本步骤：第一步是凝血酶原激活物的形成凝血酶；第二步是凝血酶原的形成纤维蛋白原；第三步是纤维蛋白的形成。

861. 血液凝固过程有哪两个途径？

根据凝血酶原激活物形成的途径不同（即因子 X 激活方式的不同），将凝血过程分为两条途径。一是内源性凝血：是由因子Ⅻ启动的，参与凝血过程的凝血因子全部来自血浆；二是外源性凝血：是由因子Ⅲ启动的，在组织损伤、血管破裂的情况下，由组织释放的因子Ⅲ参与对因子 X 的激活。

862. 血管损伤后凝血为什么限于受伤的部位？

正常情况下，血管内流动的血液不易发生凝固，是因为血管内膜光滑、完整，不能激活因子Ⅻ和血小板，即使有血管损伤，凝血也只限于受伤的部位，这是由于血浆中还存在很强的抗凝物质和纤溶过程。

863. 血浆中天然的抗凝物质主要是什么？

（1）血浆中天然的抗凝物质主要有抗凝血酶Ⅲ和肝素。

（2）抗凝血酶Ⅲ能够封闭凝血酶和多种凝血因子的活性中心而使之失活。

（3）肝素则能够加强抗凝血酶Ⅲ的活性，加速凝血酶失活，从而阻断凝血过程。

864. 纤维蛋白溶解的生理功能是什么？

（1）纤维蛋白被降解液化的过程称为纤维蛋白溶解（fibrinolysis）。其意义是清除体内多余的纤维蛋白凝块和血管内的血栓，保持血流畅通。

（2）生理状况下，血凝和纤溶处于动态平衡状态，血管内膜表面常有少量纤维蛋白形成，但由于纤溶作用使生成的纤维蛋白随即溶解。

865. 正常成人的血量是多少？

正常成人血量占体重的7%~8%，即每千克体重70~80ml。足够的血量是维持正常动脉血压的重要因素，当一次失血超过全身血量的20%~30%，将会危及生命，故需要及时输血。

866. ABO 血型系统中有哪两种凝集原？

血型（blood group）是指红细胞膜上的特异性抗原的类型，主要有 ABO 系统和 Rh 血型系统。

（1）ABO 血型系统的抗原称凝集原（agglutinogen），存在于红细胞膜表面，有 A 凝集原和 B 凝集原两种。

（2）ABO 血型系统的抗体称凝集素（agglutinin），存在于血浆中，有抗凝集素 A 和抗凝集素 B 两种。

（3）在同一个体的血液中，相对抗的凝集原和凝集素不会同时存在。相对应的抗原、抗体相遇时将发生红细胞凝集反应，红细胞彼此聚集黏合形成一簇簇不规则的红细胞团，在补体参与下出现红细胞溶解破裂。

867. ABO 血型系统中的抗原抗体是什么？

（1）A 型：在红细胞膜上是存在 A 凝集原，在血清中是抗 B 凝集素。

（2）B 型：在红细胞膜上是存在 B 凝集原，在血清中是抗 A 凝集素。

（3）AB 型：在红细胞膜上是存在 A 与 B 凝集原，在血清中无凝集素。

（4）O 型：在红细胞膜上是无凝集原的，在血清中是存在抗 A 及抗 B 凝集素。

868. 输血的原则是什么？

（1）输血所遵循的根本原则是避免在输血过程中出现红细胞凝集反应。

（2）根据免疫学原理，当含有某种凝集原的红细胞与含有抗相同凝集素的血浆相遇，而且凝集素的浓度足够大时，就会发生凝集反应。

（3）输血时，血型相同的人之间输血是安全的。

（4）特殊情况下，O 型血可以少量缓慢的输给其他血型的病人，A 型或 B 型血的人也可以输给 AB 型血的病人。

869. 什么是交叉配血试验？

（1）交叉配血是指将供血者的红细胞与受血者的血清相混合（主侧）。将受血者的红细胞与供血者的血清相混合（次侧）。

（2）配血结果是主侧和次侧配血均无凝集反应时，输血最为理想。主侧凝集，不能输血。次侧凝集，可缓慢少量输血。

870. 血液循环系统的组成及功能是什么？

血液循环系统是由心脏和血管组成。心脏是推动血液流动的动力器官，血管是血液流动的管道。血液循环系统的主要功能是完成血液运输；实现机体的体液调节和防御功能；维持机体内环境稳定，保证新陈代谢正常进行。

871. 什么是心脏泵血功能？

心脏的主要功能是泵血，心脏在收缩时把血液射入动脉，舒张时接受由静脉回流的血液，心脏的这种节律性活动以及瓣膜开启和关闭，推动血液沿单一方向循环流动。

872. 什么是心动周期？

心房或心室每收缩和舒张一次称为一个心动周期（cardiac cycle）。每分钟心搏的次数称心率。心动周期时程的长短取决于心率的快慢。

873. 什么是全心舒张期？

安静时正常成人心率平均为75次/分，每个心动周期持续0.8秒。其中心房收缩期为0.1秒，舒张期为0.7秒。心室收期为0.3秒，舒张期为0.5秒。心室舒张的前0.4秒，心房也处于舒张状态，称为全心舒张期。由于心脏在泵血过程中心室起主要作用，故心舒期和心缩期都是指心室而言。

无论心房还是心室，其舒张期均长于收缩期，若心率加快，则心动周期缩短，主要是舒张期缩短，即心肌休息时间缩短。

874. 心脏的泵血过程是什么？

心脏的泵血过程是指心室收缩与射血过程及心室舒张与充盈过程。血液在心脏中是单向流动的，心室内的压力变化是促进血液流动的动力，瓣膜的开闭决定着血流的方向。

875. 心室收缩与射血过程是什么？

心室收缩前，室内压低于房内压和动脉压，房室瓣开放，动脉瓣关闭，心室充盈。心室开始收缩时，室内压开始升高，超过房内压，房室瓣关闭，但室内压仍低于动脉压，动脉瓣仍关闭。此时心室容积不变，压力逐渐增高，称等容收缩期，约0.05秒。当室内压超过动脉压时，动脉瓣开放，心室开始射血，称射血期，约0.02秒。

876. 心室舒张与充盈过程是如何完成的？

（1）心室射血完毕后开始舒张，室内压迅速下降，当低于动脉压时，动脉瓣关闭，但室内压仍高于房内压，房室瓣仍关闭。此时心室容积不变，压力逐渐减小，称等容舒张期，约0.07秒。

（2）当室内压低于房内压时，房室瓣开放，血液从心房流向心室，心室开始充盈，称充盈期，约0.43秒。此期的前0.33秒心室血液充盈主要靠心室舒张的“抽吸”作用，流入血液占总量的70%。

因此，心的泵血功能主要靠心室的舒缩活动来完成的。心房收缩期既是心动周期的起点，也可视为心室舒张末期的最后时相。心房收缩期挤入心室血液的血量占心室总血量的30%。

877. 影响心排出量的因素是什么？

心排出量决定于搏出量和心率，而搏出量又受心肌的前负荷、后负荷和心肌收缩能力的影响。

（1）心肌的前负荷：心肌的前负荷是指心室舒张末期的容积（或压力）。在一定范围内，前负荷越大，心肌的初长度就越长，心肌收缩力越大，搏出量就越多。心肌收缩力因初长度变化而发生变化的现象属于心肌的自身调节。若前负荷过大，初长度超过一定限度，收缩力反而减弱，使搏出量减少。

（2）心肌的后负荷：心肌的后负荷是指心肌收缩时所遇到的阻力，即动脉血压。动脉血压升高时，后负荷增大，使心室等容收缩期延长，射血期缩短，搏出量减少。动脉血压降低时，则搏出量增多。

（3）心肌收缩力：心肌收缩力是指心室肌细胞本身的功能状态。在同等状态下，心肌收缩能力增强，则搏出量增多；心肌收缩力减弱，则搏出量减少。

（4）心率：在一定范围内，心率加快，心排出量增加。但心率过快（超过每分钟 180 次），由心动周期缩短，心室血液充盈量减少，使搏出量和心排出量减少。如心率过慢（低于每分钟 40 次），心排出量减少。

878. 什么是搏出量和心排出量？

搏出量（stroke volume）是指一侧心室每收缩一次所射出的血量，成人安静情况下 60 ~ 80ml，又称每搏排出量。心排出量（cardiac output）是指一侧心室每分钟射出的血量，又称每分排出量。心排出量 = 每搏排出量 × 心率。以心率为每分钟 75 次计算，正常成人安静状态下，心排出量为 5L/min。

879. 什么是心力储备？

心力储备（cardiac reserve）是指心排出量能随机体代谢的需要而增加的能力。健康成人在做剧烈运动时，心率可达每分钟 180 ~ 200 次，搏出量可达 1500ml 左右，心排出量可提高 5 ~ 7 倍。达到 30L/min 左右。

880. 心肌的生理特性是什么？

心肌具有自律性、传导性、兴奋性和收缩性等生理特征。其中自律性、传导性和兴奋性属于心肌的电生理特性。

（1）自动节律性：组织和细胞在没有外界刺激的条件下，能自动地产生节律性兴奋的特性，称为自动节律性（autorhythmicity），简称自律性。心肌的自律性来源于自律细胞。心脏的传导系统各部分的自律性高低不同。窦房结最快，每分钟 100 次；房室结次之，每分钟 50 次；浦肯野纤维最低，每分钟 20 ~ 40 次。

正常心脏的节律是受自律性最快的窦房结控制，窦房结是心脏活动的正常起搏点，这种由窦房结控制的心搏节律称为窦性节律（sinus rhythm）。

（2）传导性：正常情况下，窦房结发出的兴奋直接传播到右心房和左心房，引起两心房的兴奋收缩。

（3）心肌细胞具有兴奋性，并且在兴奋过程中其兴奋性发生周期性变化。兴奋性变化分以下几个时期：有效不应期、相对不应期、超常期。

（4）收缩性：心肌细胞与骨骼肌细胞收缩原理相同，但心肌细胞有以下特点：不发生强直收缩、同步收缩、对细胞外液液 Ca^{2+} 依赖性较大。

881. 什么是房室延搁？

正常情况下，窦房结发出对兴奋直接传播到右心房和左心房，引起两心房的兴奋和收缩。兴奋同时经房室交界传到心室，但其传导速度缓慢，使兴奋传导在此延搁一段时间（约 0.1 秒），称为房室延搁。由于房室延搁，使得心室在心房收缩完毕后才开始收缩，从而保证心室的血液充盈完全。兴奋通过房室交界后，再经房室束、左右束支及浦肯耶纤维传到左右心室。

882. 期前收缩的产生机制是什么？

由于心肌的有效不应期特别长，相当于心肌的整个收缩期和舒张早期，因此心肌不可能产生强直收缩，总是保持着收缩与舒张交替进行。如果在相对不应期和超长期内受到人工或病理性刺激，可使心肌提前产生一次兴奋和收缩，称为期前收缩（premature systole），又称早搏。

883. 心肌细胞收缩性的特点是什么？

心肌细胞与骨骼肌细胞收缩原理相同，但心肌细胞有以下特点：

（1）不发生强直收缩：是由于心肌的有效不应期长于心肌的收缩期所致。

（2）同步收缩：由于心肌具有合胞体特性，因此全部心房肌或全部心室肌均为同步收缩。

（3）对细胞外液 Ca^{2+} 依赖性较大：由于心肌细胞肌质网不发达，储 Ca^{2+} 少，故心肌兴奋－收缩耦联依赖于细胞外液的 Ca^{2+}。当血 Ca^{2+} 升高时，心肌收缩力增强，反之，收缩力减弱。

884. 动脉血压的概念是什么？

血压（blood pressure）是血管内流动的血液对血管壁的侧压力。动脉血压（arterial blood pressure）是指血流对动脉管壁的侧压力。在一个心动周期中，动脉血压随着心脏的舒缩而发生规律性的波动。心室收缩时，动脉血压升高所达到的最高值，称为收缩压（systolic pressure）。心室舒张时，动脉血压降低所达到的最低值，称为舒张压（diastolic pressure）。收缩压与舒张压的差，称为脉搏压或脉压（pulse pressure）。一个心动周期中动脉血压的平均值，称为平均动脉压。约为舒张压加 1/3 脉压。

885. 血压正常值及相对稳定的意义是什么？

（1）健康成人安静状态下收缩压为 100～120mmHg，舒张压为 60～80mmHg，脉压为 30～40mmHg。

（2）动脉血压的高低，随年龄、性别、体型、身体功能状态等情况而异。

（3）一般老年人比青年人高、男性比女性略高、肥胖人略高，精神紧张可暂时升高。

（4）动脉血压相对稳定的意义是推动血液循环和保持各器官有足够的血流量的必要条件。

886. 动脉血压形成的因素是什么？

形成动脉血压的前提条件是足够的循环血量。形成动脉血压的基本因素是：①心室射血所产生的动力；②外周阻力；③大动脉管壁的弹性扩张和弹性回缩在血压形成中起着重要的缓冲作用，当心室收缩时，射出血液的 2/3 储存于大动脉内，由于大动脉的弹性扩张，使收缩压不至于过高。

当心室舒张停止射血时，由于大动脉弹性回缩，继续推动血液流动，同时使舒张压不致过低。

887. 影响动脉血压的因素是什么？

（1）搏出量：当搏出量增加而外周阻力和心率不变时，动脉血压升高，主要表现为收缩压明显升高，脉压增大。当搏出量减少时，收缩压降低。因此，收缩压的高低主要反映搏出量的多少。

（2）心率：当其他因素不变时，心率在一定范围内增加，主要表现为舒张压升高。其机制是心率加快，使舒张期缩短，心舒期末存留于大动脉内的血量增多，舒张压升高。

（3）外周阻力：当其他因素不变时，外周阻力增大，收缩压和舒张压均升高，但舒张压升高更明显。其机制是外周阻力增大时，心舒期血液流至外周的速度减慢，存留于大动脉的血液增多，舒张压明显升高。反之外周阻力减小时，舒张压降低显著。因此，舒张压的高低主要反映外周阻力的大小。高血压患者主要是由于小动脉狭窄，外周阻力增大，故以舒张压增高为主。

（4）循环血量与血管容积：正常情况下，循环血量和血管容积是相互适应的。病理状态下，当循环血量减少或血管容积增加时，均可导致血压下降。

（5）大动脉管壁的弹性：老年人或动脉硬化者，大动脉管壁弹性贮器作用减弱，小动脉被动扩张的能力减小，故收缩压明显升高，舒张压稍升高或变化不大，脉压增大。

888. 动脉脉搏的概念及临床意义是什么？

（1）心动周期中动脉内压力的周期性变化所引起的动脉管壁波动，称为动脉脉搏（arterial pulse）简称脉搏。

（2）动脉脉搏可在一些浅表动脉触摸到，如桡动脉等。动脉脉搏在一定程度上可反映心的射血功能，心跳的节律、频率和动脉管壁的弹性。

889. 静脉血压的概念是什么？

中心静脉压（central venous pressure）是指右心房和胸腔内大静脉的血压，正常值为4～12cm$H_2$0。外周静脉压（peripheral venous pressure）是指各器官静脉的血压。

890. 影响静脉回流的因素包括哪些？

外周静脉压与中心静脉压之差是推动静脉血流的动力，凡是能改变外周静脉压和中心静脉压的因素，均可影响静脉回流。

（1）心肌收缩力：如果心肌收缩力强，搏出量增多，心舒期心室内压降低，则中心静脉压降低，外周静脉压与中心静脉压之差增大，静脉回流量就增多；反之则减少。

（2）重力和体位：由于静脉管壁薄、易扩张，故静脉血压和静脉回流受重力和体位的影响较为明显。平卧位时，全身静脉与心脏基本处于同一水平，重力对静脉血压和静脉血流影响不大。

（3）呼吸运动：吸气时，由于胸膜腔负压增大，使胸腔内大静脉和心房扩张，中心静脉压降低，从而加速静脉血回流；呼气时则相反，使静脉血回流减少。

（4）骨骼肌的挤压作用：骨骼肌收缩时，可对静脉产生挤压，使静脉血流加快；另一方面，因静脉内有静脉瓣的存在，使静脉血液不会倒流。骨骼肌舒张时，静脉不受挤压，其内压降低，又可使毛细血管和微静脉的血液流入静脉。这样，骨骼肌和静脉瓣一起对血液的回流起着“泵”的作用。

891. 什么是直立性低血压？

当身体由卧位突然直立时，由于重力作用，心脏水平以下部位的静脉扩张，容量增加，大量血液滞留在这些静脉血管中，使回心血量暂时减少，导致心排出量减少和血压下降，引起脑、视网膜供血一时不足，出现头晕、眼前发黑等现象，称为直立性低血压（也称体位性低血压）。

892. 微循环的概念是什么？

微循环（microcirculation）是指微动脉和微静脉之间的血液循环。其基本功能是血液和组织液之间进行物质交换，调节全身有效循环血量。正常情况下，微循环中血液的灌流与组织细胞的代谢水平相适应，以保证各组织器官能完成其功能。

893. 微循环的三条通路是什么？

（1）迂回通路：血液从微动脉经后微动脉、毛细血管前括约肌和真毛细血管，然后汇集到微静脉。是血液和组织液之间进行物质交换的场所。

（2）直捷通路：血液从微动脉经后微动脉，通过毛细血管直接进入微静脉。此通路常处于开放状态，使部分血液迅速通过微循环进入静脉，维持足够的回心血量。

（3）动 - 静脉短路：指微动脉—微静脉吻合支。此通路血流快，几乎不进行物质交换。此通路开放可提高皮肤血流量、皮肤温度升高，有利于散热。

894. 组织液生成的原理是什么？

（1）组织液是血浆滤过毛细血管壁而形成的，其生成的主要动力为有效滤过压。

（2）有效滤过压 =（毛细血管血压 + 组织液胶体渗透压）－（血浆胶体渗透压 + 组织液静水压）。

（3）当有效滤过压为正值时，组织液生成；当有效滤过压为负值时，组织液重吸收入毛细血管。在毛细血管近动脉端的有效滤过压为正值，而在毛细血管近静脉端的有效滤过压为负值。此外，还有少量的组织液进入毛细淋巴管，形成淋巴液。

（4）正常情况下，组织液的生成和回流处于动态平衡。一旦组织液生成增多，积聚组织间隙，便形成水肿。

895. 影响组织液生成的因素有哪些？

（1）毛细血管血压：毛细血管血压升高，可使有效滤过压增大，组织液生成增多。如：静脉回流受阻可使毛细血管血压升高。

（2）血浆胶体渗透压：血浆蛋白减少，使血浆胶体渗透压降低，导致有效滤过压加大，组织液生成增多。如肾病患者，大量蛋白尿丢失；肝病患者血浆蛋白合成障碍，都可引起血浆胶体渗透压降低。

（3）毛细血管壁通透性：当毛细血管壁通透性增加时，导致部分血浆蛋白由毛细血管壁漏出到组织间隙，一方面使血浆胶体渗透压降低，另一方面又使组织液胶体渗透压升高，结果有效滤过压明显升高，组织液生成增多。

（4）淋巴回流受阻：当淋巴回流受阻时，会使组织液回流减少而导致水肿。如丝虫病。

896. 心血管中枢是如何调节的？

基本中枢位于延髓，延髓内有心抑制中枢、心加速中枢和缩血管中枢。安静时，心抑制中枢紧张性较高，因此，心率较慢。当情绪激动或运动时，心加速和缩血管中枢紧张性增高，心率加快，心肌收缩力加强，血管收缩，血压升高。

897. 什么是降压反射？

颈动脉窦和主动脉弓血管壁内有压力感受器，当动脉血压升高时，压力感受器受到刺激，通过神经传至中枢，使心抑制中枢兴奋，通过相应的神经传至心和血管，使心率减慢，心肌收缩力下降，血管舒张，血压下降，称为降压反射。相反当动脉血压下降时，使降压反射减弱，动脉血压回升。

898. 呼吸的概念及意义是什么？

机体与外界环境之间的气体交换过程称为呼吸（respiration）。通过呼吸，机体从外界环境摄取新陈代谢所需要的 O_2，排出代谢过程中产生的 CO_2。呼吸的意义在于维持内环境中 O_2 和 CO_2 含量的相对稳定，保证新陈代谢的正常进行。

呼吸的过程包括哪四个环节：①肺通气是指肺与外环境之间的气体交换；②肺换气是指肺泡与肺毛细

血管之间的气体交换；③气体在血液中的运输；④组织换气是指血液与组织细胞之间的气体交换。组织换气又称内呼吸，肺通气及肺换气合称外呼吸。

899. 肺通气及其动力是什么？

肺通气是由肺通气的动力克服了肺通气的阻力实现的。肺通气的直接动力是肺内压与大气压之间的压力差，这种压力差是由呼吸运动产生的。因此，呼吸肌的舒缩活动是肺通气的原动力。

900. 呼吸运动的概念是什么？

呼吸运动是指由呼吸肌的舒缩引起胸廓有节律的扩大和缩小的运动。按其深度的不同分为平静呼吸和用力呼吸。

（1）平静呼吸：是指人在安静时的呼吸，是由膈肌和肋间外肌舒缩引起的。膈肌和肋间外肌收缩，胸廓容积扩大，肺内压降低，引起吸气。膈肌和肋间外肌舒张，胸廓容积缩小，肺内压升高，引起呼气。因此，平静呼吸时，吸气是主动过程，呼气是被动过程。

（2）用力呼吸：指人在劳动或运动时用力而加深的呼吸。用力吸气时，除膈肌和肋间外肌收缩加强外，还有胸锁乳突肌、胸大肌、斜角肌等辅助吸气肌也参加收缩。用力呼气时，除吸气肌舒张外，还有肋间内肌和腹肌等呼吸肌收缩。因此，用力呼吸时吸气和呼气都是主动过程。

（3）胸式呼吸和腹式呼吸：通常以肋间肌活动为主的呼吸运动称为胸式呼吸。以膈肌活动为主的呼吸运动称为腹式呼吸。

901. 胸内压和肺内压的概念及特征是什么？

（1）胸内压（intrapleural pressure）：即胸膜腔压力，是指胸膜腔内的压力。在平静呼吸全过程中，胸内压均低于大气压，故又称胸内负压。它是由肺的回缩力造成的。胸内负压的生理意义在于能够使肺保持扩张状态，有利于肺通气和肺换气；促进胸腔内的静脉血和淋巴的回流。

（2）肺内压是指肺泡内的压力。肺内压随呼吸运动呈周期性变化。吸气时肺内压低于大气压；呼气时，肺内压高于大气压；吸气末和呼气末肺内压都与大气压相等。呼吸运动中，胸廓容积改变越大，肺内压与大气压的压力差就越大，进出肺的气量也就越大。

902. 肺通气阻力分为哪两种？

肺通气的阻力分为弹性阻力和非弹性阻力。其中弹性阻力约占70%，非弹性阻力占30%。

（1）弹性阻力：弹性阻力是指肺和胸廓的弹性回缩力。一般用顺应性来衡量。顺应性是指弹性组织在外力的作用下扩张的难易程度。容易扩张者，顺应性大，则弹性阻力小；反之，顺应性小，则弹性阻力大。

（2）非弹性阻力：非弹性阻力主要是指气体流经呼吸道时与呼吸道产生的摩擦阻力，即气道阻力。气道阻力受气道口径、气流速度和气流形式等因素的影响。气道阻力与呼吸道半径的4次方成反比，与气流速度成正比。如支气管哮喘发作时，因平滑肌痉挛，气道口径变小，气道阻力明显增大，导致呼吸困难。

903. 肺容量和肺通气量的概念是什么？

肺容量（lung volume）是指肺所能容纳的气体量。包括潮气量、补吸气量、补呼气量、肺活量、时间肺活量。

（1）潮气量：平静呼吸时，每次吸入或呼出的气体量，称为潮气量。正常人约500ml。

（2）补吸气量：平静吸气末，再尽力吸气，所能增加的吸气量，称为补吸气量。正常人 1500 ~ 2000ml。

（3）补呼气量：平静呼气末，再尽力呼气，所能增加的呼气量，称为补呼气量。正常人为 900 ~ 1200ml。

（4）肺活量：最大深吸气后，做尽力呼气，所能呼出的最大气体量，称为肺活量（vital capacity）。

（5）时间肺活量：是指最大深吸气后，以最快的速度尽力呼气，在第 1、2、3 秒内所呼出的最大气体量，称为时间肺活量（timed vital capacity）。分别占肺活量的百分数。正常人分别为 83%、96%、99% 左右。时间肺活量能动态评价肺功能。

904. 成人肺活量及计算肺活量的公式是什么？

正常成人男性肺活量为 3500ml 左右。正常成人女性肺活量为 2500ml 左右。肺活量能反映一个人一次通气的最大能力。但由于未限定时间，因此不能反映肺的功能。

计算公式：肺活量 = 潮气量 + 补吸气量 + 补呼气量。

905. 肺通气量的概念是什么？

（1）每分通气量：是指每分钟吸入或呼出的气体总量。每分通气量 = 潮气量 × 呼吸频率 = 500ml × (12 ~ 18 次/分) = 6 ~ 9L。

（2）每分肺泡通气量：是指每分钟真正进或出肺泡的气体量。每分肺泡通气量 =（潮气量 − 解剖无效腔气量）× 呼吸频率 =（500 ~ 150）×（12 ~ 18 次/分）≈ 4.2L。解剖无效腔是指存留于鼻、咽、喉、气管、支气管等腔内，无法与血液进行交换的气体，平均为 150ml。潮气量和呼吸频率的变化，对每分通气量和每分肺泡通气量的影响是不同的，如潮气量减半而呼吸频率增加一倍时，或潮气量增加一倍而呼吸频率减半时，每分通气量保持不变，但肺泡通气量却发生明显的改变。深而慢的呼吸比浅而快的呼吸效率高。

906. 气体交换动力和肺换气过程是什么？

气体在体内的交换包括肺换气和组织换气。

（1）气体交换的动力：换气时，O_2和 CO_2的交换都是以单纯扩散的方式通过生物膜实现的。是从分压高处向分压低处扩散。因此，气体交换的动力取决于该气体在生物膜两侧的分压差。安静时肺泡与静脉血及动脉血与组织之间都存在着分压差，这些分压差就是 O_2和 CO_2扩散的动力。

（2）肺换气的过程：由于肺泡与毛细血管内的静脉血之间存在着分压差，因此，肺泡内的 O_2顺着浓度差，由肺泡扩散至毛细血管内的静脉血中；静脉血中的 CO_2也顺着浓度差，由毛细血管进入到肺泡当中。通过肺换气，使肺泡周围毛细血管内的静脉血变成了动脉血。

907. 组织换气过程是什么？

由于组织细胞与其周围的毛细血管动脉血之间也存在着分压差，因此，O_2由毛细血管内的动脉血向组织细胞扩散，CO_2由组织细胞进入毛细血管内的动脉血中。经过组织换气，组织细胞周围的毛细血管内的动脉血变成了静脉血。

908. 影响肺换气的因素是什么？

（1）气体的扩散速度：气体的扩散速度快，气体交换也快，反之则慢。气体扩散速度与气体的分压差成正比。

（2）呼吸膜的厚度与面积：正常呼吸膜总厚度不到1μm，安静呼吸时呼吸膜面积约40m^2。在病理情况下，如肺纤维化、肺水肿等，呼吸膜总厚度增加，呼吸膜面积减少，气体交换减少。

（3）通气/血流比值：是指每分钟肺泡通气量与肺血流量的比值。正常成年人每分肺泡通气量为4.2L，肺血流量为5L，通气/血流比值为0.84。此时通气量与血流量配比适当，肺换气效率最高。

909. 氧的运输过程是什么？

（1）物理溶解：O_2在血浆中的溶解量与O_2分压成正比，一般情况下，100ml血液中O_2的溶解量为0.3ml，占血液运输O_2总量的1.5%。

（2）化学结合：指O_2与红细胞内血红蛋白（Hb）的结合，形成氧合血红蛋白（HbO_2）。一般情况下每100ml血液中HbO_2结合的O_2约为19.5ml，约占血液运输O_2总量的98.5%。Hb与O_2的结合是可逆的，易解离。O_2与Hb是结合还是分离，取决于血液中的O_2的分压。O_2的分压升高，O_2与Hb结合；O_2的分压降低，O_2与Hb解离。氧合血红蛋白呈鲜红色，去氧血红蛋白呈暗红色，当毛细血管血液中去氧血红蛋白达50g/L时，皮肤、甲床及黏膜呈现紫蓝色，称为发绀。

当一氧化碳中毒，CO可与Hb结合形成碳氧血红蛋白，呈樱桃红色，由于CO与Hb的结合能力是O_2的210倍，故O_2很难与Hb结合，造成缺O_2。

910. CO_2的运输包括什么？

（1）物理溶解：约占血液运输CO_2总量的6%。

（2）化学结合：有两种形式。①碳酸氢盐形式：为主要形式，约占CO_2运输总量的87%。当血液流经组织时，CO_2透入红细胞与H_2O结合成$H_2CO_3^-$，并解离成H^+和HCO_3^-。HCO_3^-出红细胞与血浆中的Na^+结合。②氨基甲酰血红蛋白形式：约占CO_2运输总量的7%。

911. 呼吸运动调节过程是什么？

（1）呼吸中枢：呼吸中枢存在于脊髓、脑干和大脑皮质等处。延髓是基本呼吸中枢。

（2）机械性反射调节：肺牵张反射是指由于肺扩张或缩小引起的反射性呼吸变化。反射过程为吸气后肺扩张→刺激肺牵张感受器→迷走神经→延髓→抑制呼吸中枢的吸气神经元→吸气终止，转为呼气。

呼气后肺缩小→肺牵张感受器受到刺激减小→传入冲动减弱→延髓→解除对吸气神经元的抑制→呼气终止，转为吸气。

（3）化学性反射调节：化学感受器包括外周化学感受器位于颈动脉体和主动脉体。适宜刺激为动脉血中PCO_2、PO_2及H^+浓度的变化。当PCO_2↑、PO_2↓、H^+↑时，可通过刺激外周化学感受器，兴奋呼吸中枢，使呼吸加深加快。

中枢化学感受器位于延髓腹外侧浅层表层。适宜刺激为血液中PCO_2局部H^+浓度的变化。当PCO_2↑时，可通过刺激中枢化学感受器，兴奋呼吸中枢，使呼吸加深加快。

912. 食物的消化有哪两种方式？

食物在消化道内被分解成可吸收的小分子的过程，称为消化（digestion）。食物的消化有两种方式：

（1）机械性消化：是通过消化道平滑肌的舒缩活动，将食物磨碎、促使食物与消化液充分混合，并将食物由消化道上端向远端推进。

（2）化学性消化：是由消化腺分泌的消化酶，将蛋白质、脂肪、糖类等大分子物质分解成可被吸收的小分子物质。食物经过消化后，透过消化道黏膜进入血液和淋巴的过程，称为吸收（absorption）。

913. 胃的运动形式包括哪些？

（1）容受性舒张：在咀嚼和吞咽时，食物对口腔、咽、食管的刺激，反射性地引起胃底和胃体平滑肌的舒张，称容受性舒张（receptive relaxation）。胃的这种运动，可使胃的容量适应大量食物的摄入，以完成储存食物的功能。

（2）紧张性收缩：紧张性收缩是指胃壁平滑肌经常处于一定程度的收缩状态，称为紧张性收缩。是消化管平滑肌共有的运动形式，有助于保持胃的形状和位置。当食物进入胃后，紧张性收缩逐渐加强，促使胃液渗入食物，有利于化学性消化，并协助推动食糜向十二指肠方向移动。

（3）蠕动：食物入胃腔后约 5 分钟，胃即开始蠕动。蠕动波从胃的中部开始，有节律地向幽门方向推进，并逐渐加强。胃蠕动的生理意义在于可搅拌食物，促进食物与胃液混合；研磨食物；推进食糜分批向幽门方向移动。

914. 胃排空需要多长时间？

食物由胃排入十二指肠的过程称胃排空（gastric emptying）。胃排空的速度与食物的物理和化学性状有关。一般情况下，液体食物较快，固体食物较慢；在 3 种营养食物中，糖类排空最快，蛋白质次之，脂肪最慢。通常进餐的混合性食物，需 4 ~6 小时由胃完全排空。

915. 消化液的功能主要包括哪些？

食物的化学性消化是依靠消化腺分泌消化液的作用完成的。人体每天分泌的消化液总量达 6 ~8L。消化液的功能主要为：①分解食物中的营养物质；②为各种消化酶提供适宜的 pH 环境；③稀释食物，使消化道内容物的渗透压与血浆渗透压接近，有利于营养物的吸收；④所含的黏液、抗体等有保护消化道黏膜的作用。

916. 胃液的成分和作用是什么？

纯净的胃液是无色酸性液体，pH 为 0.9 ~1.5，正常成人每日分泌量为 1.5 ~2.5L。胃液的成分除水分外，主要有盐酸、胃蛋白酶原、黏液、HCO_3^- 和内因子。

（1）盐酸：盐酸包括游离酸和与蛋白质结合的结合酸，二者在胃液中的总浓度称为胃液的总酸度。盐酸由壁细胞分泌。盐酸的主要功能：①激活胃蛋白酶原，使之转变成有活性的胃蛋白酶，并为胃蛋白酶提供适宜的酸性环境；②分解食物中的结缔组织和肌纤维，使食物中的蛋白质变形，易于被消化；③杀灭随食物入胃的细菌；④与钙和铁结合，形成可溶性盐，促进它们的吸收；⑤胃酸进入小肠可促进胰液和胆汁的分泌。

（2）胃蛋白酶原：胃蛋白酶原由主细胞合成和分泌。胃蛋白酶原本身无生物活性，进入胃后，在盐酸的作用下转变为有活性的胃蛋白酶。胃蛋白酶能使蛋白质水解为际、胨和少量多肽。

（3）黏液和 HCO_3^-（碳酸氢盐）：胃黏膜细胞分泌两种类型的黏液，颈黏液细胞分泌可溶性黏液；表面上皮细胞在受到食物的刺激时分泌的黏液，呈胶冻状，为不溶性黏液，覆盖于胃黏膜表层。表面黏液细胞分泌 HCO_3^-（碳酸氢盐）也渗入到此凝胶层中，共同构成一层 0.5 ~1mm 厚的黏液 - 碳酸氢盐屏障。这层屏障可保护胃黏膜免受食物的摩擦损伤，有助于食物在胃内移动，并可阻止胃黏膜细胞与胃蛋白酶及高浓度的酸直接接触，因此胃腔内 pH< 2，但胃黏膜表面部分的 pH 可接中性。

（4）内因子：内因子是由壁细胞分泌的一种糖蛋白，它能与食物中的维生素 B_{12} 结合，形成复合物，易于维生素 B_{12} 被回肠主动吸收。若内因子分泌不足，将引起维生素 B_{12} 吸收障碍，影响红细胞的生成，造成恶性贫血。

917. 胰液的成分和作用是什么？

胰液为无色碱性的液体，pH 为 7.8～8.4，正常人每日的分泌量为 1～2L，其中含有各种消化酶，HCO_3^- 和一些无机离子。胰液是消化液中消化作用最全面、消化力最强的消化液。主要包括：

（1）碳酸氢盐（HCO_3^-）：碳酸氢盐（HCO_3^-）能中和进入十二指肠的盐酸。为小肠内各种消化酶创造适宜的碱性环境。

（2）胰淀粉酶：胰淀粉酶能分解淀粉为麦芽糖。

（3）胰脂肪酶：主要将三酰甘油水解为脂肪酸、甘油和单酰甘油。

（4）胰蛋白酶和糜蛋白酶：胰蛋白酶和糜蛋白酶是蛋白质的主要消化酶，两种酶均可将蛋白质分解为　和　两者共同作用于蛋白质时，可将蛋白质分解为多肽和氨基酸。

918. 胆汁的成分和作用是什么？

（1）肝细胞分泌的肝胆汁为金黄色的液体，每日分泌量为 0.8～1L。胆囊储存的胆囊胆汁，因浓缩而颜色较深，呈弱酸性。在非消化期，胆汁进入胆囊储存，在消化期，肝胆汁、胆囊胆汁共同排入十二指肠。

（2）胆汁的主要成分有水、胆盐、胆色素、胆固醇和卵磷脂等。

（3）胆汁的作用是促进脂肪的水解和吸收，促进脂溶性维生素的吸收。胆盐、胆固醇、卵磷脂作为乳化剂，使脂肪乳化成微滴，增加脂肪酶的作用面积，促进脂肪的消化。

919. 小肠液的成分和作用是什么？

小肠液是由十二指肠腺及小肠腺分泌的弱碱性液体，成人每日的分泌量约为 1～3L。小肠液含有水、无机盐、黏蛋白和肠致活酶等。小肠液的作用主要有①稀释小肠内容物，有利于吸收；②保护十二指肠黏膜免受胃酸的侵蚀；③肠致活酶可激活胰蛋白酶原，促进蛋白质的消化。

920. 小肠的吸收功能是什么？

小肠是吸收的主要部位。小肠黏膜有皱褶、绒毛和微绒毛可使小肠吸收面积增加 600 倍。食物在小肠内停留时间长，并已被消化为适于吸收的小分子物质，这都有利于小肠的吸收。糖、蛋白质和脂肪的消化产物大部分在十二指肠和空肠吸收，回肠主要吸收胆盐和维生素 B_{12}。葡萄糖、氨基酸的吸收方式为继发性主动重吸收。长链脂肪酸吸收后入淋巴而不是直接进入静脉。中、短链脂肪酸则直接吸收进入静脉。

921. 能量代谢的概念是什么？

通常将机体内物质代谢过程中所伴随着的能量的释放、转移、贮存和利用的过程称为能量代谢（energy metabolism）。

922. 能量来源与去路是什么？

（1）能量来源：机体所需要的能量均来源于体内三大营养物质的分解氧化。一般情况下，机体所需能量的 70% 以上由糖分解供给，其余由脂肪供给。脂肪是体内能源的主要贮存形式。当长期不能进食或消耗量极大时，体内糖原和脂肪的贮存耗竭后，机体将依靠蛋白质分解来获能，以维持必要的生命活动。

（2）能量的去路：糖、脂肪、蛋白质在体内分解时释放出的能量，有 50% 以上直接转化为热能，用于维持体温，约 45% 的能量以自由能的形式贮存于 ATP 中，供组织细胞利用。除骨骼肌收缩时所完成的机械功以外，其余能量均最终转化为热能。

923. 影响能量代谢的因素有哪些？

人体的能量代谢受多方面因素的影响，其主要影响因素有肌肉活动、环境因素、食物的特殊动力效应以及精神因素等。

（1）骨骼肌活动：是影响能量代谢的最明显因素，人体在劳动或运动时，能量代谢和耗氧量都显著增加，最多可达安静时的 10～20 倍。

（2）环境温度：人体安静状态下的能量代谢，在环境温度为 20～30℃时最稳定。当环境温度低于 20℃或高于 30℃时，能量代谢均升高。这是由于环境温度低时，骨骼肌的紧张度增高；而环境温度升高，使机体生化反应速度加快所致。

（3）食物的特殊动力效应；人在进食后的一段时间内，其产热量比进食前有所增加，这种由进食引起机体产生额外热量的现象，称为食物的特殊动力效应。

（4）精神作用：人在平静思考时，对能量代谢的影响不大。但在情绪激动、恐惧、焦虑、愤怒等精神紧张状态下，交感神经兴奋，肾上腺素和甲状腺素等促进物质代谢的激素分泌增多，从而使机体产热量增加。

924. 基础代谢率的概念是什么？

基础代谢是指人在基础状态下的能量代谢。单位时间内的基础代谢，称为基础代谢率（basal metabolism rate）。正常人基础代谢率随年龄、性别而有所不同，通常男性高于女性；小儿高于成年人，年龄越大，基础代谢率越低。

925. 基础状态的概念是什么？

基础状态是指人处在清晨、清醒、静卧、空腹、室温在 20～25℃之间、精神安宁的状态。

926. 甲亢、发热时基础代谢率的反应是什么？

一般来说，临床测得的基础代谢率的实际数值与正常值比较，相差 ±15% 以内均属正常。甲状腺功能亢进、发热可引起基础代谢率增高。当人体发热时，体温每升高 1℃，基础代谢率升高 13%。

927. 体温的定义及其正常范围是什么？

（1）体温指人体深部的平均温度。

（2）临床通常用腋窝、口腔、直肠等处的温度来代表体温。

（3）正常腋窝温度为 36～37.4℃，口腔温度为 36.7～37.7℃，直肠温度为 36.9～37.9℃。生理情况下，人体体温可随昼夜周期、性别、年龄、肌肉的运动、情绪激动、精神紧张和进食等因素的影响而发生变化。机体体温保持相对恒定，是通过机体产热与散热的相对平衡来完成的。

928. 什么是机体的产热与散热？

（1）机体产热的过程：机体各器官、组织在代谢过程中均可以产热，产热量的多少，取决于代谢水平。

机体在安静时，主要由内脏器官产热，劳动或运动时，主要由骨骼肌产热。

(2) 机体的散热的过程：机体的散热主要是通过皮肤的辐射、传导、对流和蒸发向外界散发。① 辐射散热：是指机体以热射线的形式将体热传给周围冷物体的一种散热方式。其散热量与气温、机体的有效辐射面积有关，气温越低、有效辐射面积越大，散热量越多。②传导散热：是指机体将热量传给同他接触的较冷物体的一种散热方式。其散热量的多少取决于皮肤与接触物之间的温度差、接触面积和物体的导热性能。③对流散热：是指当人体温度高于环境温度时，人体热量传给与皮肤接触的冷空气，使其变为热空气，热空气膨胀上升，周围冷空气随之进入。其散热量的多少，取决于气温和风速。④蒸发散热：是指皮肤或黏膜表面水分汽化时，带走机体热量的一种散热方式。特别是当环境温度高于或等于皮肤温度时，此种方式成为散热的唯一方式。人体蒸发包括不感蒸发（不显汗）和可感蒸发（出汗）两种形式。

929. 体温调节有哪两种调节方式?

人体对体温的调节有自主性体温调节和行为性体温调节两种方式。

(1) 自主性体温调节是在下丘脑体温调节中枢控制下，随机体内外环境温热性刺激信息的变化，通过增减皮肤血流量、发汗、寒战等生理反应，调节体热的散发和产生，使体温保持恒定。

(2) 行为性体温调节是指机体通过一定的行为来保持体温恒定，如增减衣服、增减运动、创建人工气候环境等。

930. 温度感受器有哪两种?

(1) 外周温度感受器：外周温度感受器是存在于皮肤、黏膜和内脏中的对温度变化敏感的游离神经末梢，它包括热觉感受器和冷觉感受器。

(2) 中枢温度感受器：中枢温度感受器只存在于中枢神经系统内，对温度变化敏感的神经元，分为热敏神经元和冷敏神经元。

931. 体温由哪个部位神经元调定点?

正常人的体温为什么能维持在37℃左右，体温调定点学说认为，体温调节类似于恒温调节器，下丘脑处的温度敏感神经元起着调定点的作用。

932. 调定点学说是什么?

正常情况下，体温调定点定为37℃。当体温超过37℃时，热敏神经元发放冲动增加，引起散热增多，产热减少。

当体温低于37℃时，冷敏神经元发放冲动增加，引起产热增多，散热减少，使体温回到37℃水平。

933. 肾脏的功能包括哪些?

(1) 排泄：是指机体将代谢终产物、体内过剩物质及异物排出体外的过程。肾脏是机体最重要的排泄器官，排泄物以尿的形式排出体外。肾脏除排泄功能外，还有调节机体内环境及内分泌的功能。

(2) 尿的生成：包括肾小球的滤过，肾小管、集合管的重吸收和肾小管、集合管的分泌三个重要环节。

934. 肾小球的滤过功能是什么?

肾小球的滤过是指血液经过肾小球毛细血管时，除血浆蛋白外，血浆中的水和小分子物质经滤过膜滤入到肾小囊内生成原尿的过程。

(1) 肾小球的滤过率及滤过分数：肾小球的滤过率是指单位时间内（每分钟）两肾生成原尿的量。一般成年人约为 125 ml/min，180L/24h。肾小球的滤过率与肾血浆流量之比称为滤过分数。

(2) 滤过的结构基础—滤过膜：滤过膜由 3 层构成，即毛细血管内皮细胞层、基膜层和肾小囊脏层上皮细胞层。总滤过面积约 $1.5m^2$。滤过膜对物质的通透性取决于物质的分子量大小和所带电荷的种类。一般分子质量大于 70000 的物质不能通过。带负电荷不易通过。

(3) 滤过的动力—有效滤过压：肾小球有效滤过压 = 肾小球毛细血管血压 -（血浆胶体渗透压 + 囊内压），其中肾小球毛细血管血压为 45mmHg，肾小囊内压为 10mmHg，血浆胶体渗透压在入球端为 25mmHg，在出球端 35mmHg。故入球端有效滤过压 = 45 -（25 + 10）= 10mmHg。出球端有效滤过压 = 45 -（35 + 10）= 0mmHg。可见原尿主要是由入球端的毛细血管滤过形成的。

935. 影响肾小球滤过的因素是什么？

(1) 滤过膜的通透性和滤过面积：当肾炎时，滤过膜带的负电荷减少，导致对蛋白质的通透性增加，出现蛋白尿。肾炎时导致滤过面积减小，滤过率减小，尿量减少。

(2) 有效滤过压的改变：构成有效滤过压的 3 个因素中任何一个因素发生改变，都会影响肾小球的滤过率。

(3) 肾血浆流量的改变：肾血浆流量增加，滤过率增加。相反，肾血浆流量减少，滤过率降低。

936. 肾小管和集合管的重吸收方式是什么？

重吸收是指小管液中的物质，通过小管上皮细胞进入小管周毛细血管血液的过程。

(1) 主动重吸收：是指肾小管上皮细胞通过耗能过程，逆着浓度梯度或电位梯度，将小管液内的溶质转运到细胞间液的过程。

(2) 被动重吸收：是指小管液中的水和溶质顺着电化学梯度进入小管周围细胞间液的过程，不需消耗能量。

937. 重吸收的特点是什么？

(1) 肾小管和集合管各段重吸收物质的种类和量不同，以近球小管重吸收能力最强。

(2) 具有选择性，葡萄糖、氨基酸、维生素和小分子的蛋白质全部重吸收，水、钠离子、氯离子和碳酸根离子等大部分重吸收，尿素、尿酸、肌酐等小部分重吸收或几乎不吸收。

(3) 肾小管对葡萄糖的重吸收有一定限度，当血糖浓度超过 8.96 ~ 10.08mmol/L 时，滤液中葡萄糖的浓度超过肾小管重吸收的限度，尿中即出现葡萄糖。通常将尿中不出现葡萄糖的最高血糖浓度称肾糖阈。肾糖阈的正常值为 8.96 ~ 10.08mmol/ L。

938. 肾小管重吸收的主要部位是哪里？

近端小管的重吸收能力最强，是重吸收的主要部位。近端小管的重吸收率占滤过率的 65%~70%。小管液中几乎全部葡萄糖、氨基酸、大部分的水分、钠离子等物质的吸收，均在近端小管进行。

939. 影响重吸收的主要因素是什么？

(1) 小管液中溶质的浓度：当小管液中溶质的浓度增加后，导致小管液的渗透压增加，对抗水的重吸收，肾小管对水的重吸收减少，引起尿量增加。通过增加小管液中溶质的浓度和渗透压而使尿量增加的方式称为渗透性利尿。

（2）近球小管的球－管平衡：不论肾小球滤过率如何变化，近球小管对钠、水的重吸收率总是稳定在滤过率的65%~70%，这一现象称为球－管平衡。

940. 肾小管和集合管的分泌功能是什么？

肾小管和集合管的分泌是指其上皮细胞将代谢产物或血液中的某些物质排入小管腔的过程。

（1）H^+（氢离子）分泌：组织代谢中产生的 CO_2 可扩散入小管上皮细胞内，在碳酸酐酶的作用下生成 H_2CO_3，H_2CO_3 又解离成 H^+ 和 HCO_3^-，H^+ 被主动分泌到小管液中，并换回一个 Na^+，称为 H^+－Na^+ 交换。重吸收的 Na^+，HCO_3^- 进入血液，起到了排酸保碱的作用。H^+－Na^+ 交换对维持组织内环境 pH 的稳定具有重要的意义。

（2）K^+（钾）分泌：K^+ 主要是远曲小管和集合管分泌的，K^+ 的分泌与 Na^+ 的吸收有关，形成 K^+－Na^+ 交换。在远曲小管和集合管中，H^+－Na^+ 交换与 K^+－Na^+ 交换具有竞争性抑制。因此在酸中毒时，由于排 H^+－Na^+ 交换增多导致 K^+－Na^+ 减少，使得排 K^+ 减少，导致高血钾。

941. 抗利尿激素的合成与释放是什么？

抗利尿激素是由下丘脑合成，经神经垂体释放入血。他的生理作用和释放的调节主要包括：

（1）抗利尿素的生理作用：主要是增加远曲小管和集合管对水的通透性，从而促进水的重吸收，使尿量减少。

（2）抗利尿素释放的调节：①血浆晶体渗透压的改变：当人体缺水时，血浆晶体渗透压升高，通过神经反射，引起抗利尿素的分泌增多，使水的重吸收增多，尿量减少；②循环血量的改变：当大量饮水后，血容量增加，心房内压增高，通过反射，抑制抗利尿素的释放，结果导致水的重吸收减少，尿量增加。

942. 醛固酮的生理作用与调节是什么？

醛固酮是肾上腺皮质球状带分泌的一种类固醇激素。他的生理作用与调节主要包括：

（1）醛固酮的生理作用：主要能促进远曲小管和集合管对 Na^+ 和水的重吸收，以及对 K^+ 的分泌，从而使尿量减少。

（2）醛固酮分泌的调节：①血 Na^+ 和血 K^+ 浓度：血 Na^+ 浓度下降和血 K^+ 浓度升高，可直接刺激肾上腺皮质球状带，使醛固酮分泌增加。促进远曲小管和集合管对 Na^+ 和水的重吸收以及对 K^+ 的分泌，从而使尿量减少。②肾素－血管紧张素－醛固酮系统：肾素由肾的球旁细胞分泌，它可使血浆中的血管紧张素原转变为血管紧张素Ⅰ，血管紧张素Ⅰ可进一步转变为血管紧张素Ⅱ和血管紧张素Ⅲ，血管紧张素Ⅱ和血管紧张素Ⅲ均可刺激肾上腺皮质球状带分泌醛固酮。当血压降低、血容量减少时，肾素－血管紧张素－醛固酮系统活动增加，使肾脏对 Na^+、和水的重吸收增加，有利于血压和血容量的恢复。

943. 内分泌的概念是什么？

人体内某些腺体或细胞能分泌高效能的生物活性物质，经血液或组织液作用于其他组织细胞，调节它们的生理活动，这种有别于通过导管排出腺体分泌物（外分泌）的现象称为内分泌。

944. 内分泌系统的构成是什么？

内分泌系统由内分泌腺和内分泌细胞构成，内分泌腺在结构上是独立的器官，内分泌细胞是分散在某些组织器官中的一些具有分泌功能的细胞。

945. 激素的概念是什么?

激素是由内分泌腺和内分泌细胞分泌的高效能生物活性物质。激素可通过血液循环等途径作用于特定的器官或组织。

946. 激素可分为哪三大类?

激素按化学性质可分3大类，即含氮激素、类固醇激素和固醇类激素。含氮激素（甲状腺素除外）一般不可口服。

947. 激素作用的一般特点是什么?

（1）特异性：指激素选择性地作用于某些特定器官或细胞，后者称靶器官或靶细胞。

（2）高效性：激素具有很强的生物活性，虽然浓度很低，但作用极强。

（3）激素间的相互作用、相互协同：不同的激素在某一功能上具有相同的作用，如肾上腺素和糖皮质激素均能使血糖增高。相互拮抗：不同的激素在某一功能上作用相反，如胰岛素使血糖降低而胰高血糖素使血糖升高。

948. 激素调节的两种学说是什么?

（1）第二信使学说：含氮激素携带传递信息，首先与靶细胞膜的特异性受体结合，激活细胞膜上的腺苷酸环化酶，使细胞内的ATP转化为cAMP（环磷酸腺苷），cAMP可加强或减弱细胞原有的生理效应。通常将激素称为第一信使，将cAMP称为第二信使。

（2）基因调节学说：类固醇激素的分子量小，脂溶性高，可透过靶细胞的细胞膜进入胞质中，与胞质中的特异性受体结合，形成复合物，在进入细胞核内与核受体结合。从而控制DNA的转录，实现其生理效应。

949. 下丘脑 – 神经垂体的联系如何?

下丘脑 – 神经垂体系统：下丘脑视上核和室旁核的神经元轴突延伸终止于神经垂体，形成下丘脑 – 垂体束。由视上核和室旁核的神经元胞体合成的抗利尿素和催产素经下丘脑 – 垂体束轴浆运输到神经垂体，在此贮存待释放入血。

下丘脑 – 腺垂体系统：下丘脑与腺垂体靠垂体门脉系统在功能上紧密联系起来。

950. 腺垂体激素包括哪些?

（1）生长素：是一种蛋白质激素，生理作用主要有：①促进生长，促进骨骼和肌肉的生长，它可促进软骨生长和骨化，但对脑的生长发育无影响。人在幼年时期若生长素分泌不足，可出现生长迟缓，身材矮小，称侏儒症；若分泌过多，则生长发育过度，身材过于高大称巨人症。成年后若生长素分泌过多，可出现肢端肥大症。②对代谢的作用，生长素可促进蛋白质合成，抑制蛋白质分解。

（2）催乳素：是促进乳腺生长发育，引起和维持分娩后的乳腺泌乳。

（3）促激素：①促甲状腺激素，促进甲状腺激素的合成与分泌；②促肾上腺皮质激素，促进肾上腺皮质激素的合成与分泌；③促性腺激素，在女性，是指促进卵泡激素（FSH）和黄体生成素（LH）。FSH能促进卵泡的发育；LH能促进卵巢排卵、黄体生成和分泌。在男性，能促进睾丸间质细胞合成与分泌雄激素。

951. 神经垂体激素包括哪些？

（1）抗利尿激素：生理水平的抗利尿激素主要有抗利尿作用。大剂量时能使全身小动脉毛细血管收缩，血压升高。

（2）催产素：催产素又称缩宫素，能使妊娠子宫强烈收缩，对非妊娠子宫作用小。

952. 甲状腺激素合成的原料是什么？

甲状腺激素合成的原料有碘和甲状腺球蛋白，因此，当碘摄入减少时，可导致甲状腺激素减少。

953. 甲状腺素的生理作用是什么？

甲状腺激素的生物学作用十分广泛，其主要的作用是促进物质与能量代谢，促进生长及发育过程。他的生理作用包括：

（1）产热效应。

（2）对物质代谢：①蛋白质代谢；②糖代谢；③脂肪代谢。

（3）对生长发育的影响。

（4）对神经系统的影响。

（5）对心血管活动的影响。

（6）生殖功能、胰岛、甲状旁腺及肾上腺皮质等内分泌的分泌液有不同程度的影响。

954. 甲状腺激素分泌主要受什么调节？

甲状腺激素的合成和分泌主要受下丘脑－腺垂体－甲状腺轴的调节，包括下丘脑－腺垂体对甲状腺的调节及甲状腺激素对下丘脑和腺垂体的反馈调节。此外，甲状腺还存在一定程度的自身调节和受自主神经活动的影响。交感神经兴奋可引甲状腺激素合成和分泌增加；副交感神经兴奋可抑制甲状腺激素的分泌。

955. 肾上腺皮质激素的组成是什么？

肾上腺皮质从外向内由三层不同细胞组成，分别为球状带、束状带和网状带。球状带可分泌盐皮质激素，主要是醛固酮；束状带可分泌糖皮质激素；网状带可分泌少量的性激素。

956. 糖皮质激素的生理作用及分泌调节如何？

（1）糖皮质激素的生理作用：①对物质代谢的作用：糖皮质激素可促进肌肉组织蛋白质的分解，使氨基酸入肝，加强糖异生；可抑制组织对糖的利用，使血糖升高；可促进四肢脂肪的分解和面部、躯干脂肪的合成。②对其他组织器官的作用：可使血中红细胞、中性粒细胞、血小板的数量增加。淋巴细胞和嗜酸性粒细胞减少；能增加血管平滑肌对肾上腺素的敏感性，维持血管的紧张性；能提高中枢神经系统的兴奋性；能促进盐酸和胃蛋白酶原的分泌，诱发和加重溃疡病。③在应激反应中的作用：当机体受到创伤等有害刺激时，血液中促肾上腺素急剧增加和糖皮质激素大量分泌，从而增强机体对刺激的耐受能力，称应激反应。大剂量肾上腺素具有抗炎、抗过敏、抗毒、抗休克的作用。

（2）糖皮质激素分泌的调节：主要受下丘脑－腺垂体－肾上腺皮质轴的调节。当血液中糖皮质激素升高时可反馈地抑制下丘脑和腺垂体的作用。

957. 盐皮质激素的生理作用及分泌的调节如何?

（1）盐皮质激素的生理作用：盐皮质激素中以醛固酮的作用最强。主要作用：①促进肾远曲小管和集合管重吸收水、Na^+，分泌 K^+；②对儿茶酚胺缩血管的允许作用。

（2）盐皮质激素的分泌调节：醛固酮的分泌除受肾素－血管紧张素调节外，血 Na^+浓度下降和血 K^+浓度升高也可直接刺激球状带，使醛固酮分泌增加。

958. 肾上腺髓质激素的生理作用是什么?

肾上腺素和去甲肾上腺素有相似之处，但也有各自的特点。

（1）对心血管的作用：肾上腺素对心肌的作用较强，可使心率加快，心肌收缩力加强、心排出量增多。肾上腺素可使腹腔和皮肤的血管收缩，心肌和骨骼肌的血管舒张。故对外周阻力影响不大。去甲肾上腺素对缩血管的作用较强，可使冠状动脉外的小动脉强烈收缩，使外周加大，血压升高。

（2）对代谢的影响：肾上腺素和去甲肾上腺素都能促进糖原分解，使血糖升高。

（3）对神经系统的作用：肾上腺素和去甲肾上腺素都能提高神经系统的兴奋性，增强反射活动的敏感性。

959. 肾上腺髓质激素的分泌调节是什么?

（1）交感神经：肾上腺髓质直接受交感节前纤维的支配，交感神经兴奋时，使髓质激素分泌增加。当机体遇到紧急情况时，交感－肾上腺髓质系统活动增强而发生的适应性反应，称为应急反应。

（2）促肾上腺皮质激素：促肾上腺皮质激素主要通过糖皮质激素促进髓质激素的合成，也可以直接促进髓质激素的合成。

960. 胰岛素的生物学作用包括哪些?

胰岛素是促进合成代谢，维持血糖浓度稳态的主要激素。他的代谢影响主要包括：

（1）对糖代谢的影响：胰岛素通过增加糖的去路和减少糖的来源，使血糖降低。胰岛素能促进全身组织，特别是肝脏、肌肉和脂肪组织摄取和利用葡萄糖，促进肝糖原的合成，抑制糖原异生，促进葡萄糖转变为脂肪酸，并贮存于脂肪组织中，从而降低血糖水平。

（2）对脂肪代谢的影响：胰岛素可促进肝脏合成脂肪酸，并转运到脂肪细胞贮存；促进葡萄糖进入脂肪细胞，合成酰甘油和脂肪酸；还可抑制脂肪酶的活性，减少脂肪分解。

（3）对蛋白质代谢的影响：胰岛素可促进蛋白质合成，并抑制蛋白质分解。胰岛素可在蛋白质合成的各个环节上发挥作用，如使氨基酸跨膜转运进入细胞的过程加速；加快细胞核的复制和转录过程，增加 DNA 和 RNA 的生成；通过加速核糖体的翻译过程，使蛋白质合成增加。此外，胰岛素还可抑制蛋白质分解和肝糖异生。

961. 血糖与氨基酸水平对胰岛素分泌的调节是什么?

（1）血糖水平：在刺激胰岛素分泌的多种因素中，血糖水平是调节胰岛素分泌的最重要的因素。B 细胞对血糖水平的变化十分敏感，血糖水平升高时，胰岛素分泌增加，使血糖水平降低；当血糖水平降低至正常时，胰岛素分泌也迅速恢复到基础水平。

（2）血中氨基酸和脂肪酸的水平：许多氨基酸都有刺激胰岛素分泌的作用，以精氨酸和赖氨酸的作用最强。血中脂肪酸和酮体明显增多时，也可促进胰岛素的分泌。

962. 激素对胰岛素分泌的调节是什么?

(1) 胃肠激素：在胃肠激素中，促胃液素、促胰液素、缩胆囊素和抑胃肽均可促进胰岛素分泌。

(2) 生长激素、皮质醇及甲状腺激素：这三种激素可通过升高血糖而间接刺激胰岛素分泌。如长期大剂量应用这些激素，有可能使 B 细胞衰竭而导致糖尿病。

(3) 胰高血糖素和生长抑素：胰岛 A 细胞分泌的胰高血糖素和 D 细胞分泌的生长激素，可分别刺激和抑制 B 细胞分泌胰岛素。胰高血糖素引起的血糖升高又可进一步引起胰岛素的释放。

963. 神经调节的过程如何?

迷走神经兴奋时，可促进胰岛素分泌，交感神经兴奋时，则抑制胰岛素的分泌。

964. 睾丸的组成及其内分泌功能作用是什么?

(1) 睾丸：是男性的主要性器官，由曲细精管和间质细胞组成，前者是生成精子的部位，后者具有内分泌功能，可分泌雄激素 (androgen)。睾丸的功能受下丘脑 – 腺垂体 – 睾丸轴活动的调节。

(2) 曲细精管是生成精子的部位，曲细精管上皮由生精细胞和支持细胞构成。

(3) 睾丸的内分泌功能：睾丸的间质细胞分泌雄激素，主要为睾酮，睾酮的生理作用主要有：①促进睾丸曲细精管的发育和精子成熟；②刺激男性附属性器官的发育，并维持其正常功能，刺激和维持男性副性征的发育和正常状态；③促进蛋白质合成；④促进红细胞生成；⑤维持男性正常性欲。

965. 卵巢的功能作用是什么?

卵巢是女性的主性器官，其功能：一是产生和排放卵子，具有生卵作用；二是合成并分泌雌激素和孕激素。

966. 卵巢生卵作用和卵巢周期是什么?

卵巢的生卵作用是成熟女性最基本的生殖功能。青春期开始后，卵泡的生长发育、排卵与黄体形成呈现周期性变化，每月一次，周而复始，称为卵巢周期 (ovarian cycle)。

967. 雌激素的生理作用是什么?

(1) 促进女性附属性器官的生长和发育，使之达到性成熟，促进女性副性征的出现，并维持其正常状态。

(2) 协同卵泡刺激素促进卵泡发育并诱导和促进排卵。

(3) 促进子宫内膜发生增殖期变化，促进宫颈分泌大量稀薄的黏液，有利于精子穿行。

(4) 增强输卵管的运动，有利于精子与卵子的运行。

(5) 促进阴道上皮细胞增生、角化，细胞内糖原增加，阴道呈酸性可增强抵抗细菌的能力。

(6) 促进蛋白质合成，增强钙盐沉着、降低血胆固醇及促进水、钠潴留。

968. 孕激素的生理作用是什么?

(1) 使子宫内膜发生分泌期变化，为妊娠做好准备，以利胚泡着床；同时使子宫平滑肌兴奋性降低，降低子宫对胚胎的排异作用，保证胚胎的安全。

(2) 促进乳腺的发育，为分娩后泌乳准备条件。

（3）使基础体温在排卵后升高1℃左右。

969. 什么是月经？

月经是女性的生理现象，在卵巢激素周期性分泌的影响下，子宫内膜发生周期性剥脱、出血，血液自阴道流出的现象，称为月经。

970. 什么是月经周期？

（1）女性月经的出现开始于青春期（13～15岁），而且表现出明显的周期性，即约1个月出现一次月经，称为月经周期。

（2）月经周期的长短因人而异，平均28天。每次月经持续3～5天。一般至50岁左右月经周期停止。

第八章　病案与病理学

971. 细胞和组织损伤的原因是什么？

机体的细胞和组织经常受到内外环境因素的刺激，刺激的强度和持续时间超越了一定界限时，可引起细胞、组织不同程度的损伤。常见的引起细胞和组织损伤的因子可归纳为如下几点。

（1）缺氧：缺氧是引起细胞损伤常见而重要的原因，有局部和全身因素。局部缺氧可由动脉供血的障碍引起，也可由静脉回流受阻引起；全身缺氧见于呼吸循环衰竭或红细胞携氧能力降低（如严重贫血、一氧化碳中毒）及化学药物中毒等。

（2）生物因素：生物因素是引起细胞损伤最常见的原因，包括细菌、病毒、真菌、衣原体、支原体和寄生虫等。细菌可通过毒素或通过变态反应引起细胞和组织损伤。

（3）物理性因素：包括机械性、高温、低温、电流、放射线等。

（4）化学因素：包括化学物质和药物的毒性作用。只需小剂量便可引起严重损伤的化学物质，称为毒物。毒物包括四氯化碳、农用杀虫剂、砷化物、汞化物、氰化物等。

（5）免疫因素：如免疫反应低下或缺陷易发生感染或免疫缺陷病，免疫反应过强同样可造成细胞和组织损伤形成免疫性疾病。

（6）遗传因素：由遗传性缺陷所致，遗传性疾病可因染色体畸变和基因突变引起细胞结构、功能、代谢异常。如原发性高血压、肿瘤、糖尿病等均与遗传因素有关。

（7）其他因素：食物中某些必须物质如维生素、蛋白质、微量元素等的缺乏或营养过剩均可导致细胞损伤。此外，衰老及社会、心理、精神因素等亦可引起组织细胞的损伤。

972. 细胞和组织损伤的形态学改变分几种？

受损的细胞和组织会发生一系列形态学改变，并发生功能变化。这些变化可分为可复性和不可复性变化。前者为变性，后者为细胞死亡，即坏死和凋亡。

973. 变性的概念及分类是什么？

变性（degeneration）是指细胞、细胞间质的一系列形态学改变并伴有结构和功能的变化。表现为异常物质的出现或正常物质的数量显著增多。

（1）细胞水肿（cellular swelling）：是细胞损伤最常见的一种早期表现，主要见于线粒体丰富、代谢活跃的肝、心和肾等器官的实质细胞。各种损伤使细胞能量供应不足，钠泵受损，或造成细胞膜通透性改变，导致细胞内水分增多，形成细胞水肿。光镜下，细胞肿大、胞质透明，严重时整个细胞膨大如球，称为气球样变。电镜下线粒体肿大、内质网扩张。

（2）脂肪变性（fatty degeneration）：是指脂肪细胞以外的细胞中出现脂滴，称为脂肪变性。脂肪变性常见于肝、肾、心等器官，以肝脏最为常见。

（3）玻璃样变性（hyaline degeneration）：结缔组织、血管壁、细胞内出现的片状或滴状半透明均质的物质称为玻璃样变性。

974. 玻璃样变性多见于哪些？

（1）纤维组织玻璃样变性：胶原纤维相互融合形成纤维瘢痕。

（2）血管壁玻璃样变性：高血压病时肾、脾、视网膜的细动脉壁由于血浆蛋白渗入而发生玻璃样变，使血管壁变厚变硬，管腔狭窄。

（3）细胞内的玻璃样变性：均为蛋白质在细胞内的贮积。如肾小球肾炎有蛋白尿时，肾近曲管上皮细胞胞质内的大小不等的圆形玻璃小滴是经肾小球滤出的血浆蛋白被肾小管上皮细胞重吸收的结果。

975. 坏死的概念及形态学标志是什么？

坏死（necrosis）是指在损伤因子的作用下，活体局部组织、细胞死亡。多由组织、细胞的变性逐渐发展而来。细胞核的改变是细胞坏死的主要形态学标志，表现为核缩即核染色变深，体积缩小；核碎即染色质碎片分散在胞质中；核溶即DNA降解，核染色浅淡，最终核消失。细胞质红染、结构崩解呈颗粒状。

976. 坏死的类型包括哪两大类？

（1）凝固性坏死（coagulation necrosis）：坏死组织由于失水变干、蛋白质凝固而变为灰白或黄白色的凝固体，如肾梗死。凝固性坏死的特殊类型有：①干酪样坏死：主要见于结核病时发生的凝固性坏死，呈淡黄色干酪样。镜下呈无结构的颗粒状物质。②坏疽是指坏死组织由于腐败菌的感染而呈黑色、污绿色等特殊形态的改变。

（2）液化性坏死（liquefaction necrosis）。

977. 坏疽可分为哪三种类型？

（1）干性坏疽：是凝固性坏死的组织水分蒸发变干的结果。多见于四肢末端，坏疽的组织干固皱缩状，呈黑褐色，如足坏疽。

（2）湿性坏疽：多发生于内脏，坏疽组织肿胀，含水多，局部明显肿胀，呈暗绿或污黑色，并伴恶臭，如坏疽性阑尾炎、肠坏疽等。

（3）气性坏疽：见于严重的深达肌肉的开放性创伤合并产气荚膜杆菌、恶性水肿杆菌及腐败弧菌等厌气菌感染时，坏死组织含气泡呈蜂窝状。

978. 液化性坏死的概念是什么？

液化性坏死（liquefaction necrosis）：是指坏死组织溶解形成软化灶。常见于脑、胰腺组织。脂肪坏死为液化性坏死的一种特殊类型，有酶解性和外伤性两种。前者见于急性胰腺炎时，胰酶外溢引起胰腺周围脂肪组织坏死；后者是由于外伤脂肪细胞破裂而引起的脂肪组织坏死。

979. 坏死的结局是什么？

（1）溶解吸收：坏死组织分解液化，经血管淋巴管吸收，巨噬细胞吞噬消化，肉芽组织增生修复。

（2）分离排出：较大的坏死灶不能完全吸收，形成糜烂、溃疡、空洞、窦道、瘘管。糜烂是浅表的皮肤、黏膜缺损；溃疡是较深的皮肤、黏膜缺损；空洞是指内脏器官坏死组织经自然管道排出体外后，留下的空腔，如肺空洞、肾空洞；窦道是深部组织坏死穿出体表而形成的病理性盲管；瘘管是连接空腔脏器和体表、空腔脏器之间的病理性管道，通常有两个以上的开口。

（3）机化（organization）：新生毛细血管和纤维细胞形成的肉芽组织长入坏死灶，逐渐形成瘢痕，取代坏死灶的过程称为机化。

（4）包裹或钙化：组织坏死灶大，不能完全机化，由纤维组织将坏死灶包绕，称为包裹，如肺结核瘤。在坏死灶内钙盐沉积则发生钙化。

980. 凋亡的概念是什么？

凋亡（apoptosis）是活体内单个细胞或小团细胞，由基因调控的主动而有序的细胞自我消亡过程，又称程序性细胞死亡。大多数是指生理状态下细胞更新的程序性死亡，但在病理状态下也可发生。凋亡的形态特点是细胞固缩，染色质凝聚，形成凋亡小体。

981. 萎缩的概念及类型是什么？

萎缩是指发育正常的器官、组织和细胞体积缩小，称为萎缩（atrophy）。萎缩是由于实质细胞体积缩小和数目减少所致，常伴功能降低。可见生理性萎缩和病理性萎缩两种。生理性萎缩与年龄有关。如青春期后胸腺萎缩，绝经期后卵巢、子宫、乳腺萎缩。病理状态下出现的萎缩可为全身性，亦可为局部性。病理性萎缩按原因可分为以下类型。

（1）营养不良性萎缩：全身营养不良性萎缩常见于长期营养不良、慢性消耗性疾病及恶性肿瘤晚期。全身性萎缩时，非致命的器官和组织首先发生萎缩，最后重要器官亦可出现萎缩，如心肌褐色萎缩（心脏体积缩小，室壁变薄，冠状动脉迂曲，心肌细胞内出现脂褐素）。

（2）失用性萎缩：如久病卧床、四肢骨折时，肌肉长期不活动，引起肌肉萎缩。

（3）神经性萎缩：如小儿麻痹或外伤性截瘫，下肢肌肉失去神经营养而出现骨骼肌萎缩。

（4）内分泌性萎缩：如垂体前叶切除或垂体坏死时，甲状腺、肾上腺、性腺等器官因缺乏激素刺激而萎缩。

（5）压迫性萎缩：器官组织长期受压可致萎缩。多见于脑积水和肾盂积水，由于脑实质和肾实质受压而发生萎缩。

（6）贫血性萎缩：长期贫血状态可引起器官萎缩，如高血压病的原发性颗粒性固缩肾（肾脏体积变小，质地变硬，表面呈细颗粒状）。

982. 肥大的概念及分类是什么？

肥大是指细胞、组织和器官体积增大，称为肥大（hypertrophy），常伴有功能增强。肥大可分为内分泌性肥大，如妊娠时子宫肥大；代偿性肥大，如一侧肾脏切除后对侧肾脏肥大、高血压病引起的心脏肥大等。

983. 增生的概念及分类是什么？

增生是由于细胞数目增多而引起的组织和器官体积增大，称为增生（hyperplasia）。增生和肥大常常伴随发生。增生可分为以下两种：

（1）内分泌性增生：由于激素的作用引起的增生可以是生理性的，亦可是病理性的。如生育妇女增殖期子宫内膜的增生、哺乳期乳腺增生均属生理性；而肝硬化时雌激素灭活功能下降引起男性乳腺发育症、老年人的前列腺增生症等均属病理性。

（2）再生性增生：如溶血性贫血时骨髓红细胞系的增生；肝细胞损伤后，肝细胞的再生。

984. 化生的概念是什么？

（1）化生（metaplasia）是指一种已分化组织转化为另一种相似性质的分化组织的过程。这是由于组织内未分化细胞向另一种细胞分化的结果。

（2）化生组织并没有代偿功能，呼吸道、宫颈、胃黏膜上皮化生可发生非典型增生，进而继发癌变。①鳞状上皮化生：由于长时间吸烟刺激，而导致气管、支气管黏膜的呼吸上皮化生为鳞状上皮；子宫颈发生慢性炎症时，黏膜腺上皮被鳞状上皮取代；②肠上皮化生：慢性萎缩性胃炎时，胃黏膜腺体可化生为肠上皮。

985. 修复的概念是什么？

修复（repair）：机体的细胞或组织损伤后，周围健康组织分裂增生来加以修补恢复，这一过程称为修复。

986. 再生的概念是什么？

组织缺损由其周围的同种细胞加以修复的过程，称为再生（regeneration），可分为完全再生和不完全再生两种。

（1）完全再生：完全再生是指修复后可完全恢复原有组织的结构和功能，这种情况多发生在生理状态下，也称为生理性再生。

（2）不完全再生：不完全再生是指多数病理状态下，损伤修复后不能恢复原有的结构和功能，而是由纤维组织增生来代替。

987. 组织的再生能力分为哪三类？

各种组织的再生能力不同，按再生能力的强弱，可分为以下三类：

（1）不稳定细胞：这类细胞在一生中不断增生，包括表皮细胞、呼吸道和消化道黏膜被覆上皮细胞、生殖器官管腔的被覆细胞、淋巴及造血细胞、间皮细胞等。

（2）稳定细胞：这类细胞保留其再生的潜能，正常情况下不显示再生能力，但在组织损伤时则表现出较强的再生能力，包括各种腺体和腺样器官的实质细胞及间叶组织细胞，如胰、内分泌腺、肾小管上皮、肝细胞等。

（3）永久性细胞：这类细胞几乎没有再生能力，在遭受破坏后只能由结缔组织增生修补，包括神经细胞、心肌细胞和骨骼肌细胞。

988. 肉芽组织的概念及功能是什么？

肉芽组织（granulation tissue）由新生毛细血管和成纤维细胞组成的幼稚结缔组织，并有多种炎细胞参与。在开放性创伤的表面呈鲜红色、颗粒状、质地柔软，似鲜嫩的肉芽，故称肉芽组织。

肉芽组织形成后逐渐发生纤维化成为瘢痕组织（scar tissue）。其转化过程是胶原纤维增多，成纤维细胞逐渐减少并转变为静止的纤维细胞；毛细血管逐渐闭合、退化，或演化为小血管；炎细胞亦渐消失，最终形成灰白色、质地硬、缺乏弹性的瘢痕。

肉芽组织的功能是抗感染并保护创面；机化坏死组织、血凝块、异物；填补缺损。

989. 创伤愈合的概念及分型是什么？

创伤愈合（wound healing）是指机体在外力作用下组织离断或缺损后的愈合过程。根据损伤的程度及有无感染，分为3型：

（1）一期愈合：见于损伤范围小，创缘整齐，对合严密，无感染。伤口炎症反应轻，只有少量肉芽组织增生，愈合时间短，形成瘢痕少。

（2）二期愈合：见于损伤范围大，创缘不整齐，无法对合严密。伴有感染和异物。愈合时间长，大量结缔组织增生，伤口愈合后，形成较大瘢痕。

（3）痂下愈合：伤口表面渗出液、坏死物干燥后形成硬痂，在痂下进行愈合，其后痂皮脱落。

990. 影响再生修复的因素是什么？

（1）促进因素：青少年再生力强、伤口愈合快。局部血流供应良好、全身营养良好、具有完好的神经支配，这些因素均可促进伤口愈合。

（2）延迟因素：感染、异物、维生素C缺乏均可延迟伤口愈合。肾上腺皮质激素、青霉胺等药物也可延迟伤口愈合。

991. 血液循环障碍可分为哪两大类？

血液循环障碍可分为全身性和局部性两大类。

（1）全身性血液循环障碍表现为整个心血管系统功能失调，如心力衰竭时导致各器官淤血。

（2）局部血液循环障碍表现为局部循环血量的异常（充血和缺血）；血液性状和血管内容物的异常（血栓形成、栓塞）；局部血流阻断引起的梗死；局部组织间隙内过量的液体积聚引起的水肿。

992. 充血的概念及分类是什么？

局部组织或器官的血管内血液含量增多称为充血（hyperemia）。按发生原因和机制的不同，分为动脉性充血和静脉性充血两类。

（1）动脉性充血：局部组织或器官内由于动脉血输入量增多而发生的充血，称为动脉性充血（arterial hyperemia）简称充血。一般是由于动脉、特别是细动脉扩张，致使局部组织或器官内血液含量增多。

（2）静脉性充血：局部组织或器官内由于静脉血液回流受阻使血液淤积于小静脉和毛细血管内而发生的充血，称静脉性充血（venous hyperemia），简称淤血（congestion）。

993. 动脉性充血的原因及类型是什么？

（1）生理性动脉性充血：见于器官或组织生理性活动增强时，如运动时骨骼肌的充血，进食后胃肠黏膜的充血。

（2）病理性动脉性充血：见于炎症反应的早期，局部细动脉扩张而发生充血；还可见于局部组织或器官长期受压，一旦压力骤然解除，受压部位的细动脉可发生反射性扩张。使局部充血，称为减压后充血。

994. 动脉充血的病变及后果包括哪些？

（1）动脉性充血的器官或组织内血液含量增多，体积可轻度增大。

（2）充血发生于体表时，受累皮肤颜色鲜红，温度升高。

（3）动脉性充血是暂时性的血管反应，原因消除后，局部血量即可恢复正常。

（4）炎症反应的动脉性充血，是一系列血管反应的初始，具有积极的作用。但对已有病变的动脉（如动脉粥样硬化症），充血可以成为血管破裂的诱因。

995. 静脉性充血（淤血）的原因是什么?

（1）静脉受压：静脉受压可使管腔狭窄或闭塞，使血液回流受阻引起相应部位的器官和组织发生淤血。如妊娠子宫压迫髂静脉引起下肢淤血；肝硬化时门静脉分支受压引起的胃肠道淤血等。

（2）静脉阻塞：静脉血栓形成导致静脉管腔阻塞，使血液回流障碍，如果侧支循环不能充分代偿，则引起淤血。

（3）心力衰竭：高血压病、二尖瓣瓣膜病引起左心衰竭时，肺静脉回流障碍，导致肺淤血。肺源性心脏病引起右心衰竭时，体循环静脉回流障碍，导致全身器官和组织淤血。

996. 基本病变的表现是什么?

（1）淤血的组织或器官可有不同程度的肿胀，代谢功能降低。

（2）发生在体表的淤血，局部可见发绀、温度降低。

（3）镜下，淤血区小静脉和毛细血管扩张、充满血液。

997. 静脉充血（淤血）后果是什么?

（1）较长时间的淤血，可使毛细血管壁受损，通透性增加，毛细血管流体静压升高，导致局部组织发生水肿，严重时可发生漏出性出血。

（2）长期淤血，可引起实质器官的细胞萎缩、变性，甚至发生坏死。

（3）间质结缔组织增生，使组织、器官逐渐变硬，称为淤血性硬化。此外，长期淤血还可引起静脉曲张、静脉血栓形成等后果。

998. 血栓形成的概念是什么?

在活体的心脏或血管腔内，血液发生凝固或血液中的某些有形成分互相凝集，形成固体质块的过程，称为血栓形成（thrombosis）。所形成的固体质块称为血栓（thrombus）。

999. 血栓形成的条件和机制是什么?

正常的心血管内皮细胞具有一系列防止血液在心血管内凝固的功能，另外，内皮细胞也有促凝的潜能，它能合成组织因子，在内皮细胞损伤时释放出来，因此，内膜一旦受损，即可触发内源性凝血过程。同时，组织因子的释出，又可触发外源性凝血系统。

正常的血流状态是红细胞和白细胞在血流的中轴，外层是血小板，最外层是一层血浆带。血浆带将血液的有形成分与血管壁隔开，防止血小板与内膜接触。

1000. 凝血在流动血液中被激活需要什么条件?

（1）心血管内膜的损伤：内皮细胞损伤后，暴露出内皮下胶原，促使血小板凝集于局部；促发血小板释放 ADP，从而使更多的血小板不断地相互黏集；激活内源性凝血系统；释放出组织因子，激活外源性凝血系统。

（2）血流状态的改变：血流缓慢或涡流形成时，都会使血液的层流状态发生改变，增加了血小板与血管壁内膜的接触，还可使活化的凝血因子在局部堆积，有利于内源性和外源性凝血途径的启动，导致血栓形成。

（3）血液凝固性增加：血液凝固性增加是指血液比正常易于凝固的状态。血小板增多或黏性增加可使血液的凝固性增加，如妊娠、手术后；凝血因子质和量的改变也可增加血液的凝固性，如弥散性血管内凝血（DIC）。

上述血栓形成的条件，往往是同时存在，相互影响的。如手术后长期卧床引起的血栓形成，既有血液凝固性增加，又有静脉血流缓慢和下肢静脉受压等因素的作用。

1001. 血栓形成的过程是什么？

（1）血栓形成的过程是以血小板黏附于暴露的血管内皮下胶原开始的。

（2）血管内皮损伤后，血小板黏附在暴露的胶原纤维上，随着内源性和外源性凝血系统的启动，血小板牢固地黏附于受损内膜表面，形成血小板小丘。

（3）血小板小丘不断增大、增多，构成珊瑚状多个血小板梁这是血栓形成的第一步。

（4）在血小板小丘增大的同时，有白细胞混入，形成白色血栓（血栓头）。由于白色血栓突入血管腔内，下游产生涡流，又形成新的血小板堆积。

（5）这一过程不断进行，形成许多有分支的小梁，小梁间血流缓慢，凝血因子浓度增加，使纤维蛋白原变为纤维蛋白，呈细网状将白细胞和红细胞沉积其中，形成了红白相间、表面呈层纹状的混合血栓（血栓体）。当血栓进一步增大，并顺血流方向延伸，使血管腔阻塞，局部血流停止，血液迅速凝固，形成暗红色的红色血栓（血栓尾）。

1002. 血栓的类型有几种？

（1）白色血栓（pale thrombus）：肉眼观察呈灰白色，质地较硬，与血管壁紧连。镜下白色血栓主要由许多珊瑚状的血小板小梁构成，小梁周围有许多中性粒细胞以及少量纤维素。多数情况下，白色血栓为延续性血栓的起始部或称头部。白色血栓可独立存在，如风湿性心内膜炎时瓣膜闭锁缘上的赘生物。

（2）混合血栓（mixed thrombus）：肉眼观察呈红褐色与灰白色条纹相间的纹状结构。镜下见珊瑚状血小板小梁表面附着有白细胞，小梁间纤维蛋白网架形成，其内可见红细胞。混合血栓主要见于延续性血栓的体部。心房纤颤时心房内形成的球形血栓及心肌梗死时形成的附壁血栓均为混合血栓。

（3）红色血栓（red thrombus）：肉眼观察呈暗红色。新鲜时表面光滑、湿润、有弹性；陈旧时干燥易碎，容易脱落，造成栓塞。红色血栓构成延续性血栓的尾部。

（4）透明血栓（hualine thrombus）：透明血栓又称微血栓，只能在显微镜下见到，主要由纤维素构成，见于弥散性血管内凝血（DIC）。

1003. 血栓的结局是什么？

（1）软化、溶解和吸收：小的血栓可被完全溶解和吸收；大的血栓则可被部分溶解而软化，易受血流冲击脱落形成栓子。

（2）机化与再通：机化是血栓形成后，从血管壁向血栓内长入内皮细胞和成纤维细胞，形成肉芽组织并逐渐取代血栓，这一过程称为血栓机化。机化过程一般在血栓形成后 1 ~ 2 天即开始；较大的血栓在 2 周左右可以完全机化。机化后的血栓不再有脱落的危险。再通是在某些情况下，血栓干燥收缩，血栓内部或血栓与血管壁间可出现许多裂隙，血管内皮细胞被覆于裂隙的表面，形成新的相互沟通的管道，使血流得以通过，这种现象称为再通。

（3）钙化：血栓形成后，既未被溶解吸收，又未被完全机化时，可发生钙盐沉积。静脉中的血栓钙化后称静脉石（phlebolith）。

1004. 血栓对机体的影响是什么？

血栓形成对于被病变侵蚀而可能发生破裂性出血的血管，有阻止出血的作用。但在大多数情况下，血栓形成会给机体带来严重，甚至致命的危害。

（1）阻塞血管：动脉内血栓形成，若部分阻塞管腔时，局部组织或器官可因缺血而发生萎缩；若完全阻塞管腔而又缺乏有效的侧支循环时，可引起局部器官的缺血性坏死，如冠状动脉血栓形成引起心肌梗死，脑动脉血栓形成引起的脑梗死，血栓闭塞性脉管炎所致的患肢坏疽等。静脉内血栓形成，若未能建立有效的侧支循环，则可引起局部淤血、水肿、出血甚至发生坏死。如肠系膜静脉血栓可导致肠出血性坏死。

（2）引起栓塞：血栓因部分或全部脱落，形成栓子，随血流运行，形成栓塞。

（3）引起心瓣膜病：心瓣膜病发生于心瓣膜上的血栓，机化后可引起瓣膜粘连、增厚，使瓣膜变形导致瓣膜的狭窄或关闭不全。

（4）出血和休克：微循环广泛的微血栓形成，可引起全身性广泛出血和休克，见于弥散性血管内凝血（DIC）。

1005. 栓塞的概念是什么？

在循环血液中出现的不溶于血液的异常物质，随着血液流动，阻塞血管的管腔，这种现象称为栓塞（embolism）。阻塞血管的物质称为栓子（embolus）。

1006. 栓子的运行途径是什么？

（1）来自左心和大循环动脉内的栓子，栓塞于口径相当的动脉分支，如脑、肾、脾和下肢的动脉。

（2）来自右心和大循环静脉内的栓子，栓塞于肺动脉干或其分支。

（3）汇入门静脉内的栓子，引起肝内门静脉分支的阻塞。

（4）有房间隔或室间隔缺损者，心腔内的栓子可由压力高的一侧通过缺损处进入另一侧心腔，随动脉栓塞相应的动脉分支，称为交叉性栓塞或反常性栓塞。

（5）偶见逆向性栓塞，即下腔静脉内的栓子，在胸、腹腔压力骤然增加时（如咳嗽、呕吐），可逆血流方向栓塞于下腔静脉所属的分支。

1007. 血栓栓塞及类型是什么？

血栓栓塞是由脱落的血栓栓子引起的栓塞称为血栓栓塞，是最常见的栓塞类型，占栓塞总数的99%。

（1）肺动脉血栓：血栓栓子绝大多数来自下肢深部静脉，特别是腘静脉、股静脉和髂静脉。

（2）大循环动脉栓塞：栓子绝大多数来自左心，如附壁血栓（心肌梗死、二尖瓣狭窄时）、左心瓣膜的赘生物（细菌性心内膜炎）。其次，为动脉粥样斑块表面的血栓。动脉栓塞以下肢、脑、肾、脾常见。栓塞的局部缺乏有效的侧支循环时，局部组织可发生缺血、梗死（如心、肾、脾）。至于肝脏，因有肝动脉和门静脉双重血液供应，故肝动脉分支阻塞很少引起肝梗死。

1008. 肺动脉栓塞的后果取决于什么?

（1）肺动脉栓塞的后果取决于栓子的大小、数量和心、肺功能状态。

（2）由于肺脏具有肺动脉和支气管动脉双重血液供应并有丰富的吻合支，较小的栓子栓塞于肺动脉的小分支，多见于肺下叶，常不引起严重后果。

（3）若在栓塞前已有严重的肺淤血（如左心衰竭），吻合支不能有效地代偿时，局部可发生出血性梗死。

（4）若栓子较大，栓塞在肺动脉主干或其大的分支内，或栓子小而数量多，广泛栓塞于肺动脉分支时，患者可发生呼吸困难、发绀、休克，甚至猝死。

1009. 脂肪栓塞的形成及其后果是什么?

（1）脂滴进入血流，栓塞小血管的现象称为脂肪栓塞。多见于长骨骨折或脂肪组织有严重挫伤时，脂肪细胞释放出脂滴进入血流。

（2）脂肪栓塞的后果取决于脂滴量和栓塞的部位。肺内少量的脂肪栓塞，不引起严重的后果。大量的脂滴广泛栓塞于肺循环时，可致急性肺水肿，严重者可发生右心衰竭而死亡。

1010. 气体栓塞的原因是什么?

气体栓塞大量空气迅速进入血液循环或原已溶解于血液内的气体迅速游离，均可造成气体栓塞。

（1）气体栓塞（空气栓塞）：头颈手术、胸壁和肺创伤损伤静脉时，空气进入具有负压的静脉。空气进入右心后，由于心脏搏动，将空气和血液搅拌形成大量泡沫，当心脏收缩时可阻塞肺动脉出口导致猝死。一般迅速进入血液循环的空气量在100ml左右时，即可导致心力衰竭而死亡。

（2）氮气栓塞（减压病）：当人从高气压急速进入正常气压或低气压环境时，原已溶解于血液内的气体（主要是氮气）迅速游离形成气泡，引起的气体栓塞称氮气栓塞（减压病）。

1011. 羊水栓塞的概念及原因是什么?

在分娩过程中，羊水经破裂的子宫血管进入母体血液循环而引起的栓塞称为羊水栓塞。

这是分娩过程中一种较罕见的疾病，镜下栓塞的肺小血管内可见羊水成分，包括角化上皮、胎毛、胎脂、胎粪。由于患者对羊水成分发生剧烈的过敏反应，因此，发病迅速，突然出现呼吸困难、发绀和休克，绝大多数导致死亡。

1012. 其他栓子栓塞包括什么?

包括肿瘤栓子栓塞，可引起肿瘤在局部形成转移瘤。细菌团进入血液也可引起栓塞。

1013. 梗死的概念及原因是什么?

局部组织由于动脉血流阻断引起的组织缺血性坏死，称为梗死（infarct）。

（1）血栓形成：是梗死最常见的原因。如冠状动脉和脑动脉粥样硬化合并血栓形成，可分别引起心肌梗死和脑梗死。

（2）动脉栓塞：也是梗死常见的原因。肾、脾和肺的梗死多由动脉栓塞引起。

（3）血管受压闭塞：动脉受压使血管闭塞，可引起相应部位梗死，如肿瘤压迫、肠套叠、肠扭转和嵌顿性疝时，使肠系膜动、静脉受压引起局部血液循环停止，引起肠梗死。

（4）动脉痉挛：如冠状动脉硬化时，再发生持久痉挛，可引起心肌梗死。

1014. 梗死的类型和病变是什么？

梗死灶的形状，取决于该器官的血管分布，如脾、肾、肺等器官的血管呈锥形分布，其梗死灶也呈锥形，尖端指向器官门部的血管阻塞处。心冠状动脉分支不规则，心肌梗死灶呈不规则形。根据梗死灶内含血量的少与多，分为两种类型。

（1）贫血性梗死：贫血性梗死发生于组织结构比较致密，侧支循环不充分的器官，如肾、脾、心肌。肉眼见梗死灶呈灰白色，早期梗死灶周围有充血和出血带，晚期出血带变成褐色。

（2）出血性梗死：出血性梗死一般发生在已有严重淤血的器官或组织疏松的器官。肺梗死的发生，多数患者已有左心功能不全和肺淤血的存在。当肺动脉分支阻塞时，局部肺组织可发生梗死。由于肺淤血，梗死灶内可有出血，形成肺出血性梗死。梗死灶呈锥形，尖端指向肺门，底靠肺膜。肠组织疏松，在肠套叠、肠扭转、嵌顿性疝均可引起局部肠段的出血性梗死。

1015. 梗死对机体的影响是什么？

（1）梗死对机体的影响取决于发生梗死的器官和梗死灶的大小与部位。

（2）脾的梗死一般影响较小。肾脏的梗死，患者可出现腰痛、血尿等症状。

（3）心肌梗死严重者可致急性心衰竭，甚至猝死。肺梗死有胸膜刺激征和咯血。脑梗死严重者可致死亡。

1016. 炎症的概念是什么？

炎症（inflammation）是具有血管系统的活组织对各种原因造成的损伤所发生的以防御反应为主的基本病理过程。炎症的基本病理变化是局部组织的变质、渗出和增生。临床上局部表现为红、肿、热、痛、功能障碍，并有发热、白细胞增多等全身性反应。

1017. 炎症局部血管反应是什么？

炎症局部血管反应是炎症过程中的主要特征及防御的中心环节。机体通过炎性充血和渗出反应，局限、消灭或排除损伤因子，稀释或中和毒素，清除异常物质，同时通过实质和间质细胞的再生使受损伤的组织得以修复和愈合。炎症过程既有损伤，又有修复。炎症反应与修复过程紧密相连。

炎症是一种十分常见而又重要的基本病理过程。如皮肤的疖、痈、阑尾炎、肝炎、肺炎、肾炎、结核以及外伤感染等均属炎症病变。

1018. 致炎因子的定义及分类是什么？

炎症是能够引起组织损伤而导致炎症反应的因素统称为致炎因子。致炎因子种类繁多，可归纳为以下几大类：物理因子、化学因子、生物性因子和免疫反应。

（1）物理因子：高热、低温、电击、电离辐射、放射线、紫外线、切割、撞击、挤压等造成组织损伤后均可引起炎症反应，属非感染性炎症。

（2）化学因子：包括外源性化学物质，如强酸强碱等腐蚀性物质、松节油、芥子气的损伤均可引起炎症，属非感染性炎症；内源性化学物质，如坏死组织的分解产物、体内代谢产物的堆积，可以引起炎症。

（3）生物性因子：生物性因子是最常见、最重要的致炎因子，包括细菌、病毒、支原体、立克次体、真菌、由生物性因子引起的炎症又称感染。上述病原体在体内繁殖，不但可以直接或间接损伤细胞，而且还可以通过释放毒素或通过免疫反应损伤组织，引起炎症。

（4）免疫反应：各型变态反应均能造成损伤引起炎症。Ⅰ型变态反应，如昆虫毒液引起的皮疹、支气管哮喘。Ⅱ型变态反应，如抗基底膜性肾小球肾炎。Ⅲ型变态反应，如免疫复合物性肾小球肾炎。Ⅳ型变态反应，如结核病；自身免疫性疾病，如系统性红斑狼疮；异体器官移植可引起不同程度的排斥反应；均属免疫反应引起的炎症。

1019. 炎症的三大基本病理变化是什么？

变质、渗出和增生是炎症局部组织的三大基本病变。变质为损伤过程，渗出和增生为抗损伤过程。由于病因不同、机体反应不同，炎症病理变化不同。一般情况下，炎症早期变质渗出比较明显，后期增生比较显著。

（1）变质（alteration）：是指炎症局部组织的变性和坏死。实质和间质细胞均可发生变质。炎症的严重程度不同，局部组织变质改变轻重不一。炎症轻时，实质细胞可出现水变性、脂肪变性；炎症重时，间质和实质细胞发生坏死，可表现为凝固性坏死、液化性坏死、坏疽。间质可以发生黏液变性、纤维素样变性。实质和间质的变质可引起器官的功能障碍，严重时可引起器官的急性衰竭。如急性重症肝炎，可引起肝衰竭。

（2）渗出（exudation）：是指炎症局部组织血管内的液体、蛋白质、炎细胞通过血管壁进入周围组织的过程。渗出的液体、蛋白质、细胞统称为渗出物（exudates）。以血管反应为基础的渗出病变是炎症的重要标志。

（3）增生（proliferation）：是指炎症区域的细胞主要为内皮细胞、成纤维细胞和实质细胞的增生；另外，常伴有淋巴细胞及巨噬细胞的增生。炎症初期病变以渗出和变质为主，增生不明显。炎症后期成纤维细胞和血管内皮细胞增生明显。炎症局部的被覆上皮、腺上皮及其他实质细胞明显增生，以修复组织缺损，恢复器官的结构和功能。

1020. 渗出血管反应标志什么？

（1）血管反应：渗出是炎症反应中最重要的抗损伤措施，其基础是血管发生的一系列反应。受致炎因子的作用，局部组织内的微循环发生一系列血流动力学改变。首先细动脉短暂收缩，持续大约几秒钟到几分钟；随后血管扩张，血流加速，为急性炎症血流动力学早期变化的标志，形成动脉性充血，出现红和热的体征；在炎症介质作用下，血管通透性增加，富含蛋白质的液体外渗，血液浓缩，血流减慢、甚至停滞。白细胞附壁，白细胞借阿米巴样运动游出血管壁进入组织间隙。

（2）液体渗出：炎症时渗出的液体称为渗出液；液体渗出到组织间隙引起的组织水肿，为炎性水肿；液体渗出到浆膜腔形成积液。

1021. 损伤程度不同渗出液成分有何不同？

（1）炎症区域血管壁受损程度不同，渗出液的成分不同。

（2）血管壁受损轻微时，渗出液中含盐类和小分子血蛋白。

（3）受损严重时，分子量较大的球蛋白、纤维蛋白也能渗出。

（4）渗出的纤维素原在坏死组织释放的组织因子的作用下转变为纤维素。

1022. 渗出液与漏出液的区别是什么？

（1）炎症时由于血管通透性升高出现的渗出液有别于单纯因静脉回流受阻所形成的漏出液。

（2）渗出液和漏出液均可在组织间隙聚积，造成水肿，或在浆膜腔聚集造成积液。

1023. 液体渗出的机制是什么？

渗出是血管壁通透性升高、微循环内流体静压升高和组织渗透压升高三者共同作用的结果。渗出液具有以下作用：

（1）渗出液具有防御作用。

（2）可稀释毒素及有害物质。

（3）带来氧及营养物，带走代谢产物。

（4）带来的抗体、补体可消灭病原体。

（5）纤维蛋白形成纤维素网架，限制病原体扩散，有利于吞噬细胞发挥吞噬作用。

1024. 渗出液过多对机体有何损害？

（1）如果渗出液过多，可压迫邻近器官，影响其功能活动，如心包积液可压迫心脏。

（2）纤维素渗出过多，不容易完全吸收，、可发生机化，引起组织粘连。

1025. 白细胞渗出的概念是什么？

白细胞通过血管壁游出到血管外的过程称为白细胞渗出。渗出的白细胞称为炎细胞。炎细胞聚集在炎症区域的现象称为炎细胞浸润（inflammatory cell infiltration）。炎细胞浸润是炎症防御作用的主要环节。白细胞渗出是一种主动过程，经过附壁、黏着、游出和趋化作用等阶段，到达炎症病灶，发挥吞噬作用。

1026. 炎症细胞的种类和功能包括哪些？

（1）中性粒细胞：又称小噬细胞。胞质内含丰富的中性颗粒，分叶核，有活跃的运动能力和较强吞噬作用。常出现在炎症早期和化脓性炎症时，吞噬细菌、坏死组织碎片及抗原抗体复合物。中性颗粒为它的特殊颗粒，含溶菌酶和碱性磷酸酶。

（2）单核细胞及巨噬细胞：细胞大，胞质丰富，含微细颗粒或空泡，核呈肾形或椭圆形。含丰富的溶酶体，有趋化能力及较强的吞噬能力，并参与特异性免疫反应，摄取并处理抗原。常见于炎症后期、慢性炎症及非化脓性炎症、病毒感染、原虫感染等。可转变为类上皮细胞和泡沫细胞。对较大异物进行吞噬时，可形成多核巨细胞，如异物多核巨细胞和朗格汉斯多核巨细胞。

（3）嗜酸性粒细胞：胞质内含许多较大的球形嗜酸性颗粒，颗粒内含多种酶。其运动能力较弱，有一定的吞噬作用，能吞噬抗原抗体复合物，主要见于寄生虫病和某些变态反应性疾病。

（4）淋巴细胞：淋巴细胞体积最小，核圆形、浓染，胞质极少，分 T 细胞和 B 细胞两类，有较弱的游走能力而无趋化性，无吞噬能力。

（5）浆细胞：浆细胞呈椭圆形，核圆形、位于细胞的一侧，染色质呈车辐状排列，胞质丰富、略嗜碱性，是产生抗体的主要场所，无趋化性和吞噬能力。淋巴细胞和浆细胞常见于慢性炎症。

（6）嗜碱性粒细胞和肥大细胞：这两种细胞在形态和功能方面有许多相似之处，细胞内均含嗜碱性、易染性颗粒，颗粒内均含有肝素和组胺。肥大细胞胞质内还含有 5 – 羟色胺。

1027. 炎症的局部反应主要症状是什么？

炎症局部的临床表现：红、肿、热、痛和功能障碍是炎症局部的典型临床表现。红是充血所致；肿是渗出物所致，特别是炎性水肿；热是充血及代谢增强所致；痛是离子、炎症介质、渗出物刺激压迫神经末梢所致。功能障碍是实质细胞变质、代谢异常、机械性阻塞、压迫和疼痛所致。

1028. 炎症时的全身反应是什么？

（1）发热：发热是炎症常见的临床表现，一定程度的发热可促进抗体形成和增加单核巨噬细胞系统的功能，并加强肝脏的解毒功能。但发热过高或长期发热，可引起各系统，特别是中枢神经系统功能紊乱。如果炎症病情严重，体温反而不上升，这说明机体反应性差，抵抗力低，是预后不良的征兆。

（2）白细胞增多：白细胞增多是机体防御功能的一种表现。一般急性化脓性炎症以中性粒细胞增多为主；慢性肉芽肿性炎症以单核细胞增多为主；寄生虫感染或某些变态反应性炎症以嗜酸性粒细胞增多为主。某些致炎因子引起的炎症，白细胞反而减少，如伤寒杆菌等。如果患者抵抗力差，而感染严重时，白细胞增多不明显，甚至减少，预后则较差。

（3）单核巨噬细胞系统细胞增生：主要表现为肝、脾和局部淋巴结肿大。

（4）实质器官的病变：炎症较严重时，心、肝、肾等器官的实质细胞可发生不同程度的变性、坏死和功能障碍。

1029. 炎症按病理学分为哪三大类？

根据炎症局部组织的基病变（变质、渗出和增生），将炎症概括地分为变质性炎、渗出性炎和增生性炎三大类型。但在不同条件下，炎症的主要病变也可发生转化。

（1）变质性炎（alterative inflammation）：是以变质性变化为主要病变的炎症。这种炎症常见于肝、肾、心、脑等实质器官，如急性暴发型病毒性肝炎、白喉性心肌炎、乙型脑炎等。

（2）渗出性炎：以渗出为主要病变的炎症为渗出性炎（exudative inflammation）。根据渗出物的主要成分和病变特点，一般将渗出性炎症分为以下几种。①浆液性炎（serous inflammation）；②纤维素性炎（fibrinous inflammation）；③化脓性炎（suppurative inflammation）：是以大量中性粒细胞渗出为特征，常伴组织坏死和脓液形成。脓液中除少数中性粒细胞保持吞噬能力外，大多数已发生变性坏死，变性坏死的中性粒细胞被称为脓细胞；④出血性炎：某些炎症血管壁受损严重，常伴大量红细胞漏出，这种炎症称为出血性炎，如流行性出血热、鼠疫、炭疽等。

1030. 浆液性炎的主要症状是什么？

浆液性炎（serous inflammation）：是以浆液性渗出为主。多发生于浆膜、黏膜、疏松组织处。可引起炎性水肿、水泡、炎性积液。黏膜的浆液性炎又称为浆液性卡他。浆液易被吸收，但浆液渗出过多可产生压迫现象，影响器官功能。

1031. 纤维素性炎的特征是什么？

纤维素性炎（fibrinous inflammation）：是以渗出液中含有大量纤维素为其特征，好发于浆膜、黏膜和肺。发生于浆膜和肺时，少量纤维素渗出，可溶解吸收；多量纤维素渗出容易发生机化，甚至浆膜腔闭塞。发生于黏膜时，纤维素和坏死的上皮在黏膜表面形成假膜，因此，称为假膜性炎。白喉时，在咽喉形成的假膜脱落后，可引起呼吸道阻塞。

1032. 化脓性炎的主要表现是什么？

（1）脓肿（abscess）：为局限性化脓性炎，多由金黄色葡萄球菌引起。主要特征为组织发生坏死溶解，形成充满脓液的腔，称脓腔。小脓肿可以吸收消散，较大脓肿脓液过多，吸收困难，常需切开排脓。

（2）蜂窝织炎（phlegmonous inflammation）：为疏松组织发生的弥漫性化脓性炎，多由溶血性链球菌引起。疏松组织内大量中性粒细胞弥漫浸润于间质内，原有组织不发生显著的坏死和溶解。

（3）表面化脓和积脓：表面化脓指浆膜或黏膜组织的化脓性炎。脓液在浆膜腔或管腔内蓄积，称为积脓。胆囊和输卵管的化脓性炎可引起输卵管和胆囊积脓。化脓性脑膜炎可在蛛网膜下腔积脓。

1033. 增生性炎的概念及分型？

增生性炎（proliferative inflammation）：是指以组织、细胞增生为主，而变质、渗出比较轻的炎症。大多数增生性炎是慢性炎，而少数增生性炎为急性炎，如伤寒。

（1）一般慢性增生性炎：炎症灶内以巨噬细胞、淋巴细胞和浆细胞浸润为主，同时，成纤维细胞、毛细血管增生明显，另外，局部组织的某些特有成分如覆盖上皮、腺上皮及实质细胞也发生增生。

（2）肉芽肿性炎：肉芽肿性炎以炎症局部巨噬细胞及其衍生细胞增生形成结节状病灶为特征。

（3）炎性息肉：炎性息肉是指在致炎因子长期刺激下，局部黏膜上皮、腺体及纤维组织增生，形成突出黏膜表面的息肉肿块，常见的有鼻息肉和子宫颈息肉。

（4）炎性假瘤：炎性假瘤是指炎性增生时形成境界清楚的瘤样肿块，常发生于眼眶和肺。其外形与肿瘤结节相似，因而被外形与肿瘤结节相似，被称之为炎性假瘤。

1034. 肉芽肿性炎分为哪两种？

感染性肉芽肿和异物性肉芽肿：

（1）感染性肉芽肿：某些细菌（如结核杆菌、伤寒杆菌、麻风杆菌、梅毒螺旋体）、真菌（组织胞浆菌）、寄生虫（如血吸虫）均可引起感染性肉芽肿，其中，结核肉芽肿最常见。典型的结核肉芽肿中心部为干酪样坏死，坏死灶周围可见大量类上皮细胞和朗格汉斯细胞，外层淋巴细胞浸润，周边有成纤维细胞和胶原纤维分布。类上皮细胞是结核肉芽肿中的最重要成分。肉芽肿能围歼病原微生物，限制病原微生物扩散，有重要的防御作用。

（2）异物性肉芽肿：多由异物（如缝线、滑石粉等）引起，以异物巨细胞增生为主要特点。

1035. 炎症的临床分型有几种？

炎症的临床分型按持续时间的长短，临床上大致可将炎症分为四种类型。

（1）超急性炎症（peracute inflammation）：呈暴发性经过，炎症反应非常急剧，整个病程数小时至数天，短期内引起组织、器官的严重损害，甚至导致机体死亡。炎症局部往往仅呈现轻度到中等程度的变质和渗出性病变。此类病变多见于变态反应性损害及器官移植时的超急性排斥反应。

（2）急性炎症（acute inflammation）：一般病程在一个月之内。起病急，症状明显，局部病变常以变质、渗出过程为主。炎症灶内常以中性粒细胞浸润为主，如急性阑尾炎、急性细菌性痢疾等。

（3）慢性炎症（chronic inflammation）：病程在半年以上甚至持续数年。可由急性炎症转变而来，或因致炎因子的长期的刺激所致。临床症状常不甚明显，炎症局部病变多以增生变化为主，渗出改变不明显，浸润的炎细胞主要为淋巴细胞和浆细胞。慢性炎症可急性发作，即在慢性炎症的基础上转化为急性炎症，这常是由于机体免疫力低下，病原体繁殖和活动的结果，例如，慢性阑尾炎急性发作。

（4）亚急性炎症（subacute inflammation）：病程介于急性与慢性炎症之间，如亚急性重型肝炎、亚急性感染性心内膜炎等，病变特点是坏死和增生改变均较明显。

1036. 炎症的结局是什么？

（1）在炎症过程中，致炎因子的性质，机体抵抗力及反应性的差异，以及治疗措施是否及时、得当等因素均可影响炎症的经过与结局。

（2）大多数炎症病变，在病因消除和适当治疗下，经过对坏死组织清除、吸收，周围健康组织增生修复，达到痊愈。

（3）少数病例致炎因子长期存在，病程迁延不愈。

（4）极少数病例，由于病原微生物毒力强、数量多，机体抵抗力低，又未能进行及时治疗，炎症蔓延扩散，形成败血症、脓毒血症，严重时可累及生命。

1037. 完全痊愈与不完全痊愈的概念是什么？

（1）完全痊愈：发炎组织完全恢复其正常结构和功能。

（2）不完全痊愈：炎症灶坏死范围广泛，坏死的组织由新生的纤维组织修补、机化或包裹，并可伴有钙化。

1038. 炎症转为慢性的原因是什么？

机体抵抗力低下、致炎因子持续存在、病变迁延、多年不愈。

1039. 蔓延播散的概念是什么？

蔓延播散在患者抵抗力低下，或病原微生物毒力强、数量多的情况下，病原微生物可不断繁殖并直接沿组织间隙向周围组织、器官蔓延或向全身扩散。

（1）局部蔓延：局部蔓延是指病原体经组织间隙或自然管道扩散，如肾结核可引起输尿管、膀胱、附睾结核等。

（2）淋巴道播散：病原体经淋巴管到达局部淋巴结，引起局部淋巴结炎。如肺结核可合并肺门淋巴结结核。

（3）血道播散：病原体或毒素进入血循环引起一系列表现：①菌血症（bacteremia）：细菌入血但无全身中毒现象；②毒血症（toxemia）：细菌毒素入血引起全身中毒症状；③败血症 septicemia）：毒性强的细菌入血，大量繁殖并产生毒素，出现中毒症状。④脓毒血症（pyemia）：化脓菌引起的败血症可发展为更严重的脓毒败血症。化脓菌团随血流运动，栓塞于多个器官，可导致全身多处组织器官出现多发性小脓肿。

1040. 肿瘤的发病及防治意义是什么？

肿瘤是常见病、多发病，其中恶性肿瘤严重危害人类健康。据统计，全世界每年新发病例约 870 万，每年死亡病例约 690 万；我国每年新发病例约 100 万，每年死亡病例约 90 万。食管癌、胃癌、肺癌、肝癌、鼻咽癌、乳腺癌、子宫颈癌、白血病和恶性淋巴瘤是我国常见的恶性肿瘤，是肿瘤防治的重点。

在肿瘤防治中，早期发现、早期诊断、早期治疗具有重要意义。因此，进一步加强对肿瘤的防治研究，是当今生物医学领域的重大研究课题和紧迫的战略任务。保护环境、摒弃不良的生活习惯，降低癌的发病率，提高癌的治愈率，是公共健康事业的重要任务。

1041. 肿瘤的概念及生物特性是什么？

（1）肿瘤（tumor）是机体在各种致癌因素（oncogenic factor）的作用下，局部组织的细胞基因突变，导致异常增生所形成的新生物，通常形成肿块。

（2）机体及周围环境存在的致癌因素作用于细胞的遗传物质 DNA，使基因发生突变，导致正常细胞转变为肿瘤细胞。

（3）肿瘤一旦形成，即使致癌因素不存在，仍然可持续生长，这种生长是与机体不协调相对无限制地生长，并不同程度地丧失了分化成熟的能力。

（4）根据肿瘤的生物学特性及其对机体的危害性，将肿瘤分为良性和恶性两大类。

（5）良性肿瘤（benign tumor）疗效较好，对机体影响较小。

（6）恶性肿瘤（malignant tumor）又称癌症（cancer），早期即可发生浸润和转移，疗效较差，是严重危害人类健康的常见病、多发病，是人类死亡的第二位原因。

1042. 肿瘤在肉眼下其形态变化是什么？

（1）数目：肿瘤大多为单发，但也可多发，如子宫多发性平滑肌瘤、家族性结肠腺瘤病和多发性神经纤维瘤等，肿瘤多达数十甚至数百个。

（2）大小：肿瘤的大小取决于肿瘤的性质、生长部位和生长时间。小者仅能在显微镜下才能看到，如微小癌。大者可达数千克甚至几十千克，如卵巢囊腺瘤。一般说，生长时间长，体积巨大的肿瘤，通常是良性的。相反，由于恶性肿瘤生长、扩散迅速，常常在肿瘤生长到一定体积时，就会对机体产生严重后果甚至导致死亡，故肿瘤体积往往相对较小。

（3）形状：肿瘤的形状多种多样，有乳头状、菜花状、绒毛状、蕈状、息肉状、结节状、分叶状、溃疡状、囊状、蟹足状、弥漫性肥厚状等。

（4）颜色：一般说来，肿瘤的颜色多近似于起源组织的颜色。如上皮组织发生的肿瘤多呈灰白色；脂肪瘤呈浅黄色；血管瘤鲜红色或暗红色；黑色素瘤呈黑色或棕褐色；肿瘤间质血管丰富的肿瘤多呈粉红色。

（5）硬度：肿瘤的硬度取决于瘤细胞的组织来源、瘤细胞与间质的比例。如骨瘤质地坚硬；脂肪瘤和血管瘤等质地较软；纤维瘤和平滑肌瘤质地较硬。瘤细胞丰富而间质纤维成分少的肿瘤质地较软，反之则质地较硬。

1043. 肿瘤的组织结构是什么？

肿瘤由实质和间质共同构成。

（1）肿瘤的实质（parenchyma）：是肿瘤细胞的总称，是肿瘤的主要成分，反映了肿瘤的良恶性、组织起源、分化程度。一般说一个肿瘤内只有一种肿瘤实质细胞成分，而少数肿瘤内可含两种以上的肿瘤实质细胞成分，如乳腺纤维腺瘤（腺上皮和成纤维细胞均为肿瘤的实质细胞）、畸胎瘤等。

（2）肿瘤的间质（stroma）：是由血管、淋巴管、结缔组织，残存的神经、数量不等的淋巴细胞、浆细胞、巨噬细胞共同构成肿瘤的间质。其中，血管和结缔组织起到支持营养肿瘤的作用。而各种炎细胞起着抑制肿瘤生长的作用，是机体对肿瘤的免疫反应。恶性肿瘤细胞产生肿瘤血管形成因子等生长因子，刺激毛细血管增生，以提供营养，促进肿瘤生长。

1044. 什么是肿瘤的异型性？

（1）肿瘤细胞无论在细胞形态上，还是在组织结构上，都与其起源的正常组织有不同程度的差异，这种差异叫做异型性（atypia）。

（2）集体的细胞、组织从幼稚生长发育到成熟的过程称为分化。

（3）肿瘤的异型性能反映肿瘤组织分化成熟的程度。

（4）良性肿瘤因其分化成熟，与起源组织相似性大，异型性很小。

（5）恶性肿瘤分化差，异型性大。因此，肿瘤的异型性是确定良、恶性肿瘤主要的组织学依据。

（6）间变（anaplasia）是指恶性肿瘤细胞缺乏分化状，异型性显著。

1045. 良性肿瘤的异型性呈什么状态？

良性肿瘤的异型性不明显：一是在细胞形态上与起源组织很接近，异型性小；二是在组织结构上异型性明显，表现为排列紊乱。

1046. 恶性肿瘤的异型性呈什么状态？

（1）恶性肿瘤具有高度的异型性。

（2）细胞多形性（pleomorphism）：肿瘤细胞形态和大小不一致，出现瘤巨细胞。

（3）少数肿瘤细胞分化很差，胞体积小如淋巴细胞，大小都比较一致。

（4）核的多形性：肿瘤细胞核大小、形态、染色不一致。细胞核增大，核质比例增大，核染色质粗、核膜增厚，核仁清楚且增多，可出现巨核、奇异核细胞。核分裂象：肿瘤核分裂象增多，并出现病理核分裂（pathologic mitosis），即不对称核分裂、多极核分裂、顿挫性核分裂。

（5）胞质多嗜碱性：是胞质内核糖体增多的缘故。不同类型的瘤细胞分泌物、代谢产物具有不同的特点。

（6）组织结构的异型性：细胞排列紊乱，失去正常的层次和结构。

1047. 肿瘤的代谢特点是什么？

（1）糖代谢：肿瘤主要通过无氧糖酵解获取能量。糖酵解的许多中间产物被肿瘤细胞利用合成蛋白质、核酸及脂类，为肿瘤的增长提供物质基础。

（2）核酸代谢：肿瘤细胞 DNA 和 RNA 合成代谢旺盛，核酸分解代谢明显降低，因此，肿瘤细胞内的 DNA 和 RNA 含量高于正常组织。这是肿瘤细胞快速增长的物质基础。

（3）蛋白质代谢：肿瘤细胞蛋白质合成和分解代谢都增强，但合成代谢超过分解代谢，甚至夺取正常组织的蛋白质分解产物，合成肿瘤本身的蛋白质，结果使患者严重消耗，处于恶病质状态。

1048. 什么是肿瘤胚胎抗原？

肿瘤组织可以合成肿瘤蛋白，作为肿瘤特异抗原或相关抗原，引起机体的免疫反应。有些肿瘤蛋白与胚胎蛋白有共同抗原性，称为肿瘤胚胎抗原，可以作为肿瘤标志。

1049. 良、恶性肿瘤的生长有何不同？

（1）良、恶性肿瘤在生长速度和生长方式上都有很大差异，这对判断肿瘤的良、恶性有一定的意义。

（2）肿瘤的生长速度：一般来说，良性肿瘤生长缓慢，常经几年或十几年才能形成一定体积的肿块。相反，恶性肿瘤生长迅速，常在较短的时间内形成较大体积的肿块。

1050. 肿瘤生长方式有哪三种？

（1）膨胀性生长（expansive growth）：是良性肿瘤常见的生长方式。肿瘤推开并挤压周围组织，与周围分界清楚，常有完整包膜。触诊时瘤体可活动，易于手术切除，术后很少复发。

（2）浸润性生长（infiltrative growth）：是恶性肿瘤常见的生长方式，肿瘤组织像树根长入泥土一样，侵入破坏周围组织，与周围组织分界不清，多无包膜，手术不易切除干净，术后易复发。

（3）外生性生长（exophytic growth）：是良性肿瘤和恶性肿瘤均可具有的生长方式，肿瘤发生在体表、体腔表面或空腔脏器的黏膜表面。良性肿瘤的基底部无浸润，恶性肿瘤的基底部常有浸润破坏。

1051. 肿瘤扩散方式有哪两种？

肿瘤扩散是恶性肿瘤的生物学特性之一，包括直接蔓延和转移。

（1）直接蔓延（direct spreading）：肿瘤细胞沿组织间隙、淋巴管、血管、神经束膜等侵入邻近组织和器官，并继续生长，称为直接蔓延。

（2）转移（metastasis）：肿瘤细胞从原发部位侵入淋巴管、血管或体腔，被带到其他部位继续生长，并形成与原发部位肿瘤组织学类型相同的肿瘤，这个过程叫转移。所形成的新肿瘤叫继发瘤或转移瘤。原发部位的肿瘤叫原发瘤（primary tumor）。

1052. 常见的转移途径有哪三种？

（1）淋巴道转移：是癌转移的重要途径。瘤细胞侵入淋巴管，随淋巴液进入局部淋巴结，先聚集在边缘窦，逐渐累及破坏整个淋巴结，再依次累及远处淋巴结，最终经胸导管进入体循环。受累的淋巴结肿大、变硬、互相粘连成团，切面灰白而干燥。

（2）血道转移：是肉瘤转移的重要途径，少数癌如肾细胞癌、肝细胞癌、肺癌以及其他癌的晚期也发生血道转移。肝、肺是两个血道转移的靶器官。转移瘤与肝、肺内的原发癌在肉眼形态和分布上不同，转移瘤常为多发、弥漫分布、境界较清楚、大小较一致的结节，且多位于器官表面。

（3）种植性转移：体腔内器官的恶性肿瘤累及到器官的表面时，瘤细胞可脱落并种植到体腔各器官的表面，形成种植性转移瘤。腹腔、胸腔最常受累。种植性转移并常伴血性积液，积液内可查到肿瘤细胞。

1053. 肿瘤分为几级？

肿瘤的分级主要根据肿瘤分化程度的高低来确定恶性程度的级别。一般分三级。Ⅰ级分化较好（高分化），属低度恶性；Ⅱ级分化中等（中分化），属中度恶性；Ⅲ级分化差（低分化），属高度恶性。

1054. 肿瘤的 TNM 分期是什么？

（1）主要根据肿瘤的大小、侵袭深度、扩散范围及转移情况等确定。较为常用的是 TNM 分期。

（2）T（tumor）指原发瘤的大小，分别用 T_1、T_2、T_3、T_4表示，肿瘤越大，级别越高。

（3）N（lymph node）指局部淋巴结转移情况，N_0表示没有淋巴结转移，N_1 ~ N_3表示淋巴结转移的程度和范围。

（4）M（metastasis）指血道转移，M_0表示无血道转移，M_1：少数远隔器官转移，M_2：多数远隔器官转移。

1055. 良性肿瘤对机体的影响是什么？

良性肿瘤对机体的影响较小，主要造成局部压迫和阻塞作用。某些内分泌腺发生的良性肿瘤，由于分泌相应的激素而产生全身影响。

1056. 恶性肿瘤对机体的影响是什么?

（1）恶性肿瘤对机体的影响严重，除引起压迫阻塞外，还可破坏组织器官的结构和功能。

（2）引起溃疡和继发感染；恶性肿瘤可压迫或侵犯神经引起顽固性疼痛。

（3）晚期引起发热和恶病质（cachexia）。

1057. 恶病质的概念是什么?

恶病质是指恶性肿瘤晚期出现极度消瘦、无力、贫血、全身衰竭。另外，一些非内分泌性肿瘤产生激素或激素类物质，引起内分泌紊乱。

1058. 良性肿瘤与恶性肿瘤的区别?

良性肿瘤与恶性肿瘤在组织分化、形态特点、生物学行为、对机体的影响等方面有着本质的不同，因此，区分良性肿瘤与恶性肿瘤，对实施临床治疗方案有重要意义。

1059. 什么是癌前疾病和癌前病变?

（1）癌前疾病、癌前病变（precancerous lesion）是指一类癌变潜能较高的良性疾病及病变。

（2）如长期不治愈，有可能发展为癌。虽然并不是所有癌前病变都能癌变，但是对癌前疾病和病变的诊断、治疗和随访，在肿瘤防治中具有重要意义。

1060. 常见的癌前病变有哪些特点?

（1）常见的癌前病变有伴有上皮非典型增生的黏膜白斑及子宫颈糜烂、乳腺非典型性增生病变、大肠腺瘤、家族性结肠腺瘤病、慢性溃疡性结肠炎、慢性萎缩性胃炎、交界痣等。

（2）癌前病变发生癌变是一个慢性逐渐演变的过程（上皮增生→非典型增生→原位癌→浸润癌）。

1061. 什么是非典型增生?

（1）非典型增生（atypical hyperplasia）是真正的癌前病变。主要指增生的上皮细胞大小形态不一、核大深染、核质比例增大、核分裂象增多。

（2）非典型性增生可以经过轻度、中度、重度，逐渐演变为原位癌，进而发展为浸润癌。

（3）轻度非典型增生是指具有异型性的细胞占据上皮的下 1/3，中度非典型增生占据下 2/3，重度非典型增生占据下 2/3 以上。

1062. 原位癌的概念是什么?

原位癌（carcinoma in situ）是指癌细胞占据上皮全层，但基底膜完整，无间质浸润的癌。这是最早期的癌，不发生转移，治疗效果好，如子宫颈原位癌、食管原位癌、乳腺导管内癌和乳腺小叶原位癌。

1063. 肿瘤的命名原则是什么?

肿瘤的命名原则：几乎所有的组织和器官都可以发生肿瘤。肿瘤的命名既要反映肿瘤的组织来源，又要反映肿瘤的性质，即肿瘤的良恶性。一般根据其组织来源命名。

1064. 良性肿瘤的命名是什么？

（1）大多数良性肿瘤的命名方式为，起源组织名称之后加“瘤”，即为肿瘤名称。如脂肪组织的良性肿瘤，称为脂肪瘤；腺上皮良性肿瘤，称为腺瘤。

（2）少部分良性肿瘤是结合肿瘤形态特点命名的，如呈乳头状结构的上皮性良性肿瘤，称为乳头状瘤；呈囊性结构的腺上皮性良性肿瘤称为囊腺瘤；呈囊状结构并形成乳头的腺上皮性良性肿瘤称为乳头状囊腺瘤。

1065. 恶性肿瘤的命名是什么？

（1）癌：上皮组织发生的恶性肿瘤统称为癌（carcinoma）。命名方式为起源组织的名称后加“癌”，即为肿瘤名称，如鳞状细胞癌、移行细胞癌等。

（2）间叶组织的恶性肿瘤统称为肉瘤（sarcoma）。命名方式为起源组织的名称后加“肉瘤”，即为肿瘤名称，如纤维肉瘤、脂肪肉瘤、骨肉瘤、血管肉瘤等。

1066. 其他肿瘤命名是什么？

（1）起源于幼稚组织的肿瘤称为母细胞瘤：良性者有肌母细胞瘤、软骨母细胞瘤等；恶性者有神经母细胞瘤、视网膜母细胞瘤、肝母细胞瘤、肾母细胞瘤（韦尔姆斯瘤 Wilms tumor），这些肿瘤多见于儿童。

（2）肿瘤成分复杂或组织来源不清的恶性肿瘤，则在肿瘤名称前加“恶性”，如恶性畸胎瘤，恶性淋巴瘤。

（3）有些恶性肿瘤则以“人名”命名：如霍奇金（Hodgkin）病（恶性淋巴瘤的一种）、伯基特（Burkitt）淋巴瘤（B 淋巴细胞发生的恶性肿瘤）、韦尔姆斯（Wilms）瘤（原始肾组织发生的恶性肿瘤）、尤文（E-wing）瘤（骨组织内未分化细胞发生的恶性肿瘤）。

（4）有些恶性肿瘤以“病”命名：如白血病（造血组织的恶性肿瘤）、蕈样真菌病（皮肤的 T 细胞淋巴瘤）、霍奇金病等。

（5）有些肿瘤，虽然以“瘤”命名，但实际上是恶性肿瘤，如黑色素瘤（黑色素细胞发生的恶性肿瘤）、精原细胞瘤（睾丸生殖细胞恶性肿瘤的一种）、骨髓瘤（浆细胞的恶性肿瘤）等。

（6）以细胞形态命名的恶性肿瘤：小细胞癌、大细胞癌、巨细胞癌、透明细胞癌等。

（7）癌肉瘤（carcinosarcoma）是指肿瘤内既有癌的成分，又有肉瘤的成分。腺鳞癌是指肿瘤内既有腺癌成分，又有鳞癌成分。

（8）交界性肿瘤（borderline tumor）是指介于良性和恶性之间的肿瘤，多见于卵巢，如交界性黏液性乳头状囊腺瘤、交界性浆液性乳头状囊腺瘤。这些肿瘤组织学上介于囊腺瘤与囊腺癌之间，但本质上是低度恶性的，同样可以发生转移。

1067. 肿瘤的病因可分为哪两种？

肿瘤的发生发展是一个长时间、多因素、多步骤、多种基因突变、逐渐演化的过程。引起肿瘤的因素分为外界致癌因素和机体内在因素两个方面。即外界致癌因素和内在致癌因素。

1068. 外界致癌因素包括哪些？

（1）化学致癌因素：以 3，4－苯并芘为代表的多环碳氢化合物、亚硝胺类、黄曲霉毒素等在化学致癌中占重要位置，其致癌性强，与日常生活、环境污染密切相关。

（2）物理致癌因素：包括X线、放射性核素、紫外线、热辐射、长期吸入石棉纤维等。其中，以电离辐射致癌性最强，能诱发染色体断裂、易位和基因突变而增加肿瘤发病率。

（3）生物致癌因素：目前与人类恶性肿瘤关系密切的主要有人类乳头状瘤病毒、EB病毒、乙型肝炎病毒等。寄生虫中华支睾吸虫与胆管细胞癌有关。

1069. 内在致癌因素包括哪些？

（1）遗传因素：遗传因素在人类肿瘤的发生中所起的作用，有以下几种情况：①遗传因素起决定作用，如家族性腺瘤性息肉病、视网膜母细胞瘤等；②遗传不决定肿瘤的发生，而决定肿瘤的易感性，如Bloom综合征易发生皮肤癌和白血病等；③遗传因素和环境因素协同作用，而环境因素又起主要作用。

（2）内分泌因素：乳腺癌、子宫内膜腺癌的发生发展可能与雌激素水平过高有关。

（3）免疫因素：肿瘤的发生与机体的免疫状态密切相关，儿童期免疫系统不成熟，老年人免疫功能减退，这两个年龄组肿瘤的发病率均高于其他年龄组。

第九章　病案与临床医学

1070. 什么是发热？

发热是指人的体温超过正常高限而言，是体温调节异常的结果。国内规定人的正常体温是：腋表温度平均为36.8℃，口表温为37.1℃，肛表温为37.5℃。正常人体温常有变化，一般上午的体温较低，下午较高，可波动于1～1.2℃，妇女排卵后体温较高，月经期较低。

1071. 发热的病因可分哪两种？

（1）感染性：包括由各种细菌、病毒、真菌、支原体、立克次体、螺旋体和部分寄生虫等感染引起。

（2）非感染性。

1072. 非感染性包括哪些？

（1）组织坏死、细胞破坏后无菌性坏死物质吸收引起的发热：如大面积烧伤、大手术组织损伤、内出血、巨大血肿、急性溶血及各种恶性肿瘤等。

（2）风湿病、结缔组织病等所致的抗原抗体反应。

（3）产热过多或散热障碍：如甲状腺功能亢进、大量失水等。

（4）体温调节中枢功能异常的中枢性发热：如中暑、脑出血、脑外伤等。

（5）自主神经功能紊乱影响正常体温调节可能有低热。

1073. 发热的机制及后果是什么？

（1）正常人体温是由大脑皮层和下丘脑的体温调节中枢（下丘脑后区的产热中枢和下丘脑前区的散热中枢）进行调节，通过产热和散热之间的动态平衡使体温保持相对恒定。

（2）引起发热的机制主要是外源性致热原和内生性致热原。内生性致热原是一种蛋白质，当各种病原微生物和内毒素及原胆烷醇酮和抗原抗体复合物等作用于粒细胞和单核－巨噬细胞系统后，经过一系列代谢反应，即产生内生性致热原，当它作用于体温调节中枢后，经交感神经使皮肤的血管收缩，散热减少；经运动神经使骨骼肌周期性收缩，发生寒战，使产热增加，结果使体温上升。

（3）一般说，发热是机体有较强反应能力的一种表现，发热本身可以增强机体内吞噬细胞的活力及肝的解毒功能。但另一方面，发热可给人体带来一定不适及危险，如常发生头痛、乏力、全身酸痛，小儿可发生呕吐、惊厥，严重发热可因大量出汗引起脱水、电解质紊乱，可因心率增快而诱发或加重心力衰竭，体温在42℃以上可使一些酶的活力丧失，使大脑皮质产生不可逆的损害，最后导致昏迷甚至死亡。

1074. 发热的诊断依据及分类是什么?

询问发热的高低和病程的长短

(1) 根据口温的高低分为：①低热：37.4～38℃；②中度发热：38.1～38.9℃；③高热：39～40℃；④超高热：40℃以上。

(2) 发热病程少于两周为短期发热，临床常称急性发热；两周以上为长期发热。若体温超过38.5℃持续两周以上，未确定病因者，称为高热原因未明，最后确诊大约感染占40%（其中大约一半可能仍找不到致病原因）。

1075. 发热的热型有几种?

(1) 稽留热：体温持续在39～40℃数天至数周，波动不超过1℃。见于伤寒、斑疹伤寒、大叶性肺炎等。

(2) 弛张热：体温在39℃以上，24小时内波动相差2℃以上。见于败血症、风湿热、重症结核、渗出性胸膜炎、化脓性炎症等。

(3) 间歇热：高热与体温正常交替出现，体温正常后1～2天再次高热，反复发生。见于疟疾、急性肾盂肾炎、局限性化脓性感染等。

(4) 回归热：体温达39℃以上，持续几天，降到正常后，隔几天又发生高热，反复发生。见于回归热、霍奇金淋巴瘤、鼠咬热、某些疟疾等。

(5) 波状热：体温逐渐升高达39℃以上，几天后逐渐下降到正常，数日后体温又逐渐升高，反复多次。见于布氏杆菌病、恶性淋巴瘤、腹膜炎等。

(6) 不规则热：发热无一定的规则。见于结核病、感染性心内膜炎、风湿热等。

(7) 消耗热：高热伴反复寒战，每日体温波动相差3～5℃。见于严重结核病、脓毒血症、败血症等。

(8) 双峰热：24小时内体温出现两个高峰。见于败血症。

(9) 体温持续40～42℃，无汗，体温昼夜变化不大，用退热药物无效，见于中枢性高热。

1076. 咳嗽的概念是什么?

咳嗽是机体的一种反射性防御动作，当呼吸道受到异物或炎症等刺激时，即引起咳嗽，将异物或炎症分泌物排出。

1077. 引起咳嗽的因素是什么?

咽以下的呼吸道及胸膜由于炎症、出血、肿瘤、物理、化学或过敏等因素，刺激了迷走神经分支、三叉神经或舌咽神经所支配的黏膜时，感受器将刺激传入延髓咳嗽中枢，由咳嗽中枢再将冲动传向运动神经，即喉下神经、膈神经或脊神经，从而引发咳嗽动作。

1078. 咳嗽的机制及诱发哪些疾病?

(1) 咳嗽也可由大脑皮层控制，冲动由大脑皮层发出，传到延髓咳嗽反射。

(2) 咳嗽可以排出呼吸道异物或分泌物，对机体有益，不应完全加以制止。

(3) 长时间频繁的咳嗽可影响患者工作和休息，引起胸肌疼痛、胸膜腔内压增高、静脉回心血流受阻甚至引起昏厥。

1079. 咳嗽的临床表现是什么？

（1）不同病因可有不同的临床表现。

（2）咳嗽有时为单发或散在，有时为连续频繁，有时为发作性刺激性咳嗽，可发生于晨间起床后，也可发生于夜间睡眠中，可呈金属音，也可声音低微、嘶哑，可咳嗽无痰或少痰，也可痰量较多。

1080. 咳痰的概念是什么？

咳痰是借助咳嗽将喉以下的呼吸道内生理性或病理性分泌物排出。

1081. 咳痰的病因和发病机制是什么？

（1）呼吸道黏膜杯状细胞和黏液腺可以分泌黏液，每日约 10ml，以保持呼吸道黏膜的湿润，黏液含 95% 水分，其余为蛋白质、糖类、脂类及无机物等。

（2）当呼吸道黏膜受到微生物、过敏因素及其他理化刺激而发生炎症时，黏膜充血、水肿，黏液分泌增多，毛细血管通透性增高，浆液渗出增多。

（3）渗出液与黏液以及吸入的尘埃等混合而成痰。当肺淤血与水肿时，肺泡毛细血管也有浆液漏出，也可引起咳嗽与咳痰。

1082. 咳痰的分类及临床表现是什么？

（1）不同疾病所致痰的数量、颜色、性质及气味等不同，痰量可少至几毫升，多时可达几百毫升。

（2）感染化脓性痰，静置时可分 3 层：上层为泡沫，中层为黏液，下层为脓块。

（3）痰液一般为白色，感染化脓时多为黄色，绿脓杆菌感染时呈绿色；血性痰多为鲜红色，有时为痰中带血丝或血块；厌氧菌感染时，痰有恶臭。

1083. 胸痛的概念是什么？

（1）胸痛是临床上常见的症状，引起胸痛的原因比较复杂，胸痛的严重程度与引起胸痛疾病的严重程度很不一致。

（2）胸痛的临床意义可大可小，起源于局部的轻微损害对患者生命影响不大，而由于内脏疾病所致的胸痛则往往有重要意义。

（3）胸痛可由不同脏器的疾病引起。

1084. 胸痛的病因与发病机制是什么？

（1）各种理化因素、炎症、肌肉缺氧、内脏膨胀、机械压迫、异物刺激、外伤、肿瘤等原因均可引起胸痛。

（2）各种因素刺激肋间神经的感觉纤维、脊髓后根传入纤维、支配心脏及主动脉的感觉纤维、支配气管与支气管及食管的迷走神经感觉纤维或膈神经的感觉纤维等，均可引起胸痛。

1085. 什么是放射性疼痛？

某一内脏与体表某一部位同受某些脊神经后根的传入神经支配时，则来自内脏的痛觉冲动可达大脑皮层，除可产生局部疼痛外，还可出现相应体表的疼痛感觉，这称为放射性疼痛。如心绞痛时除出现胸骨后或心前区疼痛外，还可出现左肩及左臂内侧放射性疼痛。

1086. 呼吸系统疾患所致的胸痛有几种？

（1）气管炎引起的胸痛表现为胸骨后闷痛、灼痛或发紧的感觉，常伴有咳嗽。

（2）肺没有感觉神经，所以肺组织本身的疾病是无痛的，除非累及胸膜壁层时才出现疼痛。

（3）胸膜痛的特点为呼吸、咳嗽或转动身躯时疼痛加重，而停止呼吸可使疼痛缓解，疼痛多位于胸下部，常见于干性胸膜炎、少量渗出性胸膜炎和肺部炎症侵及壁层胸膜时。

（4）当胸膜炎侵及胸膜时，疼痛可向肩部、心窝部或腹部放射，以致可误诊为肝胆疾病或阑尾炎，自发性气胸的胸痛常在剧烈咳嗽或负重过度时突然发生一侧剧烈胸痛，并伴有呼吸困难及干咳，胸膜肥厚、粘连时可有长期的胸部钝痛。

（5）肺栓塞时可引起胸痛，大块的肺栓塞引起肺动脉高压而发生持续性胸骨后疼痛，伴有呼吸困难和休克，小块肺栓塞的胸痛多位于胸部外侧，是由于累及胸膜所致，可伴有咯血。

（6）纵隔气肿可引起胸骨后剧烈疼痛，向肩部放射，局部可有捻发音。

（7）纵隔肿瘤的胸痛类似胸膜炎胸痛的性质，伴有紧缩感或压迫感。

1087. 如何辨别和区分胸痛？

心前区痛是心脏疾患的一个重要症状，但心前区痛不一定全是由于心血管系统疾病引起，应根据疼痛的部位、发生的诱因和缓解的措施、疼痛的性质、持续的时间及伴随的症状来辨别疼痛的起源。

1088. 心绞痛的原因及部位是什么？

（1）由于冠状动脉的血流量减少，或由于心肌的氧需要量增加，而产生心肌缺血，引起心绞痛。

（2）疼痛多位于胸骨后或稍偏左，亦可在腹上部，常放射至左肩部及沿左臂的尺侧放射至第 4、5 指尖，或放射至左肩胛部、肩胛下部、颈部或下颌部。

1089. 心肌梗死的临床表现是什么？

心肌梗死的疼痛为压挤样或紧缩样，轻重不一，持续数十秒至十几分钟，发作与用力和情绪有关，休息及含硝酸甘油后可缓解，若心绞痛持续数小时或更久，或服用扩张冠状动脉的药物不能缓解，则应考虑为心肌梗死，常伴有出汗、恐惧感、呼吸困难、虚脱、心力衰竭。

1090. 心包炎的疼痛特点及临床症状是什么？

（1）心包炎也可引起胸痛，疼痛可放射至肩顶、三角肌及颈部、当心包炎累及胸膜时，疼痛的特点亦具有胸膜痛的特点。

（2）心包炎时听诊可发现心包摩擦音。

1091. 几种心脏疼痛的特点？

（1）心包积液时心包膜受牵引可引起胸部钝痛。

（2）心肌炎时胸痛多为持续性钝痛，较轻，有时类似心绞痛。

（3）主动脉夹层动脉瘤时可出现胸部及背部突然发生的撕裂样痛，疼痛剧烈可达难以忍受的程度，并伴有两上肢血压不等。

（4）心脏神经官能症者可出现左胸部或心尖部疼痛，为钝痛或酸痛，可持续数小时或数日，亦可伴有心前区压迫感，疼痛发作与劳动无关，休息亦不能缓解。

1092. 胸部其他组织疾患所致的胸痛是什么？

（1）胸大肌及肋间肌劳损常引起胸痛，发病与某种体力活动有关，深呼吸或胸部转动可使疼痛加重，常有局部压痛。

（2）肋软骨炎的胸痛位于前胸壁表面，为持续性钝痛，可见局部隆起并伴有局部明显压痛。

（3）肋间神经痛按肋间神经走行分布，为电击样痛，在脊柱旁，腋中线处，胸骨旁神经接近表面可有压痛点。

（4）带状疱疹可引起非常剧烈的肋间神经痛，有时疼痛可先于皮疹出现。

（5）脊神经根受刺激可引起沿肋间神经的束带状发作性刺痛，常由脊柱的慢性骨关节炎所引起，疼痛的分布因所累及的神经节不同而异。

（6）食管位于纵隔，因此食管炎、食管痉挛或化学物质刺激食管黏膜可引起胸骨后疼痛，疼痛常在吞咽时出现，可伴有吞咽困难及食物反流。

1093. 呼吸困难的概念是什么？

呼吸困难是呼吸功能不全的主要症状，是指患者在主观上有空气不足（缺氧）或呼吸费力的感觉，客观上表现为呼吸频率、幅度和节律的异常。

1094. 呼吸困难依据病因可分为几类？

根据引起呼吸困难的病因可分为肺源性呼吸困难、心源性呼吸困难、血源性呼吸困难、中毒性呼吸困难和中枢神经及精神性呼吸困难。

1095. 肺源性呼吸困难的原因是什么？

由于各种原因如喉头水肿、气管内异物、肿瘤、支气管哮喘、慢性支气管炎、肺气肿、肺纤维化、肺梗死、大量胸腔积液、膈肌麻痹等，均可引起呼吸道、肺实质、肺间质胸膜或呼吸肌的结构异常与功能障碍，导致呼吸系统通气、换气功能不良，使血中氧含量下降及二氧化碳含量升高，均可直接或间接地作用于呼吸中枢，引起呼吸困难，表现为呼吸费力、呼吸频率增加、呼吸表浅等。

1096. 心源性呼吸困难的原因及表现是什么？

常见于左心功能不全，由于左心室排量不足、左房排血量不足或左房排血受阻，肺静脉及肺毛细血管压力升高，肺内淤血、水肿，引起呼吸困难，表现为端坐呼吸或夜间阵发性呼吸困难，呼吸频数每分钟可达30～40次。右心功能不全时，由于右室排血量减少，体循环淤血，各脏器淤血、肿胀，功能减退，甚至出现胸水、腹腔积液，亦可出现呼吸困难。

1097. 血源性呼吸困难的原因及表现是什么？

重度贫血、高铁血红蛋白血症、硫化血红蛋白血症、一氧化碳中毒时，由于红细胞携氧减少，血氧含量降低，引起呼吸困难，表现为呼吸急促、心率加快。在大量失血或休克时，由于缺血及血压下降，呼吸中枢受刺激而引起呼吸困难，表现为呼吸增速。

1098. 中毒性呼吸困难的病因及症状是什么？

尿毒症、糖尿病酮症酸中毒时，血中酸性代谢产物增加，血 pH 下降，直接刺激呼吸中枢，引起深大呼吸，称为库斯莫尔（Kussmaul）呼吸。感染时由于发热、体温升高、代谢增加及血中毒性代谢产物的作用，可刺激呼吸中枢使呼吸加快。吗啡、巴比妥类药物中毒时，直接抑制呼吸中枢，使呼吸缓慢而浅表。

1099. 中枢神经、精神性呼吸困难的病因是什么？

脑血管意外、颅脑外伤、肿瘤、炎症，颅内高压等重症颅脑疾病，使呼吸中枢缺血或直接受压力的刺激，引起呼吸慢而深，或出现节律的改变。常见的如潮式呼吸，表现为呼吸有节律地由暂停逐渐增快、加深，再逐渐减慢、变浅直至暂停，全程持续 0.5 ~ 1.0 分钟，如此周而复始。

1100. 癔症及神经官能症所致呼吸困难的表现是什么？

（1）癔症患者有时呼吸非常频数（60 ~ 100 次/分）、浅表，常伴有呼吸性碱中毒，甚至出现手足搐搦。

（2）叹气样呼吸一般见于神经官能症，在规律的正常呼吸过程中间或有一次深吸气，随后出现一个较长的呼气并伴有叹息声，叹息性呼吸之后患者暂时自觉轻快。

1101. 常见呼吸困难的表现是什么？

呼吸困难表现为呼吸费力，可见鼻翼扇动，甚至端肩收腹，有时可伴有哮鸣音，有时端坐不能平卧，急性发作时可面色苍白、口唇发绀、皮肤湿冷，脉细弱。还可伴有呼吸频率、深度或节律的改变。

1102. 呼吸困难可分为哪五种？

（1）急性呼吸困难，见于肺栓塞、肺炎、自发性气胸、急性左心衰竭。

（2）慢性进行性呼吸困难见于慢性阻塞性肺间质纤维化、充血性心力衰竭等；发作性呼吸困难常见于支气管哮喘。

（3）吸气性呼吸困难，主要见于上呼吸道梗阻，表现为气体吸入明显困难；呼吸道高度狭窄时，可伴有喘鸣及胸骨上窝、胸廓下部及上腹部在吸气时凹陷。

（4）呼气性呼吸困难见于肺气肿、支气管哮喘，主要表现为呼气缓慢延长，可伴有哮鸣音。

（5）混合性呼吸困难主要见于呼吸面积减少，影响换气功能，如重症肺炎、广泛肺间质纤维化等；也可由于胸廓呼吸运动受限引起，如大量胸腔积液、气胸等，表现为吸气和呼气均困难，并有呼吸频率增快。

1103. 咯血的概念与出血的鉴别是什么？

咯血是指喉以下的呼吸道或肺组织出血，经口排出。

（1）咯血需与口腔、鼻腔、咽部出血鉴别，还需与上消化道出血鉴别，以免误诊。

（2）口腔、咽部出血，可观察到局部出血灶；鼻腔出血多自鼻孔流出，鼻腔检查时亦可发现出血灶，如出血量多时，可流到咽部经口排出，可误认为咯血，用鼻咽镜检查可证实。

（3）呕血是上部胃肠道出血。外观常为咖啡色或暗红色，无泡沫，混有胃内容物，患者有消化道病史或肝病史。

1104. 咯血常见哪些疾病？

咯血常见于支气管扩张、肺结核、肺脓肿、肺癌及左房室瓣狭窄，还可见于支气管腺瘤、支气管内膜结核、慢性支气管炎、肺水肿、肺炎等，血液病、传染病及子宫内膜异位症等亦偶有咯血，还有一些少见疾病如肺出血－肾炎综合征、肺含铁血黄素沉着症亦表现咯血。

1105. 如何鉴别咯血？

痰中带血丝或血块，常由于小血管破坏引起，咯血由几毫升至几百毫升不等，多由于大血管破裂所致，咯血一般可持续几天，开始时为鲜红色，以后呈暗红色，粉红色痰一般是由毛细血管内红细胞渗出所致。

1106. 咯血的临床表现是什么？

一般可有原发病的症状，小量咯血时可无明显症状，中量以上咯血时，咯血前多先有喉痒、胸闷，继之咯血，伴呛咳，出冷汗，脉速，呼吸急促，颜面苍白，恐惧感。

1107. 发绀的概念是什么？

发绀是由于皮肤和黏膜的毛细血管内还原血红蛋白的浓度增高（绝对值超过50g/L）或出现高铁血红蛋白或硫化血红蛋白等异常血红蛋白，使皮肤和黏膜呈现弥漫性青紫颜色。

1108. 发绀可分为哪三种？

（1）中枢性发绀：动脉血液中还原血红蛋白增高称为中枢性发绀。

（2）周围性发绀：静脉血液中还原血红蛋白增高称为周围性发绀。是由于血液经过体循环毛细血管时过量血红蛋白被还原引起。

（3）化学性发绀：血液中出现异常血红蛋白，如高铁血红蛋白或硫化血红蛋白所致的发绀称为化学性发绀。

1109. 中枢性发绀的病因和发病机制是什么？

（1）严重支气管哮喘、大叶性肺炎、急性肺梗死、急性肺水肿、急性呼吸窘迫综合征、气管阻塞等，可迅速导致发绀。

（2）慢性阻塞性肺气肿（慢性支气管炎、支气管扩张所致）、弥漫性肺实质病变（肺间质纤维化、肺尘埃沉着病、广泛肺结核等）、肺血管病变（结节性多动脉炎、多发性小动脉栓塞），均可导致发绀。

（3）严重脊柱或胸廓畸形、大量胸腔积液、气胸、大面积肺不张等病变可致发绀。

1110. 心源性中枢性发绀常见哪些疾病？

静脉血液通过分流混入或掺杂至动脉血液内导致发绀，常见于法洛四联症、三联症，艾森门格综合征，大血管错位，肺动静脉瘘等。

1111. 周围性发绀分为哪三种？

（1）全身性疾病：如慢性充血性心力衰竭、缩窄性心包炎、休克等。

（2）局部血流障碍：如局部慢性动脉阻塞（雷诺病、血栓闭塞性脉管炎、动脉硬化和动脉栓塞）、血栓性静脉炎、下肢静脉曲张、弥散性血管内凝血等可致肢体末梢发绀。

（3）红细胞增多：如真性红细胞增多症，若稍有缺氧即可导致发绀。

1112. 化学性发绀分为哪两种?

（1）原发性如先天性高铁血红蛋白血症、特发性阵发性高铁血红蛋白血症。

（2）继发性：主要为药物或化学物的毒性作用，如苯胺衍生物（乙酰苯胺、非那西丁等）、亚硝酸钠、磺胺类等。

1113. 什么是心悸?

心悸为患者自觉心跳、心慌的一种常见症状，并多伴有心前区不适感，主要表现为心搏增强、心率过快或过缓、心律失常等。

1114. 心悸可分为两种其病因是什么?

心悸可分为：生理性心悸和病理性心悸两种。

（1）生理性心悸：可见于健康人剧烈运动或精神紧张、情绪激动、恐惧、焦虑等时，也可见于大量吸烟、饮酒、饮浓茶或咖啡后或应用某些药物如麻黄碱、肾上腺素、阿托品、咖啡因、甲状腺素等以后，但都为时短暂，并与个体的神经敏感性有关。

（2）病理性心悸：病理心脏搏动增强、心律失常及心脏神经官能症。

1115. 病理心脏搏动增强的病因是什么?

（1）某些心脏病：如高血压性心脏病、冠心病、风湿性心脏病（左房室瓣狭窄和关闭不全、主动脉瓣狭窄和关闭不全）、先天性心脏病（室间隔缺损、动脉导管未闭等）及原发性心肌病等。

（2）由于心脏本身病变引起心脏收缩力增强，心脏血流量增加，以致引起心脏负荷过重、心室肥大及心脏扩大而产生心悸。

1116. 引起心排血量增加的疾病有哪些?

（1）贫血：由于血红蛋白携氧量减少，因而机体必须通过增加心脏排血量来保证供氧，轻度贫血者活动后常有心悸，严重贫血者即使休息时亦常感心悸。

（2）发热：发热时机体代谢率增高，组织耗氧量增加，因而常通过增加心率来保证供氧而发生心悸。

（3）甲状腺功能亢进症：由于基础代谢率增高，交感神经兴奋性增强，心率增快，每搏输出量增加而致心悸。

（4）低血糖：由于低血糖时释放过多肾上腺素而产生心悸。

（5）嗜铬细胞瘤：由于血中儿茶酚胺突然增高，导致血压突然升高而引起心悸。

（6）其他：如活动性结核病、急性风湿热和亚急性细菌性心内膜炎等亦常引起心悸。

1117. 心律失常的表现是什么?

（1）心动过速：如各种原因的窦性心动过速、阵发性室上性心动过速、快速型心房颤动和心房扑动等，尤其当突然心率增快时更易引起心悸。

（2）心动过缓：如各种原因的窦性心动过缓、高度房室传导阻滞、自发性室性心律、病态窦房结综合征等，由于心率慢，使心室充盈增加，舒张期延长，每搏输出量增加，心搏增强导致心悸。

（3）心律失常：如期前收缩和心房颤动等。

1118. 引起心脏神经官能症的原因是什么？

本症多发生于青壮年女性，是由于自主神经功能失调致心血管功能紊乱而引起的临床综合征，发病多与精神、情绪和过度疲劳等有关。

1119. 水肿的概念及引起全身性水肿的原因是什么？

水肿是过多的液体积聚在血管外的组织间隙中。

（1）心源性水肿：主要是由右心功能不全引起的，常见于各种心脏疾病引起的慢性充血性心力衰竭，渗出性心包积液和慢性缩窄性心包炎及血容量过度负荷等。

（2）肾源性水肿：见于急、慢性肾小球肾炎和肾病综合征、肾盂肾炎晚期等肾脏疾病。

（3）肝源性水肿：主要见于各种原因肝硬化的失代偿期。

（4）营养不良性水肿：可由于进食过少如长期饥饿或高度食欲缺乏，吸收障碍如严重胃肠疾病和吸收不良综合征，以及慢性消耗性疾病如恶性肿瘤晚期等。

（5）妊娠期水肿：正常妊娠后期可有轻度水肿，而妊娠中毒症时则水肿较重。

（6）黏液性水肿：见于甲状腺功能减退症，由于原发性脑垂体前叶功能减退症、甲状腺术后或慢性甲状腺炎引起。

（7）其他：①药物性水肿，如见于肾上腺皮质激素、雄激素、胰岛素、萝芙木制剂、甘草制剂等治疗时；②原因未明的特发性水肿或肥胖性水肿。

1120. 引起局限性水肿的原因是什么？

（1）静脉回流受阻：见于血栓性静脉炎，肢体静脉血栓形成、下肢静脉曲张、上腔静脉压迫综合征等。

（2）淋巴回流受阻：见于丝虫病引起的象皮肿（阴囊和下肢）、乳腺癌根治术后的上肢水肿。

（3）感染中毒性：如丹毒、疖、痈、蜂窝织炎、蛇或虫咬中毒等。

（4）过敏性水肿：如血管神经性水肿和接触性皮炎等。

1121. 水肿的发病机制是什么？

（1）由于全身静脉压增高或因血浆清蛋白减少使胶体渗透压降低或因大量钠潴留使血容量增加，均可使血管内液体大量流向组织间隙导致水肿，这样的水肿一般都是全身性的。

（2）若因局部静脉或淋巴液回流障碍或毛细血管渗透性增加，则引起局部水肿。

1122. 恶心与呕吐的概念是什么？

（1）恶心是一种想将胃内容物经口吐出的主观感觉。

（2）呕吐是指用力地将胃内容物经口吐出体外的客观行为，呕吐从生理意义上讲是一种保护反射。

1123. 恶心与呕吐病因和发病机制是什么？

（1）呕吐是一种复杂的协调反射动作，是通过在延髓的呕吐中枢来完成的。

（2）各种冲动刺激呕吐中枢，再经呕吐中枢发出冲动，支配咽喉部的迷走神经，支配食管及胃内脏神经，支配膈肌的膈神经，支配肋间肌及腹肌的脊神经，这些神经及其所支配的肌肉协调反射动作，完成呕吐的全过程。

（3）由中枢神经系统、化学感受器触发区（此区位于呕吐中枢附近）的刺激引起呕吐中枢兴奋而发生的呕吐，称中枢性呕吐。

（4）由内脏末梢神经传来的冲动刺激呕吐中枢引起的呕吐，称反射性呕吐。

1124. 中枢性呕吐和反射性呕吐的概念是什么？

由中枢神经系统、化学感受器触发区（此区位于呕吐中枢附近）的刺激引起呕吐中枢兴奋而发生的呕吐，称中枢性呕吐。

由内脏末梢神经传来的冲动刺激呕吐中枢引起的呕吐，称反射性呕吐。

1125. 恶心、呕吐可分为几种？

（1）中枢性：①神经性呕吐见于胃肠神经官能症；②颅内压增高见于脑膜炎等；③第Ⅶ对脑神经疾病，见于梅尼埃（Meniere）综合征；④脑血管病，见于偏头痛等；⑤化学感受器触发区受刺激见于酮中毒、妊娠呕吐和某些药物引起的呕吐等。

（2）反射性：①头部器官疾病，见于闭角性青光眼等；②胸部器官疾病，见于急性心肌梗死；③腹部器官疾病，见于急性胃炎等。

1126. 呕血与便血的概念是什么？

（1）呕血是上消化道出血的典型症状，上消化道出血是指十二指肠悬韧带（Treitz 韧带）以上的消化道（食管、胃、十二指肠、胰腺、胆道）出血，经口吐出即为呕血。

（2）便血是指血液自肛门排出，便血是下消化道出血的表现，即十二指肠悬韧带以下的消化道（空肠、回肠、结肠、直肠、肛管）出血。尽管呕血时亦有血液自肛门排出，但临床不称便血，而称为黑便，以与下消化道出血的便血相区别。

1127. 呕血与便血共同的病因是什么？

可见于下列某些全身性的疾病。

（1）血液病：见于再生障碍性贫血、急性白血病、原发性血小板减少性紫癜；弥散性血管内凝血（DIC）、过敏性紫癜、遗传性出血性毛细血管扩张、血友病等。

（2）尿毒症。

（3）某些急性感染：可见于败血症、流行性出血热、钩端螺旋体病、重症肝炎等。

1128. 引起呕血的病因是什么？

（1）上部胃肠道疾病：①食管疾病，包括食管的炎症、溃疡、肿瘤、静脉曲张和憩室炎、食管贲门黏膜撕裂症、食管裂孔疝；②胃、十二指肠疾病，可见于出血性胃炎、消化性溃疡、应激性溃疡、胃和十二指肠憩室炎、急性胃黏膜病变、胃肠吻合术后空肠溃疡、胃平滑肌肉瘤、胃癌和其他肿瘤等。

（2）门静脉高压致食管、胃底静脉曲张破裂出血，可见于以下疾病。①肝硬化；②门静脉阻塞，门静脉血栓形成或炎症及各种邻近组织肿块压迫；③肝静脉阻塞，肝静脉阻塞综合征（Budd－Chiari 综合征）。

（3）上消化道邻近器官病变：①胆道出血，见于创伤、结石、肿瘤等致胆管上皮充血水肿、坏死而出血；②胰腺疾患累及十二指肠，见于胰腺癌、急性胰腺炎；③主动脉瘤、肝或脾动脉瘤破入上消化道；④纵隔肿瘤或脓肿破入食管。

1129. 引起便血的病因是什么？

（1）下消化道的疾病：①小肠疾病，常见于憩室、肿瘤、息肉、溃疡、结核、克罗恩（Crohn）病、急性坏死性小肠炎等；②结肠疾病，可见于溃疡性结肠炎、憩室、结肠癌、细菌性痢疾、阿米巴痢疾等；③直肠疾病，可见于直肠损伤、非特异性直肠炎和直肠息肉、肿瘤（直肠癌、类癌、乳头状瘤），以及邻近恶性肿瘤或脓肿破裂侵入直肠、放射性直肠炎等；④肛管疾病，见于痔、肛裂、肛瘘等。

（2）腹腔内血管阻塞性疾病：见于缺血性肠炎、肠系膜血栓形成、动脉栓塞、门静脉血栓形成等。

1130. 呕血与便血发病机制是什么？

（1）消化道炎症、溃疡和肿瘤等均可使消化道壁血管受损而出血，细菌毒素致消化道壁血管通透性增高，伴小血管破裂等均可引起出血。

（2）消化道因血循环障碍，静脉回流受阻，静脉曲张破裂直接引起出血。

（3）全身疾病引起毛细血管渗透性增加、血小板减少和功能异常、凝血机制障碍等均可致出血。

1131. 腹痛的概念是什么？

腹痛是一个常见的临床症状，统指全腹或腹部某一部位的疼痛感觉，它涉及多科疾病，有时鉴别诊断比较困难。

1132. 腹部疾病所致腹痛的病因是什么？

（1）腹部疾病见于外伤、感染等。

（2）腹肌病变：见于腹部肌炎或肌纤维炎。

（3）腹腔内脏器疾病：包括全部胃肠道、肝、脾、胰腺、胆囊和泌尿生殖系统脏器等的病变。

（4）腹膜刺激：见于消化系统各器官穿孔、腹内各脏器炎症、脓肿或肿瘤破裂、腹内脏器破裂、经淋巴或血液途径感染等引起的腹膜炎。

（5）腹内血供失常：见于腹内脏器动脉或静脉的阻塞或血栓形成，其中阻塞常因脏器扭转或外压所致。

（6）腹内脏器支持组织的紧张与牵引：见于腹内脏器被膜、韧带、网膜、肠系膜病变时张力剧增或牵引导致腹痛。

1133. 全身性疾病所致腹痛的原因是什么？

（1）胸部疾病：见于肺下叶的大叶性肺炎、肺栓塞、自发性气胸、横膈胸膜炎、食管炎、食管痉挛、食管裂孔疝等引起的横膈胸膜刺激。

（2）心血管疾病：见于某些心绞痛、心肌梗死、心包炎、心力衰竭引起的肝淤血、主（胸）动脉夹层动脉瘤。

（3）内分泌代谢紊乱：可见于糖尿病酮症酸中毒、甲状腺功能亢进、低钙血症、低钠血症等。

（4）中毒：见于铅中毒、生物毒素（如毒蛇或毒蜘蛛咬伤）、细菌毒素等。

（5）变态反应性疾病：见于过敏性紫癜腹型、腹型荨麻疹、某些结节性动脉周围炎和系统性红斑狼疮等。

（6）神经系统疾病：可见于腹型癫痫、周围神经炎、脑出血后等。

（7）心因性疾病：可见于神经官能症、胃痉挛、肠道功能紊乱、消化道气体综合征等。

（8）其他：见于应用某些药物如蓖麻油、番泻叶、硫酸镁等后或患某些感染如病毒、原虫、螺旋体、寄生虫等。

1134. 器质性腹痛包括哪些?

(1) 空腔脏器平滑肌的强烈收缩，使腔内压力增高，造成管壁膨胀和伸展而使器官功能紊乱。

(2) 由于血管痉挛或阻塞引起的脏器或组织缺血，可通过内脏神经传递至中枢导致腹痛，同时还可释放致痛物质如乙酰胆碱、组胺、5-羟色胺、缓激肽和某些前列腺素等引起疼痛。

(3) 各种原因脏器迅速肿大，导致被膜牵张或炎症刺激性激惹腹膜壁层等引起腹痛。

1135. 什么是功能腹痛?

发病或其过程中与心理因素有关，如精神刺激可通过神经冲动传至躯体引起疼痛。

1136. 腹泻的概念是什么?

腹泻是指排便次数和粪便量增多并可有异常成分。正常人每日大便1~3次或1~3天一次，且大便性状正常。

1137. 腹泻可分为几种? 病因是什么?

(1) 渗出性腹泻：因肠道的炎症、溃疡、肿瘤等疾病致使病变部位的黏膜受到损害，局部血管通透性增加，可使液体、蛋白、血细胞渗出和黏膜分泌增加出现的腹泻为渗出性腹泻。分为感染性与非感染性。

(2) 渗透性腹泻：因肠道吸收功能障碍，肠内渗透压增高使肠道的水分增多。肠内容积增大并促使肠蠕动加快，从而出现腹泻。常见于消化吸收功能异常。①消化不良性腹泻：消化不良时，食物不能被充分消化、分解，从而引起吸收障碍而出现渗透性腹泻。常见的影响消化的疾病有胃大部切除术后、萎缩性胃炎、慢性胰腺炎、胰腺癌、肝硬化、慢性胆囊炎等。②吸收不良性腹泻：各种原因引起的吸收障碍，如热带口炎性腹泻、麦胶性肠病；小肠吸收面积减少，如部分小肠切除术后、胃结肠瘘；小肠有炎症时可使小肠蠕动过快而影响吸收；小肠运动过缓时也可引起小肠内细菌过度繁殖、分解结合胆盐而影响脂肪吸收。③肠系膜淋巴管梗阻性腹泻：当淋巴管阻塞时影响小肠淋巴液回流，可出现脂肪泻。常见病因为腹腔淋巴瘤等。

(3) 分泌性腹泻：是指小肠黏膜分泌异常增加，大量肠液使肠内容积增大、促进肠蠕动加速，使大量稀便排出。此种腹泻可分为感染性与非感染性腹泻。①感染性腹泻：常见于霍乱、沙门菌属，致病性大肠杆菌感染等，均可出现大量稀水样便；②非感染性腹泻：可见于某些有分泌激素或其他物质功能的肿瘤。如胃泌素瘤、胰性霍乱（水泻、低钾，无胃酸综合征）、类癌综合征。

(4) 肠道运动功能紊乱：肠道运动功能紊乱是因肠蠕动过快，使肠道中的水分不能被肠黏膜充分吸收而引起的腹泻。常见于肠易激综合征，也可见于甲状腺功能亢进者。

1138. 便秘的概念是什么?

便秘是指排便次数比原来减少且大便中水分明显减少，大便秘结而引起的排便困难。

1139. 肠道运动功能减弱的原因是什么?

由于食量过少或含纤维食物食入过少使肠内容物的容积小，不能刺激肠蠕动，造成大便数日一次；因肠内容物在结肠停留时间较长、水分被肠黏膜充分吸收，使大便水分减少而出现大便秘结。常见于严重食欲减退或因食管、胃部病变影响进食者。低血钾症、甲状腺功能减退和长期卧床者，也可使肠运动减弱。

1140. 结肠、直肠应激减退的原因是什么？

结肠、直肠应激减退指结肠黏膜对结肠内容物刺激的应激性减退，结肠蠕动减慢，使结肠内容物滞留时间延长。当直肠应激反应减退时粪便进入直肠不能引起直肠的排便反应，使患者无便意，不能及时排出滞留于直肠的粪便。

1141. 肛周哪些疾病易造成的便秘？

当有某些肛门、肛周疾病时，因排便可产生肛门剧痛，使患者惧怕排便，欲通过延长排便间隔时间和减少饮食来减少排便次数，出现便秘。此种也称为排便困难，见于肛裂、肛门周围脓肿等。

1142. 为什么精神因素可造成便秘？

长期精神过度紧张、抑制自然排便反射而不能及时排便；另外部分患者由于工作紧张或其他因素忽视便意或有便意后不能及时排便，可出现便秘。这种情况长期持续，直肠的应激性减退，使便秘更为严重，此种便秘属于直肠性便秘。

1143. 黄疸的概念是什么？

黄疸是指由于血清胆红素浓度增高而引起的皮肤、巩膜黄染。血清总胆红素正常值为 1.7 ~ 17.1μmol/L，当超过 25.6μmol/L 时临床上便可出现黄疸。

1144. 黄疸常见于哪些疾病？

（1）溶血性黄疸：溶血性黄疸是指溶血时产生大量胆红素，超过了肝脏代谢胆红素的能力，使血中非结合胆红素升高而出现黄疸。

（2）肝细胞性黄疸：肝是胆红素代谢的主要脏器，对胆红素有摄取、结合和排泄的功能，当肝功能损害时，摄取和结合功能障碍时可使血中非结合胆红素升高，而排泄障碍时结合胆红素不能经胆管排入肠道，在肝脏反流入血又使血中结合胆红素升高，引起黄疸。主要见于多种原因引起的肝损害，如病毒性肝炎、肝硬化和肝癌等。

（3）胆汁淤积性黄疸：肝内外胆管阻塞性胆汁引流不畅，阻塞上段胆管压力增高出现肝内胆管破裂，胆红素入血循环，使血中结合胆红素升高而出现黄疸。

（4）先天性非溶血性黄疸：先天性非溶血性黄疸主要是因先天性肝细胞功能障碍引起的，又分为两类：先天性溶血性贫血。后天获得性溶血性贫血。

（5）肝细胞先天性摄取功能障碍：如吉尔贝（Gilbert）综合征和肝细胞先天性结合功能障碍如克－纳（Crigler-Najjar）综合征引起的非结合胆红素增多。

（6）肝细胞先天性排泄功能障碍：如杜－约（Dubin-Johnson）及罗托（Rotor）综合征引起的结合胆红素增多。

1145. 先天性和后天获得性溶血性贫血的病因是什么？

（1）先天性溶血性贫血多见于：遗传性球形红细胞增多症、蚕豆病和血红蛋白病等。

（2）后天获得性溶血性贫血见于：阵发性睡眠性血红蛋白尿、自身免疫性溶血性贫血、药物性溶血性贫血、新生儿溶血病、血型不合的输血等。

1146. 胆汁郁积性黄疸常见主要病因是什么？

（1）肝外阻塞性胆汁淤积：见于胆管壁炎症、胆石症等引起的胆管狭窄和壶腹周围癌、胰癌、肝癌等压迫胆管引起阻塞的疾病。

（2）肝内阻塞性胆汁淤积：见于肝内胆管泥沙样结石、原发性胆汁性肝硬化及某些药物性黄疸等。

1147. 血尿的概念是什么？

血尿是指尿液中红细胞超过正常。正常人尿中可有少量红细胞，中段离心后沉渣镜检，每高倍视野仅0～2个，若超过3个则称镜下血尿，当1000ml尿中有1ml血时，肉眼即见尿中有血，称肉眼血尿。

1148. 泌尿系疾病引发血尿的原因是什么？

（1）肾脏疾病：常见于急性肾小球肾炎、急进性肾小球肾炎、肺出血肾炎综合征、急性肾盂肾炎、肾结核、肾结石、肾肿瘤。

（2）输尿管疾病：常见于输尿管结石。

（3）膀胱疾病：常见于急性膀胱结核、膀胱结石、膀胱肿瘤、膀胱息肉。

（4）尿道疾病：常见于尿道炎、尿道结石。

（5）泌尿系统任何部位外伤均可导致血尿。

（6）原因不明的血尿：主要常见于特发性血尿。

1149. 生殖、泌尿系疾病引发血尿有哪些？

生殖、泌尿系统疾病造成的血尿包括：前列腺炎、前列腺肿瘤；结肠癌、宫颈癌等。

1150. 全身性疾病引发血尿的原因是什么？

（1）血液系统疾病：常见于血小板减少性紫癜、急性白血病和弥散性血管内凝血等。

（2）传染病：见于流行性出血热、钩端螺旋体病等。

（3）变态反应性疾病：常见于系统性红斑狼疮、结节性动脉周围炎、猩红热、过敏性紫癜等。

（4）心血管疾病：常见于感染性心内膜炎、急进性高血压等。

1151. 头痛的概念是什么？

头痛泛指头颅上半部，即眉毛以上至枕下部为止的范围内的疼痛，是临床上最常见的症状之一。

1152. 头痛常见的原因是什么？

除神经系统疾病外，身体其他部位的许多疾病也可产生头痛症状。虽大多数头痛是由于头颅疼痛敏感结构的完全可逆的变化引起，属于良性，但有些严重疾病可以头痛为唯一症状，或被头痛症状掩盖。因此，弄清头痛的原因，对疾病的诊断及鉴别诊断有重要意义。

1153. 疼痛刺激敏感的颅内结构有哪些？

头部的各种结构并不都能引起疼痛感觉。对疼痛刺激敏感的颅内结构有：

（1）血管：主要是脑膜动脉、颅底的动脉、大部分的静脉窦及分支。

（2）硬脑膜。

（3）神经：第Ⅴ、Ⅶ、Ⅸ、Ⅹ对脑神经及 1 ~ 3 颈神经。颅外各层结构，如头皮、皮下组织、肌、帽状腱膜和血管对疼痛觉均敏感。

1154. 头痛的病因包括哪些？

（1）颅内病变 ：①颅内感染性疾病，如各种病因所致的脑炎、脑膜炎及中毒性脑病，脑脓肿，脑蛛网膜炎，脑寄生虫病；②颅内占位性疾病，如肿瘤、转移瘤及结核球；③颅内血管性疾病，如急性脑血管病、高血压脑病、颅内动脉瘤和血管畸形、动脉炎、静脉系的血栓形成和部分脑供血不足；④颅脑外伤；⑤偏头痛及其他血管性头痛；⑥头痛性癫痫；⑦腰椎穿刺及腰麻后。

（2）颅外病变：①颅底凹入症等；②肌紧张性头痛；③颞动脉炎；④颅神经痛：如三叉神经痛、舌咽神经痛、膝状神经节炎（Hunt 综合征）、枕大神经痛等；⑤眼、耳、鼻、口腔等疾病；⑥颈部疾病。

（3）全身性疾病如感染、脱水时所致发热、高血压、各种中毒等。

（4）神经官能症。

1155. 头痛的发病机制包括哪些？

当上述结构发生以下改变时即产生各种各样头痛：

（1）血管扩张，颅外动脉扩张最常见于偏头痛及颞动脉炎。颅内动脉扩张可见于急性感染、病原体的毒素所引起。

（2）血管被牵引或伸展，如颅内占位性病变、颅内压增高及颅内压降低等情况。

（3）脑膜受刺激，如颅内炎症性渗出物或出血性疾病的血液刺激颅底硬脑膜。

（4）神经刺激或病损。

（5）头颈部肌肉收缩：原发性者为紧张性头痛，症状性可见于颈椎骨关节病、间盘病变及外伤时引起反射性颈肌收缩。

（6）附近器官病变引起的牵涉性头痛。

（7）心因性头痛。

1156. 眩晕的概念是什么？

眩晕是多个系统发生病变时所引的主观感觉障碍。眩晕是一种运动性幻觉，患者对位向的主观体会错误，自觉周围物体旋转摇动或自身摇晃、升降之感。多数伴有恶心、呕吐及眼球震颤等。

1157. 什么是真性眩晕和眼性眩晕？

主要是由视觉系统、本体感觉系统和前庭系组成的“平衡”三联的病损所致。在临床将此种眩晕又称为真性眩晕，以示与心血管系统疾病或全身性疾病引起的假性眩晕区别，后者仅感头重脚轻，没有明确的旋转感。

眼性眩晕多见于眼肌麻痹、屈光不正等，常伴有复视。当遮蔽患侧眼睛时，眩晕即可消失。

1158. 本体感觉障碍性眩晕常见哪些疾病？

本体感觉障碍性眩晕见于脊髓后索病变的患者，除眩晕外，还有深感觉障碍和感觉性共济失调。

1159. 前庭系病变可分为哪两部分?

前庭系以内耳门为界分为周围和中枢两部分。前庭周围部包括前庭器官（三对半规管）和前庭神经的内听道部分。

1160. 前庭系病变的特点是什么?

前庭系病变的特点是与耳蜗神经、面神经相伴而行，关系密切；而中枢部包括前庭神经的颅内部分、脑干前庭神经核及其传导径路，此处与耳蜗神经、面神经分离，且前庭神经占据范围也大，不易出现完全损害的症状，基于这些解剖学上的差异，所以临床上表现又分别称为周围性眩晕和中枢性眩晕。

1161. 前庭周围性眩晕包括哪些?

前庭周围性眩晕也称耳性眩晕。包括：

（1）梅尼埃病：本病机制尚不明确，病理上多数认为可能是内耳淋巴代谢因变态反应、循环障碍、病毒感染等因素而失调，引起耳膜迷路积水、水肿，造成内耳末梢器缺氧和变性。

（2）迷路病变：可见于迷路化脓性及中毒性炎症，亦可见于外伤和手术后。

（3）内耳药物中毒：氨基苷类抗生素中毒，如链霉素、卡那霉素等可引起明显持久的眩晕。水杨酸制剂及奎宁中毒，主要引起耳聋，同时可引起轻度眩晕。另外也可见砷类药物、抗惊厥药中毒。

（4）前庭神经元病变。

（5）位置性眩晕。

1162. 前庭中枢性眩晕包括哪些?

前庭中枢性眩晕也称脑性眩晕。包括：

（1）颅内血管性病变：主要指供应脑干、小脑的椎基底动脉系统的病变。

（2）颅内占位性病变：以小脑脑桥角部的病变，如听神经瘤、神经鞘瘤、脑膜瘤为最常见，其次可见于脑干瘤、小脑和第Ⅳ脑室肿瘤。

（3）颅内感染性疾病：如后颅凹蛛网膜炎、脑干炎和小脑脓肿等。

（4）脱髓鞘及遗传变性疾病：如多发性硬化、弥散性硬化、延髓空洞症等。

（5）发作性疾病：如癫痫、偏头痛时以眩晕作为先兆或并发症之一。

1163. 梅尼埃病的临床表现是什么?

梅尼埃病也称内耳眩晕，是最常见的周围性眩晕。多数在青壮年起病，表现为反复的、突然发作的剧烈眩晕，伴有恶心、呕吐、耳鸣及听力减退、水平性眼震，有明显的缓解期，不出现前庭蜗神经以外的神经系症状与体征。

1164. 迷路炎的临床表现是什么?

迷路炎为急、慢性中耳炎的常见并发病。阵发性眩晕伴呕吐、恶心，严重者并有耳震、听力障碍、平衡失调等。外耳道检查有鼓膜穿孔则有助诊断。

1165. 前庭神经炎的临床表现是什么?

前庭神经炎以青壮年多见。大部分患者在发病前有非特异性感染史。起病突然，剧烈眩晕，伴恶心、呕吐，可见自发性眼震，前庭功能显示不正常，但本病极少有耳蜗症状，持续时间较长，痊愈后很少复发。

1166. 位置性眩晕的临床表现是什么？

位置性眩晕是指眩晕症状出现与患者的头部处在一定的位置有关。可有眼震，但多数不伴耳鸣及听力减退。本病原因可以是迷路内病变，亦可有脑部病变。

1167. 药物中毒引起眩晕的临床表现是什么？

（1）药物中毒引起的眩晕是多种药物可损害前庭蜗神经而引起眩晕，其中，以链霉素较为常见，症状的产生与用药量、个体的差异性有关。

（2）临床特点为：有明确的用药史，停药1～2周后症状可以好转；眩晕剧烈者较少，大多数为自发性眩晕，步态不稳、步态蹒跚、周围景物变幻不定，很少呈旋转性；前庭功能障碍为双侧性；伴有其他中毒征象，如口周麻木。

1168. 椎基底动脉系统供血不足的特点是什么？

本病大多数发生于有高血压、脑动脉硬化和糖尿病的中老年人，临床上最常见的症状是眩晕，具有前庭中枢性眩晕的特点，此外，可出现共济失调、脑干受损的体征及意识障碍。症状呈发作性、可逆性，且有复发倾向。椎动脉造影发现异常改变时对本病的诊断有帮助。

1169. 小脑脑桥角肿瘤的临床表现是什么？

（1）以神经纤维瘤最多，尤以听神经瘤为主，其次，为表皮样瘤、脑膜瘤等。

（2）临床表现取决于肿瘤性质、大小及发展方向。通常起病缓慢，眩晕较轻，特点为渐进性，极少呈发作性。

（3）此外，尚有Ⅴ、Ⅶ脑神经和小脑受累的症状与体征，颅内压增高，头颅平片显示内听道扩大或骨质破坏，头颅CT及MRI则可发现更早期的此区占位性病变。

1170. 颅内肿瘤的临床表现是什么？

（1）小脑肿瘤：早期即有颅内压增高、头晕及眩晕。通常眩晕程度并不严重，多为站立不稳，有向前或向后倾跌的感觉。

（2）第Ⅳ脑室肿瘤：可直接压迫室底灰质，当压迫前庭区时可出现剧烈眩晕、耳鸣。若为带蒂囊性肿瘤，当体位或头位变化时，可突然阻塞第Ⅳ脑室口而造成急性梗阻性脑积水，出现头痛、呕吐、眩晕，甚至意识障碍，易误诊为“位置性眩晕”，依据头部CT、MRI可确诊。

1171. 多发性硬化的临床表现是什么？

眩晕是多发性硬化比较常见的症状，也可为首发症状，70%伴有眼震。认为是病变累及脑、小脑，损害前庭神经核或与前庭有联系的结构。但本病发病多为青壮年，中枢神经系病灶呈多性，症状显示有缓解和复发。

1172. 颈性眩晕的发病原因及临床表现是什么？

这是一组由于颈部不同疾病引起的一组症候群。主要原因有：

（1）颈椎肥大性脊椎炎时，骨刺压迫椎动脉。

（2）颈交感神经受刺激引起椎动脉痉挛。

（3）颈部软组织损伤后反应性水肿，干扰了颈部的紧张反射。

（4）颈性眩晕呈反复发作性，多数患者由于头颈的前后屈或旋转运动引起，半数伴耳鸣，1/3 有渐进性耳聋，部分有眼震。除此以外，亦可有头后部痛、上肢或面部麻木或感觉异常、意识障碍等。

1173. 昏迷的定义是什么？

昏迷是多种原因所致的严重意识障碍，是病情危重的信号。当遇到昏迷患者必须尽快找出昏迷原因，给予恰当处理，以免贻误抢救的时间。

1174. 昏迷发病机制及临床表现是什么？

昏迷主要是大脑皮质和脑干网状结构发生极度抑制的状态，临床上表现为意识完全丧失，对外界的任何刺激均不能唤醒，无意识反应，并可引起运动、感觉、反射功能的障碍及大小便失禁等。

1175. 昏迷可分为哪三个阶段？

昏迷按其程度可以区分为：轻度、中度、深度昏迷三个阶段。

（1）轻度昏迷也称浅昏迷。患者随意运动丧失，对周围事物以及声、光刺激全无反应，但对强烈的疼痛刺激（如压迫眶上神经）时，可见患者有痛苦表情及出现肢体无目的活动，生理反射、肢体肌张力尚属正常，呼吸、脉搏、血压等生命体征一般无明显改变。

（2）中度昏迷：对周围事物及各种刺激均无反应，对于强烈刺激的反应及各种生理反射减弱，肢体肌张力低下，生命体征亦有改变。

（3）深度昏迷：全身肌肉松弛，处于完全不动的状态，对任何外界刺激全无反应，各种生理反射均消失，呼吸不规则，血压可下降。

1176. 颅内病变主要包括哪些？

（1）闭合性颅脑损伤是发生急性昏迷最常见的原因之一。

（2）急性脑血管病是中老年人引起昏迷最常见的神经系统疾病。

（3）感染性疾病是指病毒、细菌、真菌、寄生虫或螺旋体等引起脑、脑膜颅内弥漫性病变。一方面因中毒因子，另外，病灶内有点片状出血及周围有明显水肿，使颅内压增高，导致颞叶沟回疝而致昏迷。

（4）颅内占位性病变往往在后期发生昏迷。其机制有：由颅内压增高继发脑疝；肿瘤内血管破裂的脑卒中；脑室系统及其附近的肿瘤突然闭塞脑脊液循环通路。

（5）癫痫：本病所致的昏迷具有突发性、暂时性、重复性的特点。

1177. 昏迷的全身性疾病包括哪些？

（1）内分泌及代谢障碍性疾病：此类疾病因造成脑组织氧供应、糖供应及维生素缺乏所致，通常均发生在慢性疾病的基础上，在发生昏迷前已出现其他类型的意识障碍。临床上主要有尿毒症性昏迷、肝性昏迷、糖尿病性昏迷、垂体性昏迷和肺性脑病。

（2）水电解质平衡紊乱：如稀释性低钠血症，当血清钠降至 110mmol/ L 时即可出现昏迷；低氯血性碱中毒或高氯血性酸中毒。

（3）各种外因性中毒：如工业中毒、农药类中毒、药物中毒、动植物类中毒及 CO 中毒等。

（4）物理性及缺氧性损害：如热射病（中暑性高热）、日射病、触电及高山性昏迷等。

1178. 我国的肝炎病毒抗原携带率是多少？

我国为病毒性肝炎高发地区，仅乙肝病毒表面抗原携带率即为人群的 10%，许多迁延不愈成为慢性肝炎，数十年后成为肝硬化，甚至肝癌。

1179. 肝炎病毒的传播途径及携带哪几种病毒？

病毒性肝炎均可通过输血而传播，特别是有大量慢性患者及带病毒者存在的乙、丙、庚型肝炎，在供血员未筛查病毒指标前，输血后肝炎的发生率是相当高的。

1180. 供血员在献血前必须检查什么项目？

1993 年 7 月，原卫生部规定供血员必须检查抗 HCV。我国各地输血后丙型肝炎的发生情况相当严重，由于经输血或其他血制品而传播的病毒量较大，临床可以见到病情较重以及迁延不愈而成为慢性肝炎的患者。输血引起病毒性肝炎的问题已受到全世界医务界的重视。

1181. 各型急性肝炎的发病潜伏期如何？

急性肝炎有潜伏期：甲型肝炎多为 30 天（15 ~ 45 天）；乙型肝炎为 70 天（30 ~ 180 天）；丙型肝炎为 50 天（15 ~ 150 天）；丁型与乙型肝炎相同；戊型肝炎 40 天（l0 ~ 70 天）；庚型肝炎尚不清楚。

1182. 急性黄疸型肝炎分为几期？

几种肝炎病毒均可引起急性黄疸型肝炎，甲型和戊型更多见。丙型肝炎多见于大量输血后引起。

（1）黄疸前期：患者多有畏寒、发热、全身乏力、食欲缺乏、恶心、厌油、呕吐、胃饱胀不适、腹泻、尿黄。多被认为系感冒、胃病。本期一般为 1 周左右。

（2）黄疸期：热虽已退，食欲及乏力亦好转，但尿黄加深。巩膜皮肤出现黄染，皮肤轻瘙痒，大便颜色可变浅。肝可肿大有触叩痛，部分患者脾亦可轻度肿大。本期可持续 2 ~ 6 周。

（3）恢复期：黄疸逐渐消退，症状消失，各项肝功能逐渐正常。本期持续 1 ~ 3 个月。

1183. 什么是急性无黄疸型肝炎？

各种症状及肝功能变化均较黄疸型为轻。肝炎病毒感染后，绝大多数表现为无黄疸型。少数表现为黄疸型。

1184. 哪几个类型易转为慢性肝炎？

只有乙、丙、丁、庚肝炎病毒才引起慢性肝炎，甲、戊型肝炎病毒只引起急性而不呈慢性。

1185. 确定慢性肝炎的基本条件是什么？

凡病毒性肝炎，肝功能在半年以上仍不好，病毒仍阳性者均为慢性肝炎。很多患者无明显的急性期，仅在普查时或因其他疾病就医时才被发现。病情较轻者主要表现为转氨酶增高，乙、丙、丁、庚特异性抗原、抗体或核酸持续阳性。

1186. 慢性肝炎的临床表现是什么?

患者可有乏力、食欲不佳、肝区痛、腹胀、大便不成形等临床表现。这些情况可持续存在,但多为反复发作。如果症状较明显,肝功能损害除转氨酶升高外,尚可有清蛋白减少、球蛋白增高、胆红素轻度异常,伴有脾大等,则肝中病变亦可能较明显,数年之后患者面色可变暗,出现肝掌和蜘蛛痣,治疗效果和预后更差。由于肝脏长期受损、肝细胞坏死、纤维组织增生,可逐渐进入肝硬化阶段,出现门脉高压、食管静脉曲张、脾大、脾功能亢进等一系列问题。

1187. 急性重型肝炎的临床表现是什么?

(1) 各种肝炎病毒均可引起。发病率虽不很高,但病死率高达50%左右。

(2) 患者出现黄疸后,症状不减轻反而加重,极度乏力、黄疸迅速加深、肝明显缩小、出血倾向明显、无食欲且恶心、频频呕吐,出现意识障碍、嗜睡、烦躁、定向力及行为异常等,同时出现肝臭、扑翼样震颤、腹水、肾衰竭等。

(3) 发生在病期10日内患者为急性重型(亦称暴发型)肝炎。患者可完全昏迷,且可抽搐,出现脑水肿甚至脑疝。如不大力抢救,多死于2~3周内。

1188. 亚急性重型肝炎的临床表现是什么?

急性黄疸型肝炎病期已10日以后出现上述重症表现者为此型。肝性脑病出现较晚,肝有亚大块坏死,但同时又有增生,故肝缩小不如急性型明显。病程可长达数月。

1189. 慢性重型肝炎发病原因是什么?

在慢性肝炎或肝硬化基础上又发生明显的肝坏死。临床表现与亚急性重型肝炎相似,可由原感染病毒激活加重引起,或附加了另外的肝炎病毒造成。近年来,有些慢性乙型肝炎患者,由于再次感染了急性戊型肝炎或输血后引起丙型肝炎,导致慢性重型肝炎的发生,其预后极差。

1190. 慢性病毒性肝炎的传播途径是什么?

(1) 甲型和戊型肝炎通过胃肠道传播,患者有进食不洁食物或未煮熟海产品的历史,或与急性肝炎患者有密切接触史者应考虑本病可能。

(2) 水源和食物被污染可引起甲型或戊型肝炎的大流行。乙、丙、丁、庚型肝炎患者可有输血及血制品史、家属中有相同患者,特别是母亲患乙肝而且e抗原及HBV-DNA阳性者,极易经垂直或水平传播给小儿。

1191. 慢性病毒性肝炎的临床表现是什么?

凡有发热、全身不适、乏力、食欲明显减退,伴有厌油、恶心、呕吐、尿黄者,均应考虑急性肝炎的可能。特别是体温已正常,但消化道症状仍明显、肝轻度肿大,有触叩痛者应进一步检查肝功能。慢性肝炎者症状多不明显,但体力比常人差,食欲及消化功能较差。肝、脾轻度肿大,亦可不大。肝病面容、肝掌、蜘蛛痣有助于慢性肝炎的诊断。

1192. 慢性病毒性肝炎要做哪些化验检查?

怀疑到肝炎时应同时检测肝功能、尿三胆和各种病毒指标。肝功能异常加上某种病毒指标阳性即可诊断。考虑到重型肝炎应查凝血酶原活度及血胆固醇。无并发症的病毒性肝炎患者外周血白细胞多正常。

1193. 艾滋病的概念是什么?

艾滋病又称获得性免疫缺陷综合征，是由人免疫缺陷病毒（HIV）引起的一种严重免疫缺陷性传染病。

1194. 艾滋病的主要临床表现是什么?

主要表现有长期不规则发热、消瘦、全身持续性淋巴结肿大、机会性感染和肿瘤如卡波济（Kaposi）肉瘤等，末梢血辅助性T（Th）细胞减少和血抗HIV抗体阳性。由于本病目前缺乏有效的防治方法，发病人数不断增加，流行地区不断扩大，病死率很高，被称为“二十世纪的瘟疫”。潜伏期长短不一，一般为数月至5年，有的可长达10年以上。

1195. 艾滋病的类型有哪些?

（1）无症状HIV感染：HIV已感染人体但不出现症状，血抗HIV抗体阳性。此类患者可不断从体内排出HIV传染健康人。同时，经数月至数年可发展为艾滋病。

（2）急性感染：当人体感染HIV后，部分患者可出现急性感染表现，有发热、咽痛、出汗、乏力、肌肉疼痛、厌食、恶心、呕吐、腹泻等症状。约半数患者可有皮疹。呈斑疹、斑丘疹或荨麻疹，呈充血性，直径为4~6mm，分布于面、颈及躯干部，四肢较少。末梢血异型淋巴细胞增多，类似传染性单核细胞增多症的表现。血HIVp24抗原阳性。抗HIV抗体阳性但亦可阴性。

（3）艾滋病相关综合征（ARS）：可表现为无症状性全身淋巴结肿大，颈部、腋部和枕部等多处淋巴结呈对称性肿大，直径0.5~2.0cm，无压痛。典型表现除有上述全身淋巴结肿大外，还表现有长期不规则发热，可持续数月。并有消瘦、盗汗、乏力、腹泻和血小板减少性紫癜等。部分患者反复出现口腔白色念珠菌感染。此类患者为早期艾滋病，可经过一段时间发展为艾滋病。

1196. 典型艾滋病的表现是什么?

典型的表现为机会性感染、肿瘤和神经系统病变。机会性感染是艾滋病最常见的临床表现。由条件性致病微生物如细菌、病毒、真菌和寄生虫等引起。

1197. 艾滋病易发生机会性感染的部位有哪些?

（1）肺部感染：常见的病原有卡氏肺孢子菌、巨细胞病毒（CMV）、结核杆菌、鸟型分枝杆菌、念珠菌、新型隐球菌等。以卡氏肺孢子菌肺炎最常见，起病隐袭，有发热、盗汗、消瘦、干咳等。活动后有明显气短。严重者在静止时亦有呼吸困难、发绀和呼吸衰竭。肺部X线检查呈间质性肺炎。痰液、支气管镜吸取分泌物和肺活体组织检查，可查到肺部孢子菌而确诊。

（2）胃肠道感染：有毛状黏膜白斑病，在颊黏膜、舌的两侧和舌面及硬腭，可见边界不规则的白斑，白斑不易刮除，抗真菌药治疗无效，而口服阿昔洛韦有效，可能和EB病毒感染有关。由念珠菌、疱疹病毒和CMV可引起口腔炎、咽炎和食管炎。其次，可由隐孢子虫、沙门菌、鸟型分枝杆菌、阿米巴、CMV等引起肠炎，表现为慢性腹泻，可持续数月，伴体重减轻及贫血等。诊断靠粪便培养及镜检。同性恋患者还可以发生单纯疱疹病毒（HSV）、淋球菌、衣原体及梅毒引起的直肠炎。

（3）中枢神经系统感染：可由弓形虫、隐球菌、念珠菌、结核杆菌、鸟型分枝杆菌、CMV和HSV等引起脑膜炎。有发热、头痛、呕吐、颈项强直、抽风、偏瘫和神志障碍等。诊断可作脑脊液检查和涂片及培养找病原体。亦可作脑部 CT 检查。

（4）皮肤黏膜感染：有反复发作的唇、外阴和肛门周围 HSV 感染，以及皮肤细菌感染等。

1198. 艾滋病伴有哪些肿瘤?

肿瘤常见有 Kaposi 肉瘤、霍奇金（Hodgkin）淋巴瘤、T 细胞型淋巴瘤等。最常见的为（Kaposi）肉瘤，可发生在淋巴结、皮肤、肺、肝和胃肠道。皮肤 Kaposi 肉瘤表现为棕红色、红褐色或紫蓝色的斑疹、丘疹、斑块或结节，无明显自觉症状，多发生于下肢远端。

1199. 艾滋病引起神经系统的病变有哪些?

最常见的为亚急性脑炎。最初表现为注意力不集中、记忆力减退，逐渐发展为行为改变、反应迟钝、神情呆滞，最终发展为痴呆。

1200. 什么是艾滋病的流行病学史?

来自流行区，尤其是来自国外。艾滋病高危人群：同性恋或性乱者、注射吸毒者、多次输血者如血友病患者、患艾滋病母亲所生婴儿及有其他性病者如梅毒、淋病患者等。

1201. 艾滋病的临床表现是什么?

有原因不明的长期不规则发热、全身或多个部位的慢性持续性淋巴结肿大，伴乏力、消瘦、盗汗及贫血者。或有原因不明的各种机会性感染如反复出现的单纯疱疹及带状疱疹、口咽部念珠菌感染、卡氏肺孢子菌肺炎、Kaposi 肉瘤及神经系统病变。

1202. 血清抗 HIV 抗体检测结果是什么?

可作 ELISA 或 IFA 筛查抗 HIV 抗体，如为阳性则应进一步作免疫印迹试验或放射免疫沉淀法，进一步检测抗 HIV 抗体，如为阳性即可确诊。

1203. 流行性感冒的概念及临床表现如何?

流行性感冒简称流感，是由流感病毒引起的、经飞沫传播的急性呼吸道传染病。

本病的潜伏期一般为 1～3 天。临床上可有急起高热，全身症状较重而呼吸道症状并不严重，表现为畏寒、发热、头痛、乏力、全身酸痛等。体温可达 39～40℃，一般持续 2～3 天后渐退，体检患者呈急病容，面颊潮红，眼结膜轻度充血和眼球压痛，咽充血，口腔黏膜可有疱疹，肺部听诊仅有呼吸音增粗，偶闻胸膜摩擦音。症状消失后，仍感软弱无力，精神较差，体力恢复缓慢。

1204. 流行性感冒的诊断依据是什么?

（1）接触史和集体发病史。

（2）典型的症状和体征。

（3）散发病例则不易诊断，如单位里在短期内出现较多的上呼吸道感染患者，则应考虑流感的可能，应作进一步检查，予以确定。

1205. 肺结核的病理特点是什么?

肺结核是危害人民健康的慢性传染病。结核杆菌可累及全身各脏器，但以肺结核最为常见。排菌的患者是社会传染源。在人体抵抗力低落的情况下，感染结核杆菌可引起发病。本病病理特点是结核结节、干酪样坏死和空洞形成。临床表现低热、乏力、盗汗、消瘦等全身症状和咳嗽、咯血等呼吸系统症状。

1206. 肺结核的临床表现是什么？

肺结核的临床表现可多种多样，主要由机体的反应性、病灶的性质和范围而定。肺结核一般起病缓慢，病程经过较长，有低热、乏力、食欲缺乏、咳嗽和少量咯血等症状。少数患者急剧发病，有明显中毒症状及呼吸道症状，常是由于急性粟粒型肺结核或干酪性肺炎所致。

1207. 肺结核的诊断依据是什么？

（1）主要依据临床表现和辅助检查。

（2）X 线检查是早期发现肺结核的重要方法。

（3）肺结核早期可无明显症状。故对不明显的容易疲倦、精神委靡、体重减轻、食欲缺乏，轻度咳嗽持续在 3 ~4 周以上，长期低热，痰中带血或咯血等，均应考虑有肺结核的可能。如有与开放性肺结核患者接触史，过去曾患渗出性胸膜炎或长期淋巴结肿大等，对诊断肺结核均有参考意义。

（4）痰检查结核杆菌阳性是诊断肺结核的最可靠依据。

1208. 肺结核类型共分为哪五型？

根据临床肺结核病变，肺结核类型共分为五型：

Ⅰ型：原发型肺结核；

Ⅱ型：血行播散型肺结核；

Ⅲ型：浸润型肺结核；

Ⅳ型：慢性纤维空洞型肺结核；

Ⅴ型：结核性胸膜炎。

1209. 急性气管 - 支气管炎的概念是什么？

急性气管 - 支气管炎是病毒或细菌感染、物理、化学性刺激或过敏因素等对气管—支气管黏膜所造成的急性炎症。

1210. 急性气管—支气管炎的临床表现是什么？

（1）起病往往先有上呼吸道感染的症状，如鼻塞、喷嚏、咽痛、声嘶等。全身症状轻微，有轻度畏寒、发热、头痛及全身酸痛等。咳嗽开始不重，呈刺激性，痰少。1 ~2 天后咳嗽加剧，痰由黏液转为黏液脓性。较重的病例往往在晨起、睡觉体位改变，吸入冷空气或体力活动后，有阵发性咳嗽。当伴发支气管痉挛时，有哮鸣音和气急。

（2）水样分泌物积留在小支气管时，则在肺部听到湿性啰音。

（3）X 线胸片无异常或仅有肺纹理增深。

（4）病毒感染者血淋巴细胞可增加，细菌感染时白细胞总数和中性粒细胞比例增高。

1211. 冠心病的概念是什么？

冠心病是冠状动脉粥样硬化性心脏病的简称，有时又称冠状动脉病或缺血性心脏病，指由于冠状动脉粥样硬化使管腔狭窄或阻塞导致心肌缺血、缺氧而引起的心脏病。为动脉粥样硬化导致器官病变的最常见类型。

1212. 冠心病的临床表现是什么?

（1）隐匿型或无症状性冠心病：无症状，但有心肌缺血的心电图改变或放射性核素心肌显像改变。心肌无组织形态改变。

（2）心绞痛：有发作性胸骨后疼痛，可放射至左肩、左上肢前内侧，达无名指和小指。为一时性心肌供血不足所引起。心肌多无组织形态改变。

（3）心肌梗死：症状严重，突然发生或出现比以往更剧烈而频繁的心绞痛，持续时间长，还可出现心律失常、低血压、休克和心力衰竭等。为冠状动脉阻塞，心肌急性缺血性坏死所引起。

（4）缺血性心肌病：长期心肌缺血所导致的心肌逐渐纤维化，过去称为心肌纤维化或心肌硬化。表现为心脏增大、心力衰竭和（或）心律失常。

（5）猝死：突发性心脏骤停而死亡，多为心脏局部发生电生理紊乱或起搏、传导功能发生障碍引起严重心律失常所致。

1213. 原发性高血压的概念是什么?

原发性高血压是一种以血压升高为主要临床表现而病因尚未明确的独立疾病，占所有高血压患者的90%以上，是最常见的心血管疾病，又与导致人类死亡的主要疾病如冠心病、脑血管疾病等密切相关。

1214. 原发性高血压的临床上分为哪两型?

根据起病和病情进展的缓急及病程的长短高血压病分为两型，即缓进型和急进型，前者又称良性高血压，绝大部分患者属此型，后者又称恶性高血压。

1215. 缓进型高血压病的临床表现是什么?

（1）起病隐匿，进展缓慢，病程10～20年以上。

（2）血压升高，早期波动，无明显症状。

（3）血压逐步升高，可出现脑、心、肾等损伤。

（4）发病年龄多在40岁以上。往往有家族病史。

1216. 急进型高血压病的临床表现是什么?

（1）病情急骤发展。

（2）舒张压持续 > 130mmHg。

（3）眼底出血、渗出或视盘水肿。

（4）有急剧进展的肾功能损害及（或）左心衰竭、高血压脑病。

1217. 确定高血压的诊断依据是什么?

（1）即血压是否确实高于正常。

（2）除外症状性高血压。

（3）高血压分期、分级。

（4）重要脏器心、脑、肾功能估计。

（5）有无合并可影响高血压病病情发展和治疗的情况。

1218. 急性心功能不全的病因、症状及体征是什么？

常见为急性左心衰竭引起急性肺水肿，是由于左心排出量在短时间内急剧下降而引起的临床综合征。

常在原有心脏病基础上发生，也可突然发生，发作前常有过度劳累、情绪激动、严重感染等诱因。

（1）严重呼吸困难最初可有胸闷、阵发性呼吸困难及端坐呼吸，迅速发展为重度呼吸困难、呼吸急促、烦躁不安，伴窒息感和濒死感，大汗淋漓。严重呼吸困难伴喘息又称心源性哮喘。

（2）咳嗽、咯血红色或粉红色泡沫样痰，严重时血痰从口鼻涌出，休克以至昏迷。

1219. 急性心功能不全的体征及诊断是什么？

（1）体征：面色青灰，发绀，端坐体位，四肢厥冷，脉细弱，可有交替脉，心率增快，心脏可扩大，可闻及奔马律。两肺下部为多，基本呈对称性。早期血压可正常或稍高，严重时血压下降甚至休克。

（2）诊断：根据基础心脏病及心力衰竭的典型表现，可确定诊断，X线及血流动力学可提供重要根据。

1220. 慢性心功能不全的概念是什么？

慢性心功能不全又称充血性心力衰竭，简称心衰。指由于慢性心肌收缩力下降或心脏负荷过重等导致心排血量下降而发生的临床综合征。

1221. 慢性心功能不全的临床表现是什么？

心衰早期，可出现交感神经代偿性兴奋的表现，如心率增快、面色苍白、疲乏等，代偿功能不全时出现心衰的表现。

1222. 左心衰竭的症状及体征包括哪些？

（1）除代偿期症状如心悸、疲乏加重外还有：①呼吸困难，劳力性呼吸困难，夜间阵发性呼吸困难，端坐呼吸；②急性肺水肿，常在劳累或夜间发作；③咳嗽与咯血，多见于夜间平卧或劳累后阵咳；④发绀。

（2）肺部体征：主要为肺部啰音，轻度心衰时仅有肺底部湿啰音，重度心衰两肺较多湿啰音及哮鸣音，急性肺水肿时双肺满布湿啰音及哮鸣音。

（3）心脏体征：心脏扩大；舒张期奔马律；肺动脉第二音亢进；心尖部收缩期杂音；交替脉。

1223. 右心衰竭的症状及体征是什么？

（1）症状：与各器官慢性淤血有关，如腹胀、右上腹胀痛、食欲缺乏、恶心、呕吐、夜尿增多、少尿等。也可出现周围性发绀。

（2）体征：①颈静脉充盈、怒张、肝颈静脉回流征阳性；②肝大、压痛，可发生心源性肝硬化；③下垂部位水肿，晚期全身水肿；④严重时出现胸水、腹腔积液。

1224. 全心衰竭的表现及诊断依据是什么？

（1）表现：具有左、右心衰的临床表现。当左心衰竭晚期发生右心衰竭，由于右心排血减少，肺淤血及左心衰竭表现常减轻。

（2）根据以下表现可确诊：①有器质性心脏病证据。②逐渐出现心衰临床表现。③心室舒张末压增高、心排血量下降。

1225. 急性胃炎的分类及临床表现是什么？

急性胃炎是指由化学因素、物理因素、微生物感染或细菌毒素等引起的急性胃黏膜炎性变化。临床可分为单纯性、糜烂性、腐蚀性和化脓性，以单纯性最为常见。

（1）多数急性起病，症状轻重不一。

（2）主要表现：上腹饱胀、隐痛、食欲减退、嗳气、恶心、呕吐，严重者呕吐物略带血性。

（3）由沙门菌或金黄色葡萄球菌及其毒素致病者：常于进食后数小时或 24 小时内发病，多伴有腹泻、发热，严重者有脱水、酸中毒或休克等。实验室检查周围血白细胞数增加，中性粒细胞增多。

（4）X 线检查见病变黏膜粗糙、局部压痛、激惹。

（5）内镜检查见胃黏膜充血、水肿、渗出、斑点状出血或糜烂等。

1226. 慢性胃炎的临床表现是什么？

慢性胃炎缺乏特异性症状，症状的轻重与胃黏膜的病变程度并非一致。大多数患者常无症状或有程度不同的消化不良症状，如上腹隐痛、食欲减退、餐后饱胀、反酸等。萎缩性胃炎患者可有贫血、消瘦、舌炎、腹泻等，个别患者伴黏膜糜烂者上腹痛较明显，并可有出血。

1227. 肝硬化的概念是什么？

肝硬化是一种常见的慢性肝脏疾病，可由多种病因引起。其病理改变是肝细胞的变性、坏死，继之出现弥漫性纤维化，肝实质细胞形成再生结节，肝小叶结构改建，形成若干假小叶。肝组织内纤维组织增生，质地变硬，故称肝硬化。早期多无明显症状，晚期可发生门脉高压、肝衰竭和多系统受累。

1228. 肝硬化的临床表现是什么？

症状：早期患者可无明显症状，或仅有一般的食欲减退、乏力、上腹不适等非特征性症状。晚期肝功能失代偿，出现明显症状，主要有：食欲减退，恶心、呕吐；体重下降、乏力；上腹或肝区疼痛、腹泻、腹胀；肝影响凝血因子合成可有出血症状，如牙龈、鼻腔、皮肤出血等。

1229. 肝硬化的体征是什么？

（1）脸色晦暗、面容憔悴。

（2）黄疸、肝掌、蜘蛛痣；由于凝血因子合成障碍及脾功能亢进，皮肤黏膜可见淤点或新鲜出血点。

（3）早期肝大，有触痛或叩痛，晚期肝萎缩而不易触及，脾脏一般肿大。

（4）腹壁静脉曲张，严重者呈海蛇头状；有时可在曲张静脉上听到静脉杂音。

（5）腹腔积液、胸水。

（6）内分泌失调可致男性乳房增大、睾丸萎缩、女性闭经、不孕等。

1230. 肝硬化的辅助检查结果有哪些？

（1）血常规：脾明显增大者常有贫血、白细胞和血小板减少。

（2）肝功能试验：主要表现为血清白蛋白下降，球蛋白增加，清蛋白与球蛋白比值倒置，血清凝血酶原时间延长。肝硬化时，如出现低胆固醇血症，常表示肝细胞严重受损。转氨酶常为正常，若转氨酶增高，提示肝脏有活动性病理改变。

（3）B 型超声：典型肝硬化可见肝实质回声不均匀增强，肝表面不光滑，有结节状改变。若有门脉高压时，门静脉直径 >14mm，并有侧支循环和脾大，脾静脉直径常 >10mm。

（4）CT：CT 与 B 超所见相似，但发现早期肝细胞癌，CT 具有一定的价值。

（5）内镜：纤维内镜可直接见到肝硬化静脉曲张的部位和程度，腹腔镜检查可准确诊断肝硬化。

（6）肝活检：肝穿刺病理组织学检查为诊断肝病最好的方法。

1231. 如何确定肝硬化的诊断？

除注意肝炎、饮酒等病史、症状和体征外，肝功能化验可出现异常。X 线钡餐或胃镜检查有食管 – 胃底静脉曲张。腹腔镜可直接观察到肝脏形态及表面结节。B 超和 CT 均有助于诊断，肝穿刺活检可确诊。

1232. 消化性溃疡的概念及特点是什么？

消化性溃疡通常指发生在胃或十二指肠球部的溃疡而言。其实本病可以发生在与酸性胃液相接触的其他胃肠道部位，包括食管下段、胃肠吻合术后的吻合口，以及含有异位胃黏膜的梅克尔（Meckel）憩室。

特点是慢性、周期性、节律性的上腹痛，发作与缓解相互交替。

1233. 消化性溃疡的症状是什么？

（1）疼痛的性质：饥饿样不适感、钝痛、胀痛、灼痛或剧痛等。

（2）疼痛的部位：胃溃疡的疼痛多位于剑突下正中或偏左，十二指肠溃疡则位于上腹正中或偏右。

（3）疼痛的范围：疼痛的范围一般如手掌大小。

（4）疼痛的节律性：胃溃疡的疼痛多在餐后 0.5 ~2 小时出现，至下一餐前消失。十二指肠溃疡多在餐后 3 ~4 小时出现，持续到下次进餐，进食可完全缓解消失。

（5）疼痛的缓解方式：服制酸药、休息、以手按或热敷疼痛部位。

（6）其他胃肠道症状可有嗳气、反酸、胃灼热、恶心、呕吐等。

1234. 消化性溃疡的体征及并发症是什么？

消化性溃疡的体征是缓解期一般无明显症状，发作期上腹部可有压痛，一般较轻。

（1）溃疡病的并发症：主要有上消化道出血、溃疡穿孔、幽门梗阻及胃溃疡癌变。

（2）溃疡病出血：临床表现及治疗，取决于出血量及速度。

（3）溃疡穿孔：溃疡向深部发展时，可穿通胃和十二指肠壁。

（4）幽门梗阻：由于幽门处黏膜水肿或瘢痕狭窄而形成，患者上腹痛加重，频繁呕吐，吐隔日食，消瘦。体征为空腹时上腹出现振水音，可见胃型和蠕动波等。

（5）癌变：5%~10% 的胃溃疡可癌变。

1235. 糖尿病在临床上分哪两类？

糖尿病是一组常见的代谢内分泌病，分原发性及继发性两类。前者占绝大多数，有遗传倾向，其基本病理生理为绝对或相对胰岛素分泌不足和胰升糖素活性增高所引起的代谢紊乱，包括糖、蛋白质、脂肪、水及电解质等，严重时常导致酸碱平衡失常；其特征为高血糖、糖尿、葡萄糖糖耐量下降及胰岛素释放试验异常。

1236. 糖尿病的症状是什么?

（1）临床上早期无症状，至症状期才有多食、多饮、多尿、烦渴、善饥、消瘦或肥胖、疲乏无力等症状，久病者常伴发心脑血管、肾、眼及神经等病变。

（2）严重病例或应激时发生酮症酸中毒、高渗昏迷、乳酸性酸中毒而威胁生命，常易并发化脓性感染、尿路感染、肺结核等。

（3）自从胰岛素及抗菌药物问世后酮症及感染已少见，病死率明显下降。如能及早防治，严格和持久控制高血糖，可明显减少慢性并发症，病人劳动力可接近正常。

1237. 糖尿病分为几型?

（1）1 型糖尿病。

（2）2 型糖尿病。

特殊型糖尿病：B 细胞功能基因缺陷、胰岛素作用缺陷、胰腺外分泌病、内分泌疾病、感染所致糖尿病，少见的免疫介导糖尿病、伴糖尿病的其他遗传综合征。

1238. 糖尿病的临床表现是什么?

（1）多尿、烦渴、多饮。病者尿意频频，多者 1 日夜可 20 余次，夜间多次起床，影响睡眠。不仅每次尿多与尿频，1 日尿总量常在 2 ~ 3L 以上，偶可达 10 余升。

（2）善饥多食。

（3）疲乏、体重减轻、虚弱。

（4）皮肤瘙痒。

（5）其他症状。

（6）并发症：病程较长、控制较差的糖尿病患者常伴有多种感染；酮症酸中毒；微血管病变基础上所致的病变如肾脏病变、眼底病变、神经病变。

1239. 糖尿病的辅助检查包括哪些?

（1）糖尿：一般在 0.5%~5% 左右。

（2）蛋白尿：一般无并发症者阴性或偶有白蛋白尿。

（3）酮尿：见于重症或饮食失调伴酮症酸中毒时，也可因感染、高热等进食很少（饥饿性酮症）。

（4）管型尿：往往与大量蛋白尿同时出现。

1240. 糖尿病的血液检查包括哪些?

（1）血糖：2 型中轻症病例空腹血糖可正常，餐后常超过 11.1 mmol/ L。

（2）血脂未经妥善控制者或未治患者常伴以高脂血症和高脂蛋白血症，尤以 2 型肥胖患者为多。

1241. 糖尿病的诊断依据是什么?

可根据病史、临床表现、辅以血糖及 OGTT（口服葡萄糖耐量试验）而确定。

（1）具有典型症状，空腹血糖 126mg/dl（7.0mmol/L）或餐后血糖≥200mg/dl（11.1mmol/L）。

（2）没有典型症状，仅空腹血糖 126mg/dl（7.0mmol/L）或餐后血糖 200mg/dl（11.1mmol/L）应再重复一次，仍达以上值者，可以确诊为糖尿病。

（3）没有典型症状，仅空腹血糖 126mg/dl（7mmol/L）或餐后血糖≥200mg/dl（11.1mmol/L），糖耐量实验 2 小时血糖 200mg/dl（11.1mmol/L）者可以确诊为糖尿病。

1242. 什么是慢性肾小球肾炎？

慢性肾小球肾炎系指各种病因引起的不同病理类型的双侧肾小球弥漫性或局灶性炎症改变。

1243. 慢性肾小球肾炎的临床表现是什么？

（1）大多数潜隐发病：少数由急性肾小球肾炎迁延一年而成。

（2）必有蛋白尿：部分病例表现为肾病综合征，多为非选择性蛋白尿；常有镜下血尿，急性发作期有肉眼血尿；可有各种管型尿。

（3）水肿：可为轻度以至全身水肿，亦可间歇出现。

（4）可有高血压：且舒张压较高，可为持续性或波动。

（5）肾功能：先出现肾小球滤过功能损害（肌酐清除率下降，氮质血症）；稍后出现肾小管功能损害（酚红排泄率下降，低张尿）。后期可发生尿毒症。

1244. 慢性肾小球肾炎的诊断依据是什么？

典型病例诊断不难，具有蛋白尿、血尿、高血压、水肿、肾功能不全等肾小球肾炎临床表现，病程长，病情发展缓慢，病程持续 1 年以上，除外继发性肾小球肾炎引起者，应考虑本病。必要时可行肾活组织检查。

1245. 什么是再生障碍性贫血？

再生障碍性贫血简称再障，是由化学、物理、生物因素及不明原因引起的骨髓多功能造血干细胞衰竭及造血微环境的损伤，导致以全血细胞减少为特征的一种综合征。

1246. 急性重型再生障碍性贫血Ⅰ、Ⅱ型的临床表现是什么？

起病急骤，可以贫血、出血或发热起病。其特点为出血与感染的表现突出，出血倾向严重，不仅有皮肤、黏膜出血，常有内脏出血。发热感染较严重，严重感染可加重出血，出血容易继发感染，出血和感染又加重贫血。患者血红蛋白下降较快，且程度严重，可降至 30g/L；白细胞明显减少，中性粒细胞绝对值 $<0.5\times10^9/L$；血小板 $<20\times10^9/L$；网织红细胞 <1%，绝对值 $<15\times10^9/L$。骨髓多部位增生减低，三系造血细胞明显减少，非造血细胞增多，即使增生活跃时淋巴细胞也是增多的。

慢性再障病程中病情变化、临床表现、血象及骨髓象与急性再障相同者为重型再障Ⅱ型。

1247. 慢性再生障碍性贫血的临床表现及特点是什么？

起病缓慢，多以贫血起病，出血很轻，常表现为皮肤出血点，刷牙时牙龈出血，月经量多等，一般没有内脏出血。合并严重感染者甚少见。血红蛋白下降速度慢，白细胞、中性粒细胞、血小板、网织红细胞等各项计数的下降均不及急性再障明显。骨髓增生不良，三系或两系细胞减少。

1248. 再生障碍性贫血的诊断依据是什么？

（1）全血细胞减少；网织红细胞绝对值减少。

（2）脾：一般无脾大。

（3）骨髓：至少一个部位增生减低或重度减低，有条件者应作骨髓活检等检查。

（4）其他：除外引起全血细胞减少的其他疾病。

（5）抗贫血：一般抗贫血治疗无效。

根据上述标准诊断多无困难，但慢性型不同部位骨髓的增生情况可能不同，受累顺序为髂骨在先、胸骨在后，并可有灶性增生，故必要时需多部位穿刺方能明确诊断。

1249. 白血病的概念是什么？

白血病是造血系统的一种常见恶性疾病，本病起源于造血干细胞基因突变，呈克隆性增生。白血病细胞呈异常增生，但分化成熟受阻，使大量原始白血病细胞在骨髓中积聚，抑制正常造血，导致三系正常细胞生成障碍。

1250. 按病程分类白血病可分为哪两种？

按照自然病程分类，病程少于6个月，骨髓内原始细胞 >30% 的为急性白血病；病程在1年以上，骨髓内原始细胞 <2% 的为慢性白血病。

1251. 按形态学白血病可分为哪两种？

按照细胞形态学分类，分为急性淋巴细胞白血病和急性非淋巴细胞白血病。此外，少见的类型尚有嗜酸性粒细胞白血病、嗜碱性粒细胞白血病、浆细胞白血病等。慢性白血病常见的是慢性粒细胞白血病、慢性淋巴细胞白血病、多毛细胞白血病和幼淋巴细胞白血病。

1252. 白血病的临床表现是什么？

（1）急性白血病多数患者起病急骤，出现高热、出血、贫血等衰竭症状；少数缓慢发生，呈乏力、渐进性贫血、出血、关节痛、月经过多等。

（2）慢性淋巴细胞白血病可有贫血、粒细胞缺乏、血小板减少、淋巴结肿大、肝脾大等，免疫功能异常可伴自身免疫性溶血性贫血和（或）血小板减少等。

1253. 急性白血病的诊断依据是什么？

（1）起病多急骤：有贫血、发热、出血或其他部位浸润症状，肝、脾、淋巴结肿大及胸骨压痛。

（2）外周血象：有大量白血病细胞，骨髓象原始细胞 >30% 即可确诊。

1254. 慢性淋巴细胞白血病的诊断依据是什么？

（1）外周血白细胞计数多增高：分类示成熟淋巴细胞明显增多，绝对值 $>5\times10^9/L$。

（2）骨髓象：示淋巴细胞占有核细胞≥40%，可有少量幼淋巴细胞。

（3）除外其他引起淋巴细胞增多的原因。

1255. 系统性红斑狼疮的概念及表现是什么？

系统性红斑狼疮是一种自身免疫性疾病。青年女性多见，病程迁延反复，死亡率较高。

（1）一般症状：发热、全身不适、食欲缺乏及体重减轻等。尚可有关节炎或关节疼痛。

（2）皮肤及黏膜：皮肤损伤常呈多形性，常为对称性、水肿性红斑或红斑丘疹。典型的皮疹为蝶形红斑。部分患者有口、鼻黏膜溃疡，唇红部可有糜烂及色素沉着。

（3）肾脏损害：轻症患者可有少量蛋白或镜下血尿，或呈肾病综合征、肾炎；严重者肾功能受损，有高血压、蛋白尿、大量红细胞及管型，最后出现尿毒症。

1256. 系统性红斑狼疮造成的损害有哪些？

（1）心血管病变心包炎最多见，多为少量或中等积液，有心前区疼痛和心包摩擦音或心影增大等。

（2）呼吸系统病变：可有胸膜炎、狼疮性肺炎、弥漫性间质性肺炎及肺功能不全等。

（3）神经、精神症状多在急性期或终末期出现症状，可呈幻觉、妄想、躁动，亦可呈癫痫样发作。

（4）消化系统病变由于胃肠道血管受累，可呈食欲缺乏、恶心、呕吐、腹痛、腹泻、慢性腹泻与便秘交替，偶见腹膜炎；此外，尚可有肝脏受累，肝脾大及肝功能异常等。

（5）单核－巨噬系统病变：可有淋巴结肿大，以颈及腋下多见，亦可全身肿大。

（6）血液系统病变：贫血常见，可呈慢性病性贫血，亦可能并发自身免疫性溶血性贫血。

（7）眼底病变可有眼底出血、视网膜渗出、视神经萎缩、视盘水肿等，多继发于血管病变所致。

1257. 系统性红斑狼疮的诊断依据是什么？

（1）面部蝶形红斑。

（2）盘状红斑：斑性狼疮样皮疹。

（3）日光过敏。

（4）关节炎。

（5）浆膜炎（胸膜炎、心包炎等）。

（6）精神神经症状（癫痫或精神障碍）。

（7）口、鼻腔溃疡。

（8）尿蛋白0.5 g/d以上或有细胞管型。

（9）抗dsDNA抗体、抗Sm抗体、LE细胞、梅毒血清反应假阳性。

（10）抗核抗体（ANA）阳性。

（11）溶血性贫血、白细胞减少、血小板减少、淋巴细胞减少。

以上11项中有4项或4项以上，同时或先后出现者即可诊为本病。

1258. 什么是类风湿关节炎？

类风湿关节炎是一种以关节滑膜炎为特征的慢性全身性自身免疫性疾病，滑膜炎持久反复发作，导致关节内软骨和骨的破坏，本病血管常呈血管炎改变可累及心脏、肺、小动脉末端动脉及大血管动脉炎等，故本病又称类风湿病。

1259. 类风湿关节炎的临床表现是什么？

（1）全身及关节表现：本病多发于20～45岁，女性较男性多见。起病多缓慢，早期有低热、食欲减退、乏力等，关节开始时有发凉、麻木及酸痛。关节受累先从掌指及近端指关节开始，早期常为游走性，逐渐固定于数个对称性关节，关节疼痛、僵硬，以后关节肿大日渐显著，局部皮肤湿热、潮红等。随病变发展，患者常有不规则低热、贫血等。后期关节变得僵硬畸形，手掌多偏向尺侧，其他关节常固定在屈位，关节受累较多的患者，多因关节僵硬畸形而不能活动，终日卧床不起。

（2）关节外表现：约 20% 的患者有类风湿性皮下结节，多位于关节的隆突部位，常见于肘、腕、踝等部位。少数患者尚可见到淋巴结及脾大，上述表现多提示疾病位于活动期。此外，可有眼部、肺部、血管、心脏受累的表现。

1260. 类风湿关节炎的诊断依据是什么？

（1）晨僵至少 1 小时≥6 周。

（2）3 个或 3 个以上关节肿≥6 周。

（3）腕、掌指关节或近端指间关节肿≥6 周。

（4）对称性关节肿≥6 周。

（5）皮下结节。

（6）手 X 线改变。

（7）类风湿性因子阳性（滴度 >1∶32 以上）。

上述 7 条中有 4 条或 4 条以上即可确诊。

1261. 什么是急性一氧化碳中毒？

一氧化碳俗称煤气，在生产和生活中，含碳物质燃烧不完全，都可以产生一氧化碳。吸入过量后可发生一氧化碳中毒。

1262. 急性一氧化碳中毒的临床表现是什么？

（1）轻度中毒：患者有头晕、头痛、四肢无力、恶心、呕吐、嗜睡、意识模糊，血液碳氧血红蛋白浓度可超过 10% 。

（2）中度中毒：呈现浅昏迷，对疼痛刺激可有反应，瞳孔对光反射和角膜反射可迟钝，面色潮红，口唇呈樱桃红色，脉快，多汗，躁动不安，血液碳氧血红蛋白浓度可超过 30% 。

（3）重度中毒：深昏迷、抽搐、呼吸困难、脉细弱、血压下降，可因休克，脑水肿、肺水肿和严重心肌损害而危及生命。昏迷超过 48 小时可发生迟发性脑病，常有下列临床表现：①精神意识障碍；②痴呆状态、谵妄状态或去大脑皮层状态；③锥体外系神经障碍：呈帕金森病综合征；锥体系神经损害：偏瘫、病理反射阳性；④大脑皮层局灶性功能障碍：失语、失明、继发性癫痫。

1263. 急性一氧化碳中毒的诊断依据是什么？

（1）有一氧化碳吸入史。

（2）嗜睡、浅昏迷或昏迷，皮肤黏膜呈樱桃红色。

（3）血液碳氧血红蛋白试验阳性，并根据其浓度进行临床分度。

1264. 急性催眠药物中毒的概念是什么？

镇静催眠药，地西泮（安定）对中枢神经系统有明显的抑制作用，当用量过大时会引起急性中毒，表现为昏迷和呼吸抑制，统称为催眠药物中毒。

1265. 急性催眠药物中毒的分类是什么？

（1）轻度中毒：嗜睡，但可唤醒，可有判断力和定向力障碍，感觉迟钝，言语不清，各种反射存在，呼吸、血压和脉搏正常。

（2）中度中毒：浅昏，用强刺激可唤醒，不能回答问题，腱反射消失，呼吸浅而慢，而血压正常，角膜反射和咽反射仍存在。

（3）重度中毒：深昏迷，早期四肢肌张力大增强，腱反射亢进，病理反射阳性。后期全身肌肉弛缓，各种反射消失，瞳孔可散大。呼吸浅、慢、不规则，或呈潮式呼吸，可发生肺水肿。脉搏细速，心律不齐，血压下降，严重者可发生休克、尿少、体温下降，呼吸衰竭而死亡。

1266. 急性催眠药物中毒的诊断依据是什么？

（1）有服用过量催眠药或地西泮的病史。

（2）发病急，具有典型的中枢神经系统抑制的症状和体征，缺乏明确的定位体征。

（3）排除能引起昏迷的其他疾病。

（4）确立病因诊断靠药物接触史和对药物的鉴定。

1267. 脑栓塞的概念是什么？

脑栓塞是指来自身体各部位的栓子，阻塞了脑血管，造成血管供血区的脑梗死及脑功能障碍。

1268. 脑栓塞的临床表现是什么？

发病年龄因原发病而不同。有风心瓣膜病变者以青、中年女性较多，因冠心病、动脉粥样硬化或心肌梗死引起的，以老年人为多。

在各类中风中以脑栓塞发病最快最突然，起病很急，在数秒钟内达到顶峰，一般无先驱症状。

常突然出现抽搐，短暂的意识丧失、摔倒，数分钟后清醒，但发现有失语、单肢瘫或偏瘫、偏盲或偏身感觉障碍等脑部局灶性症状。

多数患者的症状局限于大脑中动脉供血区的范围内。轻度患者，症状持续数日到数周后逐渐缓解，严重者通常在颅内有大的梗死，并在数天内演变为出血性梗死且伴有广泛脑水肿，导致昏迷、持续抽搐、高热，最终发生脑疝而死亡。

多数患者可伴有原发病的症状和体征。如心脏病、肺部疾病、腹痛、皮肤淤点或淤斑等。

1269. 脑栓塞的诊断依据是什么？

根据急骤起病，有局灶性脑缺血症状和明显的原发病病史或栓子来源，一般诊断并不困难。临床表现不典型病例需和其他类型中风相鉴别。除病史外，头颅 CT 或 MRI 检查对诊断帮助很大。因心源性脑栓塞最多见，故应详细检查心脏及其他内科情况。

1270. 原发性脑出血的定义及临床分类是什么？

（1）脑实质内出血称为脑出血。

（2）临床上可分为损伤性和非损伤性两大类，非损伤性又称原发性或自发性脑出血。

1271. 原发性脑出血的主要病因是什么？

（1）局灶性原发性脑内出血，它的主要病因是高血压。

（2）高血压伴发脑内小动脉病变，当血压骤升时破裂出血，又称高血压性脑出血。

（3）其他的病因还有脑动静脉畸形破裂，淀粉样血管病，系统性出血性疾病及应用抗凝药物不当等多种原因。

1272. 原发性脑出血的临床表现是什么？

多见于 50 岁以上高血压患者。常在白天活动，或在过分兴奋或情绪激动时发病。

脑出血发生前常无预感，个别人在出血前数小时有短暂的手脚行动不便，言语含糊或短暂意识模糊。绝大部分患者突然起病，在数分钟到数小时病情发展到高峰。临床表现依出血部位、累及范围及全身情况而定。

发病时感到剧烈头痛伴频繁呕吐，可合并胃肠道出血，呕吐物呈栗壳色，意识逐渐模糊，常于数十分钟内转为昏迷。呼吸深沉带有鼾声，脉搏缓慢而有力，面色潮红或苍白，全身大汗淋漓，大小便失禁，血压升高（收缩压达 180mmHg 以上）。

若意识障碍不深时可见明显偏瘫、失语等情况。但在深昏迷时四肢呈迟缓状态，局灶体征较难发现，需与其他昏迷状态相鉴别。

1273. 壳核出血的症状是什么？

壳核出血为最常见出血部位。大的壳核出血患者在数分钟到数小时内出现嗜睡或进入昏迷。当血肿扩大并累及到内囊时，会出现病灶对侧偏瘫及中枢性面瘫，同向偏盲和两眼向病灶同向凝视，不能看向偏瘫侧。

1274. 丘脑出血的早期表现是什么？

发病早期常有意识丧失，但在清醒者常可发现对侧偏身感觉障碍早于对侧偏瘫。常伴有对侧同向偏盲。丘脑出血可造成两眼向上凝视障碍，但不会出现两眼侧向凝视障碍，这是和壳核出血的鉴别点。

1275. 桥脑出血的主要表现是什么？

起病即出现昏迷。一侧少量桥脑出血可出现偏瘫，但多数累及两侧脑桥，除深昏迷外，双侧瞳孔针尖般缩小，但对光反应存在。四肢瘫痪或呈去脑强直，伴中枢性高热及呼吸困难，预后很差。

1276. 小脑出血的表现是什么？

突然发病，通常神志清楚，首发症状为后枕部痛，伴严重的反复呕吐及眩晕，继之步态不稳或不能行走，手部动作笨拙等共济失调症状。神经系统检查可发现眼球震颤、共济失调等小脑体征。通常肢体瘫痪症状不明显，也无浅感觉障碍。随着病情进展，当血肿增大压迫脑干或破入第四脑室，可引起对侧偏瘫及枕骨大孔疝，患者很快进入昏迷，呼吸不规则或停止。

因此，凡拟为小脑出血或有可能者应尽快作头颅 MRI 予以证实，并积极进行手术治疗。

1277. 原发性脑出血诊断依据是什么？

根据高血压史，突然起病，有头痛呕吐和肢体瘫痪等体征考虑脑出血的诊断一般并不困难。但应当立即作头颅 CT 检查予以证实或否定。临床思维中应与脑梗死、蛛网膜下腔出血和脑栓塞相鉴别。

1278. 肠梗阻的概念及症状是什么？

肠梗阻是由于多种原因引起的肠内容物不能正常运行的一组临床综合征，分急性和慢性两种。

急性肠梗阻，其病情进展快，常伴发水和电解质的丢失，患者常因水电解质的紊乱、酸碱平衡失调、肠穿孔、肠坏死、腹膜炎和休克等死亡。

1279. 肠梗阻临床表现的四大特征是什么？

不同类型的肠梗阻因为发病的部位、原因、发病缓急等的不同可有不同的临床表现，但其具有共同的病理基础，即肠内容物不能正常向肛门方向运行，因此，具有共同的临床表现为腹痛、呕吐、停止排便排气和腹胀四大特征。

1280. 肠梗阻致腹痛的部位及症状是什么？

（1）单纯性机械性肠梗阻呈阵发性绞痛，有腹痛缓解间歇期，其时间长短随梗阻部位而异，高位梗阻间歇 3 ~ 5 分钟，低位梗阻间歇 10 ~ 20 分钟。

（2）腹痛部位可弥漫全腹，也可偏于梗阻部位，如高位小肠梗阻时一般痛在上腹部，低位小肠梗阻常位于脐周，结肠梗阻位于下腹部，乙状结肠直肠梗阻位于会阴部。

（3）绞窄性肠梗阻时腹痛发作急骤，程度剧烈，呈持续性，可伴阵发性加重。如果单纯性肠梗阻腹痛间歇期不断缩短，程度不断加剧，表现为剧烈的持续性腹痛，应警惕有绞窄性肠梗阻可能。麻痹性肠梗阻时呈持续性全腹胀痛，少有阵发性绞痛。

1281. 肠梗阻致呕吐的性质是什么？

（1）肠梗阻早期为反射性呕吐，呕出物为染有胆汁的胃内容物，量相对较少。此后，呕吐随梗阻部位的高低而有所不同。

（2）高位肠梗阻静止期短，呕吐频繁，呕吐物量多，一般不臭。低位肠梗阻由于梗阻近侧有较长一段肠管可以扩张接纳滞留的肠内容物，呕吐出现迟而少，呕出物常有粪臭。

（3）结肠梗阻到晚期才出现呕吐。当呕出物为棕褐色或血色时，应警惕有绞窄性肠梗阻可能。

1282. 肠梗阻典型症状是什么？

完全性肠梗阻时，近侧肠内粪便和气体就不能排出，是一个具有诊断价值的症状。但梗阻早期梗阻远侧肠内残留内容物仍可自行或灌肠后排出，量少，不能据此排出肠梗阻。某些绞窄性肠梗阻，如肠套叠或肠系膜血管栓塞，在腹部绞痛后可排出少量血性液状便。

1283. 肠梗阻可导致腹胀吗？

肠梗阻引发的腹胀程度随梗阻部位的高低而有所不同。小肠梗阻腹胀多不明显。结肠梗阻腹胀较显著，可伴有肠型。麻痹性肠梗阻表现为全腹明显腹胀，不伴肠型。

1284. 肠梗阻的诊断依据是什么？

根据腹痛、呕吐、腹胀、停止排便排气四大症状和腹部可见肠型或蠕动波、肠鸣音亢进等，结合腹部平片，一般可对肠梗阻作出正确诊断。但是一个完整的肠梗阻诊断必须包括：①是否肠梗阻；②肠梗阻部位在哪里；③肠梗阻病因是什么；④是单纯性抑或是绞窄性肠梗阻；⑤患者的全身情况如何（包括水电解质代谢和酸碱平衡情况、是否合并其他系统疾病等）。临床医师必须对患者的病史、体格检查以及各项辅助检查进行认真详尽的分析，才能作出一个准确完整的肠梗阻诊断。不能忽视病史和全面的体格检查而完全依赖放射学检查，对于放射学检查结果也需动态观察，切忌匆忙定论。⑥面对任何肠梗阻患者，必须检查腹股沟部、脐部等有无腹外疝嵌顿，以免延误诊断。

1285. 骨折的概念是什么？

骨的完整性或连续性发生断裂时称骨折，根据骨折是否与外界相通而分为闭合性骨折和开放性骨折。

1286. 骨折的临床表现是什么？

（1）休克：常见于多发性骨折、股骨骨折、骨盆骨折、脊椎骨折和严重的开放性骨折，病人常因大量出血、剧烈疼痛或并发内脏损伤引起。

（2）体温：一般骨折后体温正常，但有些骨折如骨盆骨折、股骨干骨折常伴有大量内出血，当血肿吸收时，体温可略升高，通常不超过38℃。开放性骨折伤员体温升高主要为感染所致。

1287. 骨折体征包括哪些？

（1）畸形：由于外力作用、肌腱牵拉和地心吸引力作用可使骨折端发生各种畸形，如①成角畸形；②侧方错位畸形；③重叠畸形；④旋转畸形。

（2）骨擦音或骨擦感、骨折后，两骨折段相互摩擦时可产生骨擦音或骨擦感。此为完全骨折特征之一。但不应主动确定此征之有无，以免增加患者疼痛和组织的损伤。

（3）反常活动：在肢体没有关节的部位可产生假关节活动。

以上三种体征只要发现其中之一，即可确诊。但未见此三种体征时，也可能有骨折，例如，嵌插、裂缝骨折等。应在初次检查患者时予以注意，不可故意反复多次检查，以免加重周围组织损伤，特别是重要的血管、神经损伤。应常规进行X线拍片检查，以便确诊。

1288. 骨折的一般表现是什么？

（1）局部压痛：在骨折处可以发现局限性压痛，从远处向骨折处挤压，亦可在骨折处发生间接压痛，借此可以诊断深部骨折及其部位。例如，骨盆骨折时，用两手轻轻挤压两髂骨翼，可在骨折处引起疼痛。

（2）局部肿胀与淤斑：骨折时，骨髓、骨膜及其周围软组织内的血管破裂出血，软组织因受伤而发生水肿，患肢显著肿胀。皮肤可发亮，产生张力性水疱。表浅部位的骨折，由于血肿表浅，血红蛋白分解后可变为紫色、青色或黄色的皮下淤斑。

（3）功能障碍：由于骨折造成肢体内部支架的断裂和疼痛，使肢体丧失部分或全部活动功能。

1289. 流产的概念是什么？

（1）妊娠在28周前终止，胎儿体重不足1000g者称为流产。

（2）发生在妊娠12周前者称为早期流产，12～27周末者称为晚期流产。

1290. 早期流产危及生命的原因是什么？

早期流产发生率较高，流产处于不完全阶段时。可造成急性出血导致休克，危及生命；也可继发感染，甚至发生弥散性血管内凝血（DIC）。因此，流产是妇产科常见的急症、重症。

1291. 流产的临床典型表现是什么？

（1）停经、出血、腹痛。

（2）早期流产时，胚胎多已死亡，底蜕膜血管形成血栓发生坏死、出血，造成胚胎外面的绒毛与蜕膜层剥离，血窦开放，导致出血，已剥离的胚胎如同异物，刺激子宫收缩，产生腹痛。

（3）早期流产时往往先有出血后有腹痛。

（4）孕 8 周以内，因绒毛发育尚未成熟，与子宫蜕膜联系不紧，故整个胚泡与绒毛完全剥离，流产容易完全，出血不多。

（5）孕 8～12 周，绒毛联系紧密，绒毛发育茂盛且深深植入于蜕膜层，故绒毛不易完全剥离，阻碍子宫收缩，流产常常不完全，出血多。

（6）孕 12 周以后，胎盘形成，流产时胎儿先娩出，继之胎盘娩出，其过程如同早产或足月产。

1292. 流产两种特殊情况是什么？

（1）过期（稽留）流产：指胚胎在子宫内死亡已超过 2 个月，但仍未自然排出者，患者曾有过先兆流产症状，以后妊娠反应消失，阴道出血不多，检查子宫小于孕月，尿妊娠试验阴性。

（2）习惯性流产：自然流产连续发生 3 次以上者称习惯性流产，每次流产往往发生于同一孕月。

1293. 流产的诊断依据是什么？

（1）症状：有停经史并可出现妊娠反应。同时出现少量阴道出血。有时伴轻微的下腹痛、腰痛及下坠感。

（2）体征：妇科检查示子宫颈口未开，胎膜未破，子宫大小与停经月份相符合。

（3）尿妊娠试验：阳性。

（4）B 型超声检查：有妊娠图像。

1294. 异位妊娠的概念是什么？

凡孕卵在子宫腔以外的部位着床发育者，称为异位妊娠，亦称宫外孕。

1295. 异位妊娠包括哪些？

（1）根据孕卵着床部位不同，有输卵管妊娠、卵巢妊娠、腹腔妊娠等，以输卵管妊娠最常见，约占 95%～97%。

（2）输卵管妊娠中又可分为间质部、峡部、壶腹部及伞部，以壶腹部和峡部多见，在妊娠早期即可自行破裂，造成腹腔内出血、休克，是妇产科常见急腹症之一。特点是发病急、病情重，如不及时诊断和处理，可危及生命。

1296. 异位妊娠的临床表现是什么？

（1）腹痛：为主要症状，特点是突然发生下腹一侧疼痛，呈撕裂样剧痛或阵发性绞痛，持续或反复发作，腹痛主因输卵管妊娠破裂后，腹腔内出血刺激腹膜所致，随病情继续发展，血流至全腹部时可有全腹痛，刺激膈肌有反射性肩痛。当血积聚在子宫直肠陷窝时，常有肛门坠胀，排便感，为盆腔内积血特殊征象，对诊断很有帮助。

（2）阴道出血：出血前有一段停经（6 周左右）史，胚胎死亡后常有不规则阴道出血，量少、色暗红，阴道排出物中有时蜕膜完整排出，呈宫腔形态，有时呈碎片。

（3）晕厥与休克：由于腹腔内出血与剧烈腹痛，可出现晕厥与休克，内出血越快、越多，症状越严重。

（4）腹部检查：下腹部明显压痛、反跳痛，以病侧为著，轻度肌紧张，内出血多时叩诊可有移动性浊音。有时可摸到下腹部压痛的肿块。

(5) 妇科检查：阴道后穹隆常常饱满，宫颈剧痛，有时可触及子宫一侧有包块，急性大出血时子宫呈漂浮感。

1297. 异位妊娠的诊断依据是什么？

根据以上临床表现，特别是有典型的破裂后体征，诊断并不困难，但未破裂前及症状不典型时，可采用后穹隆穿刺、超声检查、诊断性刮宫及腹腔镜检查助诊。

1298. 什么是子宫肌瘤？

子宫肌瘤主要由平滑肌细胞增生而成，又称子宫平滑肌瘤，是女性生殖器官最常见的一种良性肿瘤。多发于中年妇女，从大量尸体解剖材料中发现，30 岁以上妇女约 20% 有大小不等的子宫肌瘤。

1299. 子宫肌瘤的临床表现是什么？

(1) 发病：年龄多发生于 30 ~ 50 岁，30 岁以下较少见。

(2) 症状：主要症状是子宫出血，发生于壁间肌瘤者表现为月经量增多，经期延长；黏膜下肌瘤表现为阴道持续性出血或不规则出血。浆膜下肌瘤很少伴有出血症状。出血量多或出血时间长者，常伴有不同程度的贫血。肿块长到一定程度后，下腹部可触及肿块，并可出现压迫症状，引起尿频、排尿困难、尿潴留及便秘等。

(3) 体征：肌瘤超过 3 个月妊娠大小者可于下腹部正中触及。妇科检查时，壁间肌瘤或浆膜下肌瘤子宫呈不规则增大、表面不平滑呈结节感、质硬，肌瘤变性时可变软。

1300. 新生儿病理性黄疸包括哪两种？

新生儿黄疸是新生儿期常见的现象，包括生理性、病理性两种。病理性黄疸又称高胆红素血症。

1301. 新生儿病理性黄疸的诊断标准是什么？

其标准为足月新生儿血清总胆红素 > 205μmol/L (0.12g/L)，早产儿血清总胆红素 > 255 μmol/L (0.15g/L)，原因较多，严重者如未结合胆红素 > 324μmol/L (0.2g/L) 是危险的指标，可损害脑神经细胞引起核黄疸，又称胆红素脑病，可致命或留下严重后遗症。

1302. 新生儿病理性黄疸的临床表现是什么？

(1) 母乳性黄疸：因母乳喂养引起的黄疸，发生率约占新生儿的 1%。

(2) 母乳所致黄疸一般在生后 4 ~ 5 天出现皮肤、黏膜黄染，无其他异常，黄疸逐渐加重，生后 10 ~ 15 天血中未结合胆红素可达 171 ~ 513μmol/L (10 ~ 30mg/dl)。如继续哺乳，升高的胆红素可持续 4 ~ 10 天，然后缓慢下降，3 ~ 12 周恢复正常水平，黄疸完全消退。若在任何时间停止哺乳，于 48 小时内血清胆红素可明显下降；如再恢复母乳喂养，胆红素又升高 17 ~ 51μmol/L (1 ~ 3mg/dl)，但不会达到原来的高水平。

1303. 新生儿病理性黄疸的诊断依据及鉴别诊断？

新生儿在生理性黄疸后持续不退或减退后又加重，停止母乳后 48 小时，胆红素下降 50%，则可确定诊断，在肝功能正常条件下需与溶血、感染引起的黄疸相鉴别。

1304. 病毒感染性黄疸的临床表现是什么?

起病缓慢,新生儿生理性黄疸后持续不退或逐渐加重,时浅时深,尿色深黄,大便染色有时加深,有时发白,严重者呈石灰状,部分患儿有食欲缺乏、呕吐、腹泻等消化系统症状,亦可出现精神差、嗜睡、发热等全身症状,新生儿巨细胞病毒(CMV)感染,以黄疸、肝脾大伴轻度肝功能损害最多见,可发生不同程度的听力损伤(神经性耳聋)及视网膜脉络膜炎、视神经萎缩等,严重者发生脑膜炎,出现癫痫、昏迷,也有合并小头畸形者。

1305. 新生儿黄疸的诊断依据是什么?

本症突出表现为黄疸,起病缓慢,部分患儿有消化道症状及全身症状,要除外细菌感染、溶血性黄疸及梗阻性黄疸,可疑宫内感染同时对患儿母亲进行肝功能及病毒学检查。

1306. 梗阻性黄疸见于哪些疾病?

多由先天性胆道畸形引起,先天发生胆道闭锁比较常见,胆总管囊肿少见。

1307. 新生儿病理性黄疸的临床表现是什么?

初生时无明显症状,粪便颜色正常,生后 1 ~2 周或 3 ~4 周时才出现黄疸,逐渐加深,而大便颜色逐渐变浅,甚至呈石灰状,尿色深黄。肝逐渐增大,可触及结节,质边缘清楚,伴脾大。随黄疸及肝功能损害加重,可引起营养及发育障碍,3 个月可发展为肝硬化,重者死于肝性脑病。

1308. 新生儿病理性黄疸的诊断依据是什么?

新生儿梗阻性黄疸以进行性黄疸、肝增大及进行性大便变浅白、尿深黄,伴营养、发育障碍为特点,尿中胆红素阳性,不含尿胆素,不难诊断。但需与新生儿肝炎相鉴别。新生儿肝炎以血清丙氨酸氨基转移酶(ALT)升高明显,胆道闭锁 5 – 核苷酸酶升高显著,结合 B 超、胆道造影等可以鉴别。

第十章　计算机基础

1309. 计算机的诞生历经哪四次更新换代?

（1）电子管计算机时代（1946～1959 年）。

（2）晶体管计算机时代（1960～1964 年）。

（3）集成电路计算机时代（1965～1970 年）。

（4）大规模集成电路计算机时代（1971 年至今）。

1310. 计算机分为几类? 发展方向是什么?

（1）分类：巨型计算机、大型计算机、小型计算机、工作站、微型计算机。现在家庭和办公使用的计算机多为微型机。

（2）发展方向：计算机经过了五十多年的发展，目前计算机正朝着巨型化、微型化、网络化、智能化、多媒体化的方向发展。

1311. 计算机的应用领域有哪些?

（1）科学计算。

（2）数据处理。

（3）过程控制。

（4）计算机辅助系统。

（5）人工智能。

（6）信息高速公路。

（7）电子商务。

（8）学习与娱乐。

（9）网络应用。

1312. 计算机辅助系统包括哪些?

（1）计算机辅助设计（computer aided design，CAD）。

（2）计算机辅助制造（computer aided manufacturing，CAM）。

（3）计算机集成制造系统（computer integrated manufacturing system，CIMS）。

（4）计算机辅助教学（computer aided instruction，CAI）。

1313. 计算机的数制及单位是什么？

（1）数制：在计算机内部不论是数值型数据，还是非数值型数据（各种字符、汉字等）都必须采用二进制代码。常用到的进制还包括八进制、十进制和十六进制。

（2）单位：①位：一个二进制位，称比特或 bit，是计算机中的最小单位；②字节：8 个位构成一个基本存储单元，称为一个字节或 byte，可用大写字母 B 表示；③字：记为 word 或小写字母 w。一个字可以由一个字节或几个字节构成，取决于具体的机型；④计算机的存储容量是以字节数来度量的。

1314. 计算机常用的换算关系有哪些？

（1）KB：1024 个字节称为 1 个 KB（千字节）。

（2）MB：1024KB 称为 1MB。

（3）GB：1024MB 称为 1GB。

1315. 计算机系统组成包括哪些？

计算机系统由硬件系统和软件系统两部分组成。计算机硬件有五个基本组成部分：控制器、运算器、存储器、输入设备和输出设备。

1316. 什么是中央处理器？什么是主频？

把控制器和运算器制作在一块芯片上，被称为中央处理器，简称为 CPU，是计算机的核心部件。

CPU（中央处理器）的主频是指 CPU 工作时的时钟频率，是考查 CPU 运行速度的主要参数。例如 Pentium Ⅱ 350 机，表示 CPU 的工作频率或机器的速度是 350MHz。

1317. 存储器分为哪两大类？

内存储器和外存储器。

（1）内内存储器又分为 ROM（只读存储器）和 RAM（随机存储器）。内存的存取速度在所有存储设备中最快，RAM 存储器在断电后，存储的信息会丢失。

（2）外存储器是外设的一部分，它既是输入设备，又是输出设备，常见的外存储器包括硬盘存储器、软盘存储器、光盘存储器等，存放在外存储器中的程序必须调入到内存储器中才能执行。

1318. 常见外部设备有哪些？键盘分几组？

（1）常见外部设备包括：键盘、鼠标、打印机、绘图仪、显示器等。

（2）键盘分四组：主键盘区、功能键区、编辑键区和数字键盘区。

1319. 主键盘区的功能有哪些？

（1）换档键［**Shift**］：标记符号“Shift”或“↑”，用于大小写转换以及上档符号的输入。

（2）大写字母锁定键［**Caps Lock**］：用于大小写输入状态的转换。

（3）空格键：又称［**Space**］键，按一下此键，将输入一个空白字符，光标向右移动一格。

（4）回车键［**Enter**］：键面上的标记符号为“Enter”或“Return”。在编辑软件中，具有换段功能；在 DOS 命令状态下，按回车键确认命令或该行程序输入结束，命令则开始执行。

（5）强行退出键［**Esc**］：中止当前操作状态。

（6）跳格键（制表定位键）［**Tab**］：用于快速移动光标。在制表格时，单击一下该键，使光标移到下一个制表位置。同时按下［Shift + Tab］组合键将使光标左移到前一跳格位置。

（7）控制键［**Ctrl**］：此键不能单独使用，与其他键配合使用可产生一些特定的功能。

（8）转换键，又叫变换键［**Alt**］：该键与其他键配合产生一些特定功能。

（9）退格键［**Back Space**］：键面上的标记符号为“Back Space”或“←”。按下此键将删除光标左侧的一个字符，光标位置向前移动一格。

（10）**Win** 键：键盘下方左右两边各有一个印有 Windows 标志的按键，简称 Win 键，配合其他按键，可以快速打开一些非常实用的系统功能。

1320. 功能键区的功能有哪些？

［Fl］～［F12］共 12 个功能键，主要用于扩展键盘的输入控制功能。

F1：如果你处在一个选定的程序中而需要帮助，那么请按下 F1。如果现在不是处在任何程序中，而是处在资源管理器或桌面，那么按下 F1 就会出现 Windows 的帮助程序。如果你正在对某个程序进行操作，而想得到 Windows 帮助，则需要按下 Win + F1。按下 Shift + F1，会出现" What's This?" 的帮助信息。

F2：如果在资源管理器中选定了一个文件或文件夹，按下 F2 则会对这个选定的文件或文件夹重命名。

F3：在资源管理器或桌面上按下 F3，则会出现“搜索文件”的窗口，因此，如果想对某个文件夹中的文件进行搜索，那么直接按下 F3 键就能快速打开搜索窗口，并且搜索范围已经默认设置为该文件夹。同样，在 Windows Media Player 中按下它，会出现“通过搜索计算机添加到媒体库”的窗口。

F4：这个键用来打开 IE 中的地址栏列表，要关闭 IE 窗口，可以用 Alt + F4 组合键。

F5：用来刷新 IE 或资源管理器中当前所在窗口的内容。

F6：可以快速在资源管理器及 IE 中定位到地址栏。

F7：在 Windows 中没有任何作用，它在 DOS 窗口中有所作用，它显示最近使用过的一些 DOS 命令，也就是说，你在命令行下输入一些命令过后，系统会自动记录，但需要再次输入相同命令时，直接按上下箭头符号就可以调出相应命令。同样 F7 就是把所有用过的全部列举出来，关闭窗口后记录会清空。

F8：在启动电脑时，可以用它来显示启动菜单。有些电脑还可以在电脑启动最初按下这个键来快速调出启动设置菜单，从中可以快速选择是软盘启动，还是光盘启动，或者直接用硬盘启动，不必费事进入 BIOS 进行启动顺序的修改。另外，还可以在安装 Windows 时接受微软的安装协议。

F9：在 Windows 中同样没有任何作用。但在 Windows Media Player 中可以用来快速降低音量。

F10：用来激活 Windows 或程序中的菜单，按下 Shift + F10 会出现右键快捷菜单。而在 Windows Media Player 中，它的功能是提高音量。

F11：可以使当前的资源管理器或 IE 变为全屏显示。

F12：在 Windows 中同样没有任何作用。但在 Word 中，按下它会快速弹出另存为文件的窗口。

1321. 编辑键区的功能有哪些？

（1）插入键［**Insert**］：在编辑状态时，用做插入/改写状态的切换键。在插入状态下，输入的字符插入到光标处，同时光标右边的字符依次后移一个字符位置；改写状态，在光标处输入的字符覆盖原来的字符。

（2）删除键［**Delete**］：删除当前光标所在位置的字符，同时光标后面的字符依次前移一个字符位置。

（3）光标归首键［**Home**］：快速移动光标至当前编辑行的行首。

（4）光标归尾键［**End**］：快速移动光标至当前编辑行的行尾。

（5）上翻页键［**Page Up**］：光标快速上移一页，所在列不变。

（6）下翻页键［**Page Down**］：光标快速下移一页，所在列不变。

（7）光标左移键［←］：光标左移一个字符位置。

（8）光标右移键［→］：光标右移一个字符位置。

（9）光标上移键［↑］：光标上移一行，所在列不变。

（10）光标下移键［↓］：光标下移一行，所在列不变。

（11）屏幕硬拷贝键［**Print Screen**］：可把当前屏幕内容抓成图片。

（12）屏幕锁定键［**Scroll Lock**］：其功能是使屏幕暂停（锁定）/继续显示信息。

（13）暂停键/中断键［**Pause/Break**］：暂停系统操作或屏幕显示输出。

1322. 计算机软件系统包括哪些？

计算机软件极为丰富，通常软件可分为系统软件和应用软件两大类。

（1）操作系统：常用的操作系统有 Windows 2000、Windows XP、Windows 9x、Unix，Linux，OS/2，MS－DOS 等。

（2）程序设计语言：①低级语言：机器语言和汇编语言称为低级语言；②高级语言：接近于人们习惯用的自然语言和数学表达式，因此称为高级语言（计算机可以直接识别并执行的语言只有机器语言）。

（3）服务程序：常用的例行服务程序。

1323. 应用软件包括哪些？

常用的应用软件有：

（1）字处理软件。

（2）电子表格软件。

（3）计算机辅助设计软件。

（4）图形图像处理软件。

（5）多媒体创作软件。

（6）网络通信软件。

（7）网页制作软件。

1324. Windows 基本概念是什么？

（1）资源：是计算机上的所有软硬件的总称。

（2）对象：是指 Windows 的各种组成单元，包括程序、文件、文件夹、快捷方式等。

（3）文件夹：是一组对象如文件、程序等的集合也称目录。文件夹可以包括子文件夹。

（4）图标：是代表程序、文件、文件夹等各种对象的小图像。

（5）快捷方式（Short Cut）：为了方便和快捷，复制一个对象的指针到另一个地方。快捷方式左下角有一个小箭头符号。

（6）剪贴板：是 Windows 的一块公用的特殊内存区域，用于应用程序之间的数据交换。

（7）剪切：是把选定区域的内容写到剪贴板，然后删除该部分内容（快捷键为 Ctrl＋X）。

（8）复制：把选定区域的内容写到剪贴板，但该部分内容仍然保留（快捷键为 Ctrl＋C）。

（9）粘贴：把剪贴板的内容插入到光标所在的位置（快捷键为 Ctrl + V）。

1325. 如何对 Windows 进行启动与关闭？

（1）启动 Windows 时，应注意取出软驱中的磁盘。

（2）退出 Windows 时，应先关闭所有应用程序并保存数据。

（3）使用开始菜单中的“关闭系统”来退出 Windows。

（4）如果用户的计算机不是 ATX 架构，则需自行关闭电源（在正常关闭 Windows 之后）。

1326. Windows 桌面都包括哪些？

（1）我的电脑：可以查看和管理计算机上的所有资源，进行磁盘、文件夹、文件操作，还可以配置计算机的软硬件环境。

（2）我的文档：管理当前用户自己的文档。

（3）回收站：回收站是硬盘上的一块特殊区域。暂时存储删除的内容，必要时可以恢复。

（4）网上邻居：可以访问本局域网上的共享资源；设置与网络相关的属性和协议。

（5）开始菜单和任务栏。

1327. 开始菜单有哪些内容？

（1）开始菜单：在桌面的左下角有一个“开始”，点击可以显示开始菜单。

（2）程序：是计算机上已安装的软件的集合。

（3）文档：菜单是动态的，它记录着最近打开过的文件。

（4）控制面板：用于设置“打印机”和“任务栏”等。

（5）帮助：菜单可以教你使用计算机。

（6）运行：菜单则用于运行程序。

（7）查找：用于查找文件或计算机。

1328. 什么是任务栏和计划任务？

（1）任务栏：任务栏位于桌面的底部。任务栏的左端是“开始菜单”，右端有计划任务、音量控制、输入法指示器、时钟等。当启动一个程序或打开一个窗口后，任务栏就出现一个带有该窗口标题的按钮。

（2）计划任务：我们可以将某个特定的程序（如“磁盘碎片整理程序”）安排在最方便的时候运行。

1329. 窗口包括哪些内容？

（1）图标（控制菜单栏）用于标志该窗口的图标。位于窗口的左上角，单击该图标可打开该窗口的控制菜单。在该控制菜单中，包括改变窗口大小、移动窗口、关闭窗口等命令。

（2）标题栏：显示当前窗口的名称，可通过鼠标双击操作进行窗口与全屏式的转换。

（3）最小化按钮：将指定的窗口最小化到任务栏，窗口中运行的程序仍处于活动状态。

（4）最大化按钮：将指定窗口放大到整个屏幕。

（5）关闭按钮：关闭当前窗口。按 Alt + F4 键（即快捷键）可关闭该窗口。

（6）菜单栏：在标题栏下方，列出对当前窗口操作的各项菜单命令。

（7）状态栏：位于窗口的最下方，显示当前状态或当前运行的应用程序提供的提示信息。

（8）工具栏：以图形按钮方式列出对当前窗口操作的各项命令，一般情况与菜单内的功能相对应。

1330. 什么是对话框？

Windows 中的对话框是多种多样的，包括字体对话框、属性对话框等，对话框一般不能改变其大小，没有菜单栏，主要用来设置对象的属性与参数。

1331. 窗口的移动及排列是什么？

用鼠标单击窗口的标题栏，然后拖动鼠标即可把该窗口移到所需位置。当同时打开多个窗口时，可用鼠标右键单击任务栏的空隙处，打开任务栏属性菜单，在任务栏属性菜单上选择“层叠”“横向平铺”或“纵向平铺”，以便按需要排列打开的窗口。

1332. 如何改变窗口的大小？

把鼠标指针指向窗口的边沿或角框上，当单向箭头变为双向箭头时，可向内或向外拖动该边或该角框，改变窗口的大小。注意，当窗口被最大化以后不能改变其大小和移动窗口。

1333. 如何做窗口的切换？

当同时运行几个程序，多个窗口存在时，只有正在操作的窗口是“活动窗口”，要切换“活动窗口”可通过单击任务栏上相应窗口的标题栏。此外，还可以使用 Alt + Tab 键或 Alt + Esc 键在多个应用程序之间进行切换。

1334. Windows 中提供哪四类菜单？

Windows 中提供四类菜单：“开始菜单”“控制菜单”“快捷菜单”和“菜单栏”菜单。

1335. 如何进行菜单操作？

“快捷菜单”是用鼠标右键单击某对象时显示的菜单。这种菜单根据选择的对象不同其内容也不同。

（1）变灰的菜单选项：不可选。

（2）分隔线：用于功能分组。

（3）带有省略号“…”此菜单命令将打开一个对话框。

（4）带有三角形“▶”此菜单下有下级子菜单。

（5）带有组合键？快捷键。

（6）带有对号“√”表示选中有“√”，否则无。

（7）带有点号“●”表示分组菜单中，只能选中其一。

1336. 如何对工具栏上的命令进行操作？

工具栏上的按钮在菜单中都有对应的命令，代表了菜单上的最常用命令。工具栏可以拖放到窗口的任意位置，或改变排列方式。

1337. Windows 常用快捷键如何使用？

（1）Alt + Tab：在最近打开的两个程序窗口之间进行切换。

(2) Alt + F4：退出程序。
(3) Ctrl + Alt + Del：强制关闭程序，结束任务。
(4) Fl：查看被选对象的帮助信息。
(5) Ctrl + A：全部选取。
(6) Ctrl + X：剪切。
(7) Ctrl + C：复制。
(8) Ctrl + V：粘贴。
(9) Ctrl + Z：撤销。
(10) Del：删除。
(11) Print Screen：复制当前屏幕图像到剪贴板中。
(12) Alt + Print Screen：复制当前窗口、对话框或其他对象（如任务栏）到剪贴板中。
(13) Alt + Enter：让 DOS 程序在窗口和全屏显示方式之间切换。
(14) Shift + Del：立即删除，不放回“回收站”。
(15) 拖动：移动文件。
(16) Ctrl + 拖动：复制文件。

1338. 常用输入法有哪些？如何选用和切换？

输入法可以添加和删除，常用的输入法有：全拼输入法、郑码输入法、微软拼音输入法、搜狗输入法和五笔字型输入法等。

(1) 鼠标操作：将鼠标移到任务栏上的输入法指示器，单击鼠标左键，从弹出菜单中选择需要的输入法选项。

(2) 键盘操作：在默认设置下，按下 Ctrl + 空格键，可切换中/英文输入；按下 Ctrl + Shift 键，可在英文和各种中文输入法之间切换。该快捷键也可以自己定义。

(3) 使用中文输入法输入汉字时必须关闭大写锁定 Caps Lock 键。

(4) 使用英文输入法时注意字头需要大写，点击 Caps Lock 键，然后关闭。其余输入点击 Shift 键为英文输入状态。

1339. 打开帮助系统有哪几种方法？

打开帮助系统的三种方法
(1) 按 Fl 键，打开“帮助主题”。
(2) 在每个应用程序窗口的菜单栏中，可选择“帮助”命令，打开“帮助主题”对话框。
(3) 从“开始”菜单中选择“帮助”命令，这时屏幕显示“帮助主题”对话框。

1340. 应用程序的安装和启动是什么？

(1) 运行应用程序的安装文件，按照安装向导就可完成应用程序的安装。
(2) 在 **Windows** 中可通过以下途径启动应用程序。
(3) 选择“开始→程序”命令，在“程序”菜单中，单击该应用程序的快捷方式，则可启动该应用程序。
(4) 在“我的电脑”或“资源管理器”中，找出应用程序所在的文件夹，双击可执行文件图标。
(5) 对于已在桌面上建立了快捷方式的应用程序，双击该应用程序图标。

（6）在运行对话框或地址栏输入应用程序的绝对路径和可执行文件名，也可以运行应用程序。

（7）在对应用程序进行移除时：一般卸载程序的方法有两种：①使用应用程序自带的卸载软件；②使用控制面板内的添加/删除程序。

注意：当程序因某种原因陷入死循环或无响应时，可按 Ctrl + Alt + Del 键结束任务的运行。

1341. 命名的规则包括哪些？

（1）文件名或文件夹名可长达 256 个字符。

（2）可含有空格，但不能含有下列符号：? \ * " < > | : /。

（3）可保留大、小写格式，但不能用大、小写去区分文件名。

（4）可使用多间隔符的扩展名，例如：ICD - 10. Partl. txt。

1342. 与 DOS 方式文件名的转换规则是什么？

（1）最后一个小数点后的前 3 个字符作为扩展名。

（2）取长文件名中的前 6 个字符，然后加上一个“ ~ ”号，再加一个数字。

1343. 什么是资源管理器？

（1）资源管理器的窗口分为左右两个区，左区显示的是树形文件结构图，右区显示的是当前文件夹所包含的对象。

（2）在左区的文件夹结构中，可看到有的文件夹图标左侧有一个“ + ”号，“ + ”号表示该文件夹中还有子文件夹，单击该文件夹可展开文件夹所含的子文件夹。一个文件夹中的所有子文件夹都已打开，则“ + ”号变为“ - ”号，单击“ - ”号可关闭已展开的文件夹。单击左区的任一文件夹，则在右区显示该文件夹所包含的所有对象。

（3）在 **Windows** 资源管理器中，文件夹的等级由高到低为：桌面、我的电脑、驱动器、文件夹和子文件夹。

1344. 如何创建和命名空的文件夹？

（1）选定要创建新文件的文件夹。

（2）选择菜单“文件”→“新建”命令。

（3）选择文件类型，输入新文件名并按回车。

（4）给文件夹命名时选定文件或文件夹。

（5）选择菜单“文件”→“重命名”命令。

（6）输入新的名称，按回车键即可。

注：同一文件下不能有相同名称的文件及文件夹。

1345. 怎样选择文件或文件夹？

（1）选择多个非连续的文件或文件夹时，按住 Ctrl 键，然后单击要选的文件或文件夹。

（2）选择多个连续的文件或文件夹时，单击第一个文件或文件夹，然后按住 Shift 键并单击最后一个文件或文件夹。

（3）选定窗口中的所有文件和文件夹时，单击“编辑”菜单，然后选择“全部选定”（Ctrl + A）命令。

（4）当一个驱动器或文件夹中，所要选择的对象很多，而只有少数几个对象不选择时，可先用鼠标单击那些不希望选定的文件或文件夹，然后选择“编辑”菜单中的“反向选择”命令则可完成所需的选择操作。

1346. 怎样移动文件或文件夹？

（1）选择要复制的文件或文件夹，在“编辑”菜单中，单击“剪切”命令。确认目标驱动器或文件夹。在“编辑”菜单中，单击“粘贴”命令。

（2）使用拖动技术：可直接将文件或文件夹拖动到目标位置上。如果在不同的驱动器内移动文件或文件夹，则需按住 Shift 键将文件或文件夹拖动到目标驱动器上。

1347. 如何复制文件或文件夹？

（1）选择要复制的文件或文件夹：单击“复制”按钮或选择“编辑”菜单上的“复制”命令。选择目的驱动器或文件夹；选择“编辑”菜单上的“粘贴”命令。

（2）使用拖动技术：如果在同一个驱动器内复制文件或文件夹，则需按住 Ctrl 键将文件或文件夹拖动到目标位置上。如果在不同的驱动器内复制文件或文件夹，可直接将文件或文件夹拖动到目标驱动器上。

1348. 如何删除文件或文件夹？

（1）选择要删除的文件或文件夹：单击“删除”按钮或选择“文件”菜单上的“删除”命令。

（2）按住鼠标左键把所选的文件或文件夹拖动到“回收站”上；释放鼠标。

1349. 删除文件或文件夹要注意几点？

（1）删除操作是把文件或文件夹保留在“回收站”中，可以恢复。真正的删除是在清空“回收站”后。

（2）如果想恢复已经删除的文件，可在“回收站”中还原。

（3）如果在把文件直接拖到“回收站”时按住 Shift 键，或在删除时按住 Shift 键，该文件将从计算机中删除掉，而不会保存到“回收站”中。

1350. 如何创建文件的快捷方式？

（1）创建文件的快捷方式的最快方法是找到该文件，用鼠标右键将它拖动到目标位置上，在弹出的快捷菜单上选择“在当前位置创建快捷方式”。这也是进行移动或复制的一种方法，该方法和拖动技术进行移动或复制一样，都不经过剪贴板。

（2）用鼠标左键将文件或文件夹拖动到目标位置上的同时按住 Alt 键。

（3）使用菜单命令创建快捷方式。

1351. Windows 系统中文件和文件夹的属性有哪些？

（1）“只读”：只读的文件或文件夹只能查看其内容，不能修改。

（2）“隐藏”：是否隐藏文件或文件夹。

（3）“存档”：表示文件或文件夹是否存档。

（4）“系统”：Windows 系统文件（系统文件是自动隐藏的）。

1352. 磁盘管理包括哪些操作？

磁盘管理包括磁盘格式化、卷标、磁盘扫描、磁盘碎片整理、磁盘空间管理等操作。这些操作可以通过“我的电脑”或者资源管理器完成。

1353. 信息查找操作步骤是什么?

选择“开始”→“查找”(XP 中为“搜索”)→“文件”或“文件夹”命令,进入“查找”对话框,再选择“名称和位置”标签页,在“名称”下拉列表中输入所要查找对象的全部或部分名称。

DOS 中使用的通配符也适用于此“名称”下拉列表,如“ * ”代表任意字符,“?”代表单个字符。当查找名称和搜索范围确定后,单击“开始查找”按钮。可查找的信息包括计算机、文档等。

1354. Windows 常用附件包括哪些?

(1)记事本:记事本是可用来建立、查看、编辑和打印的纯文本文件。

(2)写字板:写字板是另一字处理程序,可处理带有不同字体及格式的文档。

(3)画图:“画图”是一种位图绘图程序,可用于制作或修改简单的位图图形。在“画图”中制作的图形可添加到写字板的文档和其他类型的文档中。

(4)多媒体:①CD 播放器;②媒体播放机(Media Player);③录音机。

1355. DOS 基本命令有哪些?如何进入和退出?

(1)FORMAT 格式化磁盘命令。

(2)CD 或 CHDIR 更改当前目录命令。

(3)DIR 显示磁盘文件目录命令。

(4)COPY 文件复制命令等。

可以通过在运行对话框录入 Command(XP 或者 2000 下录入 CMD)命令进入窗口 DOS 环境;返回到 Windows,在提示符下,输入“EXIT”即可。

1356. Windows 控制面板有哪些?

(1)更改时间和日期:当需要更改系统时间、日期时,可通过双击“控制面板”上的“日期/时间”图标(或双击 Windows 桌面右下角的时钟),进入“日期/时间属性”对话框。

(2)更改键盘和鼠标属性:“鼠标属性”对话框:①可以改变双击速度;②可以改变指针类型;③可调整光标移动速度;④更改指针轨迹的长度。

(3)更改键盘属性:可以更改按键的响应速度和有关输入法的设置。

(4)怎样更改显示器属性:①设置桌面壁纸;②设置屏幕保护程序;③设置桌面外观方案。

(5)更改显示器设置:①更改颜色;②更改屏幕区域(分辨率);③更改字体大小;④更改显示器类型。

(6)怎样选择字体:可安装新字体或删除字体。

(7)如何添加/删除程序:①可安装新的应用程序或卸载已有的应用程序;②可选择安装或卸载 Windows 组件;③制作启动盘。

(8)如何添加新硬件:根据“添加新硬件”向导的提示步骤安装新硬件。安装新硬件时必须为新硬件安装匹配的驱动程序,新硬件才可以使用。

1357. 如何进行文档的打印?

(1)打印已打开的文档:在“文件”菜单中选择“打印”命令,打开“打印”对话框,选择输出的打印机并设置好打印参数，如走纸方向、打印份数等，单击“打印”按钮开始打印。

（2）打印未打开的文档：①在资源管理器中选中文档，然后使用弹出快捷菜单的“打印”命令；②在资源管理器中选中文档，然后使用“文件”菜单中的“打印”命令。

1358. Word 2000 窗口组成是什么？

（1）标题栏：窗口最上面一行称为“标题栏”，上面显示着当前被编辑的文档名。

（2）菜单栏：标题栏的下一行为菜单栏，可以使用鼠标、热键或者命令快捷键选择菜单栏中的各项命令进行操作。

（3）工具栏：Word 2000 把一些菜单中常用的命令制作成工具按钮，用鼠标单击某个工具按钮，即可快速选择对应的命令。

（4）格式栏：文档常用格式设置的按钮命令集合。

（5）标尺：调整段落的编排、改变正文的上下边界和左右边界、制表位的设置等。

（6）文档编辑区：水平标尺下方的一大片空白区域称为文档编辑区（又称文本区）。

（7）滚动条：滚动条分为水平滚动条和垂直滚动条两种用于调整编辑区的文本内容。

（8）状态栏：Word 2000 窗口的底部是状态栏。状态栏上显示有总页数、节、当前所在页号、插入点的位置、行和列等信息。状态栏的右侧有四个指示器，即“录制”、“修订”、“扩展”和“改写”，分别代表了这四种不同的工作方式。

1359. 如何启动和退出 Word 2000？

（1）启动 Word 2000：“开始菜单”中，选择“程序”菜单项，点击 Word 2000 快捷方式。直接运行 Word 2000 的执行文件。双击一个 Word 文档文件。

（2）退出 Word 2000：选择“文件”菜单中的“退出”命令，或者从键盘上键入复合键（Alt + F4），还可以单击 Word 2000 窗口右上角（即标题栏右边）的关闭按钮“×”。假如文件内容已被修改但尚未存盘，退出 Word 2000 时窗口将显示询问是否需要保存修改过文件的对话框。

1360. 如何选用模板、向导及样式？

模板是一种包含特定格式说明的专用文档，可以把它理解为文档的基本框架和套用格式，选用时能快速生成文档的大致框架，从而使操作更简便。

1361. 如何应用文档视图？

（1）普通视图：最常用的视图方式。连续显示文档的正文，每页之间用一条水平虚线分隔，称作分页符。每节之间用双行虚线分隔，称作分节符。在普通视图中，不显示页边距、背景、页眉和页脚等。

（2）Web 版式视图：Web 版式视图是一种极佳的联机阅读模式。当切换到 Web 版式视图时，系统会自动将显示内容进行调整，以适应调整后的窗口，而不是显示为实际打印的形式。

（3）页面视图：按照文档实际打印出来的方式进行显示的视图。页眉、页脚、页码和加框的对象都会在实际位置上显示出来。

（4）大纲视图：大纲视图是用缩进文档标题的形式来显示它们在文档结构中所处级别的视图，在此方式下，查看文档结构变得很容易，直接拖动标题就能移动、复制或重组正文。在大纲视图中，可折叠文档以查看主标题，或者扩展文档以查看整个文档。

1362. 怎样创建文档和保存文档?

（1）创建文档：当启动 Word 2000 时，打开的是一个由 Normal（普通）模板自动生成的、暂命名为“文档 1”的空白文档。假设需要同时编辑多个文档，可多次单击“常用”工具栏中的“新建”按钮依次创建这些新文档。Word 创建的文档默认以“. Doc”作为扩展名。

（2）保存文档：保存文档的方法有以下几种：选择“文件”菜单中的“保存”命令，或者选择“另存为（A）…”命令。也可以用鼠标单击“常用”工具栏中的“保存”按钮进行存盘。

如果想把正在编辑的多个文档全部存盘，除了单个存盘之外，还可以在按住 Shift 键的同时、打开“文件”菜单，选择“全部保存”命令，这些文档将全部保存。

1363. 文档保存方法包括几种?

（1）保留备份：在保存时，为原文档建立一个扩展名为“. bak”的备份文件。

（2）快速保存：仅保存对文档的修改。

（3）后台保存：以后台方式保存文档，在保存文档的同时能够继续进行操作。

（4）自动保存时间间隔：可以设定自动保存的时间间隔。

1364. 怎样打开文档?

（1）选择“文件”菜单中的“打开（0）…”命令，或单击工具栏中的“打开”按钮。

（2）通过“文件”菜单组下面最近打开过的文件名列表，打开文件。

（3）在文件夹中双击 Word 文件名，系统自动执行 Word 程序，打开 Word 文档。

1365. 如何在文档中移动插入点定位文档?

（1）使用鼠标移动插入点。将光标移动到文档中任意位置，按下鼠标左键，完成插入点移动。

（2）使用键盘移动插入点。

（3）可以使用“编辑”菜单中的“定位”命令跳到某个特殊的位置。

（4）可以使用查找命令定位插入点。

（5）使用“插入”菜单内的“标签”命令定位。

1366. 怎样选定文本?

（1）用鼠标选择文字。

（2）键盘选择：用“编辑”菜单中的“全选”命令，可以选中全部文本。

（3）按“行块”选择文本：将鼠标指针移到文档工作区左边空白处。

（4）按“列块”选择文本：按住“Alt”键不松，拖动鼠标即可。

（5）使用扩展模式选择文本：选择插入点，然后按功能键 F8，或者用鼠标双击状态栏中的“扩展”二字，看到“扩展”颜色变黑，表明扩展模式已经启动，随后通过移动方向键或鼠标便可选择文本。若想关闭扩展模式，只要按下 Esc 键，或者用鼠标双击“扩展”指示器，看到“扩展”二字变灰，表明扩展模式已被关闭。

1367. 如何用鼠标选择文字?

（1）按住鼠标左键不松，拖动光标。光标移过的字符呈反白色，即为选中文字。

（2）首先单击待选文本块的开始字符，然后按住 Shift 键单击文本块的末尾即可，其间的内容就被选定了。

（3）插入点处三击鼠标可选择插入点所在的整段文字。

1368. 怎样按“行块”选择文本？

（1）将鼠标指针移到文档工作区左边空白处。

（2）单击鼠标左键，可选中一行文本。

（3）向下或向上拖动鼠标，可选中多行文本。

（4）双击鼠标左键，可选中一个段落的文本。

（5）连击三次鼠标左键，或按下“Ctrl”键不松，单击鼠标左键，可选中整个文档。

1369. 如何删除文本？

（1）删除插入点前的一个字符，须先将插入点移至被删除字符后的一个位置，按一次 Back Space 键将字符删除。若想删除当前插入点后的一个字符，直接按一下 Delete 键即可删除。

（2）要删除插入点之前的英文单词或汉字片断，可按 Ctrl + Back Space 复合键。要删除插入点之后的英文单词或汉字片断，可按 Ctrl + Delete 复合键。

（3）若要删除其他类型的文本，则先选择被删的文本块，然后直接按 Delete 键，或者单击“常用”工具栏中的“剪切”按钮，都能将被选文本块删除。

1370. 如何使用“拖放”的方法移动文本？

（1）首先选定待移动的文本块，再将鼠标指针指向被选的文本，按住鼠标左键不放，此时鼠标指针会由箭头形状变为带虚线框形状，拖动鼠标，直至将虚线状的插入点移到想要到达的目标位置。松开鼠标左键，将看到被选文本已从原来位置移到了最新位置。

（2）还可在选定的文本中按下鼠标右键并拖至要放置文本的位置处释放鼠标，这时会弹出一个快捷菜单，单击快捷菜单中的“移动到此位置（M）”命令，就可以移动文本到当前位置。

1371. 如何通过剪切和粘贴命令移动文本？

（1）选定要移动的文本。

（2）单击“常用”工具栏中的“剪切”按钮，则文本从原处删除，被存入剪贴板中。

（3）把插入点移到目标位置处，单击“常用”工具栏中的“粘贴”按钮。

1372. 怎样按功能键 F2 来移动文本？

（1）选定要移动的文本。

（2）按 F2 键，则在当前窗口的底部的状态栏左边会显示“移至何处？”的提示信息。

（3）把插入点移至目标位置，此时插入点变成一条垂直的虚线。

（4）按回车键，则被选的文本发生了移动（如要取消移动操作，可按 Esc 键）。

1373. 如何复制文本？

（1）使用“拖放”方法来实现，操作同移动，但在鼠标拖动过程中需按住 Ctrl 键。

（2）通过“常用”工具栏中的“复制”和“粘贴”按钮来实现，步骤同移动，只是第二步中选择

“复制”按钮。

（3）可以按复合键 Shift + F2 来完成。操作同移动。

1374. 如何查找与替换？

（1）查找无格式字符：①在“编辑”主菜单中选择“查找”项或直接按 Ctrl + F 键，弹出对话框；②在“查找内容”框中输入要查找的文本，点击“查找下一处”按钮。Word 2000 默认是查找全部文档，查找到的结果在文档中反白显示，然后还可点击该按钮继续向后查找。

（2）查找有格式文本：在“查找”对话框中单击“高级”按钮，对话框会拉出“高级”选项。单击“格式”按钮，在弹出的菜单栏内选择要查找字符的录入格式。

（3）查找特殊符号：在“查找”对话框中按“高级”按钮，对话框会拉出“高级”选项。单击“特殊字符”按钮，弹出特殊字符菜单栏后选择查找内容。

（4）使用通配符：在查找文本时，允许用户使用通配符。通配符格式有很多种，常用的有：①?：任意单个字符。例如：输入“？蛋”，可以找到“鸡蛋”、“鸭蛋”等目标内容。②*：任意字符串。例如：输入“*面”，可以找到“方便面”、“泪流满面”等内容。

（5）替换字符：“替换字符”用于在文本中查找字符，将查找到的字符更改为新指定的字符。其操作与“查找字符”类似，但还要输入或选择需要替换的内容。

1375. 如何进行撤销与重复？

（1）撤销：可用鼠标单击“常用”工具栏中的“撤销”按钮或者选择“编辑”，菜单中的“撤销”命令来撤销最近的操作。连续多次选择“撤销”命令，可以恢复最近进行的多次操作。

（2）重复：可以单击“常用”工具栏中的“恢复”按钮，或者选择“编辑”菜单中的“重复”命令重复最后一次操作。

1376. 文本格式包括哪些？

（1）设置字体：Word 2000 可以使用的字体取决于操作系统中安装的字体种类。

（2）设置字号：字号是指字符的大小。字号的表示方法有中文数字表示和阿拉伯数字表示两种方法。用中文字号表示时，文字号越大，字符越小；阿拉伯数字表示字号的磅值，磅值越大，字符越大。

（3）设置字形：字形是字符在文本中的 Word 字形由“常规”“加粗”“倾斜”和“加粗倾斜”四种。

（4）设置下划线：Word 2000 提供了 17 种下划线。

（5）设置字体颜色。

（6）设置字体效果：可以将字符设置为删除线、空心字、阴文与阳文、上下标等效果。

（7）设置字体比例：可以改变字体的长宽比例，使字符变为扁体字或长体字。

（8）设置字符间距与字符位置。

1377. 什么是段落边距与缩进？

（1）设置段落边距与缩进：段落边距是指正文的页边距。“段落缩进”是指正文与页边距之间的距离。

（2）“缩进”分为左缩进、右缩进、首行缩进和悬挂缩进。①首行缩进：滑标控制段落中第一行第一个字符的起始位置；②悬挂缩进：滑标控制段落中除第一行之外的其他行的起始位置；③左缩进：滑标控制段落左边界的位置；④右缩进：滑标控制段落右边界的位置。

1378. 怎样使用菜单命令进行段落排版？

（1）将光标移到需设置的段落中，设置多个段落时需选中这些段落的所有字符。

（2）选择“格式”菜单组中的“段落”。

（3）在对话框缩内指定左缩进量数值和右缩进量数值。

（4）设置首行缩进或悬挂缩进，在特殊格式内选择相应的项后，在度量值编辑栏内输入缩进量。

1379. 怎样使用标尺进行段落排版？

（1）打开“视图”菜单中的“标尺”项，显示文档标尺。

（2）将插入点移到要设置的段落中，或选中要设置的多个段落。

（3）将光标移到标尺上的标记处（左右边界、左右缩进、首行缩进和悬挂缩进）。

（4）拖动标记位置，即可改变段落的设置。

1380. 如何使用工具栏按钮进行段落排版？

（1）将光标插入点移到要调整缩进的段落，或选中所有要调整缩进的段落。

（2）单击“常用”工具栏上的增大或减小缩进量图标，每按一次，缩进量增加或减少 lcm。

1381. 段落的水平对齐方式有哪些？

（1）居中对齐。

（2）右对齐。

（3）左对齐。

（4）分散对齐：是指将段落中所有文本（包括最后一行文本）分别以文档的左右边界为准向两端对齐，如果一行中文本的字数（或称宽度）不够，会自动在该行中分布一些空格。

（5）两端对齐：指的是将所选段落（除末行外）的左、右两边同时对齐或缩进。

1382. 怎样进行垂直对齐？

段落同一行中，若有大小不同字号的字符时，可通过设置段落的垂直对齐方式达到目的。①顶端对齐；②中间对齐；③基线对齐；④底端对齐。

1383. 如何设置行间距？

（1）将插入点移到要改变行间距的段落或选中所要改变行间距的所有段落。

（2）选择“格式”菜单组中的“段落”项。

（3）在对话框“行距”栏内设置行间距选项。

（4）单击“确定”按钮。

1384. 如何设置段间距？

（1）将光标插入点移到要设置段间距的段落中或选中要设置段间距的段落。

（2）选择“格式”菜单组中的“段落”项。

（3）在对话框“间距”类的“段前”“段后”两个编辑栏内输入段前间距和段后间距。

（4）单击“确定”按钮。

1385. 如何快速复制排版格式？

（1）首先选中具有排版格式的段落或文本。

（2）单击“常用”工具栏上的“格式刷”按钮。

（3）单击需要往其中粘贴格式的段落。该段落和被复制的段落有了相同的排版格式。

（4）如果在选定复制格式的源文本后，双击“格式粘贴”。要取消“格式刷”复制，可按 Esc 键。

1386. 如何设置页眉和页脚？

（1）页眉是文档中每页顶端的字符，页脚是文档中每页底端的字符。

（2）选择“视图”菜单组中的“页眉和页脚”项，显示页眉页脚工具栏按钮。

（3）选中页眉或页脚内容，设置字体、字号和字形。

（4）单击“页眉和页脚”工具栏上的“关闭”按钮。

1387. 怎样设置页码？

插入页码的方法可使用“页眉和页脚”工具栏中的“插入页码”按钮。实际常用的方法是用“插入”菜单组中的“页码”项。

1388. 如何进行分栏？

（1）选择“格式”菜单组中的“分栏”项。

（2）在“预设”选项栏中选择文本的分栏方式。也可以在“栏数”编辑栏中指定分栏数。在“栏宽”和“间距”两个编辑栏内输入相应值。若要求栏宽不相等，则取消“栏宽相等”选项，分别设置各栏的宽度和栏与栏之间的间距。

（3）栏与栏之间若需要有纵向分隔线，则选中“分隔线”选项，最后单击“确定”按钮。

1389. 怎样设置首字下沉？

（1）将光标插入点移到要设置的首字下沉的段落中。

（2）选择“格式”菜单组中的“首字下沉”选项，弹出对话框。

（3）“位置”选项中，选择首字下沉的方式。

（4）选择当前段中首字的字体及首字下沉的行数，最后单击“确定”按钮即可。

1390. 如何加上项目编号和符号？

（1）项目编号：①将插入点光标移到要设置项目编号的段落内，或者选中要设置项目编号的段落；②选择“格式”菜单组中的“项目符号和编号”项，弹出对话框；③在对话框中选择“编号”标签；④在选项栏中选择项目编号格式。若需自己定义项目编号格式，单击“自定义”按钮。

（2）项目符号：项目符号是段落前的图形符号标记。项目符号便于文档阅读，使版面美观。

1391. 怎样选择边框与底纹？

Word 2000 可以为选定的字符加边框与底纹，也可以为整个段落加边框与底纹。“底纹”是设置字符的背景颜色及背景图案。

（1）将光标插入点移到需设置边框的段落内，或选中要设置边框的所有段落。若要为字符加框，则选中要加边框的字符。

（2）选择“格式”菜单的“边框和底纹”命令。

（3）设置边框和底纹选项。

（4）在“应用范围”下拉框中选择是为选中文字加边框还是为段落文字加边框。

（5）若对边框线离正文距离有要求，可单击“选项”按钮，然后设定距离值。

（6）单击“边框和底纹”对话框中的“确定”按钮完成。

1392. 什么是样式？

样式是指字符和段落格式。样式分为字符样式和段落样式两种。字符样式是一系列字符格式的组合，包括字体、字号、字符间距以及特殊效果等。段落样式是指一套字符格式和段落格式，除了可以含有所指定的字符格式之外，还包含了段落缩进、段间距、行距、对齐方式等段落格式。

1393. 如何进行样式的创建？

（1）选择“格式”菜单中的“样式”命令，打开“样式”对话框。

（2）在文档中选择文本或段落，将光标定位至“格式”工具栏中的“样式”列表框中，输入新样式名后按回车键。

1394. 如何进行样式的应用？

（1）使用“格式”工具栏：①选择要应用样式的一个或多个段落；②然后单击“格式”工具栏中“样式”选择所需的样式即可。

（2）使用“样式”命令：①选择要应用样式的一个或多个段落；②然后选择“格式”菜单中的“样式”命令打开“样式”对话框，选择所需的样式。

1395. 怎样选择样式的修改和删除？

（1）选择“格式”菜单中的“样式”命令，打开“样式”对话框，可以对样式进行修改和删除操作。

（2）修改和删除后将影响所有使用该样式的段落，样式删除后，原来使用该样式的文本将使用正文样式。

1396. 如何进行模板的创建与应用？

（1）模板创建：①修改已有的模板或文档然后选择另存为模板；②利用“文件”菜单中的“新建”命令创建模板。

（2）模板应用：保存好的模板会出现在下一次的“新建”对话框的列表内，可以直接选定并使用模板。

1397. 什么是创建表格？

（1）使用“常用”工具栏创建表格，单击“常用”工具栏中的“插入表格”按钮，屏幕显示一个网格，拖曳鼠标可以定义表格的列数和行数，松开鼠标后会在当前插入点插入一个空白表格。

（2）使用“插入表格”命令创建表格，选择“表格”菜单中的“插入”中的“表格”命令，打开“插入表格”对话框。输入要插入的列数和行数，单击“确定”按钮，空白表格创建完成。

（3）使用“常用”工具栏中的“表格和边框”按钮创建较复杂的表格。

（4）将文本转换成表格，使用“表格”菜单中的“转换”中的“文本转换成表格”。

（5）将表格转换成文本，使用“表格”菜单中的“转换”中的“表格转换成文本”。

1398. 如何使用鼠标选择表格?

（1）选择一个单元格，可将鼠标移到本单元格左边的“选定区”中（此“选定区”为单元格左边框与数据区之间的一小块区域，此时鼠标指针呈黑色的向右小箭头形状），然后单击鼠标左键完成。

（2）选择表中的一整行，可将鼠标移到该行最左边的选定栏中（此时鼠标指针呈向右箭头形状），然后单击鼠标左键完成。

（3）选择一整列，可将鼠标移到该列顶端的选定区中（此时鼠标指针呈黑色的向下小箭头形状），然后单击鼠标左键完成。

1399. 如何使用键盘或“表格”菜单操作?

（1）使用键盘或“表格”菜单操作，可以这样选择单元格、行或列。

（2）当要选择下一个单元格的内容时，可以按 Tab 键（如果下一个单元格中没有文本，仅把插入点移到下一个单元格中）。

（3）当要选择上一个单元格中的内容时，可以按 Shift + Tab 键。

（4）如果要选择多个单元格，可以按 Shift +方向键进行选择。

（5）如果要选择一整行，可以把插入点放在该行的任一单元格中，然后选择“表格”菜单中的“选定列”命令。

（6）如果要选择一整列，可以把插入点放在该列的任一单元格中，然后选择“表格”菜单中的“选定列”命令。

（7）如果想选择整张表格，可以将插入点放在表格的任一单元格中，然后选择“表格”菜单中的“选定表格”命令。或单击表格左上角的四向箭头表格标记。

注意：在最后一个单元格按下 Tab 键时，会在表格的底部增加一空行。

1400. 如何改变表格列宽和行高?

（1）改变列宽：①手工调整列宽：把鼠标移至某单元格的左（或右）边框线上，看到鼠标指针变成纵向的双平行线形状，按下鼠标左键，向左（或向右）拖动鼠标可以改变表格列宽的大小；②使用标尺改变列宽：把鼠标移到水平标尺的列标记上时，原来的鼠标指针变成水平的双向箭头形状，按住鼠标左键左右拖动，即可改变该列的宽度；③改变单元格的宽度：首先选定需要改变宽度的单元格，再把鼠标移到被选单元格的左（或右）边框线上，此时鼠标指针呈垂直的双平行线形状，左右拖动鼠标至合适的宽度，最后将看到只有被选单元格的宽度发生了改变而本列中其余未选单元格的宽度没变。

（2）改变行高：单元格会根据录入的内容自动加高。除此之外，还可以自行调整行高，具体方法同改变列宽。

1401. 如何调整表中行列或单元格移动或复制?

（1）选择待复制的源单元格的内容。

（2）单击“常用”工具栏中的“复制”按钮（移动则选取“剪切”）。

（3）把插入点设置到目标单元格中。
（4）单击“常用”工具栏中的“粘贴”按钮。

1402. 怎样删除表格及文本？

（1）删除表格中的文本：选中单元格，然后按 Back Space 键或 Delete 键即可。
（2）删除表格的行或列：选中行或列，然后单击“常用”工具栏中的“剪切”按钮即可。

1403. 如何在已创建的表格中插入新单元格？

（1）在准备插入新单元格的位置上选择一个或多个单元格（包括单元格结束符）。
（2）选择“表格”→“插入”→“单元格”命令，可插入行、列以及单元格。
（3）最后单击“确定”按钮，完成插入。
（4）注意：将光标移至表格的最后一个单元格内按 Tab 键也可以为表格追加新行。

1404. 怎样进行单元格的合并与拆分？

（1）合并单元格：选择“表格”菜单中的“合并单元格”命令，或者单击“表格和边框”工具栏中的“合并单元格”按钮。

（2）拆分单元格：选择“表格”菜单中的“拆分单元格”命令，或者单击“表格和边框”工具栏中的“拆分单元格”按钮。

1405. 怎样进行表格的拆分与合并？

选择“表格”菜单中的“拆分表格”命令，即可将表格拆分成两部分。如果要将多个表格合并为一个表格，只要将表格与表格之间的硬回车符删除即可。

1406. 如何进行表格格式的编排？

（1）自动套用格式：选择“表格”菜单中的“表格自动套用格式”命令。
（2）排版表格中的文本：可以改变字体、字号、字形或对齐方式。
（3）设置表格的边框和底纹。

1407. 怎样进行排序？

（1）使用“表格和边框”工具栏进行排序：首先，选定要进行排序的列，其次，在“表格和边框”工具栏中单击“升序”或“降序”工具按钮。

（2）使用菜单命令进行排序：将插入点移到要进行排序的表格内。打开表格菜单，选择“排序”选项，弹出“排序”对话框。对话框中设置需要排序的项目，然后点击“确定”按钮。

1408. 怎样进行计算？

单元格的地址是用字母后面跟数字表示的。例如，A3 表示单元格的位置在表格的第 1 列、第 3 行。

（1）使用公式计算：①将光标插入点移到存放计算结果的单元格中，然后选择“表格”菜单下的“公式”选项；②选择所需计算的函数项。例如，求和计算，选择“SUM”函数，在“公式”编辑栏将公式补充为“= SUM（ABOVE）”。“ABOVE”为自变量，也可以输入其他单元格位置；③可以选择“数字格式”

用于计算结果显示的方式，最后单击“确定”按钮完成。

（2）如何应用表达式：①打开“表格”菜单中的“公式”对话框；②在“公式”编辑栏内直接输入表达式。例如，输入“=3×6”；③单击“确定”按钮完成。

1409. 如何插入图形、对象、文档和链接？

（1）插入图形：①插入剪贴画；②插入图形文件；③插入屏幕图像；④裁剪图像；⑤绘制图形。

（2）插入对象：①插入公式；②文本框；③插入艺术字。

（3）插入文档：用于将多个文档连接为一个 Word 文档。其操作是打开一个文档，在当前文档中插入其他文档。

（4）插入超级链接：超级链接是在 Word 文本中设置“热字”，单击文档热字时，系统将转向执行设置的链接文件。链接文件执行完毕。又会回到原 Word 文档中。

1410. 如何进行打印设置？

（1）页面设置：①设置页边距；②纸张类型；③改变页眉、页脚区域大小。

（2）打印：要想打印文档，请选择“文件”菜单中的“打印”命令，或直接单击常用工具栏上的“打印”按钮。打印时可以对以下选项进行设定。

1）可以指定输出到打印机或是文件。

2）可以对页面进行选择性打印，也可以打印全部内容。

3）可以对页面进行缩放。

4）可以设定每页的版面数（可以在一页纸上打印多页文档）。

1411. Excel 2000 的窗口组成是什么？

（1）控制区：标题栏、菜单栏、常用工具栏、格式工具栏。

（2）工作区：名字框、编辑栏、工作表。

（3）显示区：工作表标签、状态栏、标签显示区。

布局同 Word 2000，与 Word 不同的是多了一个公式栏。

1412. 什么是工作簿、工作表和单元格？

（1）工作簿：是计算和储存数据的文件，一个工作簿就是一个 Excel 文件，其扩展名为“. XLS”。一个工作簿可以包含多个工作表。默认情况下，Excel 2000 的一个工作簿中有 3 个工作表，用户根据实际情况可以增减工作表，但其内最多包含 255 张工作表。

（2）工作表：由 65536 行、256 列组成，每一行列交叉处即为一单元格，所以一张工作表最多可有 65536 × 256 个单元格。一个单元格最多可以保存 32000 个字符，每个单元格的地址。

（3）单元格：工作表内的框格，鼠标选中该单元格，其地址便显示在编辑栏的单元格名称框内，同时它的边框线加粗，表示是当前活动单元格，这样就可以在其内输入或编辑数据。

1413. 怎样进行单元格和区域的选择？

（1）鼠标单击或双击某一单元格：该单元格被选定。

（2）按下鼠标左键同时拖动鼠标：鼠标拖过矩形区域被选定。

（3）选定一整行：则单击工作表左侧相应的行号。

（4）选定一整列：则单击工作表上方相应的列号。

（5）选定整个工作表：则单击工作表左上角的全选框。

（6）选定不连续的区域：则在选中一个区域之后，按住 Ctrl 键，再用上述方法选定其他区域。

（7）选定连续的区域则在选中一个区域之后，按住 Shift 键，再用上述方法选定其他区域。

1414. 如何进行数据输入？

Excel 2000 每个单元格最多可输入 32 000 个字符。输入结束后按回车键、Tab 键或单击编辑栏的“√”按钮均可确认输入，按 Esc 键或单击编辑栏的“×”按钮可取消输入。

1415. 如何进行输入文本？

文本（字符）数据在单元格中默认为左对齐。如果要将数字当做文本型数据输入，可在数字前面加上单引号或采用格式“=数字”输入。

如果输入的文本长度超出单元格宽度，若右边单元格无内容，则扩展到右边列；否则，截断显示。

1416. 如何进行输入数值？

Excel 中数值输入可以为数字 0～9、+、-、( )、/、E、e、$、%、小数点（“.”）分位符号（“,”）等，数值输入时默认为右对齐。

（1）负数的输入：可用“-”开始，也可用“( )”的形式。

（2）分数的输入：在数字前加一个 0 与空格，如输入 0 1/5。

如输入数字长度超出单元格宽度（采用“常规”格式的数字长度为 11 位），Excel 自动以科学计数法表示。

1417. 怎样进行日期/时间输入？

（1）输入日期的格式为：年/月/日或月/日，同时按下 Ctrl 键和“;”键可取当前日期。

（2）输入时间的格式为：时：分，同时按下 Ctrl 键、Shift 键和“:”键可取当前时间。

（3）默状态下，日期和时间项在单元格中右对齐。如果 Excel 不能识别输入的日期或时间格式，输入的内容将被视作文本，并在单元格中左对齐。

（4）如果要在同一单元格中同时键入日期和时间，日期与时间之间要用空格分隔。

1418. 如何对数据自动输入？

（1）填充方法：①利用自动填充柄：先选定初始值所在的单元格，再用鼠标指向该单元格的右下角，当鼠标指针变为黑十字后，拖动鼠标到填充的最后一个单元格并释放，即可完成自动填充；②利用菜单操作：先选定初始值所在的单元格，再选择“编辑”菜单中的“填充”命令，在其子菜单中选择“向下填充”、“向右填充”、“向上填充”或“向左填充”即可。

（2）填充内容：①初始值为纯文字或纯数字，填充相当于复制；②初始值为文字数字混合体，填充时文字不变，数字递增。如初始值为“X1”，自动填充为“X2、X3、…”；③初始值为 Excel 预设的自动填充序列中一员，则按预设的序列自动填充。如初始值为“星期三”，自动填充为“星期四、星期五、……”。

用户还可以自定义序列并存储起来以便自动填充时用，自定义序列可以通过选择“工具”菜单中的“选项”命令，弹出“选项”对话框，选定“自定义序列”标签完成。

1419. 单元格地址有哪三种引用方式？

（1）相对引用：用列号和行号表示，如 Al。

（2）绝对引用：是在单元格地址的列号和行号前均加上“ $ ”符号，如 $ A $ 1。当公式复制或移动时，单元格的地址不会随公式位置变化而改变。

（3）混合引用：混合引用是指在单元格的列号和行号中，一个使用绝对地址；而另一个使用相对地址，如 $ Al 或 A $ 1。

（4）在输入或编辑公式时，利用 F4 键可以变换上述三种单元格地址引用方式。

（5）如果需要引用一个单元格区域，则用它的左上角和右下角的单元格地址来引用，如 A1：D3，$ A $ 1：$ D $ 3，$ Al：D $ 3。

（6）如果需要引用同一工作簿中不同工作表中的单元格，则在单元格引用之前加上工作表名和感叹号，如 Sheet3 ！Al。

1420. 运算符和运算规则是什么？

（1）输入公式前，先输入一个“ = ”号或“ + ”号。

（2）算术运算符：包括 + 、 - 、 * 、/、% （百分数）和∧ （乘方）。

（3）比较运算符：包括 = 、 > 、 > = 、 < 、 < = 、 < > ，其结果为 TRUE 或 FALSE 。

（4）文本运算符：“&”用于连接两个文本，以便产生一段连续的文本，例如在 Al 中输入“你”，Bl 中输入“们”字，Cl 中输入公式“ = Al&Bl& 好”，则 C1 中出现“你们好”。

（5）引用运算符：包括“：”、“，”、“空格”。用于定义一个单元格区域，例如，“A1：A5”表示 A1 至 A5 区域的所有单元格。

1421. 在公式中如何使用函数？

函数的语法形式为：函数名（参数 1，参数 2，……），其中的参数可以是常量、单元格、区域、区域名或其他函数。

（1）函数输入：一种是直接输入法，一种是粘贴函数法。粘贴函数是通过使用“常用”工具栏上的“粘贴函数”按钮，或选择“插入”菜单中的“函数”命令，弹出“粘贴函数”对话框来完成。

粘贴函数的方法：即单击编辑栏中“ = ”号按钮，出现“公式选项板”，单击编辑栏左侧函数列表框的下拉箭头，出现函数列表。

（2）自动求和 ：Excel 提供自动求和功能。使用“常用”工具栏上的“自动求和”按钮，将自动对选定的单元格（区域）上方或左侧的数据进行求和运算。

1422. 怎样设置工作表的数量？

一个工作簿中的工作表数量默认为三个，分别是 Sheetl、Sheet2、Sheet3，用户可根据需要设置工作表的数量，但最多为 255 个。要想更改默认的工作数量，选择“工具”菜单中的“选项”命令，弹出“选项”对话框，然后选择“常规”标签，在“新工作薄内的工作表数”文本框中直接输入或单击增、减按钮设置所需的数值。

1423. 怎样选取工作表?

（1）鼠标单击要操作的工作表标签。

（2）选取多个连续工作表，可先单击第一个工作表，然后按 Shift 键单击最后一个工作表。

（3）选取多个不连续工作表，则通过按 Ctrl 键逐个单击选取。

1424. 如何删除工作表?

（1）选定要删除工作表的标签，再选择“编辑”菜单中的“删除工作表”命令。

（2）工作表的删除也可用鼠标右击要删除的工作表标签，在弹出的快捷菜单中选择“删除”。

1425. 如何插入工作表?

（1）如果想在某个工作表前插入一个空白工作表，则先选定该工作表，再选择“插入”菜单中的“工作表”命令，即可插入一个新的空白工作表，且成为当前工作表。

（2）如果要插入一个基于模板的工作表，则可在快捷菜单中选择“插入”命令，弹出“插入”对话框。在该对话框中选定所需的模板，然后单击“确定”按钮。

1426. 怎样重命名工作表?

鼠标双击要重命名的工作表标签，或在快捷菜单中选择“重命名”命令，此时，工作表名成反白显示，再输入新的工作表名，按回车键确定。

1427. 如何对工作表进行复制或移动?

（1）使用鼠标复制或移动工作表：鼠标单击源工作表，再按住 Ctrl 键，光标变成一个带加号的小表格，然后拖动源工作表标签到目标工作表即可。如果想执行移动操作，则不用按 Ctrl 键，直接拖动即可，此时，光标变成一个没有加号的小表格。

（2）使用菜单命令复制或移动工作表：选定要复制或移动的源工作表，选择“编辑”菜单的“移动或复制工作表”命令，弹出“移动或复制工作表”对话框，选中“建立副本”复选框，否则执行的是移动操作，单击“确定”按钮，即完成工作表的复制或移动操作。

该方法可以完成在不同的“工作簿”之间移动或复制工作表操作。

（3）使用快捷菜单复制或移动工作表：鼠标右击要复制或移动的工作表标签，在快捷菜单内选择“移动或复制工作表”。

1428. 什么是工作表窗口的拆分与冻结?

（1）工作表窗口的拆分：拆分分为三种：水平拆分、垂直拆分和水平、垂直同时拆分。

（2）窗口拆分：选择“窗口”菜单的“拆分”命令。

（3）撤销窗口拆分：选择“窗口”菜单中的“撤销拆分窗口”命令，或直接双击窗口拆分线。

（4）工作表窗口的冻结：窗口冻结也分为水平冻结、垂直冻结和水平、垂直同时冻结。其操作与窗口拆分相似，只是选择的菜单命令变为“窗口”菜单中的“冻结窗格”命令。冻结线为一黑色细线。

（5）撤销窗口冻结可选择“窗口”菜单中的“撤销窗口冻结”命令。

1429. 怎样设置对工作表的保护？

可通过选择“工具”菜单下的“保护”命令，为工作表、工作簿和窗体设保护密码，设置了密码后，表格不允许再更改，如果需要编辑必须执行以上同样步骤，解除表的保护状态。

1430. 怎样删除单元格及内容？

（1）数据清除：数据清除是把单元格的内容清除，使之成为空单元，单元格本身仍留在原位置不变。具体操作方法：选定要清除的单元格或单元格区域，然后按 Delete 键清除其内容；或者选择“编辑”菜单中的“清除”命令。

（2）数据删除（删除单元格）：数据删除是把单元格连同内容都从工作表中删除。具体操作方法：先选定要删除的单元格或单元格区域．再选择“编辑”菜单中的“删除”命令，弹出“删除”对话框。

1431. 如何进行数据移动和复制？

复制和移动单元格或单元格区域中的数据，既可以在同一张工作表进行，也可以在不同的工作表之间进行。

（1）数据移动和复制：①利用剪贴板：同 word；②利用鼠标拖动。

（2）选择性粘贴：一个单元格含有多种特性。如，内容、格式、批注等，还可能是一个公式，含有有效规则等，复制时往往只需复制它的部分特性，此外，复制数据的同时还可以进算术运算、行列转置等。这些都可以通过选择性粘贴来实现。

（3）选择性粘贴通过选择“编辑”菜单中的“选择性粘贴”命令，弹出“选择性粘贴”对话框来完成。

1432. 如何进行单元格、行、列的插入？

（1）插入单元格：先选定要插入单元格的位置，再选择“插入”菜单中的“单元格”命令弹出“插入”对话框，在该对话框中，选择相应的选项后，单击“确定”按钮，插入一个空白单元格。

（2）插入行、列：先选定要插入新行或新列的单元格，然后选择“插入”菜单中的“行”或“列”命令，则选定单元格所在行向下移动一行或者所在列向右移动一列，以腾出位置插入一个空行或空列。

此外，“插入单元格”对话框中选择“整行”或“整列”也可插入一个空行或空列。

1433. 单元格的编辑如何进行？

（1）查找和替换：实现查找和替换功能，需选择“编辑”菜单中的“查找”命令，弹出“查找”对话。

（2）撤销与恢复操作。

（3）给单元格增加批注：选择“插入”菜单中的“批注”命令，在弹出的批注框输入批注文本。

1434. 怎样进行自动套用格式？

首先选定要使用自动套用格式的单元格区域，然后选择“格式”菜单中的“自动套用格式”命令，弹出“自动套用格式”对话框。在对话框的格式列表框中列出了 Excel 定义的各种可供选用的格式类型，选定其中一种格式，单击“确定”按钮。

1435. 怎样进行单元格格式化？

（1）使用“格式”工具栏，单击相应的按钮，更详细的说明在“单元格”命令的相应功能中介绍。

（2）使用“格式”菜单中的“单元格”命令，弹出一个“单元格格式”对话框，在该对话框中，共有6个标签，分别用于设置选定单元格数据的显示格式、对齐方式、字体、边框线、图案、数据护。

1436. 如何设置对齐方式？

（1）设置对齐方式：在“单元格格式”对话框中选定“对齐”标签。

（2）水平对齐：表框用来设置数据的水平对齐方式，包括常规、靠左（缩进）、居中、靠右、填充、两端对齐、跨列居中。

（3）垂直对齐表框：用来设置数据的垂直对齐方式，包括靠上、居中、靠下、两端对齐。

（4）方向框：用来改变单元格中数据旋转的角度，角度范围为 $-90°\sim90°$。

1437. 怎样解决单元格中文字较长？

（1）自动换行：对输入的文字数据根据单元格列宽自动换行。

（2）缩小字体填充：缩小单元格中的文字数据，使数据的宽度与列宽相同。

（3）合并单元格：将多个单元格合并为一个单元格和“水平对齐”列表框的“居中”按钮结合，一般用于标题的对齐显示。“格式”工具栏上的“合并及居中”按钮直接提供了该功能。

1438. 创建图表有几种方法？

（1）Excel2000 的图表分两种，一种是嵌入式图表，它和创建图表的数据源放置在同一张工作表中；另一种是独立图表，它是一张独立于工作表的图表，放置在专门放置图表的一个新工作表中，并且该独立图表加入到工作表队列中。

（2）创建图表有两种方法：使用“常用”工具栏上的“图表向导”按钮，或使用“插入”菜单中的“图表”都可进行图表的创建。

（3）注意：若要将创建好的嵌入式图表转换成独立图表，只要选定图表，再选择“图表”菜单中的“位置”命令，按对话框进行选择；若要将创建好的独立图表转换成嵌入式图表，也只要选定图表，再选择“图表”菜单中的“位置”命令，按对话框进行选择即可。

1439. 怎样进行图表的编辑？

根据工作表中选定的数据区域建立图表之后，在图表和数据之间就建立了一种动态的链接关系。当工作表中的数据进行修改时，图表中的对应数据也会自动更新，反过来也一样。注意：当删除图表中的数据时不会影响到工作表中的数据。

1440. 如何编辑数据清单？

（1）数据清单又称工作表数据是一种特殊的工作表。它由若干数据列组成，每一列就是一个字段，且每一列数据类型必须相同，每一列的第一个单元格有一个列标题，称之为字段名；除列标题行之外，每一行称为一条记录。

（2）在数据清单与其他数据间应至少留出一个空白行和一个空白列。数据清单中应避免包括空白行和空白列，单元格不要以空格开头。

（3）数据清单中的记录可以像一般工作表中的数据一样进行查看、修改、增加和删除等编辑操作，我们可以对数据清单进行数据记录单、排序、筛选、自动分类汇总等一系列功能，可以很容易的在数据清单中处理和分析数据。

1441. 如何进行数据排序？

（1）一般排序：PExcel 中的数据清单和数据区域的排序可按行或列进行。用来排序的标题叫关键字，可同时对多至 3 个的关键字进行排序。

（2）更多列排序：虽然在 Excel 数据清单中最多可以包含 25 列，但实际上“排序”命令一次只能按 3 列来排序。若要按更多列将数据清单排序，可以通过重复执行排序命令来达到这一效果。

1442. 数据排序的规则是什么？

（1）如果由某一列来做排序，那么在该列上有完全相同项的行将保持它们的原始次序。

（2）在排序列中有空白单元格的行会被放置在排序的数据清单的最后。

（3）隐藏行不会被移动，除非它们是分级显示的一部分。

（4）多列排序时，主要列中数据相同的行会根据次要列排序，次要列中数据仍相同的行会根据第 3 列排序。

1443. 如何进行数据筛选？

数据筛选是指根据给定的条件，在工作表中筛选出符合条件的记录并显示，而将那些不符合条件的记录暂时隐藏起来。

（1）自动筛选：自动筛选是一种比较简单的筛选方式，可在工作表中直接设置筛选条件。具体操作：①单击数据清单中的任一单元格，选择“数据”菜单中的“筛选”命令，在其子菜单中选择“自动筛选”命令。此时，进入自动筛选状态，在每个字段名旁边出现下拉列表按钮，称为“筛选条件”按钮；②根据所要筛选的数据内容，单击相应字段名的“筛选条件”按钮，打开“筛选条件”列表框；③在“筛选条件”列表框中，选择所需的条件。如果在“筛选条件”列表框中选择“（自定义…）”，则弹出“自定义自动筛选方式”对话框，该对话框主要用于设置在“筛选条，列表框中所欠缺的条件；④若要进一步筛选数据，可重复②③；若要重新设置筛选条件，可选择“数据”菜单中的“筛选”命令，再选择其子菜单中的“全部显示”命令，即可取消设置的筛选条件，显示所有记录；若要结束自动筛选，可选择“数据”菜单中的“筛选”命令，再选择其子菜单中的“自动筛选”命令。

（2）高级筛选：高级筛选是指在工作表的另一区域中设置筛选条件并显示满足筛选条件的记录，而原数据区域不变。具体操作：①在工作表的任意空白处建立一个条件区，该区的第一行输入条件名（即需要设置条件的字段名）；②在条件行后的各行中输入相应的条件。同一条件行中不同单元格的条件互为“与”关系，而不同条件行中的条件互为“或”的关系，条件区中的空白单元格表示无条件；③单击数据区域中的任一单元格，选择“数据”菜单中的“筛选”命令，在其子菜单中选择“高级筛选”命令，弹出“高级筛选”对话框。设置筛选项；④单击“确定”按钮完成筛选。

1444. 设置数据透视表的意义是什么？

数据透视表建立了交互式的表或图表，能帮助用户分析、组织、总结数据，利用数据透视表可以很快地从不同方面对数据进行分类汇总。

1445. 设置数据透视表的操作步骤是什么？

（1）选择“数据”菜单中的“数据透视表和图表报告”，弹出“数据透视表和数据透视图向导 – 3 步骤之1”对话框。

（2）选择数据的来源，弹出“数据透视表和数据透视图向导－3步骤之2”对话框。

（3）进行数据区域的选择，输入数据区域的名称，弹出“数据透视表和数据透视图向导－3步骤之3”对话框，单击“完成”按钮。

1446. 如何分类汇总？

分类汇总可以将工作表中相同类别的数据进行统计汇总，如求和、计数、求最大值、求最小值、求标准偏差等。但分类汇总必须是对已排序的数据进行统计。具体操作：

（1）进行分类：即对数据清单中需分类汇总的字段进行排序（升序或降序）。

（2）选择“数据”菜单中的“分类汇总”命令：弹出“分类汇总”对话框。

（3）单击“确定”按钮：得到分类汇总后的结果。

如果对同一数据清单进行不同的汇总方式，则可再次进行分类汇总。

取消分类汇总可选择“数据”菜单中的“分类汇总”命令，在“分类汇总”对话框中选择“全部删除”按钮。

在工作表窗口左边会出现分级显示区，列出一些分级显示符号，允许对数据的显示进行控制。数据分三级显示，可以通过单击分级显示区上方的“123”三个概要标记按钮进行控制。单击1按钮，则只显示全部数据的汇总结果，其他：数据被屏蔽；单击2按钮，则只显示各个分类汇总结果和全部数据的汇总结果，其他数据被屏蔽；单击3按钮，则显示全部数据。

在分级显示区中有“＋”、“－”等分级显示符号，可以通过单击这些分级显示符号来控制数据的显示。如果单击“－”号，则可以将该层的数据折叠起来，并且“－”号变为“＋”号；如果单击“＋”号，则可以展开该层数据，并且“＋”号变为“－”号。当分类汇总方式不止一种时，概要标记会多于3个。

数据分级显示可以设置，选择“数据”菜单中的“组及分级显示”命令，在其子菜单中选择“清除分级显示”命令可以清除分级显示区域，选择“自动建立分级显示”命令则显示分级显示区域。

1447. 怎样设置打印区域？

（1）选定要打印的单元格区域。

（2）选择“文件”菜单中的“打印区域”命令，在其子菜单中选择“设置打印区域”命令，此时选定单元格区域的边框上出现虚线，表明打印区域已设置好。

（3）当工作表被保存后，下次再打开时设置的打印区域仍然有效。

（4）若要删除已设置好的打印区域，可选择“文件”菜单中的“打印区域”命令，在其子菜单中选择“取消打印区域”命令。

1448. 如何进行分页？

（1）**Excel**通常会对工作表自动分页，也可以根据需要进行人工分页。

（2）插入和删除分页符：水平分页，单击要另起一页的起始行号（或选择该行最左边单元格），然后选择“插入”菜单中的“分页符”命令，则出现一条水平分页虚线。

（3）垂直分页，单击要另起一页的起始列号（或选择该列最上端单元格），然后选择“插入”菜单中的“分页符”命令，则出现一条垂直分页虚线。

（4）如果在插入分页符时，选择的不是最左或最上的单元格，则插入分页符将在该单元格上方和左侧各产生一条分页虚线。

（5）删除分页符时，可先选定分页虚线的下一行或右一列的任一单元格，然后选择“插入”菜单中的“删除分页符”命令即可。选定整个工作表，然后选择“插入”菜单中的“重设所在分页符”命令可删除工作表中所有人工分页符。

1449. 如何进行分页预览？

（1）分页预览可以在窗口中直接查看工作表分页的情况。

（2）对工作表分页后，选择“视图”菜单中的“分页预览”命令，进入分页预览视图。

（3）分页预览时可以设置、取消打印区域，插入、删除分页符。

（4）在分页预览视图中，如果要改变打印区域大小，只需先将鼠标移到打印区域的边框上，当鼠标指针变为双箭头时，拖动鼠标即可改变打印区域；如果要调整分页符的位置，需先将鼠标移到分页实线上，当鼠标指针变为双箭头时，拖动鼠标即可调整分页符的位置。

（5）选择“视图”菜单中的“普通”命令可结束分页预览回到普通视图中。

1450. 如何进行页面设置？

（1）页面设置：页面设置一般包括设置工作表的打印方向、缩放比例、纸张大小、页边距、页眉/页脚等。选择“文件”菜单中的“页面设置”命令，弹出“页面设置”对话框。

（2）打印预览：直接单击“常用”工具栏上的“打印预览”按钮，或选择“文件”菜单中的“打印浏览”命令，屏幕显示“打印预览”窗口。

（3）打印：①单击“常用”工具栏上的“打印”按钮，按默认的打印配置直接打印当前工作表；②选择“文件”菜单中的“打印”命令，或者在“页面设置”对话框中，“打印预览”窗口中单击“打印”按钮，弹出“打印”对话框，在打印的同时可以配置打印参数。

1451. 什么是 PowerPoint？

PowerPoint 2000（简称 PPT），可以创建屏幕演示文稿、35mm 幻灯片、全球广域网文档、投影机幻灯片、打印用的演示文稿以及讲义、备注和大纲文档等。

1452. 如何启动 PPT 及窗口组成？

（1）PowerPoint2000（PPT）的启动：与启动其他应用程序相同，请参见第二节应用程序的安装与运行。

（2）PowerPoint 2000（PPT）窗口组成：PowerPoint2000 窗口中的各部分的名称与布局和 Word、Excel 等窗口类似。

1453. 如何开始制作演示文稿？

（1）利用“内容提示向导”创建演示文稿。

（2）利用“设计模板”创建演示文稿。

（3）利用“空演示文稿”创建演示文稿。

1454. 幻灯片视图有哪些？如何进行切换？

（1）普通视图：在普通视图中，演示文稿窗口分为三个窗格，左窗格是大纲窗格；右窗格的上面是幻灯片窗格，下面是备注栏。

（2）大纲视图：在大纲视图中，演示文稿窗口也分为三个窗格，其中的大纲窗格比较大，只显示演示文稿的文本部分，而幻灯片窗格很小。这种视图方式便于组织材料、编写大纲。

（3）幻灯片视图：在幻灯片视图中，演示文稿窗口也分为三个窗格，但其中幻灯片窗格占据了工作区的绝大部分，主要目的是方便进行幻灯片上的对象插入、格式设置等操作。在该视图中，可以详细设计和装饰演示文稿的单个幻灯片。在该视图中可以对每一张幻灯片输入和编辑文本，加入统计图形、机构图和表，可用几何图形、图片和文字注解装饰幻灯片。

（4）幻灯片浏览视图：在幻灯片浏览视图中，可以看到文稿连续变化的过程。在该视图中，不能改变幻灯片的内容，但可以删除多余的幻灯片、复制幻灯片和调整各幻灯片的次序。

（5）幻灯片放映视图：幻灯片放映视图并不显示单个静止的画面，而是像播放真实的幻灯片那样，以最大方式一幅一幅动态地显示文稿的各个幻灯片。在幻灯片放映视图中放映文稿时，可在一幅幻灯片放完后，使下一张幻灯片按特别的切入方式进入幻灯片放映视图。

1455. 怎样编辑幻灯片？

选择幻灯片，用鼠标单击，被选中的幻灯片周围有一个蓝色框；如果是选择多张不连续的幻灯片，要按住 Ctrl 键，再逐个单击要选择的幻灯片；如果是选择多张连续的幻灯片，要按住 Shift 键，再单击要选择的幻灯片；也可以用“编辑”菜单中的“全选”命令选定所有的幻灯片。

1456. 如何插入幻灯片？

（1）新幻灯片的版式与当前幻灯片的版式不同：选定插入新幻灯片的位置，选择“插入”菜单中的“新幻灯片”命令或单击“常用”工具栏上的“新幻灯片”按钮，在弹出的“新幻灯片”对话框中选定准备插入幻灯片的版式图标后再单击“确定”按钮，在插入的新幻灯片中输入文字内容即可。

（2）新幻灯片的版式与当前幻灯片的版式相同：选定准备插入新幻灯片的位置；选择“插入”菜单中的“幻灯片副本”命令；将插入的幻灯片中的文字内容修改成所需要的内容。

1457. 如何删除、复制、移动幻灯片？

（1）幻灯片的删除：①在“幻灯片浏览视图”中，先选定要删除的幻灯片，再按 Delete 键；②在“幻灯片浏览视图”中，选择“编辑”菜单中的“删除幻灯片”命令。

（2）幻灯片复制：①制作幻灯片副本方法：先选定要复制的幻灯片，再选择“编辑”菜单中的“制作副本”命令；②使用“复制”和“粘贴”命令复制幻灯片：选定要复制的幻灯片后，单击“复制”按钮，指针定位到要粘贴的目标位置，再单击“粘贴”按钮。

（3）幻灯片移动：可以利用“剪切”和“粘贴”命令来改变幻灯片的排序，其方法和复制操作相似。也可以用鼠标拖动的方法进行。选定要移动的幻灯片，按住鼠标左键拖动幻灯片到目标位置，拖动时有一个长条的直线就是插入点。

1458. 怎样进行文字格式化？

先选定要文字格式化的文本，然后单击“格式”工具栏上的相应按钮可以改变文字的格式设置，例如字体、字号、加粗、倾斜、下划线、阴影、字体颜色等。也可以选择“格式”菜单中的“字体”命令或在快捷菜单中选择“字体”命令，在弹出的“字体”对话框中进行设置。

1459. 怎样使用段落格式化？

（1）落对齐设置：单击“格式”工具栏上的“左对齐”、“居中对齐”、“右对齐”或“分散对齐”按钮；也可选择“格式”菜单中的“对齐方式”命令。

（2）段落缩进设置：拖动标尺上的缩进标记为段落设置缩进。

（3）行距和段落间距的设置：利用“格式”菜单中的“行距”命令，可对选定的文字或段落设置行距和段前、段后的间距。

（4）项目符号设置：默认情况下，单击“格式”工具栏上的“项目符号”按钮插入一个圆点作为项目符号；也可选择“格式”菜单中的“项目符号和编号”命令进行重新设置。

（5）编号设置：默认情况下，单击“格式”工具栏上的“编号”按钮插入一个阿拉伯数字作为编号；也可选择“格式”菜单中的“项目符号和编号”命令进行重新设置。

1460. 怎样进行幻灯段落页面格式化？

默认情况下，创建的幻灯片大小为横向屏幕显示，若选择“文件”菜单中的“页面设置”命令可以重新设置幻灯片的大小。

1461. 怎样进行对象格式化？

可以对插入的文本框、图片、自选图形、表格、图表等其他对象进行格式化操作。对象的格式化还包括填充颜色、边框、阴影等，格式化操作主要是通过“绘图”工具栏上的对应按钮或“格式”菜单中的对应命令进行。

1462. 怎样复制对象格式？

在对象格式的复制处理过程中，有时以某个对象作了上述格式化后，希望其他对象有相同的格式，这时并不需要作重复以前的工作，只要用“常用”工具栏上的“格式刷”按钮就可以复制。

1463. 怎样设置幻灯片外观？

（1）使用母版：母版用于设置幻灯片的标题、文本的格式和位置，其作用是统一所要创建的幻灯片的版式。

（2）配色方案：所谓配色方案是指一组可以预设背景、文本、阴影、填充等颜色的色彩组合。PowerPoint 允许对演示文稿中的某一张幻灯片或所有的幻灯片指定一种新的配色方案。

（3）选择“格式”菜单中的“幻灯片配色方案”命令，弹出“配色方案”对话框，选定“标准”标签，在“配色方案”栏中设定配色方案。

（4）应用设计模板：选择“格式”菜单中的“应用设计模板”命令，弹出“应用设计模板”对话框，选定所需要的模板后单击“应用”按钮。

1464. 如何调整幻灯片背景颜色和填充效果？

（1）调整幻灯片的背景颜色：选择“格式”菜单中的“背景”命令，弹出“背景”对话框，单击“背景填充”的下拉箭头，从所给定的颜色中选定所需要的颜色，然后根据需要单击“应用”按钮或“全部应用”按钮。

（2）置幻灯片的背景填充效果：选择“格式”菜单中的“背景”命令，弹出“背景”对话框，单击“背景填充”的下拉箭头，再单击“填充效果”选项，弹出“填充效果”对话框。在“填充效果”对话框中，选定所需要填充的色彩效果，然后单击“确定”按钮，返回到“背景”对话框，最后，在“背景”对话框中，根据需要单击“应用”或“全部应用”按钮。

1465. 如何创作多媒体演示文稿？

（1）插入剪贴画：选择“插入”菜单中的“图片”命令，在其子菜单中选择“剪贴画”命令。

（2）插入图片：选择“插入”菜单中的“图片”命令，在其子菜单中选择“来自文件”命令，弹出“插入图片”对话框。

（3）插入媒体剪辑：选择“插入”菜单中的“影片和声音”命令，在其子菜单中选择“剪辑库中的声音”或“剪辑库中的影片”命令，弹出“插入声音”或“插入影片”窗口，然后根据需要选定所插入的声音和影片。

（4）插入艺术字：选择“插入”菜单中的“图片”命令，在其子菜单中选择“艺术字”命令；或者直接单击“绘图”工具栏上的“插入艺术字”按钮，弹出“艺术字库”对话框。

（5）插入表格：选择“插入”菜单中的“表格”命令，弹出“插入表格”对话框。

（6）插入数据图表：选择“插入”菜单中的“图表”命令，系统进入处理图表的状态。

1466. 动画效果有哪两种？如何使用？

（1）动画效果：有两种不同的动画设计：一种是幻灯片内；一种是幻灯片间。幻灯片内动画设计是指在演示一张幻灯片时，随着演示的进展，逐步显示片内不同层次、对象的内容。设置幻灯片内动画效果一般在“幻灯片视图”窗口进行。

（2）使用动画效果：先选定要动态显示的对象，再单击“动画效果”工具栏上的动态按钮。如果要取消幻灯片中所选定标题或正文的动画效果，可直接单击“动画效果”工具栏上的“动态标题”按钮或“使幻灯片文本具有动画效果”按钮。

1467. 如何使用“预设动画”及“自定义动画”？

（1）使用“预设动画”命令设置动画效果：选定要动态显示的对象后，选择“幻灯片放映”菜单中的“预设动画”命令，在其子菜单中选定所需的动画操作。取消幻灯片中选定对象的动画效果，可选择“幻灯片放映”菜单中的“预设动画”命令，在其子菜单中选择“关闭”命令即可。

（2）使用“自定义动画”命令设置动画效果：先选定要设置动画效果的幻灯片，然后选择“幻灯片放映”菜单中的“自定义动画”命令；或者单击“动画效果”工具栏上的“自定义动画”按钮，弹出“自定义动画”对话框。

1468. 怎样观看实际动画效果？

可以选择“幻灯片放映”菜单中的“动画预览”命令，屏幕上将显示幻灯片的缩略图，并播放该幻灯片的动画效果。直接单击该缩略图，会重复播放该幻灯片的动画效果。

1469. 如何设置幻灯片之间切换效果？

设置幻灯片切换效果一般在“幻灯片浏览视图”中进行。先选定要进行切换效果的幻灯片，再选择

“幻灯片放映”菜单中的“幻灯片切换”命令，弹出“幻灯片切换”对话框。

1470. 如何创建及删除超级链接方法？

创建超级链接起点可以是幻灯片中的任何对象，激活超级链接的方式有“单击鼠标”或“鼠标移过”，建议最好使用“单击鼠标”的方法。

（1）使用“超级链接”命令：选定要创建超级链接的对象，然后选择“插入”菜单中的“超级链接”命令；或者单击“常用”工具栏上的“插入”超级链接按钮或者选定快捷菜单中的“超级链接”命令，弹出“插入超级链接”对话框。在该对话框中选定要超级链接跳到的位置，然后单击“确定”按钮。

（2）使用“动作设置”命令：选定要创建超级链接的对象，然后选择“幻灯片放映”菜单中的“动作设置”命令，弹出“动作设置”对话框，在该对话框中选定“单击鼠标”或“鼠标移过”作为激活超级链接的方法，然后在“超级链接到”列表框中选择跳到的位置，最后单击“确定”按钮。

（3）使用动作按钮：选择“幻灯片放映”菜单中的“动作按钮”命令，在其子菜单中选定某一个动作按钮后，将鼠标指针移到幻灯片上要插入动作按钮处后单击，系统自动弹出“动作设置”对话框，再进行超级链接的设置。

要删除超级链接的对象，在快捷菜单中选择“超级链接”命令，再在其子菜单中选择“删除超级链接”命令；或者在“动作设置”对话框中选择“无动作”选项。

1471. 如何设置幻灯片的放映方式？

选择“幻灯片放映”菜单中的“设置放映方式”命令；或者按住 Shift 键再单击“幻灯片放映”按钮“弹出设置放映方式”对话框。

（1）演讲者放映（全屏幕）：以全屏幕形式显示。可以通过快捷菜单或键盘操作显示不同的幻灯片。

（2）观众自行浏览（窗口）：以窗口形式显示。可以利用滚动条或“浏览”菜单显示不同的幻灯片。

（3）在展台浏览（全屏幕）：以全屏幕形式在展台上自动放映。当演示文稿放映结束，或者幻灯片闲置 5 分钟以上，将自动重新开始放映。

（4）循环放映，按 Esc 键终止：自动放映演示文稿。当演示文稿放映结束后，会自动转到第一张幻灯片进行放映。

（5）放映时不加旁白：在放映幻灯片的过程中不播放任何旁白。要录制旁白，可以选择“幻灯片放映”菜单中的“录制旁白”命令。

（6）放映时不加动画：在放映幻灯片的过程中，原来设定的动画效果将不起作用。

（7）“幻灯片”框提供了幻灯片放映的范围：全部、部分还是自定义幻灯片。

（8）“换片方式”框提供了幻灯片的换片方式：手动还是自动。

1472. 如何执行和控制幻灯片播放顺序？

（1）执行幻灯片放映三种不同方法：①直接单击演示文稿窗口左下角“视图栏”上的“幻灯片放映”按钮，显示当前演示文稿中的当前幻灯片；②选择“幻灯片放映”菜单中的“观看放映”命令，显示当前演示文稿中的第一张幻灯片；③选择“视图”菜单中的“幻灯片放映”命令，显示当前演示文稿中的第一张幻灯片。

放映演示文稿时，可以用键盘或鼠标来控制幻灯片的播放顺序。单击鼠标左键切换到下一张幻灯片。单击鼠标右键屏幕上将弹出快捷菜单，使用快捷菜单的命令，可以控制幻灯片的播放顺序。

1473. 怎样打包演示文稿?

（1）打包用于另一台计算机的演示文稿：选择“文件”菜单中的“打包”命令，启动“打包”向导。

（2）解开打包的演示文稿：在计算机上要放映打包的演示文稿时，必须先将打包的演示文稿解开压缩。

（3）双击打包的演示文稿 pngsetup. exe，显示“打包安装程序”对话框，在该对话框中输入解开压缩后的演示文稿存放的位置。将解开的演示文稿存放在计算机中，使用 PowerPoint 播放器 Ppview32，随时都可以运行幻灯片放映。

1474. 怎样打印演示文稿?

演示文稿除了可以在计算机上做电子演示外，还可以将它们打印出来直接印刷成教材或资料；也可将幻灯片打印在投影胶片上，以后可以通过投影放映机放映。

PowerPoint 允许以哪四种不同的方式打印演示文稿：幻灯片、讲义、备注页和大纲视图。打印演示文稿有哪两种方法。

（1）打开要打印的演示文稿，单击“常用”工具栏上的“打印”按钮后，系统按打印机的默认设置立即进行打印。

（2）选择“文件”菜单中的“打印”命令，弹出“打印”对话框。在该对话框中对打印机、打印范围、打印份数、打印内容等进行设置或修改后，单击“确定”按钮，就可进行打印。

1475. 什么是 VFP?

Visual FoxPro（VFP）是一种数据库管理软件。起源于 xBase 编程语言系列，该系列中包括有 dBASE Ⅱ和Ⅲ、clipper \ FoxBase 以及 FoxPro。

1476. 使用项目管理器具有哪些优点?

系统主界面：项目管理器窗口时系统的控制中心。使用项目管理器具有以下优点。

（1）项目管理器提供了简便的、可视的方法来组织和处理表、数据库、表单、报表、查询和其他一切文件。

（2）双击应用程序组件（表单、菜单、程序等）就可以运行或进行修改。

（3）通过项目管理器，直接将应用系统编译成一个扩展名位 APP 的应用文件。

（4）将应用系统编译成 EXE 的可执行文件，可脱离 VFP 环境运行。

1477. VFP 6.0 的工作方式是什么?

（1）菜单操作方式：根据所需的操作从菜单中选择相应的命令（与 Word 类似）。每执行一次菜单命令，命令窗口中一般都会显示出与菜单对应的命令内容。

（2）命令交互方式：采用人机对话方式在命令窗口中按格式要求逐条输入所需命令，按回车键后，机器逐条执行。

（3）程序执行方式：先在程序编辑窗口中编完程序，再从程序菜单中选择执行，或从命令窗口中输入 DOS 命令，让机器执行。

1478. 如何定制 VFP 环境?

在 VFP 安装完后，系统自动用一些默认值来设置环境，为了使系统能满足个人化的要求，我们也可以定制自己的系统环境。

（1）使用“选项”对话框：通过“工具/选项…”菜单打开“选项”对话框，可以以交互的方式进行查看和设置。

（2）使用 SET 命令配置 VFP。

（3）使用配置文件：当 VFP 启动时，它读 VFP 系统主目录下的一个名为 CONFIG. FPW 的文件的信息，这个文件保存了 VFP 默认的环境设置，用户可以根据需要进行更改。

（4）使用的命令行开关：除了使用 SET 命令以及配置文件之外，还可以通过包含命令行开关来指定启动选项。如，VFP. EXE – T 可以在每次系统启动时不显示 VFP 的启动屏幕。

1479. 如何创建新表及打开和关闭新表？

（1）创建新表：①使用“文件”菜单的“新建”命令，启动“表设计器”创建新表；②使用 Create 命令创建新表。

（2）表的打开：打开工作表“文件”菜单中的“打开”命令。工具栏上的“打开”按钮。Use 命令打开表。

（3）关闭工作表：①使用“数据工作期”中的“关闭”命令；②使用 Use 命令；③使用 Close Table 命令；④使用 Close Database 命令；⑤使用 Close All 命令；⑥关闭 VFP 时自动关闭。

1480. 系统对记录的三个控制标志是什么？

（1）记录开始标志：位于第一个记录之前。其值用函数 BOF（）进行测试。

（2）记录指针标志：指向当前记录。其值用函数 RECNO（）进行测试。

（3）记录结束标志：位于最后一个记录之后。其值用函数 EOF（）进行测试。

（4）记录指针可以理解为保存当前记录号的变量，它的初始值总是 1，不可能为 0 或负数，最大值是表中记录总数 +1。

1481. 记录的定位方式是什么？

（1）通过“表”菜单的“转到记录”进行定位。

（2）通过命令进行定位：①go top 将记录指针定位到表文件之首；②go Bottom 将记录指针定位到表文件之尾；③go <n>将记录指针定位到指定的 n 号记录；④Skip <n>将记录指针从当前记录向上或向下移动 n 个；⑤LOCATE FOR <条件> [范围] 按顺序搜索表，找到满足指定条件的第一个记录。

1482. 如何查看表的内容？

（1）菜单方式：选择“显示”菜单的“浏览”命令，打开浏览窗口。

（2）命令行方式：①Browse 命令（菜单方式等效），同时还可以进行编辑；②List 显示整个表记录；③Display 分屏显示，默认只显示当前记录。

1483. 如何添加新记录？

（1）在浏览模式中，选择“显示”菜单的“追加方式”命令。

（2）选择“表”菜单中的“追加记录”命令，可从其他表追加记录。

（3）Append 和 Insert 命令追加新记录。

1484. 如何编辑字段?

(1) 在浏览模式下可以直接编辑。若要编辑“备注型”字段，双击该字段或按下 Ctrl +PgDn 键。

(2) 使用 Replace 和 Edit 命令更新字段的值。

1485. 如何删除记录?

(1) 菜单方式：在查看方式下，单击每个要删除记录左边的删除标记区，标记要删除的记录。被标记过的记录并未从磁盘上消失，要想真正删除记录，应选择菜单“表”→“彻底删除”命令，这个过程将删除所有标记过的记录。

(2) 命令行方式：①将记录指针定位到需要删除的记录行，使用 Delete 命令为记录添加删除标记，然后再使用 Pack 命令将记录彻底删除（等同于菜单方式）；②如果要删除所有记录，可以使用 ZAP 命令。

1486. 如何使用工作区?

在实际应用中，经常需要同时打开多个表，这就要使用到工作区。VFP 有 32767 个工作区，其中，前 10 个工作区又可以用字母 A ~ J 表示，以后的工作区用 W11 – W32767 来表示，当 VFP 启动完后，工作区 1 被自动选中。

(1) SELECT nWorkArea \ cTableAlias 命令可用来选择工作区。

(2) 可以用工作区编号 1 –32767，或者 A ~ J 和 W11 – W32767 以及表名（别名）来选择工作区：假定在工作区 2 中我们打开了一个表 User. dbf

那么执行：

Select 2

Select B

Select User

都可以选中工作区 2。

VFP 规定，使用 Select 0 是选择一个最小的空白工作区，而不是选择工作区 0。

1487. 索引的基本概念是什么?

(1) 记录的顺序：①物理顺序：即表中记录的存储顺序，用记录号表示；②逻辑顺序：表打开后被使用时记录的处理顺序。

(2) 索引：指按表文件中某个关键字段或表达式建立记录的逻辑顺序。索引不改变表中记录的物理顺序。

(3) 索引关键字（索引表达式）：用来建立索引的一个字段或字段表达式。

注意：用多个字段建立索引表达式时，表达式的计算结果将影响索引的结果；不同类型字段构成一个表达式时，必须转换数据类型。

(4) 索引标志（索引名）：即索引关键字的名称。必须以下划线、字母或汉字开头，且不可超过 10 个字。

(5) 索引类型：包括主索引、候选索引、普通索引和唯一索引。

1488. 索引类型包括哪些?

(1) 主索引：组成主索引关键字的字段或表达式，在表的所有记录中不能有重复的值。自由表中不可以建立主索引；数据库中的每个表可以且只能建立一个主索引。

(2) 候选索引：在指定的关键字段或表达式中不允许有重复值的索引。在数据库表和自由表中均可为每个表建立多个候选索引。

（3）普通索引：也可以决定记录的处理顺序，但是允许字段中出现重复值。在一个表中可以加入多个普通索引。

（4）唯一索引：参加索引的关键字段或表达式在表中可以有重复值，但在索引对照表中，具有重复值的记录仅存储其中的第一个。

1489. 索引的作用是什么？

（1）排序记录，以便显示、查询或打印。

（2）在字段中控制重复值的输入并对记录排序。

（3）设置表关系。

1490. 索引文件的种类有哪些？

（1）结构复合索引文件（. CDX）：

（2）非结构复合索引文件（. CDX）：必须明确地打开，使用和表名不同的基本名。不能创建主索引。

（3）独立索引文件（. IDX）：必须明确地打开，文件的基本名由用户定义。常作为临时索引。

1491. 什么是结构复合文件？

（1）创建索引标志时自动创建。

（2）打开表时自动打开。

（3）在同一索引文件中能包含多个排序方案或索引关键字。

（4）在添加、更改或删除记录时自动维护。

1492. 如何创建索引？

（1）表设计器方式：打开表文件→从显示菜单中选择表设计器→在表设计器中单击索引→输入索引名并选择索引类型→选择索引的方向（按升序或降序排列记录）→在表达式框中输入作为排序依据的索引关键字→在筛选框中输入筛选表达式→确定，完毕。

（2）命令方式：INDEX 命令建立索引。

格式：INDEX ON eExpression TO IDXFileName | TAG TagName [OF CDXFileName] [FORIExpression] [ASCENDING | DESCENDING] [UNIQUE | CANDIDATE]。

创建结构复合索引文件：使用 INDEX 命令创建结构复合索引文件时，不能使用 TOIDXFileName 子句和 OF CDXFileName 子句。创建非结构复合索引文件：使用 OF CDXFileName 子句指定一个与表文件基本名不同的索引文件名。创建独立索引文件：使用 TOIDXFileName 独立索引文件，独立索引文件一般作为临时索引使用，需要时创建，用完后即可删除。

ALTER TABLE 来创建主索引或候选索引。注意：备注型字段和通用型字段不能作为索引关键字段；同一时刻只有一个索引对表起作用。

1493. 如何对索引进行修改和删除？

（1）索引的修改：打开表设计器，在索引对话框中进行所需修改；或用命令重新建立一个相同标志名而索引表达式不同的索引。

（2）索引的重建：使用 Reindex 命令进行索引重建。

（3）索引的删除：打开表设计器，在索引对话框中删除不需要的索引标识即可；或用命令“DELETE TAG”删除不需要的索引标识。对于独立的索引文件（.IDX），直接删除索引文件即可。

1494. 如何使用索引？

（1）结构复合索引的打开：结构复合索引在表打开的同时自动打开，可在打开时使用“USE <表名> ORDER <标识名>”打开表的同时指定主控索引，也可以在表打开后使用“Set Order To <标识>”，来改变主控索引。

（2）非结构复合索引和独立索引文件的打开：不能自动随表打开，必须在打开表时使用 Index 子句打开索引文件，也可以在表打开以后使用 Set Index To 命令打开和关闭索引文件。

1495. VFP 数据库由什么组成？

（1）数据库的基本组成：数据库包含一个或多个表、视图、到远程数据源的连接和存储过程。

（2）视图（view）：一个保存在数据库中的，由引用一个或多个表、其他视图的相关数据组成的虚拟表，可以是本地的、远程的或带参数的。

（3）存储过程（stored procedure）：是保存在数据库中的一个过程。该过程能包含一个用户自定义函数中的任何命令和函数。

1496. 创建数据库时系统自动生成什么文件？

（1）数据库文件：扩展名为 .DBC。

（2）数据库备注文件：扩展名为 .DCT。

（3）数据库索引文件：扩展名为 .DCX。

1497. 数据库的创建过程包括哪些步骤？

数据库的创建过程中一般会涉及下面一些常用操作。

（1）创建新表：用表设计器（设置字段属性和表属性）。

（2）添加表：用数据库设计器按钮或数据库菜单。

（3）创建视图：用视图向导、视图设计器。

（4）建立关系：用鼠标将父表的索引拖到子表的相关索引上。

（5）编辑关系：用数据库菜单或快捷菜单，参照完整性生成器。

（6）移去关系：用快捷菜单或按 Delete 键。

（7）修改表：用表设计器。

（8）删除表或视图：用数据库设计器按钮或数据库菜单。

1498. 怎样进行数据库的新建、打开和关闭？

（1）新建数据库：从文件菜单中单击新建→在新建对话框中选择数据库并单击新文件→在创建对话框中给出库文件名和保存位置→在数据库设计器中建立所需的数据库。或从命令窗口中输入命令：create database 数据库名。

（2）打开数据库：从文件菜单中单击打开→在打开对话框中给出库文件名和保存位置并确定之。或从命令窗口中输入命令：open database 数据库名。

（3）关闭数据库：从命令窗口中输入命令：close datase&&，关闭当前数据库；或 close all&&，关闭所有被打开的数据库。

注意：关闭了数据表不等于关闭了数据库，但关闭了数据库则其中的数据表被同时关闭；用鼠标关闭了数据库设计器窗口并不能代表关闭数据库。

（4）在数据库中添加表：①方法 1：从数据库菜单中选择添加表，从打开对话框中选择所需的表并确定；②方法 2：右击数据库设计器窗口，从快捷菜单中选择添加表；③方法 3：单击数据库设计器工具栏的添加按钮。

（5）创建并添加视图：视图只有在数据库中才能存在。①从数据库菜单中选择新远程视图或新本地视图；②右击数据库设计器窗口，从快捷菜单中选择新远程视图或新本地视图；③单击数据库设计器工具栏的新远程视图或新本地视图按钮。

（6）在表之间建立永久性关系。

1499. 怎样在数据库表之间建立永久性关系？

（1）永久关系：是数据库表之间通过索引建立的一种关系，不仅运行时存在，而且一直保留。

（2）一对多关系：主表中的每一个记录与相关表中的多个记录相关联。

（3）一对一关系：主表中的每一个记录只与相关表中的一个记录相关联。

（4）删除表间的永久关系：在数据库设计器中，单击两表间的关系线。按下 Delete 键。

（5）编辑关系：单击所需关系线，右击鼠标，从快捷菜单中选择编辑关系，在编辑关系对话框中改选其他相关表索引名或修改参照完整性规则。

（6）参照完整性（RI）：控制数据一致性，尤其是不同表的主关键字和外部关键字之间关系的规则。

（7）在表之间建立临时关系：临时关系是在打开的数据表之间用 set relation 命令建立的临时关系，建立了临时关系后，子表的指针会随主表记录指针的移动。表被关闭后，关系自动解除。

1500. 数据类型有哪些？

（1）通用的数据类型：字符型 Character、货币型 Currency、日期型 Date、日期时间型 DateTime、逻辑型 Logical、数值型 Numeric。

（2）仅用于字段的数据类型：双精度型 Double、浮点型 Float、整型 Integer、通用型 General、备注型 Memo。

1501. 什么是数据容器？

VFP 中用来存储数据的容器有常量、变量、数组、记录和对象。

（1）常量（constants）：一个在操作过程中保持不变的数值或字符串。

（2）变量（variables）：是内存中的一个存储单元的位置，其中的内容可以变化。①变量的赋值方式：用 **STORE** 命令，如，STORE“王兰”TO cStud；用赋值操作符 =，如 cStud = “王兰”；②变量的作用域：即变量起作用的有效范围。（A）局部变量：只能在一个函数或过程中使用，其他过程或函数不能访问此变量的数据。当其所属程序停止运行时，局部变量将被释放。（B）私有变量：可以在定义它的函数或过程以及调用的子函数和过程中使用，当定义变量的过程结束时，此变量也被相应释放。（C）公共变量：可在所有过程和函数中使用；③变量的访问：当变量和字段同名时，字段有优先被访问权。要在变量名前加 m. 或

m－〉才能强制访问变量。

（3）数组（array）：是存储在一个变量中由单个变量名引用的有序数据集合。在 VFP 中，一个数组中的数据不必是同一种数据类型。常用的有一维数组、二维数组。

（4）记录：表中的一行，由字段组成。

（5）对象：是类的一个实例，类是对拥有数据和一定行为特征的对象集合的描述。VFP 对象可以是表单、表单集、控件。

1502. 什么是命令和函数?

（1）命令：由用户发出的、指示 VFP 进行某种操作的指令，无返回值。

（2）函数：一个预先编制好的模块，可由 VFP 程序在任何地方调用，有返回值。

1503. 表达式的类型包括哪些?

（1）算术表达式：由算术操作符和数值型数据构成的表达式。

（2）字符表达式：由字符操作符和字符型数据构成的表达式。

（3）日期表达式：由日期操作符和日期、时间型数据构成的表达式。

（4）逻辑表达式：由逻辑操作符和逻辑型数据构成的表达式。

（5）名称表达式：由圆括号括起来的一个字符表达式，用来替换命令或函数中的名称。

1504. 操作符包括哪些?

（1）数值操作符：①（）：优先运算符；②∧或＊＊：乘方运算符；③＊：乘法运算符；④/：除法运算符；⑤%：取余运算符；⑥＋：加法运算符；⑦－：减法运算符。

（2）关系操作符：①<：小于；②≤：小于等于；③>：大于；④≥：大于等于；⑤< >或！=或#；不等于；⑥= =：绝对等于。

（3）逻辑操作符：①（）：优先分组；②NO 或!：非（取反）；③And：和（并且）；④OR：或者。

（4）日期和时间操作符：＋和－：对于日期型操作单位为天数，对于时间型为秒数。

（5）字符操作符：①＋：字符连接操作符，不去除尾部空格；②－：字符连接操作符，去除尾部空格；③&：属于（包含）操作符。

（6）特殊操作符：①圆点操作符（.）：用于分隔对象的名称以及分隔对象中的属性、事件、方法；②范围转变操作符（::）：提供了从一个子类中调用一个父类的方法。

1505. 怎样创建应用程序?

（1）创建程序：①在命令窗口中输入：MODIFY COMMAND 程序名；②单击文件菜单→新建→程序→新文件→在编辑窗口中编辑程序→完成后关闭→给出合适的程序名及保存位置。

程序的注释：\ NOTE <注释内容>可出现在程序中的任何地方；&& <注释内容>一般用于命令的尾部。

（2）修改应用程序：①在命令窗口中输入：MODIFY COMMAND 程序名\？；②单击文件菜单→打开→选择所需程序并打开→在编辑窗口中对程序进行修改→完成后关闭退出。

（3）执行应用程序：①方法一：在命令窗口中输入：DO 程序名\？；②方法二：从程序菜单中选择执行一从打开对话框中选择所需程序并执行。

1506. 怎样用报表向导创建报表?

打开文件菜单→新建→报表→向导（或从常用工具栏上选报表 R）→选择向导类型→选择字段→选择样式→选择布局→选择排序字段→选择保存方式→给出文件名及保存位置。

1507. 怎样用报表设计器创建报表?

（1）快速报表方式：从单张表中创建一个简单报表。

打开文件菜单→新建→报表→新文件→报表菜单→快速报表→打开所需数据表并选择布局→选择字段→确定→关闭报表设计器（最好先预览一下）→给出文件名及保存位置。

（2）自行设计方式：创建用户自定义格式的报表。

打开文件菜单→新建→报表→新文件→查看菜单→数据环境→设置数据环境（将所需的数据表添加进来）→将所需字段拖到细节区→在标题、页标头、页注脚、总结区分别用标签方式填上所需内容并设置其格式→关闭报表设计器（最好先预览一下）→给出文件名及保存位置。

（3）用命令方式创建报表：CREATE REPORT 文件名 FROM 文件名 2 [FIELDS <字段名 1，字段名 2，…>]。

1508. 标签设计包括哪些?

（1）标签设计的概念：标签设计是指邮政标签、信封等，是数据库管理系统生成的最普通的一类报表。①标签保存后系统会产生两个文件：标签定义文件：扩展名为 . LBX；②标签备注文件：扩展名为 . LBT。

（2）创建标签的方法：①用向导创建：文件菜单→新建→标签→向导→选择表→选择标签类型→设置布局→选择排序字段→选择保存方式→给出文件名及保存位置；②用标签设计器创建 [图例]：文件菜单→新建→标签→新文件→选择标签布局→查看菜单→数据环境→设置数据环境（将所需的数据表添加进来）→将所需字段拖到细节区→关闭标签设计器→给出文件名及保存位置。

（3）用命令方式创建报表：①命令格式：CREATE LABEL [文件名 \ ?]；②功能：打开标签设计器，用上述（2）方法创建标签。

1509. 什么是 Internet?

Internet 又称为因特网或国际互联网，它是将世界范围内众多计算机网络连接而成的、开放的、全球最大的计算机网络。

1510. Internet 提供的服务有哪些?

（1）E - mail：E - mail（Electronic Mail，电子邮件）可以以电子文本方式与世界上任何一个 Internet 用户通信。

（2）WWW：WWW（World Wide Web，万维网）是一种分布式多媒体超文本系统，是一个由遍及全球的文档所组成的系统。

（3）FTP：FTP（File Transfer Protocol，文件传输协议）用来在计算机之间传输各种电子信息，即各种格式的计算机文档。当通过 FTP 连接上远程计算机，文件目录将按原来的格式显示在用户的计算机屏幕上。

（4）Telnet（远程登录）：是 Internet 的远程登录协议，它可以让用户坐在自己的计算机前通过 Internet 网络登录到另一台远程计算机上。

（5）Gopher：是 Internet 上的一个非常有名的查找系统。在 Internet 上设立了许多 Gopher 服务器。当用户一级一级地在菜单项上进行选择之后，最终会找到所需的资料。

1511. Internet 的基本工作?

各种计算机之间的通信应当有统一的“世界语”将它们统一起来，这种所谓的“世界语”就是计算机上通信应遵循的一种协议，这种协议称为 TCP/IP 协议。

1512. 通信分组交换是什么?

当 A 和 B 在专用通信线路上正在通信时，若 C 也准备经过这条线路与 A 通信，则 C 必须等待 A 和 B 通信结束，于是对 C 而言，通信产生了延迟。解决传输延迟的现象是轮流共享及其原则是：

（1）同一时刻只允许一台计算机访问共享资源（如使用传输线路）。

（2）不允许任何一台计算机独自长时间占用共享资源。

（3）每次使用共享资源的计算机只能传送很少量的数据。

（4）这一原则是允许循环进行的，直至全部通信结束。

网络中的计算机通信时遵循的这一原则，称之为通信总量分割、轮流服务的分组交换则。是 Internet 的基本原理之一。

1513. TCP/IP 通信协议是什么?

TCP/IP 通信协议是 Internet 的基本原理之一，TCP/IP 之以成为 Internet 的通信协议，是因为它具有可靠性、可操作性、安全性和灵活性几个特征。

（1）IP 网际协议：网际协议（Internet Protocol，IP）是 Internet 中使用的一个关键协议。使用 Internet 的计算机都必须运行一套 IP 软件。

Internet 为全网的每一个网络和每一台主机都分配一个 Internet 地址，IP 协议的一项重要功能就是处理在整个 Internet 网络中使用统一的 IP 地址。

在 Internet 中根据 IP 协议定义格式确定的传输分组称为数据包。在 TCP/IP 协议中，IP 的基本任务就是通过网际网传输数据包。IP 数据包通过网络接口发送出去。如果目的主机就在相同的网中，则 IP 将数据包子直接送到本网的目的主机。如果目的主机在远程网络中，则 IP 将数据包传送给本地路由器，再由本地路由器将数据包传送给下一个路由器或目的主机。在 IP 传送数据包的过程中，它不保证传送的可靠性，比如，因拥挤而丢失信息。这一问题的解决由 TCP 负责。

（2）TCP 通信协议：传输控制协议（Transmission Control Protocol，TCP）协议的主要作用是使 Internet 工作可靠。当路由器由于到达的数据包过多而引起超负荷时，它可能不得不将一些数据包丢弃。

TCP 则自动检测丢失的数据包并负责解决这一问题。当一个分组传输过程中发生破坏、重复、延迟或失序的情况时，TCP 可自动纠正各种差错，确保数据正确传输。

连接到 Internet 上的计算机既需要 IP 协议，也需要 TCP 协议。IP 负责定义 Internet 上计算机之间的路由选择，而 TCP 负责数据通信的确认与可靠性。

1514. 什么是 Internet IP 地址?

（1）IP 地址是网上的通信地址，Internet 中的每台主机必须有一个唯一的 IP 地址。

（2）目前，计算机的主机地址用 32 位二进制数来标识。如：11001010　011100110101000000000001 。

（3）32 位长的二进制数很不好记忆，人们一般将它按 8 位为一组，用小数点将它们隔开，译成相应的十进制数。

（4）IP 地址包括两部分内容：第一部分为网络标识，另一部分为主机标识。通常显示为用圆点分割的 4 个十进制数，每个十进制数的取值范围是 0～255，例如，某个 IP 地址为：195.0.48.66。

1515. 如何将 Internet 地址分成三类？

根据网络标识和主机标识长度的不同，可将 Internet 地址分成 A 类、B 类和 C 类：

（1）A 类：第一个十进制数的值在 1～126 之间，一般用于大型网络。

（2）B 类：第一个十进制数的值在 128～191 之间，一般用于中型网络或网络设备（如路由器等）。

（3）C 类：第一个十进制数的值在 192～233 之间，一般用于小型网络。

在 Internet 中，一个主机可以有一个或多个 IP 地址，但不能把同一个 IP 地址分配给多个主机，否则，将无法通信。

1516. 域名系统是什么？

（1）用这种数字方式表示的 IP 地址显然不够直观，也难以记忆。为了方便用户的使用，专门设计了一套用字符表示的网络和主机名字系统，这就是 Internet 的域名系统。

（2）每一个域名也必须是唯一的，并和一个 IP 地址一一对应。域名是一种层次型的命名法，域名使用的合法字符包括字母、数字和连字符，域名各标记之间由“.”分隔开，总长度不得超过 255 个字符。

1517. 域名的一般格式是什么？

（1）主机名．单位名．单位性质代码．国家代码。

（2）在上述的域名表示方法中，从左向右，各部分域名依次从小到大。例如，北京协和医院的域名为“pumch. ac. cn”，其中，最高域名为 cn，次高域名为 ac，最后一个域名为 purmch。

1518. Internet 的接入方式有哪些？

将计算机联入 Internet 有多种方法：通过电话拨号、局域网、ISDN、XDXL 等。对于一般用户而言，只要熟悉主机入网方式就可以方便地联人 Internet。所谓主机入网方式，就是指拨号入网方式。采用拨号方式联入 Internet，一般是用一台计算机加上一个调制解调器通过市内电话线就可以了。

1519. 安装外置式 Modem 具体操作步骤是什么？

（1）将电话线的插头插入调制解调器后面标有 LINE 的接口。

（2）将电话机的插头插入调制解调器后面标有 PHONE 的接口。

（3）在调制解调器上接好电源（6V 或 9V）。

（4）用 9 芯或 25 芯电缆信号线将调制解调器与计算机的 COM2 口相连。

1520. 如何进行调制解调器驱动程序的安装？

启动 Windows 后，双击 Windows 中“我的电脑”“控制面板”“调制解调器图标”，弹出“安装新的调制解调器”对话框。

1521. 如何安装“拨号网络”？

如果你的 Windows 中没有“拨号网络”这一项，则可按下列步骤进行安装。

（1）单击“开始”，指向“设置”，单击“控制面板”，然后双击“添加/删除程序”。

（2）单击“Windows 安装程序”，单击“通信”，然后单击“详细资料”。

（3）选择“拨号网络”复选框，单击“确定”按钮，可从 Windows 的安装盘上读取相应的“通信”数据，在“我的电脑”文件夹内便可安装“拨号网络”程序项。

1522. 创建与 Internet 连接的步骤是什么？

（1）双击“我的电脑”，然后双击“拨号网络”。

（2）双击“建立新的连接”图标，打开“创建新的连接”对话框。在“请键入对方计算机的名称”这一项，默认的名称是“我的连接”。

（3）点击“设置”按钮，进入 Modem 属性设定，再点击“下一步”按钮，在出现的对话框中填入 ISP 提供的上网时拨通的服务器电话号码。

（4）点击“下一步”按钮，在接下来的对话框中按“完成”按钮，即在拨号网络文件夹内新建了一个与 Internet 的拨号连接。

（5）再打开“我的连接”对话框配置属性，“常规”标签中“我的连接”取默认设置，单击“服务器类型”，选择默认设置“PPP”。在允许的网络协议下选定“TCP/IP”复选框。

（6）单击“TCP/IP 设置”，填写“DNS 配置”项，完成拨号上网方式的设置。

1523. 什么是 IE 浏览器？

（1）Internet Explorer（IE）就是一种极为灵活方便的网上浏览器。

（2）浏览器能够完成以下的一些主要功能：Web 页面访问、在网上查找文档、从 FTP 站点上下载文件、联机购物。

1524. 使用浏览器 IE6.0 的方法是什么？

（1）启动 IE，在 Windows 下双击 IE 图标可进入 IE 窗口。

（2）用 URL 直接连接主页，可在“地址”栏中输入某资源的 URL 地址，让 Internet Explorer 每个网页都有它在 Internet 上的唯一标识，这个标识就称为 URL（uniform resource locator）地址，即统一资源定位器地址，一般也可称为网址，例如，http：//www. microsoft. com/index. html。

（3）保存 Web 页的信息：查看 Web 上的网页时会发现许多有用的信息，用户对这些信息可以保存整个 Web 页，也可以保存其中的部分内容。除了保存 Web 页外，用户还可以用电子邮件发送 Web 页和打印 Web 页。

（4）使用 IE 可漫游 Web。单击工具栏上的“搜索”按钮将自动打开浏览器，搜索所需的 Web 站点。

1525. 电子邮件的原理是什么？

（1）在 Internet 电子邮件中，控制信件中转方式的协议称为 SMTP 协议。它是建立在 TCP/IP 协议基础之上的协议。

（2）SMTP 协议的作用是可以为一台主机在发送或中转电子邮件时找到下一个目的地。电子邮件在每两台主机之间的传送仍是采用 TCP/IP 协议。

（3）除 SMTP 协议之外，PC 上的客户端邮件程序还普遍使用 POP 协议，用户可以通过 POP 要求它的邮件服务器将邮件传输到本地的 PC，然后可以在本地阅读邮件并做其他处理工作。

（4）用户可以使用 Internet 上的某台计算机传递电子邮件，该计算机上专门为用户收发电子邮件的地方叫电子信箱，每个电子信箱都有一个 E－mail 地址 Internet 的所有 E－mail 地址通用格式为：<用户名>@<主机域名>。

（5）用户标识符与主机域名的联合必须是唯一的。用户名不多于 64 个字符且不能有空格，用户名区分大小写，主机域名不区分大小写。

1526. Outlook Express 的特点是什么？

Outlook Express 是目前使用最为普遍的电子邮件工具。基本特点是：

（1）Outlook Express 可以在同一个窗口中使用用户拥有的不同 ISP 的多个邮件账号。

（2）Outlook Express 可以轻松地浏览邮件，文件夹列表可以方便地相互切换。

（3）存储和检索电子邮件地址十分方便。

（4）发送和接收邮件安全，可以对邮件加密。

（5）访问新闻组和 Internet 目录服务方便。

使用 Outlook Express 阅读电子邮件，必须使用支持 SMTP 和 POP3（或 IMAP）协议的邮件系统。

1527. Outlook Express 的基本配置有哪些？

（1）启动 Outlook Express 主界面。指向“工具”菜单，单击“账号”并选择“邮件”选项卡，再单击“添加”选项的“邮件”，便进入“Internet 连接向导”。

（2）在“Internet 连接向导”对话框中输入代表电子邮件账号的用户名的别名，注意别名和用户的电子邮件账号具有一对一的映射关系。

（3）单击“下一步”，在显示的对话框中输入用户的电子邮件地址。

（4）单击“下一步”，在“电子邮件服务器名”对话框中选择“POP3”协议，并输入接收和发送邮件服务器的域名或 IP 地址。

（5）单击“下一步”，在“Internet 注册”对话框选择“登录”，输入用户在邮件服务器的账号。

（6）单击“下一步”，填入电子邮件账号及密码。

（7）单击“下一步”，在选择连接类型中选择如“通过局域网（LAN）连接”等实际的连接方式。

（8）单击“下一步”，在出现的对话框中单击“完成”。

1528. Outlook Express 的功能有哪些？

（1）阅读邮件：①在 IE 窗口中单击“邮件”按钮，在弹出的下拉菜单中单击“阅读邮件”项，弹出“收件箱－Outlook Express”窗口；②Outlook Express 窗口左侧为文件夹窗口，可供收发电子邮件使用的文件夹有“发件箱”、“收件箱”、“已发送邮件”和“已删除邮件”等；③单击“收件箱”，再单击文件名，在屏幕右下侧窗口可显示来信内容，可以放大窗口和使用滚动条阅读全文。

（2）新建邮件：单击 Outlook Express 窗口里的“新邮件”按钮，或在弹出的下拉菜单中单击“新建”的“邮件”项，都可以弹出“新邮件”窗口。在“收件人”、“抄送”和“密件抄送”框中，输入每个收件人的电子邮件账号名，单击“新邮件”窗口中的“收件人”图标，然后选择要添加的电子邮件名。在

“主题”框中输入邮件的标题，在正文框中输入邮件内容，再单击工具栏上的“发送”按钮。

如果已经上网，单击工具栏里的“发送”按钮，邮件会立刻发送。如果还未上网，则会将邮件先存到待发的文件夹“发件箱”中，用户则可以继续写其他的电子邮件。工作结束后，应退出 IE 程序，利用拨号程序及时断开电话下网。

（3）邮寄附件：邮件正文只能发送 ASCII 码纯文本文件，而对于图形、表格、音频等，是不能作为邮件正文内容发送的。此时，可利用电子邮件“附件”功能，将需要发送的内容进行发送，建议先行压缩处理再作附件发送。

（4）删除邮件：要删除一个邮件，只需在邮件列表中单击它，再单击工具栏上的“删除”按钮。应当注意，被删除的邮件只是放在“已删除邮件”的箱中。要真正物理上删除它，应对垃圾箱再一次执行删除，否则被删除的邮件仍可恢复。

（5）在邮件文件夹中查找邮件：单击“编辑”菜单的“查找邮件”命令，可在搜索范围内进行邮件查找。

（6）接收邮件：执行“工具”菜单上的“收件箱助理”命令，单击“添加”按钮，打开“属性”窗口，键入接收邮件需要满足的条件。邮件服务器将对用户邮件进行检查，并将新邮件接收（下）到用户的收件箱中。

1529. 什么是全球超文本链接？

WWW 英文名称为 World Wide Web，经常被称为万维网或全球蜘蛛网。World Wide Web 简写成 WWW、W3 或 Web 等。

WWW 是通过超文本的能力把全世界的所有文档都链接在一起，一个简单的 WWW 页面中可以包含许多指向世界各地页面的链接。

1530. WWW 的基本工作原理是什么？

WWW 系统和 Internet 的其他任何服务一样也是采用 C/S 即客户/服务器结构，浏览器和 Web 服务器之间按照超文本传输协议即 HTTP 协议通信。为了支持不同客户机与不同 Web 服务器之间超文本的格式传输，WWW 上的超文本信息使用称为超文本标记语言，即 HTML 语言。

1531. 什么是 HTML 语言和 www 主页？

HTML（hypertext markup language）的正式名称是超文本标识语言，它用来编制需要通过 WWW 显示的文件。它能告诉 web 浏览程序如何显示 web 文档（即网页）的信息，如何链接各种信息。

HTML 命令穿插在文件的各个部分进行描述。浏览器读取文件时对 HTML 命令进行解释，将它们按照各个结构部分（标题、插入条目、段落等）重新组合并在屏幕上显示出来。

WWW 上的超文本利用 HTML 语言编写，按照页面（称为网页）进行组织，当浏览器访问某一 WWW 服务器时，服务器首先回送给浏览器的网页是超文本的主页（Home Page）。

1532. WWW 页面被称为主页有两种情况吗？

（1）浏览器一启动就能自动连接到的那个文档页面，被称为主页。

（2）当用户刚刚把自己的计算机连接到全球某一个 WWW 站点时，该站点能让用户读到的第一页，称为该站点主页。因此，通常主页就是指开始的第一页。

1533. 什么是 HTTP 协议？

HTTP 协议是 WWW 上的客户机和服务器之间基本的通信协议。它的主要目的是提供一种算法，使得服务器能够迅速地对客户机的访问做出响应。

1534. 怎样使用统一资源定位器？

使用导航系统漫游 Internet，必须掌握的一个最重要概念就是统一资源定位器 URL（uniform resource locator）。在 Internet 寻找资源、获取文件、用 E－mail 通信等，统一资源定位器 URL 是必不可少的。

1535. URL 的形式是什么？

资源类型：//存放资源的主机域名/路径/资源文件名。

如：http：//sohu. com. cn/new/sport. html

所有全球 WWW 系统页都使用“http”开头。

//sohu. com. cn 表示文档所在的主机。

/new 表示一个目录名。

/sport. html 表示一个资源文件名。

URL 资源类型除了 http 外，还有 Telnet（与主机建立远程登录连接）、ftp（文件传输协议）、Gopher（使用菜单可搜索到有关的网络信息）、file（用户从自己的计算机上取得文件）等。

1536. 什么是计算机“黑客”？

计算机“黑客”就是在别人不知情的情况下进入他人的计算机体系，并可能进而控制计算机的人。

1537. 计算机犯罪问题及对策分析包括哪些？

（1）计算机犯罪的特点：①犯罪客体复杂化；②犯罪对象特殊化；③犯罪主体的专业化；④犯罪手段隐藏化；⑤犯罪后果严重化。

（2）计算机犯罪的防范：①制定专门的反计算机犯罪法；②加强反计算机犯罪机构（侦查、司法、预防、研究等）的工作力度；③建立健全国际合作体系；④计算机用户要增加安全防范意识和计算机职业道德教育。

1538. 计算机病毒包括哪些？

（1）计算机病毒的性质：计算机系统的病毒不仅破坏计算机系统的正常运行，毁坏系统数据，并能通过自我复制和数据共享的途径迅速进行传染。

（2）计算机病毒的来源：计算机病毒是指编制或者在计算机程序中插入的破坏计算机功能或者破坏数据，影响计算机使用并且能够自我复制的一组计算机指令或者程序代码。

（3）计算机病毒的特点：①破坏性；②传染性；③寄生性；④潜伏性。

1539. 计算机病毒的传播途径是什么？

（1）病毒的传染媒介：计算机网络；磁性介质；光学介质。

（2）病毒的传染过程：入驻内存→寻找传染机会→进行传染。

1540. 计算机病毒的检查与防治包括哪些?

(1)病毒的检测:①人工检测:利用某些实用工具软件(如 NORTON 等)提供的有关功能,可以进行病毒的检测;②自动检测:自动检测是使用专用的病毒诊断软件(包括防病毒卡)来判断一个系统或一张磁盘是否感染病毒。

(2)病毒的清除:①软件方法:目前广泛使用的反病毒软件有瑞星、金山毒霸等;②硬件方法:硬件方法指的是利用防病毒卡清毒,其类型又包括系统维护型、单纯报警型、带毒运行型和杀毒型等。

(3)病毒的防治:①尽量不用软盘启动系统;②公共软件在使用前和使用后应该用反病毒软件检查,确保无病毒感染;③对所有系统盘和不写入数据的盘片,应该进行写保护,以免被病毒感染;④系统中重要数据要定期备份;⑤计算机待机和关机前,用反病毒软件和硬盘进行检查,以便及时发现并清除病毒;⑥对新购买的软件必须进行病毒检查;⑦不在计算机上运行来历不明的软件或盗版软件;⑧对于重要科研项目所使用的计算机系统,要实行专机、专盘和专用;⑨发现计算机系统的任何异常现象,应及时采取检测。一旦发现病毒,应立即采取杀毒措施,不得带病操作;⑩加装防病毒卡或病毒拦截卡。

第十一章　病案与法

1541. 法的定义是什么？

法是由国家制定或认可并以国家强制力保证实施的行为规范体系，它通过规定人们在相互关系中的权利和义务，确认、保护和发展社会关系和社会秩序，由国家制定和认可并由国家强制力保证实施的具有普遍效力的行为规范体系，是法律、法规、规章、条例的基本法源和最高级规范。

1542. 法律的定义是什么？

法律是一种公平的规则。广义的法律是指法的整体，包括法律、有法律效力的解释及其行政机关为执行法律而制定的规范性文件。

狭义的法律专指拥有立法权的国家机关（全国人民代表大会及其常务委员会）依照立法程序制定的规范性文件。是由国家强制力保证执行的行为规则。是法的表现形式之一，具有一定文字形式。

1543. 法规的定义是什么？

泛指法律、法令、条例、规则、章程等法定文件的总称。是由国家机关制定的规范性文件。如国务院制定和颁布的行政法规，省、自治区、直辖市人民代表大会及其常委会制和公布的地方性法规。省、自治区人民政府所在地的市，经国务院批准的较大的市的人民代表大会及其常委会，也可以制定地方性法规，报省、自治区的人大及其常委会批准后施行。法规也具有法律效力。

1544. 法的特征包括哪些？

（1）法是一种概括、普遍、严谨的行为规范。

（2）法是国家制定和认可的行为规范。

（3）法是国家确认权利和义务的行为规范。

（4）法是以国家强制行为为保障实施的行为规范。

1545. 法是如何制定的？

法的制定又称立法，是指国家权力机关按照规定程序制定或修改法律。广义的立法就是国家专门机关遵循掌握国家政权的社会集团的意志，根据一定的指导思想和基本原则，依照法定的权限和程序，使之上升为国家意志，从而创制、修改和废止法律的专门活动。从狭义的解释来看，根据我国现行宪法，立法是指全国人民代表大会及其常设机关制定法律这种特定规范性文件的活动。

1546. 立法由高到低分为几个层次?

（1）法律：全国人民代表大会制定基本法律，全国人民代表大会常务委员会制定其他非基本法律。实际运用中，基本法律和非基本法律效力没有区别。

（2）行政法规：国务院制定行政法规。

（3）地方性法规：省、自治区、直辖市制定地方性法规，省、自治区政府所在地的市及国务院批准的较大的市制定地方性法规，但不得与所在省、自治区的地方性法规相抵触。

（4）自治条例和单行条例：民族自治地方人民代表大会制定自治条例和单行条例。

（5）规章：分为部门规章和政府规章。国务院各部门制定部门规章，省、自治区、直辖市人民政府制定地方政府规章，省、自治区人民政府所在地市制定的政府规章，不得与上级政府的规章相抵触。

1547. 立法的基本原则是什么?

（1）立法应当遵循宪法的基本原则，以经济建设为中心，以自然科学为基础。

（2）立法应当依照法定的权限和程序，从国家整体利益出发，维护法制的统一和尊严。

（3）立法应当体现人民的意志，发扬社会主义民主，保障人民通过多种途径参与立法活动。

（4）立法应当从实际出发，科学合理地规定公民、法人和其他组织的权利与义务、国家机关的权力与责任。

1548. 什么是立法权限?

全国人民代表大会和全国人民代表大会常务委员会行使国家立法权。全国人民代表大会制定和修改刑事、民事、国家机构的和其他的基本法律，全国人民代表大会常务委员会制定和修改除应当由全国人民代表大会制定的法律以外的其他法律；在全国人民代表大会闭会期间，对全国人民代表大会制定的法律进行部分补充和修改，但是不得同该法律的基本原则相抵触。

1549. 什么是立法的程序?

立法的程序分为四个阶段：提出法律草案、审查和讨论、通过草案、公布法律。这四个阶段都是根据人大组织法规定进行的。

1550. 什么是法律关系?

法律关系一般为刑事法律关系、行政法律关系、民事法律关系。弄清法律关系，才能正确进行法的适用。医疗机构与患者之间是平等主体间的民事法律关系。

1551. 什么是法律责任?

实施法律制裁时，首先要明确法律责任。法律责任是指违法者依法应负的责任，是违法行为的法律后果，是违法者由于作为或不作为而承担一定的带强制性的法律义务。包括民事责任、行政责任、刑事责任等。

1552. 什么是民事责任?

民事责任是侵犯民事权利，违反民事义务而依法应承担的责任。如，有过失的医务人员或医疗机构应对受害人（患者）进行经济赔偿的责任。

1553. 什么是医学文书的法律责任？

法律责任以相应的法律规范为前提。例如，对于隐匿、销毁医学文书的，《中华人民共和国执业医师法》中规定："隐匿、伪造或者擅自销毁医学文书及有关资料的，泄露患者隐私造成严重后果的，要受到警告或暂停六个月以上一年以下执业活动；情节严重的，吊销其执业证书；构成犯罪的，依法追究刑事责任。"

1554. 法律解释权属于哪里？

法律解释权属于全国人民代表大会常务委员会。法律有以下情况之一的，由全国人民代表大会常务委员会解释：法律的规定需要进一步明确具体含义的；法律制定后出现新的情况，需要明确适用法律依据的。

1555. 民法通则哪年通过并于哪年实施？

《中华人民共和国民法通则》（以下简称《民法通则》）是 1986 年 4 月 12 日第六届全国人民代表大会第四次会议通过，1986 年 4 月 1 2 日中华人民共和国主席令第三十七号公布，1987 年 1 月 1 日起施行。

1556. 什么是民法通则？

《民法通则》是为了保障公民、法人的合法的民事权益，正确调整民事关系，适应社会主义现代化建设事业发展的需要，根据宪法和我国实际情况，总结民事活动的实践经验而制定的。

1557. 民法的作用是什么？

民法不同于行政法。它调整平等主体之间的财产关系和人身关系，即调整自然人与自然人、法人与法人、自然人与法人之间的关系。民法是"私法"，是人民生活关系法。它指明了当事人在民事活动中的平等地位。而行政法有强制性，是管理与被管理的关系。

1558. 什么是自然人？

自然人就是基于自然规律出生的人。自然人亦称为公民。公民具有民事权利能力，依法享有民事权利并承担民事义务。

1559. 《民法通则》的基本原则是什么？

平等自愿、诚实信用、合乎社会公众利益。

1560. 《民法通则》包括哪些？

《民法通则》涉及生命健康权、姓名权、名称权、肖像权、名誉权、荣誉权等。公民、法人的合法的民事权益受法律保护，任何组织和个人不得侵犯。民法还规定了民事法律行为。

公民必须遵守法律，法律没有规定的，应当遵守国家政策。民事活动应当尊重社会公德，不得损害社会公共利益，破坏国家经济计划，扰乱社会经济秩序。

1561. 什么是行为能力人？

《民法通则》规定，不满 10 周岁的未成年人是无民事行为能力人，由他的法定代理人代理民事活动。10 ~ 18 岁为限定行为能力人。年满 18 周岁，是完全民事行为能力人。

1562. 什么情况下知情同意书可由本人自行签署?

在就医过程中，16周岁以上不满18周岁的以自己的劳动收入为主要生活来源的患者，具有完全民事行为能力，可以由患者本人签署知情同意书；完全民事行为能力人，神志清楚的患者，可以独立进行民事活动，由患者本人签署各种知情同意书。而未成年患者、精神病患者、神志不清患者，可以由法定代理人签署。

1563. 什么是民事责任?

公民违反合同或者不履行义务的，应当承担民事责任。公民由于过错侵害国家的、集体的和他人的财产以及人身利益的，应当承担民事责任。没有过错，但法律规定应当承担民事责任的，应当承担民事责任。

1564. 民事诉讼的时效为几年?

《民法通则》规定的诉讼时效为2年，身体损害的诉讼时效为1年。

1565. 《民法通则》第119条规定是什么?

《民法通则》第119条规定：侵害公民身体造成伤害的，应当赔偿医疗费、因误工减少的收入、残疾者生活补助费等费用；造成死亡的，并应当支付丧葬费、死者生前扶养的人必要的生活费等费用。

1566. 医疗造成公民侵害的属于哪类?

医疗侵权行为属于一般侵权行为，医疗侵权责任在归责原则上适用过错责任原则。

1567. 民事责任赔偿方式指什么?

承担民事责任的方式主要有赔偿损失；消除影响、恢复名誉；赔礼道歉等。

1568. 美国与病案相关的规定有哪些?

(1) 1974年美国《联邦隐私法》规定，医疗机构必须向患者出示病历、化验单等各种与病情有关的资料。

(2) 1985年美国颁布的《统一医疗信息法》中规定了患者相应的请求权有：接触或得到相关信息复印件的权利，要求某种信息被改正的权利以及保密权利，法律中还规定了对病人信息权利侵犯的惩罚。

(3) 现在美国已有半数以上的州在立法中保障了患者请求出示病案资料的权利。仍在延续着传统的“病案应为保管病案的医疗机构”所有的一些州，医疗机构都没有泄露、出售、销毁、改变或让其他任何人均可接触的权利，只是病案的拥有者，不能对病案拥有完全统治权，因此，事实上仅仅授予医疗机构有限的权利，而强化的是保管病案的责任。

(4) 病人、家属或其律师在支付一定费用的情况下，可要求医疗机构无条件出示病案。病案的所有权已在过渡到为医患双方共同所有，医疗机构拥有病案的保管责任。

(5) 病史、健康状况作为个人信息的重要组成部分，美国法律早有规定，病案在任何情况下必须得到患者同意才能使用，除非有法律义务提供资料，如传唤或法庭命令。

1569. 欧盟国家对病案保管规定有哪些?

(1) 1995年欧洲议会上批准的《个人数据保护规定》，虽然只是就有关个人信息的收集、处理规定了相关内容，但其强调了个人信息（包括所有医疗信息）属个人所有，该项法规明文规定患者在支付了合理的费用后，就能够要求有关机构复印其掌握的该患者的信息。必须在本人同意授权的情况下，其他个人和组织才有权进行收集和处理。

除统一的《个人数据保护规定》外，欧盟一些国家还对病案的所有权和使用权做了明确的规定。

（2）丹麦1998年在《病人权利法案》中规定：病案所包含的信息是患者隐私的一部分，没有患者许可不得使用。当然医疗机构“有法律的提供资料责任”、“为公共利益、他人利益或病人利益”或“当不知道患者身份，只将病案用于统计、科研或教学”时，使用病案可不必征得患者同意。

1570. 我国对病案所有权的定论是什么？

我国目前尚无法律对病案所有权做出明确规定。

1571. 卫生部和公安部联合下发的通知对病案做出哪些规定？

1986年10月30日卫生部和公安部下发的《关于维护医院秩序的联合通知》中明确规定“任何个人未经院方许可不得私自翻阅，索要、涂改、毁损病历及其他医疗文件”。

1572. 《医疗事故处理办法》中对病案做出哪些规定？

1988年5月10日卫生部关于《医疗事故处理办法》若干问题的说明中也明确指出：“进行医疗技术鉴定时，医疗单位负责提供病历摘要和必需的复印件。受托的医疗事故鉴定委员会和受诉的法院、检察院需要查阅原件时，持介绍信经医院院长签字，就地调阅。

患者所在单位、患者、家属、事故当事人及其当事人亲属不予调阅。”这项规定折射出我国对病案所有权的认识仍停留在“病案应为保管病案的医疗机构所有”，而且这种所有权是一种绝对的权利，被医疗机构“不折不扣”的拥有。

1573. 我国颁布的哪些文件对病案保管做出规定？

病历属于医药卫生科技档案，是国家档案的重要组成部分。《中华人民共和国档案法》、《中华人民共和国档案法实施办法》、《医药卫生档案管理暂行办法》《医疗事故处理条例》中对于档案、病历的保管均作出了规定。医疗机构要按照统一领导、分级管理的原则，设置专门部门、配备专职人员负责病历资料的收集、整理、分类、质量检查、统计分析、检索、保管等工作，并提供设备、设施等支持条件；建立病历保管、统计、借阅等相关管理制度，鼓励病历信息资源的开发利用。

1574. 国务院令351号公布哪些规定？

国务院令351号公布自2002年9月1日起施行的《医疗机构病历管理规定》中明确了医疗机构有权保存和管理病案，患者可以复印和复制病案。《医疗事故处理条例》也对患者有权复印病案进行了规定。但均没有对病案的所有权规定。

1575. 《医疗事故处理条例》第八条如何明确病案的保管及使用？

2002年9月1日起实施的《医疗事故处理条例》中第八条明确规定：“发生医疗事故争议时，医疗机构和患者都有举证的义务，由医疗机构保管的病历资料是医疗事故技术鉴定中记录医疗行为和医疗过程的重要文书，因此，必须保证病历内容客观、真实、完整，对病历要实施科学管理”。

1576. 什么是病案的属性？

（1）病案属于一种动产，一种特定物，具有不可替代性。

（2）所谓特定物是指自身具有独立的特性，或者被权利人指定而特定化，不能以其他的物代替的物。

（3）病案是特定医疗机构和医务人员对特定的患者进行诊疗所形成的特定记录，因此，病案是典型的特定物。

（4）病案对医院、医务人员、患者本人及保险机构等都有特定价值。

（5）病案的特定物属性，决定了病案具有唯一性和不可替代性，病案一旦丢失，只能采用损害赔偿的方法救济，而没有替代品。

1577. 为什么说病案是一种不可分割物？

病案是一种不可分物。以住院病案为例，可由病案首页、住院志（记录）、体温单、医嘱单、化验单（检验报告）、医学影像检查资料、特殊检查记录、各种知情同意书、麻醉记录单、手术及护理记录单、病理资料、出院记录病程记录、疑难病案讨论记录、会诊意见、上级医师查房意见等一系列主观和客观的记录组成，一份完整的病案包含多个部分，但从医学意义上看，无论其中哪一部分从中分离出来，都将失去存在的意义，都将无法反映患者的完整治疗过程。

从诉讼法的角度看，一份病案的完整与否直接影响到其证明力的大小，所以，在医疗管理活动中十分强调病案的完整性。

1578. 为什说病案是医疗机构合法所有？

病案所有权的取得须遵守我国物权法的变动原则。患者到医院求医的行为是病案产生的前提，病案主要内容是医务人员对患者疾病的客观描述、主观评估及采取措施的记录等，其物质基础是医疗机构提供的仪器和载体。

病案的制作者是一个有机联系的群体，首先是临床一线医务人员对病案的制作，这个过程中有医师、护士参加，其职称和职别多种多样，有时甚至可能会有数个医疗机构的人员参加（如外院会诊人员、实习或进修医务人员等），这个过程包括了病案的书写和修改过程。其次，在病案的整理和归档过程中，病案管理人员也付出了相当的劳动，就病案从无到有，由非特定物到特定有价值物而言，该过程也是病案形成的必经阶段。

从上述病案制作过程观察，病案形成的集体劳动性决定了病案不能由哪一个医师和护士所有；其次，医务人员的劳动是在医疗单位的组织和协调下参加的，参加该劳动的人员是不特定的，而且该行为都是以医疗单位的名义进行的，所以，创造病案的医疗单位就是病案的合法所有人。

1579. 患者就诊缴费就该获得全部病案资料吗？

患者到医院就诊，医院实际上收取了病案制作的工本费，特别是门诊病案表现尤为明显，一本门诊病案的价格一般在0.5 ~1 元之间，患者通过买卖合同取得病案的所有权。这种观点偷换了概念，患者购买的病案是不特定物，具有可替代性，而经过医师书写的病案是特定物，具有不可替代性，也即此物非彼物了。

1580. 什么是法律范畴添附行为？

添附是法律范畴的一种概念。也是一种财产所有权取得方式。是指民事主体不同所有人的财产或劳动成果合并在一起，从而形成另一种新形态的财产，如果要恢复原状在事实上不可能或者在经济上不合理，在此情况下，则要确认该新财产的归属问题。病案的书写就是一种民法上的“添附”行为。

1581. 为什么说添附的价值大于原物？

我国民法上有明确规定，添附的价值大于原物的，添附人取得所有权。病案的书写就是一种民法上的“添附”行为。医务人员付出的劳动价值明显地大于原空白病案的价值，所以按照这个概念，病案仍然归属病案的制作者——医疗单位。

1582. 门诊病历由患者保管是法定的转移吗？

在我国大多数医院，门诊病历都是交给患者本人携走。门诊病历交给患者保管，并不意味着患者就取得所有权。

新的《医疗机构病历管理规定》中明确指出，门诊病历可以让患者保管。其实，这并非病案所有权的转移，只是病案占有状态的一种改变，是病案保管权的一种法定转移，门诊病历由患者保管，其所有权仍然归属医院。

1583. 为什么说病案资料客观部分归属患者？

2002 年 9 月 1 日起实施的《医疗事故处理条例》第十条中明确规定：患者有权复印或者复制其门诊病历、住院、体温单、医嘱单、化验单（检验报告）、医学影像检查资料、特殊检查同意书、手术同意书、手术及麻醉记录单、病理资料、护理记录以及国务院卫生行政部门规定的其他病历资料。

根据民法中债权债务和原始取得的原理，病案中的客观部分应属于患者或死亡患者家属，患者有权对其进行处理或复制使用。

1584. 为什么病案资料主观部分归院方？

2002 年颁布的《医疗事故处理条例》中将病历资料分为两大类：客观性病历资料和主观性病历资料。主观性病历资料是指：死亡病例讨论记录、疑难病例讨论记录、上级医师查房记录、会诊意见、病程记录。

由于主观性病历资料是记录医务人员对患者病情、治疗进行分析、讨论的主观意见的资料，可以反映出医务人员对患者疾病及其诊治情况的主观认识及其实施医疗行为的主观动机。因此，主观部分依法应属于医方，医方可以不经患者同意而占有或使用，所以一份完整的病案由于其不可分离性而属于患者和医方共有，并且是分别共有。

1585. 为什么说病案是一种非诊疗活动的表现形式？

患方在医疗过程中确实支付了对价，但这个对价的客体是医务人员的诊疗活动，而非诊疗活动的表现形式——病案；病案的客观部分虽然主要是客观记录，但仍然是医务人员劳动的结果，而且主要是临床诊断的重要参考依据，其面对的主要读者应是医院的医师，患者支付的对价最终体现为疾病的治疗结果，病案是医患服务合同的一种凭证。所以，患者并未取得该部分病案的所有权。

1586. 病案所有权是医患双方共有的吗？

我国民法中的共有制度分为共同共有和按份共有两种。共同共有产生的前提是共同关系，如家庭、婚姻关系等；按份共有产生的前提是法律规定和当事人双方约定。但目前我国并无任何一部法律法规规定病案归双方共有；而且医患关系中也没有对病案的所有权进行约定，所以医患双方共同拥有一份病案是没有法律依据的。

1587. 如何看待主观性病案与客观性病案？

在承认病案为不可分割物的同时又将病案分为两部分，即主观性病案和客观性病案。实际上在病案上建立了两个所有权，不难看出该观点实际上是自我矛盾的。按照保护患者的合法权益规定，患者可以有知情权，因此客观性病案资料是可以交给患者复印件是合情合理的。

从病案不难看出任何事物都是矛盾的，都存在两面性。

1588. 病案的法律法规和规章制度包括哪些？

《档案法》《科学技术档案工作条例》《全国医院工作条例》《医疗事故处理办法》《医疗机构管理条例》《医疗事故处理条例》《病历书写基本规范》《医药卫生档案管理暂行办法》等。

1589. 病案作为证据其三个特征是什么？

病历是一种证据。由于医务工作的特殊性质，医师出具的病案资料、诊断证明等，一般作为侦查、诉讼的最直接、最有价值的证据。

证据是证明事实的依据，是经过查证属实能够证明案件真实情况的事实，它必须符合客观性、关联性、合法性三个特征。

1590. 证据的客观性指的是什么？

证据的客观性是指作为证据必须是客观存在的真实情况，而不是猜测、杜撰、虚构或主观臆造，只有真实的证据材料才有资格作为证据使用。

1591. 病历作为证据其客观性主要指的是什么？

病历中病史部分必须是医师对患者病史叙述的客观、完整、详尽的记载，而不能出于任何目的杜撰或编造病史，特别是在涉及伤害或健康保险时，因为此时的病史或初患疾病时的情况均将影响诊断的成立与否和事件的性质。

病历中的客观部分如查体、检查结果、手术记录的记载必须是医师亲自询问、检查患者或实施手术后的如实记录。

1592. 《职业医师法》第二十三条规定内容是什么？

《职业医师法》第二十三条规定："医师实施医疗、预防、保健措施，签署有关医学证明文件，必须亲自诊查、调查并按照规定及时填写医学文书，不得隐匿、伪造或销毁医学文书及有关资料。"

1593. 《病历书写基本规范》第十七条内容是什么？

《病历书写基本规范》第十七条规定内容："住院志是指患者入院后，由经治医师通过问诊、查体、辅助检查获得有关资料，并对这些资料归纳分析书写而成的记录。"通常指客观性病历资料，也是证据的客观性。

1594. 什么是证据的关联性与合法性？

（1）证据的关联性：关联性是指证据必须与证据对象之间存在着内在联系。证据的关联性要求作为证据使用的病历必须是病历所记叙的患者本人的，而不得冒名顶替或张冠李戴。

（2）所谓合法性主要是指证据材料必须用符合法律规定的证据形式来证明，不符合法律规定的证据材料不得作为证据来使用。

病历作为证据的合法性主要表现在病历的记录及制作必须符合法律法规和卫生行政部门的规章制度的要求。首先，制作病历的主体必须是有关法规规定的人员。

1595. 病历制作的主体指的谁？

《病历书写基本规范》第七条详细规定了制作病历的主体是：“医务人员或实习医务人员，进修医务人员”。后两者书写的病历“应当经过在本医疗机构合法执业的医务人员审阅，修改并签名”。其次，病历的制作必须是上述人员在履行岗位职责过程中形成的，是自己的合法权利和义务，属于正常业务活动范围而不能超越自己工作职责之外。这些规定保证了病历的客观、公正和科学，有效地防止以职谋私甚至出具虚假病历的情况发生。

1596. 《全国医院工作条例》中如何规定医嘱的书写？

病历的内容、格式、用语、计量单位及完成时限必须符合卫生法规和技术规范的要求。如1982年卫生部颁布的《全国医院工作条例》第二十七条规定：“医嘱必须由医师写在病案或医嘱单上，即使手术或抢救患者时下达的口头医嘱，事后也应及时补上。”这是对病历中医嘱书写的规章要求；没有医嘱，护士不能擅自执行相应治疗。

1597. 病案在法律中的任务是什么？

（1）病案应能保障医务人员和患者的合法权益不受侵犯。

（2）病案必须保障医疗信息的质量；其中患者和家属具有依法提供可靠信息的义务。

（3）医师就有关患者的病情及有关特殊检查有告知的义务。

1598. 保护病案的法律目的及意义是什么？

病案是医疗信息资源库，在医学科学的发展中起着至关重要的作用，原则上应长期保存。病案管理工作具有保护病案的权利和义务。不管在医疗评价、专业研究、医疗统计和医院评审中，还是在法律判定方面都需以病案作为重要依据。

保护病案的意义所在就是保证病案的安全，延长病案寿命；保证病案资料的完整，以便更好地开发和利用，更好地为医疗、教学、科研、疾病预防服务，为法律服务，为社会服务。

保护病案的最终目的实际上是为了患者和医务工作者的利益，是为了医学科学不断发展，为了维护法的公正。

1599. 医疗纠纷的概念是什么？

医疗纠纷是指发生在医疗卫生、预防保健、医学美容等具有合法资质的医疗企事业法人或机构中，一方或多方，当事人认为另一方（或多方）当事人在提供医疗服务或履行法定义务和约定义务时存在过失，造成实际损害后果，应当承担违约责任或侵权责任，但双方（或多方）当事人对所争议事实认识不同、相互争执、各执己见的情形。

1600. 谁是医疗纠纷的主体?

为维护自己的权利，当事人提出追究责任或赔偿损失，从而必须经过司法审理或行政调解方能解决的医患纠葛。无论是行政调节还是司法审理都需依据法律规范及符合法律程序。医疗纠纷主体是医患双方。医患关系应认定为民事法律关系。

1601. 医疗事故的概念是什么?

医疗事故是指医疗机构及其医务人员在医疗活动中，违反医疗卫生管理法律、行政法规、部门规章和诊疗护理规范、常规，过失造成患者人身损害的事故。医疗事故的责任主体是医方。

1602. 构成医疗事故的要件包括哪些?

（1）医疗事故的主体是合法的医疗机构及其医务人员。

（2）医疗机构及其医务人员违反了医疗卫生管理法律、法规和诊疗护理规范、常规。

（3）医疗事故的直接行为人在诊疗护理中存在主观过失。

（4）患者存在人身损害后果。

（5）医疗行为与损害后果之间存在因果关系。

1603. 什么是患者的权利?

（1）权利的概念：权利就是法律认可或伦理学上可辩护的要求或利益，也就是依法行使的权能和享受的利益。

（2）患者的权利：患者的权利是多方面的，如医疗权、隐私权和知情同意权、诉讼权以及对医疗机构的监督权等。

1604. 发生医患纠纷时权利的核心体现的是什么?

发生医患纠纷时权利的核心体现为知情权和选择权。知情权，是患者及其家属对就医、发生争议、争议处理等事宜所享有的知悉、了解的权利，医疗机构有义务对知情权予以满足。选择权，是在发生医患争议后，患者及其家属对医疗事故的处理程序、鉴定机构、鉴定专家等，依照自己的意志进行选择的权利，而不是像过去那样只能由卫生行政部门指定。

1605. 医务人员在执业活动中享有哪些权利?

医务工作者在执业活动中享有的权利之一是人格尊严、人身安全不受侵犯。患方要对医务工作者的各种权利予以尊重。

1606. 病案的法律作用是什么?

病案客观地反映了医疗工作的合理程度和诊疗措施是否正确。一旦发生医疗事故、医疗纠纷，病案可作为评议、处理或判明责任的重要依据。凭借病案记录的内容，可以判断医师及其医务人员对患者诊断及所实施治疗的合理性、及时性、恰当性及记录的合法性，从而保护了医务人员及患者双方的权利。法院进行医疗纠纷的调查和医疗事故的鉴定时，病案是公正的、科学的法律依据。

1607. 医疗纠纷和事故案卷的资料包括哪些?

全部病案、医院调查报告、鉴定结论、患者及家属的签字书、费用清单等，这些都能证明医疗行为的合法性。

1608. 发生医疗事故争议时要封存哪些病案资料?

死亡病例讨论记录、疑难病历讨论记录、上级医师查房记录、会诊意见、病程记录应当在医患双方在场的情况下封存和启封。

1609. 发生医患纠纷时如何处置病案资料?

发生医患矛盾和医疗纠纷时，医疗机构应在双方在场的情况下立即封存病案并交医疗行政部门保管，避免发生修改病案的现象。

1610. 违反书写和保管病案的应承担什么责任?

在《医疗事故处理条例》中阐明“未按照国务院卫生行政部门规定的要求书写并妥善保管病历资料的”“由卫生行政部门责令改正；情节严重的，对负有责任的主管人员和其他直接责任人员依法给予行政处分或者纪律处分。”

1611. 什么是举证责任?

所谓举证责任，是法律规定诉讼一方当事人在诉讼过程中应当承担的向人民法院提交证据的义务，“由谁负责举证，这是有法定要求的”。

1612. 什么是举证责任倒置?

依据最高人民法院《关于民事诉讼证据的若干规定》的规定，因医疗行为引起的侵权诉讼，由医疗机构就医疗行为与损害结果之间不存在因果关系及不存在医疗过错承担举证责任。这与“谁主张、谁举证”的一般举证规则正好相反，即由一方当事人提出主张而由对方当事人承担举证责任，所以称“举证责任倒置”。这是我国第一次以司法解释的形式将医疗侵权行为纳入推定过错责任范畴。

1613. 侵权行为的构成要素有哪四个?

即行为违法，有损害事实，违法行为与损害事实之间有因果关系，行为人在主观上有过错。

1614. 依据举证责任倒置的规定要注意哪两点?

（1）医疗机构只需就医疗行为与损害结果的因果关系和是否存在医疗过错这两个要件上承担举证责任，并不是所有举证责任都“倒置”，即“部分举证责任倒置”。

（2）如果医方不能证明自己无过错，则推定医方有过错；如果不能证明无因果关系，则推定有因果关系，医方就可能败诉。

1615. 作为医疗机构如何强化证据意识?

要求医师在临床医疗活动中，认真筹划，尽到充分的注意义务，争取做到每一项医疗措施都有章可循、有法可依、有据可查，增强依法行医的观念，规范医疗行为。

1616. 举证责任倒置保护的是哪一方？

在医疗纠纷诉讼中，若按一般民事诉讼举证责任分配原则，原告（患方）就应对作为请求权基础的构成要件事实（即医方的过失和损害事实与过失之间的因果关系）负责举证。但由于医学科学的高度专业性与复杂性，客观上造成了医患双方在实力上的显著差异，患方处于弱势。患方往往会因举不出证据或不能充分举证而导致其诉讼请求得不到实现，从而使患方的权益不能得到有效的维护，这是违背法律本义的。

法律作为公平和正义的化身，为平衡当事人利益，必然向处于弱势的患者倾斜，它在很大程度上解决了患者取证难的问题，更好地保护了患者的知情权，尽可能避免了医疗行为中医患双方信息不对称的问题。这一新规则，既符合司法实践的发展要求，也是与国际接轨的重要措施。

1617. 举证责任倒置对患方的影响是什么？

举证责任倒置对患方的影响：举证倒置大大降低了患方起诉的门槛，解决了患方因无法取得客观资料而不能诉讼的问题，只要患方起诉，医院就要举证说明自己清白，否则医院就有可能败诉，从这一点来说对患方是有利的。举证倒置虽然最大限度地免除了患方的举证责任，但举证责任的这种转换并没有完全免除患方的举证责任，患者在起诉时要提出对人、机构、损害等证据和要求赔偿的证据，因此，患者同样要有证据意识。另外，由于防卫医疗的因素，小病大查，过度医疗，导致患者医疗费用增加；高风险手术医师不敢去做，贻误最佳治疗时机。

1618. 举证责任倒置对医方的影响是什么？

举证责任倒置对医方的影响：在民法理论上，举证倒置有两种情形，一是实行过错推定，二是实行因果关系推定。在一般的民事案件中，被告只需证明主观无过错或被告行为与损害后果无因果关系就完成了举证责任，而医疗侵权诉讼中的举证倒置既适用于过错推定又适用于因果关系推定，无疑加重了医疗机构的举证责任。同时由于医学科学的复杂性和不确定性，加上患者方面的原因，医疗机构也将存在“举证难”的问题。

举证倒置并非对医疗机构都不利，因为在大多数的医疗纠纷中，并不都是医师失职或医院有过错，医疗机构有一定的技术手段，在医患纠纷中有举证的优势。对一些特殊情况，比如，由于医学科学的发展而尚未认知的领域，医方有说明这些情况的权威性，更何况新的证据规则确立了类似英美法系的“专家证人”制度，医院可以聘请医学专家参加诉讼，对专业问题进行说明，这将大大提高医方的抗辩能力，从这一点来说，举证责任倒置的限定实际为医方提供了一个为自己免除责任的机会。

1619. 举证责任倒置是保护医患双方利益吗？

新的举证规则有利于依法规范医方的执业行为，提高医疗服务质量，保护患者的合法权益，从而有利于从根本上保护医方的合法权益。因此，举证责任倒置不仅不会阻碍医学科学的发展，相反还会确保医学科学的稳步前进。

1620. 为什么说病历书写也是医师的法律责任？

病历书写是医务人员通过问诊、查体、辅助检查、诊断、治疗、护理等医疗活动获得有关资料，以文字、符号、图表、声像等形式，进行归纳、整理形成医疗活动记录的行为。有一定的法律约束。

1621. 医师在执业活动中履行的义务是什么？

（1）遵守法律、法规，遵守技术操作规范。

（2）树立敬业精神，遵守职业道德，履行医师职责，尽职尽责为患者服务。

（3）关心、爱护、尊重患者，保护患者的隐私。

（4）努力钻研业务，更新知识，提高专业技术水平。

（5）宣传卫生保健知识，对患者进行健康教育。

1622. 为什么说《执业医师法》是医师执业的法律总和？

《执业医师法》第二十三条又明确指出："医师实施医疗、预防、保健措施，签署有关医学证明文件，必须亲自诊查、调查，并按照规定及时填写医学文书，不得隐匿、伪造或者销毁医学文书及有关资料。"

《执业医师法》是调整医师执业行为、规范医师执业活动的法律总和。它规定了执业医师资格，认定执业医师是医疗行为的法定责任人，所以医师在病历书写方面，也就是病案形成上着不可推卸的法律责任。病历书写是每一位医师的基本功之一。通过书写病历，可以培养医师的逻辑思维的能力，使其了解各种疾病、认识各种疾病，积累临床经验。病历书写的质量能反映出医师的医疗技术水平和医德。

1623. 什么情况下病历记录可以补记？

2002 年 9 月 1 日颁布实施的《医疗事故处理条例》第二章，第八条规定："因抢救急危患者，未能及时书写病历的，有关医务人员应当在抢救结束后 6 小时内据实补记，并加以注明。"无特殊情况不能事后补记病情、查房意见和手术记录等。

1624. 首次病程日志要求在几小时内完成？

（1）首次病程日志要求在患者入院后 8 小时内完成。

（2）化验单要在出具结果后 24 小时内粘贴完毕。

1625. 护士发现医嘱违反法律时如何处理？

2008 年国务院颁布的《护士条例》第十七条第二款规定："护士发现医嘱违反法律、法规、规章或者诊疗技术规范规定的，应当及时向开具医嘱的医师提出；必要时，应当向该医师所在科室的负责人或者医疗卫生机构负责医疗服务管理的人员报告"。

1626. 医嘱违反诊疗技术规范触犯法律如何处理？

《护士条例》第三十一条明确规定：发现医嘱违反法律、法规、规章或者诊疗技术规范的规定，未依照本条例第十七条的规定提出或者报告的，由县级以上地方人民政府卫生主管部门依据职责分工责令改正，给予警告；情节严重的，暂停其 6 个月以上 1 年以下执业活动，直至由原发证部门吊销其护士执业证书。

1627. 什么是循证医学？

循证医学即遵循证据的医学。循证医学创始人之一萨科特（David Sackett）教授认为，循证医学就是慎重、准确、合理地使用当今最有效的临床依据，对患者采取正确的医疗措施。

1628. 循证医学的核心是什么？

循证医学的核心思想是：任何医疗决策的确定都应基于客观的临床科学研究依据。临床医师对患者的诊治都应该有充分的科学依据，任何决策都需建立在科学依据的基础之上。而客观的临床科学研究依据的载体就是病案。

1629. 循证医学实践的类型分为哪两种？

循证医学实践的类型分为两种：即最佳证据的提供者和最佳证据的应用者。大多数医师既是提供者又是应用者，而两者的依据就是规范的病案。

1630. 病案保管相关规定包括哪些？

（1）2013 年 11 月 20 日卫计委、国家中医药管理局印发的《医疗机构病历管理规定》（以下简称《规定》）中第三条指出："医疗机构应当建立病历管理制度，设置专门部门或者配备专（兼）职人员具体负责本机构病历和病案的保存与管理工作。"第十条规定："住院病历在患者出院后由设置的专门部门或者专（兼）职人员负责集中、统一保存与管理。"

（2）1994 年 8 月 29 日卫生部发布的《医疗机构管理条例实施细则》中第五十九条明确规定："医疗机构的门诊病历的保存期不得少于 15 年；住院病案的保存期不得少于 30 年。"病案是医疗信息资源库，在医学科学的发展中起着至关重要的作用。原则上病案应长期保存。

（3）2002 年 4 月 4 日国务院第 351 号令公布的，自 2002 年 9 月 1 日实施的《医疗事故处理条例》第八条规定：医疗机构应当按照国务院卫生行政部门规定的要求，书写并妥善保管病历资料。

1631. 病案实体的保管包括哪些？

病案实体指的是：纸质病案、胶片缩微病案、光盘存储病案，以及计算机软件存储病案。保管制度如下：

（1）保管纸质病案，胶片缩微病案，光盘存储病案就要创建条件较好的库房，并要防火、防潮、防虫、防尘，还要注意有害气体及有害微生物的侵蚀。

（2）严格的保管制度、管理措施。明确病案保管的目的，才能尽心保管好病案，使其发挥出应有的价值。

（3）病案的使用、传递过程中，必须严格交接制度，原则上由病案专业人员在院内完成病案的传递。

1632. 病案信息的保障是什么？

（1）病案信息的安全是医师、护士、医技人员以及病案专业人员等所有医务人员的职责和义务，要建立规章制度，限权调用病案信息，合理使用病案信息。

（2）病案专业人员是病案的义不容辞的保护者，有义务向大家宣传依法保管病案的意义，依法保管病案的重要性，并要行使应有的权力，来控制病案信息的流失，保全病案信息。

1633. 病案的归属权及使用权限是什么？

（1）病案及其信息资料属国家、医疗机构所有。

（2）医疗机构负责保管住院病案和门诊病历并实行严格管理。

（3）医疗机构也有权把病案作为统计、教学、科研及临床材料，以实事求是的科学态度研究医学，提高医学科学水平、教学水平，更好地为患者服务。

(4) 病案所包含的资料是患者生活中的一部分。任何关于患者的信息，除国家有关特殊规定外，须得到患者的同意才能够转给他人。

1634. 什么情况下允许合法人或机构使用病案?

(1) 直接参与该患者诊治医务人员或为科研目的。

(2) 受传唤或法庭命令需要病案作为证据时，为法律义务提供资料。

(3) 为患者利益通报病情，如为白血病患者募捐。调用患者信息时，必须说明调阅人的情况，调用病案的目的。

(4) 公共卫生部门要求的疫情上报。

1635. 为什么说病案的使用受法律法规制约?

《医疗事故处理条例》及其相关文件对病案的使用有明确的规定。《规定》中还指出：患者本人或其代理人；死亡患者近亲属或其代理人保险机构可以复印或者复制病案中的客观部分。对发生医疗纠纷或医疗事故时，患方有权申请封存全部病案。封存的病案可以是复印件。因此，病案的使用是受法律法规制约的，而不是随意的。

1636. 哪些人复印病案资料需要申请?

受理下列人员和机构复印或者复制病历资料的申请：①患者本人或其代理人；②死亡患者近亲属或其代理人；③保险机构。

1637. 复印病案申请人应提供哪些证明资料?

(1) 申请人为患者本人的，应当提供其有效身份证明。

(2) 申请人为患者代理人的，应当提供患者及其代理人的有效身份证明、申请人与患者代理关系的法定证明材料。

(3) 申请人为死亡患者近亲属的，应当提供患者死亡证明及其近亲属的有效身份证明、申请人是死亡患者近亲属的法定证明材料。

(4) 申请人为死亡患者近亲属代理人的，应当提供患者死亡证明、死亡患者近亲属及其代理人的有效身份证明，死亡患者与其近亲属关系的法定证明材料，申请人与死亡患者近亲属代理关系的法定证明材料。

(5) 申请人为保险机构的，应当提供保险合同复印件，承办人员的有效身份证明，患者本人或者其代理人同意的法定证明材料；患者死亡的，应当提供保险合同复印件，承办人员的效身份证明，死亡患者近亲属或者其代理人同意的法定证明材料。合同或者法律另有规定的除外。

(6) 公安、司法机关因办理案件，需要查阅、复印或者复制病历资料的，医疗机构应当在公安、司法机关出具采集证据的法定证明及执行公务人员的有效身份证明后予以协助。

1638. 委托同意书的内容包括哪些?

患者的委托书具有法律作用。欲请代理人获得病案资料必须填写委托同意书。同意书的内容包括：患者的姓名、病案号；索取患者病历资料的机构或个人姓名；获取病历的内容；患者或监护人的签字和时间；代理人与患者关系。

1639. 病案保密期限及等级有哪些?

(1) 病案分为长期保密和暂时性保密。

(2) 病案的保密可分为绝密级、机密级和秘密级。

1640. 哪些人的病案属于绝密级病案?

(1) 党和国家主要领导人及来访的外国国家元首、政府首脑的健康状况、医疗方案、病历记录为绝密,其保密期限为长期。

(2) 国家副主席、全国人大常委会副委员长、国务院副总理、全国政协副主席、最高人民法院院长、最高人民检察院检察长及重要外宾的健康资料、病情及医疗情况为机密,其保密期限不得少于20年。

1641. 哪些病案为机密其保存年限是多长?

各级卫生部门统计的病案首页中的重要数字、方法、病例内容为机密,其保密期限为长期。

未经卫生行政部门公布的传染病疫情、职业病病例数也属保密的范围,其保密期限为从发生之日起至公布之日止。

1642. 与患者隐私权相关的法律法规有哪些?

根据《宪法》和《民法通则》,公民在患病时应该享有知情权和隐私权。

《执业医师法》第二十二条规定,医师在执业活动中要关心、爱护、尊重患者,保护患者的隐私;第三十七条规定:"泄露患者隐私,造成严重后果的,根据情节将会受到有关处分,轻者可给予当事人警告或责令暂停6个月以上1年以下执业活动,情节严重的,可吊销其医师执业证书。"

《护士管理条例》第十八条规定,护士应当尊重、关心、爱护患者,保护患者的隐私。

《中华人民共和国传染病防治法》第十二条规定:疾病预防控制机构、医疗机构不得泄露涉及个人隐私的有关信息、资料。

《医疗机构病历管理规定》第六条规定:除涉及对患者实施医疗活动的医务人员及医疗服务质量监控人员外,其他任何机构和个人不得擅自查阅该患者的病历。因科研、教学需要查阅病历的,需经患者就诊的医疗机构有关部门同意后查阅。阅后应当立即归还。不得泄露患者隐私。

卫生部制定的《医务人员医德规范及实施办法》中明确规定:为患者保密,不泄露患者隐私与秘密。

《艾滋病监测管理的若干规定》第二十一条也规定:不得将艾滋病患者或感染者的姓名、住址等情况公布或传播。

《医疗事故处理条例》第十一条规定:医师应为患者保守秘密,未经患者本人同意,不得向他人泄露。

1643. 什么是隐私和患者隐私?

隐私就是一个人不允许他人随意侵入的领域。任何人都有一定的领域不容侵入。

如个人身体的某些部分(包括生理特征,奇特体征、性器官异常)、个体健康状况(包括生理心理缺陷和特殊疾病、性病、妇科病等"难言之隐")、不愿意告诉他人或不愿意公开的有关人格尊严的私生活秘密(包括夫妻性生活、未婚先孕、堕胎、性功能缺陷等)、个人的婚恋、家属情况、个人某些行为和决定、心理活动等私人信息可以是隐私。还有患者的身世和历史秘密,包括患者的出生、血缘关系,如系非婚生子女、养子女、生育婚恋史和其他特殊经历。

1644. 隐私权的概念是什么？

隐私权是指自然人享有的对其个人的，与公共利益关的个人信息、私人活动和私有领域进行支配的一种人格权。隐私权的内容是非常广泛的，它包括了公民个人的私人活动、私人信息和个人领域。

1645. 隐私权的内容包括哪些？

隐私权的内容是非常广泛的，它包括了公民个人的私人活动、私人信息和个人领域（具体包括：身体与他人保持一定的距离，不被观察；私人的信息，如家庭住址、工作单位、电话号码、身份证号等不能播散；带有自主性的个人决定；患者的家庭生活和社会关系秘密，包括夫妻生活关系、家庭伦理关系、亲属情感状况和其他各种社会关系；患者的财产秘密，包括患者储蓄等其他财产状况）。患者享有不公开自己病情、家族史、接触史、身体隐蔽部位、异常生理特征等个人生活秘密和自由的权利，医院及其工作人员不得非法泄露。

1646. 患者享有哪些不愿意公开的隐私？

患者享有不公开自己病情、家族史、接触史、身体隐蔽部位、异常生理特征等个人生活秘密和自由的权利，医院及其工作人员不得非法泄露。

1647. 医学领域隐私概念是什么？

对于医学领域隐私的概念，不少学者认为是指就医者不妨碍他人与社会利益，而在自身内存在的某些不愿让别人知悉的秘密。这部分内容在就医过程中，通过医护人员的问诊、体格检查、各项化验及影像检查等方式显现，并记载在病历中归档保存。

1648. 美国是怎样保护患者隐私权的？

美国 1973 年的《病人权利典章》第 5 款规定：“患者在其个人的治疗计划上，有权利要求隐私方面的关注。病例讨论会诊、检查和治疗，都是机密的且应该审慎地加以处理。与患者的治疗无直接关系者，必须取得患者同意才可以在场。”

1649. 世界医学协会如何规定保护患者隐私权的？

世界医学协会《赫尔辛基宣言》中也明确规定：“医师在医学研究中的责任是保护人体对象的生命、健康、隐私和尊严。”

1650. 香港医院管理局如何对患者隐私权进行保护的？

在我国香港医院管理局《病人约章》中规定：患者“有权就个人的徇私权、尊严、宗教信仰及文化信念获得尊重。有权得到院方将你的病情资料保密”。

1651. 哪些医疗行为触犯患者隐私权？

（1）医师询问病情时，被候诊患者或他人“旁听”。

（2）令患者众目之下脱衣进行体格检查。

（3）化验检查报告随意公开，引出各种有关隐私被披露。

（4）医学观摩未经患者同意，隐私变成活教材。

（5）少数医、护、技、管人员以口头形式宣扬患者隐私。

（6）以书面形式（撰写医学论著、科研论文等）公开患者隐私等。

（7）病案专业人员因工作疏忽造成病案损坏、丢失、被盗而发生患者隐私泄露。

（8）应用电子技术时由于网络系统的不完善、操作人员的不注意，密码被他人窃取而进入医师工作站，患者隐私被泄露。

（9）个别院外办案人员调阅、复印病案，窥探到与本案无关的患者隐私内容，予以宣扬。

1652. 法律如何规定保护患者隐私的？

《执业医师法》第二十二条明确规定，医师在执业活动中要“关心、爱护、尊重患者，保护患者的隐私是医师在执业活动中应履行的义务”。《医疗机构病历管理规定》第六条规定：“因科研、教学需要查阅病历的，需经患者就诊的医疗机构有关部门同意后查阅。阅后应当立即归还。不得泄露患者隐私。”

1653. 怎样做好隐私的保护？

（1）立法保护：目前我国法律对隐私权保护的力度比较薄弱，基本属于间接保护，尽管有许多关于保护个人隐私权的法规和司法解释，但还没有一部专门的隐私权保护法，诸多法律法规只是笼统、间接地提及保护隐私权，因此，呼吁有关部门尽快对公民隐私权的保护立法。

（2）提高法律意识，加强病案的保护：加强有关个人隐私保护方面法规的学习，强化医务人员保护患者隐私权的意识，树立高尚的职业道德，使各个部门和医、护、管人员充分了解有关的法律知识，依法运用各种档案资料，自觉维护患者的权利。

（3）加强监督管理，专人负责，明确监督职责，规范依法监督的程序和方法，要定期进行检查，对于违规行为，要采取及时纠正，并按情节严重程度给予不同的处罚，对给单位或患者造成严重损失的要从重处罚，甚至追究其刑事责任，在学术交流与研究等方面，未经患者本人同意，不得用患者的真实姓名、照片对外公开报道，也不得作为文学作品的方式报道。

1654. 你知道哪些个人信息需要保护？

中国第一部专项保护个人信息的法律草案，由国务院信息办委托中国社科院法学研究所部分专家成立课题组起草的《中华人民共和国个人信息保护法》专家建议稿2005年初已经完成。近日，国务院有关部门已经启动了《个人信息保护法》的立法程序，并已交由国务院信息管理办公室正式起草，建议稿中，个人的手机号码、家庭住址、医药档案、职业情况等，都属于这部法律保护的范围，立法程序正在积极推进中，有法律人士认为，一旦《个人信息保护法》得以通过，就像为我国薄弱的隐私权保护加了一把锁，而其中对侵犯个人信息将给予刑事处罚的规定，则在力度上保障了法律的有效施行。

1655. 法律法规对知情权和隐私权的界定？

根据《宪法》和《民法通则》，公民在患病时应该享有知情权和隐私权。隐私权是指自然人享有的对其个人的，与公共利益无关的个人信息、私人活动和私有领域进行支配的一种人格权。隐私权的内容是非常广泛的，它包括了公民个人的私人活动、私人信息和个人领域。知情权是指公民应该享有了解与自己利益相关情况的权利。

1656. 什么是知情同意权？

知情同意权是指行为人在社会行为中特别是民事行为中，要求对对方信息的了解和知悉程度应与对方对自己的了解和知悉相对称，并在此基础上选择是否同意对方行为的权利。而对患者而言知情同意权是指病人有获知病情并对医务人员所采取的治疗方案决定取舍的权利。

知情权是指公民应该享有了解与自己利益相关情况的权利。

1657. 最早用知情同意权进行司法审判的国家？

1957 年美国加利福尼亚州上诉法院审理的某患者进行主动脉造影，造成双下肢瘫痪纠纷案件，该案主审法官首次引入了知情同意的概念。可以说，知情同意权理论在司法实践中的实际应用体现了“医学治疗的前提是征得患者同意”的现代观念，是法律在意识到医患双方在地位或力量上的失衡后所作的一种利益上的平衡，是从保护法律整体利益的角度上出发的。

1658. 美国是如何规定患者知情同意权的？

患者有权了解有关其疾病的诊断、治疗以及预后情形；有关对其病情的医疗决定及所有治疗建议的措施；医疗和护理上适宜的替代方法；与患者决定实质性关系的风险；为其服务的医务人员的身份和职业状态，是哪一位医师或其他开业医师对其医疗负主要责任；结算的总账单的分项和详细解释；病历、化验等各种与病情有关的资料。同时还规定患者应承担医方未履行充分告知义务、损害后果和因果关系方面的举证责任，医方应承担存在抗辩理由的举证责任。美国有关知情同意权的法律包括《医院法》、《统一医疗信息法》、《病人权利典章》等。

1659. 英国的知情同意权原则包括哪些？

英国确立的知情同意原则包括：告知患者疾病的诊断结果；拟采取的医疗行为的理由；可能发生的危险；有无其他可替代的医疗行为；相关诊疗费用；任何医疗记录；包括患者在接受诊治之前，获得清楚解释有关该诊疗包括诊治的危险性或其他诊治方法。

1660. 荷兰的患者知情同意权包括哪些？

荷兰《民法典》规定的患者知情同意权包括：必要的检查或者治疗以及将要进行的医疗行为的本质或目的，对患者的健康可能发生的后果以及风险，其他可能的检查或者治疗方式，从与进行的检查或者治疗相关的领域来预测患者的健康状况、医疗服务合同项下的所有活动，患者可以不受限制地查阅所有的医疗记录，但查阅有可能对他人造成侵害的除外。

1661. 芬兰有关知情权和同意权的规定是什么？

芬兰有专门的《病人权利法》，其有关知情权和同意权的规定有：患者有权了解其健康状况，医师建议治疗的程度、风险因素和其他可选择的治疗方案；患者本人的病历记录；同时规定没有患者的同意医师不得给其进行治疗；治疗形式也必须得到患者的同意。

1662. 韩国有关知情权和同意权的规定是什么？

韩国的相关法律规定，医师有义务通过诊疗的全过程和每一个阶段，随时向患者说明并使其了解有关诊疗的事项，说明的内容主要包括以下几个方面：诊断的方法、内容、程度以及展望；患者的症状、病因以及病名；治疗和其他处置的必要性、紧急性的程度及其方法、内容、程度以及展望；不采取治疗和其他处置时可能发生的后果因治疗及其他处置而导致的副作用和危险内容、程度以及预防可能性；诊疗后的现状及其原因、背景等。

1663. 中国台湾有关知悉权规定是什么？

我国港台地区：台湾的《医疗法》《医疗法施行细则》《医师法》等“法律”对患者“知悉权”有明确详细的规定，包括：医疗机构的名称及患者就诊方式；医师的姓名、职称；医药收费标准的明细，如为超收，则可要求医院退费；病名、病情、治疗方案、预后情形；手术原因手术成功率或可能发生的并发症及危险；药剂的用法；患者接受人体试验的目的及方法；可能产生的副作用及危险；预期试验效果；其他应当告知的事项等。

1664. 中国香港有关患者的权利规定是什么？

香港的《病人约章》中对病人的权利有如下规定：

（1）知悉权：患者有权知道医疗护理服务资料及收费情况；有权知道自己的详细病情、诊断、病情发展、治疗方案，包括常见的问题及其他可行的疗法；患者有权知道任何可能会影响医师医治决定的资料；有权知道处方药物的名称，以及药物对自己的病情会发挥的正常作用及可能产生的副作用。

（2）决定权：患者有权接受或拒绝任何药物、检验或疗法，并获知所作决定可能引起的后果；患者应当清楚了解拒绝治疗后所构成的危险或损害；有权征询其他医师的意见。

1665. 我国有关患者知情同意权的规定包括哪些？

（1）《中华人民共和国执业医师法》第二十六条规定：“医师应当如实向患者或者其家属介绍病情，但应注意避免对患者产生不利后果。医师进行实验性临床医疗，应当经医院批准并征得患者本人或其家属同意。”

（2）《医疗事故处理条例》第十一条规定：“在医疗活动中，医疗机构及其医务人员应当将患者的病情、医疗措施、医疗风险等如实告知患者，及时解答其咨询。但是，应当避免对患者产生不利后果。”

（3）《医疗机构管理条例》第三十三条规定：“医疗机构实施手术、特殊检查或者特殊治疗时，必须征得患者同意，并应当取得其家属或者关系人同意并签字；无法取得患者意见时，应当取得家属或者关系人同意并签字；无法取得患者意见又无家属或关系人在场，或者遇到其他特殊情况时，经治医师应当提出医疗处理方案，在取得医疗机构负责人或者被授权负责人员的批准后实施。”

（4）卫生部和国家中医药管理局印发的《病历书写基本规范（试行）》第十条规定：因实施保护性医疗措施不宜向患者说明情况的，应当将有关情况通知患者近亲属，由患者近亲属签署同意书，并及时记录。

（5）2006 年国家工商行政管理总局、卫生部印发的《医疗广告管理办法》第七条规定，医疗广告的表现形式不得含有以下情形：利用患者、卫生技术人员、医学教育科研机构及人员以及其他社会社团、组织的名义、形象作证明的。

1666. 患者知情同意权的内容是什么？

我国《宪法》和《民法通则》规定，公民在患病时应该享有知情权，知情权是指公民应该享有了解与自己利益相关情况的权利。患者对其疾病以及疾病的诊断、治疗具有知情同意权，医疗机构和医务人员也承担告知义务，患者有权了解其疾病情况，有权了解对其实施的检查治疗的方法、内容等，由此患者也应有权获得与自己利益相关的病案材料。

1667. 患者的知情权包括哪些？

知情同意权包括三个方面的内容：知情、同意、告知。

（1）知情权：是指患者有权利知道并了解自己的病情、治疗方案以及可预见的后果，也就是医师针对患者的病情及手术、特殊检查、治疗护理过程中，都应当向患者告知相应的诊疗方法、治疗效果和患者所将要承担的医学风险，让患者了解其病情状况和可能发生的治疗效果及风险。

（2）同意：是指患者经过医师告知其治疗、检查、手术的医疗风险以及用药的副作用等之后，需要做出的选择的权利。

（3）告知：是履行告知，是医师的义务。保证患者知情同意权的实现，主要是通过医师正常履行义务。从法律的角度讲，权利是可行可不行的，而义务具有法律的约束性，没有随意性。对于医师而言，告知的义务是作为医患关系中的义务主体医师，为满足权利主体患者受法律保护的利益，依法应当作为的行为。医师若不能履行此义务就有可能造成对患者知情同意权的侵犯，同时也违反法律的规定。

1668. 《医疗机构管理条例》第三十三条规定内容是什么？

《医疗机构管理条例》第三十三条规定，“医疗机构施行手术、特殊检查或者特殊治疗时，必须征得患者同意，并应取得其家属或者关系人同意并签字；无法取得患者意见时，应当取得家属或者关系人同意并签字；无法取得患者意见又无家属或者关系人在场，或者遇到其他特殊情况时，经治医师应当提出医疗处置方案，在取得医疗机构负责人或者被授权负责人员的批准后实施。”

1669. 患者的同意权利由谁掌控？

《医疗事故处理条例》规定明确提出，医师对患者在实施手术、特殊检查、治疗可以由患者自己决定，从规定中也可以体会出法律的另一个含义，即医师不能强制性地对患者实施治疗，哪怕是对患者健康有益。说明在医疗诊治过程中，患者治疗的决定权并不是由医师掌控。

1670. 患者生命危急且神志不清其权利由谁决定？

《条例》规定体现出了现代法治所普遍承认的原则——任何人不得触犯他人之权利。也就是说，只有患者自己才有权决定怎样处置自己疾病，患者可以决定治疗，同时也有权拒绝治疗，医师应当尊重患者的权利。

法律也规定了医师只有在患者疾病危及生命且其神志不清，无家人在场的紧急情况下，有权对其进行抢救，当需要做出选择处理时，也要医疗机构负责人批准。

1671. 告知的内容包括哪些？

（1）医疗机构必须将《医疗机构执业许可证》、治疗科目、治疗时间和收费悬挂在医院明显之处。

（2）医疗机构工作人员上岗工作必须佩戴本人姓名、职务或职称的标牌。

（3）医师应当如实向患者或者及其家属介绍病情、医疗措施、医疗风险，及时解答其咨询，但应当避免对患者产生不利后果。

1672. 知情同意的条件包括哪些？

（1）医疗机构及医师应忠实地履行告知的义务，禁止出现夸大或缩小实情，误导、欺骗或隐瞒就医者的告知行为。

（2）患者对自己的疾病情况、健康状况与医务人员对自己健康状况做出的诊断、分析，将支付或已支付的医疗费用，即将接受检查的项目、实施药物治疗、物理治疗、手术治疗等目的和要求，实施的积极意义和危害性概率、后果类型，医院诊疗、护理、保障系统管理的规章制度与其利益相关的内容等有了解或详细、真实被告知的权利，并在充分理解这些医学信息对自身疾病治疗和维持健康状况的积极和消极作用基础上，有权自己做出同意或拒绝的决定。

1673. 知情同意权如何规避医疗纠纷？

（1）医疗知情同意告知主体需有一定资质：在知情同意由谁来告知的问题上，应尽快明确告知主体。

（2）医疗知情同意权主体范围：按照我国相关法律规定医师履行告知义务应告诉患者本人，患者本人是知情同意的主体。

（3）履行书面告知义务需注意问题：告知分为口头告知和书面告知，口头告知分为需要医务人员做记录和不需要医务人员做记录两种，书面告知也分为需要签字和不需要签字两种。

（4）加强知情同意书的管理：病案管理人员在整理病案的过程应加强相关知情同意书的质检，检查内容是否规范，有无重大文字错误，检查是否缺失，签字是否规范，如果是代理人签字是否有患者授权，告知医师是否有执业资格等。

1674. 什么是医疗知情同意告知主体？

（1）凡是具有执业资格的医师都有向患方履行告知义务的资格，未取得执业医师资格的医师则没有履行知情同意告知义务的资格（或者称之为权利）。

（2）在享有履行告知义务权利的医师（住院医师、主治医师、主任医师）之间，可不做具体的规定，但凡是涉及重大、疑难、复杂手术或治疗或出现严重并发症等情况的，应当由主任级或主治医师告知。

1675. 医疗知情同意权主体范围包括哪些？

（1）按照我国相关法律规定医师履行告知义务应告诉患者本人，患者本人是知情同意的主体。

（2）依照《民法》规定，年满 18 周岁，神志清楚的患者，以及 16 周岁以上不满 18 周岁，以自己的劳动收入为主要生活来源的，是具有完全民事行为能力的患者，应由患者本人签署知情同意书；同时公民可以委托代理人实施民事行为，可以由成年患者指定的委托代理人签署。而未成年人患者、精神病患者、神志不清的患者属限制民事行为能力或无民事行为能力人，应当由法定代理人签署。但告知中涉及风俗习惯、地方习惯、患者的特殊病情等客观情况，从有利于患者本人治疗的角度出发，必要时可以不告诉患者本人，而直接告诉患者家属（例如癌症患者），而在大多数情况下可以采取同时告诉患者本人和患者家属的双轨制方式。

（3）对于特殊人物，按照有关政策直接报上级有关部门或者单位。

（4）对于急诊抢救患时，如果时间不允许告知，先按照一般医学常规积极抢救治疗，可以先不履行知情同意手续，等抢救完成后再履行。

1676. 履行书面告知义务分为哪两种？

告知分为口头告知和书面告知；口头告知分为需要医务人员做记录和不需要医务人员做记录两种；书面告知也分为需要签字和不需要签字两种。

1677. 履行书面的知情同意告知包括哪些？

（1）进行特殊的检查、治疗时。
（2）应用新的检查、治疗方法时。
（3）输血时。
（4）进行麻醉、手术时。
（5）拟切除脏器或截肢时。
（6）存在多种治疗方法，各方法间取舍困难时。
（7）本院治疗条件不充分，医师指示患者转院时。
（8）病重、病危时。
（9）患者拒绝、放弃治疗时。
（10）患者死亡后的尸体解剖。
（11）其他可以出现不良后果时等。
但以上情况必须履行书面的知情同意告知并要求患者或者代理人签字。

1678. 知情同意立法要明确的问题是什么？

建议我国应当对知情同意的医疗行为予以立法，并加以明确的问题是：
（1）明确规定知情同意权的权项即医疗机构及其医务人员履行告知义务的范围。
（2）明确医疗机构及其医务人员履行告知义务的方式、履行告知义务的程度、履行告知义务的对象。
（3）明确医疗机构及其医务人员未履行告知义务或履行告知义务不完整而侵犯患者知情同意权的行为，其侵权责任属于特殊侵权责任，还是一般侵权责任。
（4）明确规定侵犯患者知情同意权的民事责任归责原则为过错原则，即有过错承担责任，无过错不承担责任。
（5）明确规定侵犯患者知情同意权的民事责任承担方式。

1679. 为患者复印病案的内容包括哪些？

《医疗事故处理条例》中明确规定：患者有权复印或复制其门诊病历、住院志、体温单、医嘱单、化验单（检验报告）、医学影像检查资料、特殊检查同意书、手术及麻醉记录单、病理资料、护理记录以及国务院卫生行政部门规定的其他病历资料。

1680. 复印病案的相关规定有哪些？

（1）2002年9月1日实施的《医疗事故处理条例》中第十条规定：患者有权复印或者复制其门诊病历、住院志、体温单、医嘱单、化验单（检验报告）、医学影像检查资料、特殊检查同意书、手术同意书、手术及麻醉记录单、病理资料、护理记录以及国务院卫生行政部门规定的其他病历资料。

（2）2013年11月20日国家卫生计生委、国家中医药管理局印发《医疗机构病历管理规定》（2013年版）第十二条至第十八条对病案复印方面的相关问题作了规定：有权申请复印病案的人员和机构，限于患者或其代理人、死亡患者近亲属或其代理人以及保险机构，有关内容已在病案的使用中进行了阐述。

1681. 患者申请复印病案须提供哪些证明？

患者（或患者代理人）要求复印病案应提供患者（及代理人）有效身份证明（及代理关系法定证明

材料）。

死亡患者近亲属（或相应代理人）应提供患者死亡证明书、近亲属有效身份证明、死亡患者与其近亲属关系的法定证明材料（及申请人与死亡患者近亲属代理关系的法定证明材料）。

1682. 复印病案要提供哪些证明？需注意什么？

（1）保险机构应提供保险合同复印件、承办人员的有效身份证明、患者本人或其代理人同意的法定证明材料等。

（2）公安、司法机关因办案需复印病历，应出具采集证据的法定证明及执行公务人员的有效身份证明。

（3）复印病案应在申请人在场的情况下进行，复印后经申请人核对无误，医疗机构加盖证明印记，医疗机构可按规定对申请者收取工本费。

1683. 发生医疗争议时病案哪些内容要封存？

根据《医疗事故处理条例》第十六条的规定："发生医疗事故争议时，死亡病案讨论记录、疑难病案讨论记录、上级医师查房记录、会诊意见、病程记录应当在医患双方在场的情况下封存和启封。

1684. 什么是主观性病历资料？

主观性病历资料是指在医疗活动中医务人员通过对患者病情发展、治疗过程进行观察、分析、讨论并提出诊治意见等记录的资料，多反映医务人员对患者疾病及其诊治情况的主观认识，不同医师、病程的不同时期均有可能出现不同结果，甚至出现相反的观点或意见。发生医疗事故争议时，主观病历资料可以作为医疗机构需提交的材料之一交医疗事故技术鉴定专家组。

1685. 什么是客观性病历资料？

客观性病历资料是指记录患者的症状、体征、病史、辅助检查结果、医嘱等客观情况的资料，还包括为患者进行手术、特殊检查及其他特殊治疗时向患者交代情况、患者或其近亲属签字的医学文书资料。

1686. 主观性病案资料在鉴定中的作用？

主观性病案资料是记录医务人员对患者病情、治疗进行分析讨论的主观认识及其医疗行为事实的主观动机，不同的医师、病程的不同时期均可能出现不同的结果，甚至可以出现完全相反的意见和观点。但不可否认，主观性病案资料在医疗事故技术鉴定中对判定医疗行为是否属于医疗事故以及责任程度具有重要的作用。

1687. 主观性病案资料封启的要求是什么？

（1）主观性病案资料不仅可以成为医疗事故技术鉴定的重要证据，也可能成为人民法院审理医疗纠纷案件或卫生行政部门处理医患纠纷的凭据。

（2）对该部分病案资料封存并由医疗机构保管，其主要目的在于防止涂改、隐匿、抢夺病案等行为的发生，也正是由于其重要性，《医疗事故处理条例》同时也强调了必须是在医患双方在场的情况下予以封存，只有双方共同在场，才能保证所封存病案资料的真实可靠性，充分体现医患双方权利的对等，确保技术鉴定工作的顺利进行。

（3）必须强调的是在场进行封存的医患双方当事人应具有完全民事行为能力，以减少不必要的矛盾冲突。

（4）根据《医疗事故处理条例》第二十八条第二款之规定，进行医疗事故技术鉴定必须提供病案资料的原件，启封过程同样也需要医患双方当事人同时在场。

1688. 医疗事故处理中医方应承担的责任是什么？

《最高人民法院关于民事诉讼证据的若干规定》第四条第八款的规定："因医疗行为引起的侵权诉讼，由医疗机构就医疗行为与损害后果之间不存在因果关系及不存在医疗过错承担举证责任。"由此可认为医疗机构在医疗事故纠纷中承担的责任一般属于民法侵权行为法中的"过错责任"。

1689. 诉讼中病案资料不完整将被推定什么？

按照《医疗事故处理条例》，医疗机构有保管病案资料包括封存主观性病案资料的义务，所以，医疗机构提供的病案资料如果有证据证明是不完整的，会致使医疗事故技术鉴定无法进行，根据该原则，医疗机构就可能在诉讼中被人民法院推定为存在过错。

可见，无论是对病案资料的封存、还是启封，医疗机构在保管过程中必须保证其完整性和真实性。

1690. 为什么病案资料复印件不能启动鉴定程序？

值得注意的是病案资料的复印件不能启动鉴定程序。根据《医疗事故处理条例》第二十八条相关规定，进行医疗事故技术鉴定时，医疗机构须提交相关病案资料的原件，所以，如不能提供病案资料的原件，就难以启动鉴定程序，司法鉴定也同样如此。因为只有原件才能反映整个医疗诊治过程的真实情况，如病案内容是否被涂改的，而复印件是难以真实反映出来的。

1691. 民事诉讼中无法提供病案原件由谁承担法律责任？

根据民事诉讼证据规则，对于无法与原件进行核对的复印件，只有在双方当事人对其均予以认可或者有其他证据佐证的情况下才能作为认定事实的依据。如果出现某种原因（排除患者方面的因素）导致医疗机构只能提供病案资料复印件，患方可以要求人民法院对于病案资料复印件不认可，由于鉴定缺乏真实可靠的鉴定材料（病案资料），鉴定工作无法进行，由此而产生的不利法律后果只能由负责保管病案资料的医疗机构承担。

1692. 什么情况下病案复印件可以启动鉴定程序？

特殊情况下，只要有充分证据证明确实不存在影响鉴定过程及结果的因素存在，且经医患双方当事人共同认可或被人民法院采信的情况下，病案资料的复印件才可启动鉴定程序，以此确保鉴定结果的合法有效。

1693. 《医疗事故处理条例》第十六条与第二十八条规定是否存在冲突？

根据《医疗事故处理条例》第十六条的规定："封存的病案资料可以是复印件。"这并不与《医疗事故处理条例》第二十八条的规定要求的进行医疗事故技术鉴定需提交病案资料原件的规定存在冲突。

1694. 《医疗事故处理条例》第十六条规定内容是什么？

《医疗事故处理条例》第十六条规定：发生医疗事故争议时，死亡病例讨论记录、疑难病例讨论记录、上级医师查房记录、会诊意见、病程记录等主观性病案资料应当在医患双方在场的情况下封存和启封。启封的病历资料可以是复印件，由医疗机构保管。

1695.《医疗事故处理条例》第二十八条规定是什么?

医疗机构提交的有关医疗事故技术鉴定的材料应当包括下列内容：

(1) 住院患者的病程记录、死亡病例讨论记录、疑难病例讨论记录、会诊意见、上级医师查房记录等病历资料原件。

(2) 住院患者的住院志、体温单、医嘱单、化验单（检验报告）、医学影像检查资料、特殊检查同意书、手术同意书、手术及麻醉记录单、病理资料、护理记录等病历资料原件。

(3) 抢救急危患者，在规定时间内补记的病历资料原件。

(4) 封存保留的输液、注射用物品和血液、药物等实物，或者依法具有检验资格的检验机构对这些物品、实物作出的检验报告。

(5) 与医疗事故技术鉴定有关的其他材料。

1696. 病案管理专业人员职责包括哪些?

(1) 做好病案的回收、整理、装订、归档、检查、建立索引、登记、录入、保管和保密，做到病案的完整、整洁和病案资料不丢失。

(2) 依照国际标准做好病案的疾病和手术分类工作，为有关部门或医务人员及时提供可靠数据。

(3) 提供教学、科研、临床总结、患者就医等使用的病案。

(4) 把好病案的质量关，使每一份病案质量达标。

(5) 根据医院和各临床科室的要求做好患者的随诊工作。

(6) 保持工作环境清洁、通风、干燥、防虫、防尘、防火，保证病案的完好无损及机器设备的良好运行。

(7) 为医院决策部门总结分析检索病案的有关信息，使院领导及时了解和掌握医疗动态，以制订相应的决策计划，经营好医院。

1697. 我国哪年采用 ICD－10 进行疾病分类的?

2001 年国家质量监督检验检疫总局发布《疾病分类与代码》的修订标准。我国采用国际疾病分类第 10 版，即 ICD－10（international classification of diseases－10）。

疾病和手术分类均有严格的原则和标准。编码员要遵循原则和标准对病案首页中的主、次要诊断进行正确分类编码。

1698. 什么是相关疾病诊断分组?

以“相关疾病诊断分组（diagnosis related groups，DRGs）”为基础的医疗费用预付制度就是基于疾病和手术分类。它是控制医疗费用过快增长的医疗质量评价体系。它是根据患者的年龄、性别、住院天数、临床诊断、病症、手术、疾病严重程度、并发症及转归等因素把患者分入 500～600 个诊断相关组，然后决定应该给医院多少补偿。

1699. 为什么要对疾病名称进行相关诊断分组?

对相关疾病诊断分组有助于激励医院加强医疗质量管理，迫使医院为获得利润主动降低成本，缩短住院天数，减少诱导性医疗费用支付，有利于费用控制。这就要求病案专业人员必须做好疾病分类工作，从中可使医院获得经济效益。做好疾病分类还应有扎实的医疗专业知识。

1700. 病案专业人员应具备的条件？

（1）贯彻执行国家及相关部门颁布的有关法律、法规和相关标准。

（2）热爱病案管理事业，有敬业精神和责任感，有良好的道德修养，积极向上。了解本领域国内外发展动态，不断地探索和改进工作。

（3）精通业务，掌握现代化技术，精于为教学、临床、科研提供信息。能应用互联网、电子邮件进行业务交流，具有较强的信息技能。

（4）团结协作，加强业务学习，健全病案管理质量，提高业务管理水平，确保医院宏观调控和科学管理的实施。

（5）遵守纪律，保守秘密，维护患者利益。

（6）主动开展病案研究，为临床研究和临床流行病学的研究提供支持。

（7）积极参加继续教育，培养自学能力，注意积累工作经验。

（8）要有正确的服务理念。

1701. 建议制定《病案管理法》的意义是什么？

建议制定我国的《病案管理法》，能提高人们的法律意识，监督人们的行为，保护医患双方合法权益不受侵害；能进一步提高病案的特殊价值。有了《病案管理法》从病案的形成、管理、利用等方面都做到有法可依。使病案工作在法律监督下，更科学、更规范。病案信息更具有真实性和可靠性。

1702. 为什么建议尽快对电子病案管理立法？

随着 IT 技术进入医院信息管理系统，使病案信息管理逐步由手工处理向电子化转变。病案管理计算机化、网络化是一个必然的发展方向。它可使信息的制作到信息的传出、利用更加方便、快捷、准确，并享有巨大的信息存储空间。尽管电子病历有广阔的前景，但就现阶段来看，我国的电子病历系统建设仍旧处在刚起步的初级阶段，在技术上不成熟，缺乏行业规范标准，各个医疗信息系统的格式不尽相同，表现形式上局限于文字的处理，还没有真正体现出计算机化管理的优势，不利于信息的管理和传递与共享。此外，国家在政策、法律上尚未对电子病历有明确的要求和规范。因此，建议尽快出台对电子病案的更加具体详尽法律规定。

1703. 《电子签名法》的解释是什么？

2005 年 4 月 1 日《中华人民共和国电子签名法》颁布实施。《中华人民共和国电子签名法》中规定：“本法所称电子签名，是指数据电文中以电子形式所含、所附用于识别签名人身份并表明签名人认可其中内容的数据。”“本法所称数据电文是指以电子、光学、磁或者类似手段生成、发送、接收或者储存的信息。”

1704. 如何实现真正意义上的电子病案？

2002 年《医疗事故处理条例》及其配文件，也未曾对电子病历有所提及，在政策上和法律上都没有对电子病历提出明确的要求和规范。目前最后提交的电子病历定稿仍然需要打印出纸质版本，由主管医师签字认定后送病案室保存。当发生医疗事故争议时，医院出示的也必须是纸质病历。如何实现真正意义上电子病案，还有待进一步的研究发展。

1705. 与病案相关的法律法规包括哪些?

（1）1982 年 1 月 12 日卫生部《全国医院工作条例》第十二条规定“病案是医疗、教学和科研的重要资料，也是法律的依据。门诊、住院患者都要有完整的病案，用科学的方法管理，开展综合研究利用。”

（2）1982 年 4 月 7 日卫生部《医院工作制度》规定了病案管理制度，“医院必须建立病案室，负责全院病案的收集、管理和保管工作。门诊和住院病员应有完整的病案。病员出院（死亡）时，由医师按规定的格式填写，病案室应定期回收并注意检查病案首页各栏是否完整，同时要填好分类卡，依序整理装订成册，并按号排列后存档。”

（3）1987 年 6 月 29 日国务院发布的《医疗事故处理办法》第八条规定“发生医疗事故或事件的医疗单位，应指派专人妥善保管有关的各种原始资料。严禁涂改、伪造、隐匿、销毁。”第二十三条规定“发生医疗事故或事件后，丢失、涂改、隐匿、伪造、销毁病案和有关资料。情节较重的，对直接责任人员追究其行政责任；情节严重构成犯罪的，由司法机关依法追究刑事责任。”

（4）1990 年 10 月 1 日施行的《中华人民共和国行政诉讼法》：民法通则第 137 条处理医疗纠纷的民事诉讼法规定“诉讼时效从知道或者应当知道权力被侵害时计算，但是从权力被予侵害之日起，超过 20 年的，人民法院将不予受理。”

（5）1991 年 3 月 9 日卫生部、国家档案局发布的《医药卫生档案管理暂行办法》对医疗档案的管理作了概括性的规定。

（6）1994 年 8 月 29 日卫生部发布的《医疗机构管理条例实施细则》第五十二条规定：“医疗机构的门诊病案保存期不少于 15 年，住院病案的保存不得少于 30 年。”

（7）1997 年 1 月 1 日施行的《中华人民共和国刑事诉讼法》，第五章第十二条规定：证明案件真实情况的一切事实，都是证据。

（8）1998 年 6 月《中华人民共和国执业医师法》第三十七条规定：医师在执业活动中，违反本法规定，有下列行为之一的，由县级以上人民政府卫生行政部门给予警告或者责令暂停 6 个月以上 1 年以下执业活动；情节严重的，吊销其执业证书；构成犯罪的；依法追究刑事责任。

（9）2002 年 4 月 1 日施行的《最高人民法院关于民事诉讼证据的若干规定》中指出：因医疗行为引起的侵权诉讼，由医疗机构就医疗行为与损害结果之间不存在因果关系及不存在医疗过错承担举证责任。

（10）2002 年 9 月 1 日施行的《医疗事故处理条例》第二章第十条规定：“患者有权复印或复制其门诊病案、住院志、体温单、医嘱单、化验单（检验报告）、医学影像检查资料、特殊检查同意书、手术同意书、手术及麻醉记录单、病理资料、护理记录以及国务院卫生行政部门规定的其他病案资料。”

（11）2006 年国家工商行政管理总局、卫生部印发的《医疗广告管理办法》第七条规定，医疗广告的表现形式不得含有以下情形：利用患者、卫生技术人员、医学教育科研机构及人员以及其他社会社团、组织的名义、形象作证明的。

（12）《中华人民共和国职业病防治法》中华人民共和国第九届全国人民代表大会常务委员会第二十四次会议于 2001 年 10 月 27 日通过，2002 年 5 月 1 日起施行。

（13）《中华人民共和国护士管理办法》1993 年 3 月 26 日卫生部第 3 1 号令发布，1994 年 1 日起实施。

（14）《护士条例》2008 年 1 月 23 日国务院第 206 次常务会议通过，2008 年 5 月 12 日起施行。

（15）《病历书写基本规范》（试行）为《医疗事故处理条例》配套文件之一，2002 年 8 月 20 日卫生部、国家中医药管理局文件，2002 年 9 月 1 日起施行。

1706.《执业医师法》第三十七条规定内容是什么?

（1）违反卫生行政规章制度或者技术操作规范，造成严重后果的。

（2）由于不负责任延误急危患者的抢救和诊治，造成严重后果的。

（3）造成医疗责任事故的。

（4）未经亲自诊查、调查，签署诊断、治疗、流行病学等证明文件或者有关出生、死亡文件的。

（5）隐匿、伪造或者擅自销毁医学文书及有关资料的。

（6）使用未经批准使用的药品、消毒药剂和医疗器械的。

（7）不按照规定使用麻醉药品、医疗用毒性药品、精神药品和放射件药品的。

（8）未经患者或者其家属同意，对患者进行实验性临床医疗的。

（9）泄露患者隐私，造成严重后果的。

（10）利用职务之便，索取、非法收受患者财物或者牟取其他不严当利益的。

（11）发生自然灾害、传染病流行、突发重大伤亡事故以及其他严重威胁人民生命健康的紧急情况时，不服从卫生行政部门调遣的。

（12）发生医疗事故或者发现传染病疫情，患者涉嫌伤害事件或者非正常死亡，不按照规定报告的。

第十二章 病案管理与医疗保险

1707. 医疗保险和基本医疗保险的概念是什么?

(1) 医疗保险：医疗保险指通过国家立法，按照强制性社会保险原则基本医疗保险费应由单位和职工个人按时足额缴纳。不按时足额缴纳的不计个人账户，基本医疗保险统筹基金不予支付其医疗费用。

(2) 基本医疗保险：基本医疗保险是国家通过立法形式强制实施的一种医疗保障制度，由用人单位和个人按一定比例缴纳保险费，来建立医疗保险基金，当参保人员患病就诊而发生医疗费用后，由医疗保险机构给予一定的经济补偿，从而使之能够获得基本医疗保障。

1708. 医疗保险补偿的两大功能是什么?

医疗保险是为补偿因疾病风险造成的经济损失而建立的一种制度，因此，医疗保险具有风险公担和补偿两大主要功能，即将集中在个体身上的由疾病风险所致的经济损失分摊给所有参加医疗保险的社会成员，用集中起来的医疗保险基金来补偿由疾病所带来的经济损失。

1709. 医疗保障体系的总体目标是什么?

在国家有关法规指导下，各类用人单位根据自身经营状况，建立的旨在为职工提供一定程度和范围的补充医疗保险，以及由个人参保缴费、政府适当补助建立的城镇居民大病医疗保险等，也是国家医疗保障体系的重要组成部分。

我国建立的医疗保障体系的总体目标是逐步使城乡全体劳动者和居民都能获得基本医疗保障。

1710. 医疗保险经办机构的概念是什么?

医疗保险经办机构，是在建立和实施基本医疗保险制度的过程中，依据有关法律法规，具体承担基本医疗保险基金的筹建、管理和支付业务，为广大参保人员、参保单位、定点医疗机构等提供参保缴费、待遇支付、费用结算等各项基本医疗保险服务的机构，行政隶属于各级政府劳动保障部门，并在其行政指导下，依法具体开展各项医疗保险经办业务。

1711. 医疗保险经办机构的职能包括哪些?

医疗保险机构的职能是政府根据医疗保险的性质、特点、业务范围来确定的，随着医疗保险事业的深入发展，其职能及业务范围也随之相应扩展。一般来说，医疗保险机构的主要职能有六个方面：

(1) 参与制定有关医疗保险的法规、政策和计划。

(2) 医疗保险基金的筹集。

（3）医疗保险基金的管理。

（4）对定点医疗机构的管理。

（5）参保单位和参保人员的管理。

（6）医疗保险基金的保值、增值。

1712. 医疗保险基金的概念是什么？

（1）医疗保险基金：医疗保险基金是以法定或约定的方式，由医疗保险经办机构根据不同的缴费标准，向参保单位和个人征集的医疗保险费，是由无数个参保单位和个人缴纳的医疗保险费汇集而成的。

（2）医疗费用偿付与筹集方式：医疗保险基金由保险经办机构组织管理，以参保人为特定对象，依照医疗保险偿付办法，偿付符合医疗保险规定范围内的基本医疗费用。医疗保险基金的筹集、医疗费用的偿付都采用货币形式。

（3）基本医疗保险统筹基金：基本医疗保险统筹基金是基本医疗保险基金的重要组成部分，是发挥医疗保险作用的核心部分，体现了社会医疗保险的互助互济功能。基金来源于用人单位缴纳的医疗保险费在扣除划入个人账户后的其余部分，约占参保单位缴费的 70% 。基本医疗保险统筹基金适用于统筹地区全体参保人员，由社会保险经办机构集中管理，统一调剂使用，主要用于支付参保人员的住院医疗费用和一些门诊特殊病种的医疗费用。

（4）基本医疗保险个人账户：基本医疗保险个人账户是基本医疗保险基金的重要组成部分，是社会保险经办机构为参保人员建立的终身医疗专用账户，用于记录、储存个人缴纳的基本医疗保险费和从单位缴费中划入的基本医疗保险费（一般为 30% ）和利息收入，并记录参保人员医药费用支出及账户积累情况。个人账户由参保人员按照基本医疗保险有关规定自己支配使用。个人账户不仅解决参保人员的门诊或小额医疗费用，同时为参保人员年老体弱时积累部分资金。

1713. 医疗保险参保人员和单位的概念是什么？

（1）医疗保险参保人员的概念：医疗保险参保人员是指医疗保险的被保险方，即参加医疗保险的人，通常也称为投保人，他们是医疗保险的需方。政府根据参保人员的单位性质、职业状况、年龄等不同社会人群的实际情况，制定相对独立的医疗保险政策。北京目前参保人员大致有城镇职工医疗保险、城镇居民大病医疗保险、老年人大病医疗保险、儿童大病医疗保险及城镇无业人员医疗保险等。

（2）医疗保险参保单位的概念：医疗保险参保单位是医疗保险的基层组织，承担着组织参保、缴纳医疗保险费等基本工作。目前我国政府规定，城镇所有用人单位及其职工都应参加基本医疗保险，包括企业（国有企业、集体企业、外商投资企业、私营企业等）、机关事业单位、社会团体和民办非企业单位。

1714. 基层管理环节的主要工作包括哪些？

医疗保险参保单位是连接医疗保险经办机构和参保人员的纽带，职工的参保、医疗保险费用的缴纳、有关医疗保险信息的上传下达等都是经过这一环节完成的，是医疗保险不可缺少的一个基层管理环节。其主要工作包括：

（1）组织参保工作。

（2）组织医疗保险的缴纳工作。

（3）对医疗费用进行审核、报销。

1715. 医疗服务供方的概念是什么？

（1）医疗服务供方的概念：医疗服务供方的概念有广义和狭义之分，狭义的概念是指经医疗保险机构认可并需其支付服务费用的各类与治疗疾病有关的医疗、护理、药剂等服务的提供者（包括个人和机构）。广义的概念是指按照健康保险概念来解释，即除了上述人员和部门外，还包括提供各种卫生保健等服务的卫生部门人员和机构，如防疫、妇幼、健康教育等。

（2）医疗服务供方的双重性：医疗服务供方也具有双重性，既有公益性和福利性，又有商品性。认识这一性质，是制定合理的医疗保险政策的前提。

1716. 政府在医疗保险中的职责和作用是什么？

（1）设计和规范医疗保险市场的模式。

（2）促进和协调医疗保险市场的发展。

（3）监督和控制医疗保险市场的运行。

（4）参与并弥补医疗市场的不足。

1717. 如何设计和规范医疗保险市场？

医疗保险市场由于其交换商品的特殊性，没有政府的参与很难自由发展形成具有医疗服务公益性的特殊市场，因此，政府应该根据不同地区不同时期的政治、经济、文化、医疗卫生状况等因素，设计和规划医疗保险市场的总体特征和总体规则，用法律的形式对医疗保险三方地位、权利、责任和相互关系做出总体规定，使医疗保险各方的行为规范在一个基本框架之中。

1718. 如何促进和协调医疗保险市场发展？

在医疗保险的建立过程中，保险市场的三方往往缺乏自觉性。保险方往往感到医疗保险风险大、利益小而缺乏积极性；被保险方缺乏保险意识和知识；医疗服务供给方担心失去垄断地位，甚至有抵触情绪。因此，政府应积极培育和促进医疗保险市场的建立。在医疗保险的建立和运转过程中，保险市场的三方还会不断遇到矛盾，甚至冲突，这时就需要政府出面协调。

1719. 如何监督和控制医疗保险市场的运行？

医疗保险市场作为一个特殊市场，存在着一些不规范、不正常的市场因素。尽管在这一市场中三方之间有相互监督、制约的作用，特别是保险机构可在很大程度上代表政府监控着医疗服务供给方和被保险方，但这是不够的，保险机构本身也需要有人监控，有关政府部门应该成立专门的组织和机构，建立起严格的法律和行政的医疗保险监督、控制制度和手段，尽可能减少各种违规行为，以保证医疗保险的正常运转。

1720. 如何参与并弥补医疗市场的不足？

医疗保险市场是一个不完全的市场，其中一些内容不是靠保险市场机制就能处理的，因此存在空缺。例如，居民中有些医疗问题，特别是预防工作，不是用保险方式就能解决的，这时政府需要直接参与医疗保险市场中的一些工作，如组织防疫卫生，为某些患者直接提供医疗服务，为某些人群出钱参加医疗保险等。其结果使医疗保险市场的不足得以弥补。

1721. 定点医疗机构的概念是什么?

医疗保险定点医疗机构是指经统筹地区劳动保障行政部门获得定点医疗机构资格，并经社会保险经办机构确定且与之签订了服务协议的，为社会医疗保险参保人员提供医疗服务并承担相应责任的医疗机构。

1722. 基本医疗保险定点机构应具备哪些条件?

（1）具有卫生行政部门颁发的执业许可证，严格执行行业管理规范，遵守国家有关医疗服务管理的法律、法规和标准，有健全和完善的医疗服务管理制度，严格执行国家、省（自治区、直辖市）物价部门规定的医疗服务和药品的价格政策，经物价部门监督检查合格。

（2）能够为参保人员提供基本医疗保险医疗服务所应具备的基本条件，严格执行城镇职工基本医疗保险制度的有关政策规定，建立与基本医疗保险管理相适应的内部管理制度，配备必要的管理人员和设备，配备符合当地基本医疗保险联网结算要求的计算机管理。

1723. 定点医疗机构的服务协议是什么?

服务协议应包括服务人群、服务范围、服务内容、服务质量、医疗费用结算办法、医疗费用支付标准以及医疗费用审核与控制等内容，明确双方的责任、权利和义务，是规范双方行为，处理双方关系，尤其是考核定点医疗机构的具有约束力的法律文书。

1724. 定点医疗机构管理的意义是什么?

实行定点医疗机构管理是强化医疗服务管理和控制医疗保险费用支出的有效手段之一。

医疗保险管理部门作为需方也就是广大参保人员权益的总代表，通过制定政策、实施管理，选择医疗服务质量高、医疗费用合理的医疗机构作为定点服务机构，能够保证各服务项目与标准的落实，从而使广大参保人员的基本医疗权益得到保障，也有助于促进医疗机构之间的竞争，加强医疗机构的内部管理，提高卫生资源的利用效率，控制医疗费用的过快增长，保障基本医疗保险基金的收支平衡。

1725. 什么是基本医疗保险的“三个目录”?

（1）基本医疗保险的“三个目录”：是指《基本医疗保险药品目录》《基本医疗保险诊疗项目目录》以及《基本医疗保险医疗服务设施范围目录》，通常简称为“三个目录”，目的是为了确定和统一基本医疗保险的服务范围和标准。

（2）基本医疗的定义及界定：“基本医疗”是个相对范畴，具有阶段性、地域性与滚动性，其费用支出水平必须与医疗保险筹资水平相平衡。

基本医疗的界定可从基本诊疗技术、基本药物、基本设施、基本支付费用四个方面进行。

1726. “甲类目录”与“乙类目录”的概念是什么?

由于各地区经济发展水平不一，基本医疗保险筹资水平也不同，为了保证参保人员的基本医疗保险用药，《基本医疗保险药品目录》中将西药和中成药分为“甲类目录”药品和“乙类目录”药品。“甲类目录”和“乙类目录”的不同在药品本身特点和支付比例等方面体现出来。

（1）“甲类目录”：药品是临床治疗必需、使用广泛、疗效好、同类药品中价格低的药品；“乙类目录”药品则是可供临床治疗选择使用、疗效好、同类药品中比“甲类目录”药品价格略高的药品。

(2)“甲类目录”是由国家统一制定，各地不得调整；“乙类目录”由国家制定，各省、自治区、直辖市可根据当地经济水平、医疗需求和用药习惯，适当进行调整，但增加和减少的品种数之和不得超过国家制定的“乙类目录”药品总数的15%。

(3)“甲类目录”药品无需个人负担费用，由医保基金支付。“乙类目录”中的药品个人自付比例，由各地区根据当地医疗保险基金的承受能力规定，并报省、自治区直辖市劳动保障行政部门备案。

1727. 医疗保险费用审核要注意几点?

医疗保险费的审核是指通过一定的形式和手段，对医疗服务和医疗收费的合理性、真实性以及医疗质量水平进行审核和鉴定，以最后确定医疗费用支付的活动。它所涉及的对象包括医疗保险服务的提供者、受益者及有关管理部门等各方，它是医疗保险支付过程中的一个重要环节。主要从以下几方面进行：①对医疗服务提供者的审核；②对被保险方就医情况的审核；③对特殊项目的审核；④对支付责任者的鉴定；⑤对服务质量的审核。

1728. 医疗保险费用支付方式包括哪些?

(1) 被保险方的支付方式：实质上就是被保险者的费用分担方式，主要包括最低起付线方式、按比例分担方式、最高保险限额方式及混合方式等。目前我国大部分地区的医疗保险实行的支付方式都是属于混合型的。

(2) 医保供方费用支付方式：医疗保险供方的付费方式从付费的时间上看，可分为后付制和预付制两种。后付制是指在提供了医疗服务以后，医疗保险机构根据医疗费用开支的多少，向医疗机构或患者支付医疗费用。预付制是指在医疗服务机构提供医疗服务之前，医疗保险机构按照合同向医疗服务机构提前支付医疗费用。

(3) 医疗保险供方的付费方式：医疗保险供方的付费方式从费用支付发生的关系看，可分为由医疗保险机构向医疗机构直接结算和参保人就诊时，先由患者垫付，然后患者再凭就医的诊断和费用凭证同医疗保险机构进行结算两种。

1729. 医疗保险支付种类有几种?

(1) 按服务项目付费：是由医疗保险机构根据患者接受的医疗服务项目及其收费标准向医疗服务提供者支付费用。它是最传统、运用广泛的一种支付方式。所偿付的费用取决于各项目的价格和实际服务量。

(2) 按住院日定额付费：是根据预先测算确定的平均每个患者每天的住院费用标准，支付患者的住院费用。按这一方法，一个患者一次住院总费用 = 住院日费用标准 × 住院天数。

(3) 总额预算式：是由保险机构或政府与医疗服务提供方协商确定其年度总预算，实行费用封顶。“结余留用、超支不补”。

(4) 单病种定额付费：根据预先测算的某特定病种费用支付额支付住院费用，病种费用支付额分为医疗保险基金支付额、参保人员自付额两部分，无论实际费用高于或低于规定支付额，均按规定支付额支付，而不是按照实际发生医疗费用支付。

(5) 按人头付费：是指医疗保险机构按合同规定的时间（通常为1年）根据医疗服务提供方服务对象的人数，规定的收费标准，预先支付供方一笔固定的服务费用。在此期间，医院和医师负责提供合同规定的一切医疗服务，不再另外收费。

(6) DRGs诊断相关组预付费制度：是根据国际疾病分类法ICD－10，将住院患者疾病按诊断、年龄、性别、出院转归等分为若干组，每组又根据疾病的轻重程度及有无合并症、并发症分为几级，对每一组不同级别都制定相应的标准支付费用，按这种费用标准对该组某级疾病的治疗全过程一次性向医疗机构支付清，即称按诊断相关分类预付制。意义在于建立一种确定医院各种病例类型的方法，如疾病的临床分型、病情轻重程度、疾病转归、治疗方式及过程等，对疾病进行规范化、标准化、系统化的分类，在对诸多影响因素进行不同组合的综合评价中，以便对医疗服务的投入和产出，做出协调一致的评估。

1730. 病案管理在医疗保险管理中的作用是什么？

病案作为患者在住院期间接受问诊、查体、治疗、检查、护理等过程的所有医疗文件，完整地反映了参保人的病情发生、发展及转归情况，是投保人身体健康状况的有力证明，病案在医疗保险市场主体之间起着越来越重要的作用。因此医疗机构应重视病案管理工作，有效地加强病案的质量管理，全面提高管理病案的能力，与时俱进、开拓创新，积极参与到医疗保险工作中，主动适应医疗保险的要求，及时改变病案管理及服务模式，认真学习有关医疗保险的政策法规，研究新形势下的管理模式，在激烈的医疗市场竞争中求生存、求发展。

1731. 为什么说病案是医疗保险支付医疗费用的依据？

患者住院日数（单病种平均住院日数）、术前平均住院日、术后并发症、出院主要诊断及手术操作名称等，这些指标均是建立在病案管理基础上，通过对病案首页计算机系统进行综合分析及动态检测而获得，同时病程记录、医嘱单、各种治疗单及护理记录等均应对发生的每一笔医疗费用有相应的记录，病案已经无可替代地成为医疗保险机构支付和理赔医疗费用的重要依据。

1732. 病案在医疗保险中的监督审核作用是什么？

医疗保险机构作为第三方担负着监督医疗费用合理使用的任务。既要防止医院服务不足，又要防止个别人通过不正当的手段过度消费，造成卫生资源的浪费。建立病案审查制度，增加透明度，医疗保险机构通过对病案的审查和监督，杜绝患者和医院的不良行为。另外，参保单位和患者对医疗收费或医疗质量有异议时，可以提取患者病案重新核查患者住院情况及收费情况，解除参保单位和患者疑虑，协调医疗保险饥构、参保单位、患者和医院四者的关系。

1733. 为什么说病案资料是调查取证核保兑赔的原始依据？

参加保险人员发生意外或患病后，从入院到出院，保险机构都会调查了解致残及发病情况、病情严重程度、转归结果、各项费用以及每天用药的详细情况，是否带病投保，核查患者主要诊断，各种检查报告单是否与病情相符。然后才能做出是否赔偿、赔多少，这是非常重要的，所核查的材料都必须从病案资料中获得。因此，保证病案资料的原始性、真实性、完整性是防止骗保骗赔的手段之一。

1734. 商业保险如何获取病案资料的复印？

商业医疗保险部门为核实参保患者身份及病情，确定报销范围，往往通过由保险公司派专人到医院复印病案资料核实住院费用情况。

保险公司人员必须持有单位的身份证明材料、保险公司与患者签署的保险合同及患者的授权委托书，方可到医院病案室查询、复印病案，否则不予接洽。

复印病案资料内容完全按照卫生行政部门有关规定执行。

1735. 病案质控与医疗保险的关系是什么？

病案管理工作在医疗保险中起着非常重要的作用，其中病案资料的书写、保管是关键。病案资料书写质量的好坏直接影响资料的真实性，所以医务人员必须严格按照卫生行政部门制定的《病案书写基本规范》要求，实事求是，严格恪守职业道德，真实记录患者疾病诊治的所有情况。病案管理人员应妥善保管病案资料，如实提供病案资料，确实保证病案在医疗保险中具有的经济价值和切实的证据作用。

作为医疗保险机构支付和理赔医疗费用重要依据的病案，必须对其进行科学合理的管理，才能真正使其发挥作用。

1736. 病案整体质量管理包括哪些？

（1）病案作为医疗保险机构支付和理赔医疗费用重要依据，必须对其进行科学合理的管理，才能真正使其发挥作用。

（2）加强病案整体的业务管理，应在强化病案质量的监督、健全病案管理制度和提高病案管理人员综合素质等方面狠下工夫，以确保病案资料时效性、完整性。

（3）严格遵循患者出院后 72 小时内病案回收制度，签收中严查项目缺损、记录漏页等现象，回收的病案应在限定时间内完成初检、质控，以确保病案质量符合要求。

（4）当日回收的病案在 24 小时内完成国际疾病分类、手术分类编码、病案首页计算机录入、整理、装订等工作，并保证病案能在短时间内上架，确保病案资料的对外对内调阅使用，及时地为医疗保险机构提供病案资料。

1737. 病案内涵质量与涉保理赔的关系是什么？

（1）加强病案的内涵质量管理，保证真实、客观、及时、完整地记录病案，是各级医务人员必须遵守的原则。

（2）在医疗保险服务协议书中明确规定，病案是涉保理赔的法律依据，保险管理机构或保险公司有权到医院核实病案资料。

（3）病案的内涵质量与病历书写的每个环节均可涉及各种潜在的法律法规；病案资料中的病案首页、主诉、现病史、既往史、婚育史、月经史、家庭史的描述及病程记录的书写、各种检查及化验的日期及检查结果对涉保理赔至关重要。

（4）真实、客观、及时、完整的病案资料是维护医护人员和患者的合法权益的基础，也是医疗保险对医院病案书写质量的基本要求。

1738. 辅助检查与医疗保险的关系是什么？

各种检查结果及化验的日期都与医保机构及投保人员关系重大，尤其是对疾病诊断具有重要意义的检查报告单更应妥善保管。

作为医疗机构，病案中要有完整的各种辅助检查原始资料，提供客观、真实、完善的检查和检验报告结果，取得与保险机构的相互信任。

1739. 如何遵守法律保证三方利益？

病案是涉保理赔的重要依据，是商业医疗保险履行合约过程中具有法律效应的医疗文书，因此，医务人员在医疗实践活动中就必须遵照法律和法规，履行应尽的义务和责任，提高员工的法律意识和自我保护能力，避免因病历书写的缺陷引起医疗保险机构、投保人不必要的纠纷，使病案管理向正规化和标准化发展，保护医、患、投保机构三方的利益不受到损害。

1740. 编目工作在医疗保险中的意义是什么?

随着社会的不断进步，医疗保险在我国的广泛实施，病案的利用价值日益提高，病案首页中疾病的分类编码及主要诊断的正确选择，将直接影响到病案质量及卫生统计报表的数据，也影响医疗保险费用的支付，这关系着医疗机构、医疗保险机构及参保人员的合法权益。为了保证患者、医院和医保机构三方利益，病案的编目质量显得尤为重要，它在医疗保险中的意义主要是：

①主要诊断的选择对按病种付费的影响；②作为制定病种医疗保险费用标准的依据；③加强病案首页管理，保证医疗保险审核综合分析；④对特殊病种的医疗投入分析提供信息。

1741. 主要诊断对按病种付费有什么影响?

按病种付费的主要依据是以病案首页中疾病的分类编码及主要诊断的正确选择，它直接影响到病案质量及卫生统计报表的数据，影响主要诊断的选择，可致医疗质量统计和病种费用的统计失真，将影响医院管理者或卫生管理部门的决策，也影响着病案资料的利用和信息共享。

1742. 为什么说 ICD－10 是医疗保险费用的标准和依据?

病种医疗保险费用标准制定的基础是对疾病进行规范化、标准化、系统化的分类，而疾病分类是病案管理的重要一环。目前，我国卫生部统一规定使用国际疾病分类 ICD－10 作为我国疾病分类的统一标准，促进了不同地区病种分组统计的信息交流。

1743. 为什么说医疗保险审核的依据是病案首页?

医疗保险机构在管理方面的一个重要手段就是保险审核。对医院的各种卫生服务指标进行监测控制，如病种平均住院天数、手术前住院天数、手术后住院天数等。但是，在同级同等医院之间，由于其硬件建设和技术水平的不同，疾病结构可能不一样，可利用病案首页各项内容进行多项交叉检索，把检查结果进行综合分析，提供了较完善的统计数据，根据实际情况进行调整，保证医院的生存和发展。

1744. 如何利用单病种核算减少特殊病种的医疗投入?

医疗保险中对特殊病种如：恶性肿瘤、慢性肾衰等，并没有单列结算，可以引发对这类患者的医疗投入减少，产生医患及医疗保险的矛盾。病案可利用病种检索出这部分的患者，并对这类患者进行分析，了解其分布情况，与医院存在何种关系，寻求对策，以解决三者的矛盾，使医院不出现亏损现象。

1745. 病案缺陷对医疗保险的影响是什么?

病案既是患者诊疗过程的记录，也是医院信息的记录，对医疗保险来说，病案具有不可替代的原始凭证作用。但是如果病案管理缺陷，往往给医疗保险带来不良的影响。缺陷表现在以下方面：

（1）在病案管理中对患者身份标志监控不力：一些患者假冒参保人员姓名在门诊看病取药、有患者借用亲属或他人名字住院等，骗取医疗保险费用，医务人员有意（无意）没有对患者身份进行有效识别，进而使病案记录出现了虚假（失误），造成了病案管理上的漏洞，从而出现骗保现象。

（2）病案资料不完整造成费用支付困难：由于病案管理的缺陷，病案资料不完整，或是未能留存其他医院有价值的辅助检查报告，造成本次住院无翔实的诊断依据，甚至有病案丢失情况发生，这将成为医疗保险支付医疗费用的最大障碍。

（3）病案资料内容真实性缺乏法规制约：有一些患者通过医院个别工作人员把非保险疾病诊断改为保险病种的诊断，把医疗保险不能报销的特殊服务改变为基本服务项目，有个别工作人员默许甚至参与对病案内容及收费项目的更改造假，以应付上级医疗保险机构的核查。

（4）现行病案资料的收集范围小：目前不少医院仅局限于收集临床诊疗记录，对与医疗保险有关的资料收集不全，造成医疗保险机构的核查困难，使医疗费用的研究缺乏完整的信息资料。

1746. 如何建立适应医疗保险的医疗信息系统？

随着医疗保险制度的不断深入，医疗保险信息系统也逐步完善，要求各定点医疗机构能够实时结算上传住院费用、门诊费用，医院信息系统（HIS）按照医疗保险系统要求进行接口，保证上传率和入库率，完成医疗费用的网上结算与支付，这对医院 HIS 建设提出更高的要求，是医疗机构面临的巨大挑战。同时，医院还应建设一套严谨、科学、规范的 HIS 系统，强化系统的医疗保险管理功能，随时适应国家医疗保险政策的更新，满足医疗保险管理方面的需求，很好地服务于临床，有效地控制医疗费用。

1747. 为什么说 DRGs 是医疗保险发展的需要？

纵观国内外医疗保险付费制度改革经历，最终发展方向是实行按诊断相关组支付结算，由此可见，为了适应保险医疗发展的需要，普及和提高病案管理人员的疾病诊断分类技术，将成为病案管理专业学科最为重要的历史任务。

目前，我国部分地区政府的医疗保险管理部门在与医疗保险定点医疗机构签署的服务协议中，已经明确要求院方应由具备一定资质的病案管理人员从事疾病分类工作，以保证诊断信息及相关分组的准确无误。

1748. 医疗保险中病案的质控要点是什么？

我们已经了解到基本医疗保险模式下病案内涵质量的重要性，医疗行政部门应尽快结合医疗保险经办部门对病案审核的具体要求，提出病案质量控制和可持续发展的质控重点，通过全员质量教育，提高质量意识、法律意识，树立病案质量效益观念，制订病案质量控制标准和完善质量监控、反馈与奖惩机制。同时应重视医疗保险部门的监督与评价，加强沟通，促进病案质量进一步提高。

1749. 为什么要加速病案管理转型适应医疗保险发展？

随着医疗体制的不断深化改革，病案管理要从“保管型”向“开发型”转变，从“封闭型”向“开放型”转变，充分利用病案信息资源进行信息资源的深加工。这种开发利用在医疗保险领域有着广阔的前景。

通过对病案的分类研究，建立多种医疗费用参数，以较完善的统计数据来建立相应的测算模式；通过病案的综合分析了解医院的服务水平及收费情况；利用病案资料研究新药品、新设备的投入对增加医疗成本的影响及对其经济效益、社会效益分析等。

目前，研究医院的经营管理、医疗保险收费等方面的病案信息资源利用甚微，随着医疗保险业的发展，亟须以病案信息为依据的研究成果，例如疾病分类、分组，病种成本核算、住院日的研究、类似美国的 DRGs 研究等，从中摸索出我国医疗保险较为合理的收费制度。

第十三章 电子病案

1750. 电子病案的发展过程是什么?

20世纪80年代中期，个人计算机和网络技术的迅速发展，伴随着以美国为代表的政府医疗卫生政策变化催生了临床信息系统（clinical information system，CIS）。作为临床信息系统核心内容的电子病案（electronic patient record，EPR），早期尝试可追溯到20世纪70年代英国与荷兰等国家的社区医疗系统，80年代后期以惊人的速度进入综合性医疗中心，人们对电子病案的认识与研发越来越重视，相关技术不断取得突破性进展。电子病案是在医院信息化发展过程中，特别是在临床信息管理发展过程中逐步提出来的，它是一个不断发展的概念。伴随着医院信息系统的进一步发展，电子病案作为临床信息系统中最难实现、最具挑战性课题，成为近年来发展最快的领域之一。

1751. 电子病案的概念及功能是什么?

电子病案是有关患者的健康和医护情况的终身电子信息，它由医护人员记录诊断治疗的全过程，客观、完整、连续地反映患者的病情变化和诊疗经过，将分散的医疗信息汇集到一起，并以相关的方式提供给医护人员，是临床科研、教学和诊断治疗的基础资料。电子病案既有结构化信息，也有非结构化信息，还有图形图像信息，电子病案的优势不仅在于信息载体的电子化，更重要的是它所提供的超越纸质病案的服务功能。除了包含纸质病案的所有信息外，它还将文本、图像和声音结合起来，可以进行声音、照片、图像等有关患者的多媒体信息综合处理；除信息共享更充分、使用更方便外，它还具有多媒体、网络通信、辅助决策支持等完全不同于纸质病案的功能。

1752. 什么是电子病案系统?

电子病案是指医疗机构借助计算机和数据库系统建立起来的，记录患者发病情况变化和诊疗过程的医疗信息。电子病案系统则是为支持电子病案的一套软件系统，负责具体实现原先由纸质承载的各种病案信息和更多的附加信息转变为计算机能够识别和理解的结构化数据，并可以按照预定的格式和要求进行输入、处理、存储和输出。电子病案系统作为临床信息系统的核心部分，它是医院信息系统的重要组成部分，是医院信息化发展到一定阶段的必然要求和产物。

1753. 电子病案在不同时期的称谓是什么?

电子病案在不同发展阶段有不同的称谓和定义，反映了人们对其认识的发展过程和电子病案的不同发展层次。最初人们将计算机化病案管理系统称为电子病案，它基本实现了患者部分医疗信息的计算机处理，强调的是病案医疗信息处理或管理方式的计算机化；进一步是将患者历次就医的医疗信息集中、汇总称为电子病案，强调患者为单元的信息管理；更进一步是将个人生存过程中全部健康信息包含到电子病案中，形成个人健康记录，强调的是个人健康信息的全方位管理。

1754. 电子病案具备哪两方面特征？

电子病案在其发展过程中有着不同的表达方式，除上述 EPR 外还有“computer – based patient record, CPR”和“electronic medical record, EMR”，2002 年“第十届世界医学信息学大会”建议使用 EPR。电子病案具备两方面特征：一是在信息覆盖范围，时间上可以跨越整个人的一生，内容上包含医疗信息和一般健康记录。二是覆盖所有纸质载体病案的所有功能，同时提供纸质载体所不能承载的信息功能，如多媒体信息处理和运用。

1755. 电子病案系统功能包括哪些？

提供超越纸质病案的服务功能是电子病案的主要优势，也是电子病案系统特别强调的功能。电子病案功能的实现需要依靠电子病案系统，在电子病案系统提供的功能中，智能化服务是其发展的方向。

智能化服务功能包括：智能化输入、智能化提示、各种临床指导、各种临床知识库等。智能输入系统结合了某些疾病的特定知识，在医师输入患者临床信息时能够适时提供后续可能情况的备选项目。某些结构化病案录入系统中内置了基于疾病知识的各种模型，当临床医师输入病例特定区位具体项目或内容时，智能化提示功能则完全借助于已经集成的相关知识库，针对具体病例拟定的医疗处置方案（如用药）自动进行合理性检查，对不恰当的医嘱立即提出警告；临床指导主要用于辅助医疗方案的制订，特别是近年来各临床专科不断制定出某些常见疾病的标准化处置规范给电子病案系统进一步发展拓宽了空间，给新的医疗技术和最优化医疗方案普及提供平台。

1756. 国外的电子病案发展情况如何？

国外在临床指导的制定和计算机表达及应用方面给予了极大的投入，不断开发出各种疾病处置与决策支持系统，以其内置标准化医疗方案给临床医师提供全面指导或对临床提出的医疗方案进行评估。电子病案呈现数字化信息形态，患者的各种医疗信息通过临床信息系统、护理信息系统、影像系统、实验室系统及手术麻醉系统等进行集中与传递，充分展示现代信息技术优势，促进了医疗技术的发展与应用。

1757. 电子病案的优势包括哪些？

电子病案涵盖了纸质病案的全部功能，克服了纸质病案一些固有的弊端，具备传统病案无可比拟的优势。

（1）完整性：电子病案不仅记录了纸质病案的全部内容，还可以记录 CT、MRI、X 线、超声等影像图片、声像动态等医疗信息。电子病案可以容纳患者医疗过程中产生的全部有用信息。它可以借助于格式模板、标准用语、印刷字符等方式给医护人员以更加全面、准确、直观展现具体患者的疾病与医疗过程。

（2）规范性：结构化病案已经成为一种趋势，而电子文档的规范性和电子模板的灵活性将进一步促进病案格式标准化。伴随着各种卫生信息标准与规范颁布和使用，以及区域交流的一步发规范性特点将得到更好的展现。

（3）时效性：以现代网络技术为平台的电子病案系统，临床医师可以及时取得患者在医疗过程中已经产生的各种医疗信息和实验数据，完全改变传统模式下的报告方式；电子病案的运用将通过及时有效的信息传递促进医疗模式的改进和发展，诸如会诊等医疗活动将变得更加简捷有效；电子病案还为 HIS 下其他系统适时提供相关的动态数据共享，提高各类医疗、管理工作的效率。

（4）节约性：伴随着电子病案系统发展的有关辅助诊断、治疗系统不断涌现，它们与电子病案系统结合来帮助医务人员迅速、直观、准确地了解相关病例的医疗信息，迅速建立有效诊疗方案。在提高医疗活动效率的前提下，节约有限的医疗资源，控制或减少医疗消耗。电子病案系统与 Internet 结合可以完成远程会诊、教学和科研，电子病案信息的网络传递消除了的空间距离，实现了异地医疗资源的共享。

（5）灵活性：据统计，80% 的临床科研的基础数据来自住院病案，传统病案在开发利用方面有着无法克服的弊端。电子病案为临床医疗、教学、科研提供了多种快捷信息检索方式，甚至可以按照使用者意愿简单有效而灵活地获得所期望的检索和统计结果。电子病案在检索内容的广度、深度及有关项目组合灵活性是传统病案无法比拟的，它将极大地提高病案资料的使用价值。

（6）多样性：电子病案的多样性主要是可以根据需要“还原”成传统形式，其电子信息模式的存储媒介呈多样性。基于 IT 技术的发展，电子病案的存储已经不再局限于某个 HIS 系统内部服务器，信息资源跨地域集中管理成为一种趋势，它为医疗信息资源更大范围的共享奠定基础。

电子信息与传统信息模式的优势都可以在电子病案中充分体现，电子病案系统作为医院计算机网络系统发展的一个重要方面，必将随着医院网络化、数字化的进一步发展逐步完善，病案信息是医院的“大数据”，它将对临床医疗技术和管理水平的提高起着巨大推动作用。

1758. 发展电子病案的意义是什么？

电子病案是医院信息化发展到一定阶段的必然产物。电子病案的意义不仅限于病案本身的管理。电子病案根基于传统的 HIS 系统，它包含了一部分医疗工作的信息处理，为实现电子病案系统做了一些尝试性基础工作。但 HIS 系统并不等同于电子病案系统，从电子病案的角度看患者信息，它是完整的、集成的，电子病案系统将采用不同技术的业务系统信息以统一的视图向用户提供患者的集成信息；而从传统的 HIS 子系统来看患者的信息，只是局部的、分散的。由于病案信息贯穿于患者就诊的各个环节，因此，电子病案的建设和完善需要一个比较长的过程，它将随着相关技术的不断进步而发展，逐步实现完整的患者信息处理的电子化、数字化。

1759. 电子病案的功能作用包括哪些？

（1）电子病案有助于提高医疗工作效率。电子病案系统所提供的病历记录工具和医嘱处理工具，可以在医务人员之间迅速传递，不但可以极大地减轻医护人员医疗文件处理工作的负担，而且还可以减少不必要的重复性工作；检验检查申请报告系统将明显缩短报告的回报时间。

（2）电子病案有助于提高医疗质量，保障医疗安全。医师可以随时随地访问患者信息，全面了解病情发展情况；电子病案系统提供的智能化提示、警告功能。对于药物配伍禁忌、不正确的化验检查指标、正确的用药与处置提示，将可以自动地给予提示。这样必将可以减少各种医疗缺陷及事故的发生，提高对医疗用药和处置的能力；而各种规范化医疗模板的应用，可以有效地规范医疗行为。

（3）电子病案有助于改进医院管理。在电子病案系统构建的实时化患者信息库中，医疗过程中的原始数据可以及时采集和处理，既可以形成实时的环节控制信息，如确诊时间、术前时间、感染发生等情况的动态监控，也可以形成反映医院工作状态的评价指标，如单病种分析、医师工作质量和效率评价等。

（4）电子病案有助于医疗费用的控制，避免重复性的检查化验，避免不必要的检查和医疗处置措施。而且可以有效地进行医疗费用监控。其费用信息也可以用于医疗保险及医院财务计划。

（5）电子病案为国家卫生宏观管理提供了丰富的基础信息。各级卫生管理部门可以从中取得各种分析数据，用于指导宏观调控或管理政策的制定。如疾病的发生及其医疗状况、药品的使用及其不良反应、医疗资源耗费情况等。目前全面推行的社会医疗保险制度，迫切需要有关病案信息来实现双向或多向信息互通，实现相互配合，监督和控制；在宏观医疗保险政策与方案的制订和调整上，更需要大量病案样本资料的分析。

（6）电子病案也是实现医院之间、医院与社区医疗中心之间患者信息共享的基础。患者的异地转诊与远程医疗需要共享病案的相关信息。

（7）电子病案有着巨大的发展潜力，由于病案信息涉及的内容种类繁多、来源广泛、存储要求高，电子病案系统的全面发展还会面临许多困难，建立一个非常完善的、满足各方面需求的电子病案信息系统还需要长时间努力。

1760. 电子病案的发展阶段是怎样的？

电子病案是随着信息技术和网络技术的发展而产生的。在西方国家起步较早。20 世纪 60 年代美国麻省总医院（Massachusetts General Hospital）开发完成的 HCHP 计划（Harvard Community Health Plan）中的 COSTAR（computer stored ambulatory record）系统，它是实际投入使用的最早期电子病案系统之一。这是一个自动化门诊病案系统（automated ambulatory medical record system，AAMRS）。它与此后设计并运行的计算机病案系统是现代电子病案系统的雏形，一般包括：

（1）基于计算机的病案系统，服务于门诊患者。

（2）每一份病案包括核心部分和可选部分。核心部分包括病案的主要数据项目，如治疗记录、实验室检查结果、X 线检查结果、心电图等。

（3）数据来源主要包括手工录入和实验室仪器采集，但很多是手工记录数据的再录入。

（4）系统实现了制作医疗项目的报告。

（5）支持在适当条件下提供参考医疗方案。

1761. 20 世纪 60 ~ 70 年代电子病案发展状态如何？

20 世纪 60 ~ 70 年代的电子病案系统研制受到费用及技术方面的极大限制。这一时期研究中心集中在管理和财务系统。80 年代中期，电子病案系统的发展得到各方关注，并提出相对统一的电子病案术语。主要有 CMR（computer - based medical record）即基于计算机的医学记录，CPR（computer - based patient record）即基于计算机的患者记录。

1762. 美国的电子病案发展状态是什么？

1992 年美国的电子病案研究所（CPRI）由 1987 年的 22 个发展到 70 个组织机构。这些组织机构包括了国家医学图书馆、卫生政策研究机构、医学研究所大型学术权威机构。这些机构联合起来共同开发网络型、多功能的电子病案。

此时的电子病案（electronic medical record，EMR）或电子医学记录（electronic patient record，EPR；电子病人记录），也有将病案记录扩展到健康记录（electronic health record，HER；电子健康记录）。

1763. 国外的电子病案发展状态如何？

电子病案在美国、英国、荷兰、日本都有了较深入的研究和应用。这些国家都成立了专门的研究机构，把电子病案作为一个重点研究课题，组织医疗单位实施和普及。

美国政府已在大力推广电子病案的应用工作，印第安纳大学医学分校利用电子病案信息预测早期心脏病患者死亡率。匹兹堡大学医学分校利用电子病案信息研究医嘱处方的准确性。美国每年投入医疗信息系统的开发费用就高达 100 多亿美元，并计划在 5 年内使 50% 以上的医院实行电子病案。在 2014 年全美实现病案电子化。

1764. 我国的电子病案系统建立始于哪年？

1995 年我国卫生部提出了“金卫工程”。该工程中已将电子病案系统作为重要研究课题之一。2004 年初，正式成立了电子病案系统开发领导小组、专家组、技术组，协同研发电子病案系统。

医学记录载体发展经历三个阶段：从纸质病案记录—缩微胶片病案记录扫描—电子病案记录三个阶段。

1765. 什么是电子影像技术？

电子影像技术是根据光电转换原理，使用扫描仪等设备，将纸张信息资料转化为计算机可识别的二进制代码并保存于磁盘、光盘等存储设备中，利用计算机高效的数据处理和数据管理能力，提高信息资源的使用效率。它可以实现文档、影像信息的自动采集、安全存储和智能化管理，用户可以通过局域网或 Internet，完成影像信息的安全、快速、准确检索和调用，极大地提高用户工作效率的同时，也为用户创造了巨大的经济效益和社会效益。

1766. 如何将纸质病案转换为电子病案？

鉴于任何一个电子病案系统都无法将历史病案记录直接转换成电子病案格式，因此，扫描或影像处理成为目前解决历史病案电子化的唯一手段。

随着图像处理技术与处理设备的不断发展，借助于扫描或相关影像系统可以将纸质病案转化为电子文件形式，并建立相应的检索系统实现网络检索、调用。

目前，在国际、国内对历史病案进行影像处理—建立病案影像库—通过医院内部网络查阅，实现病案的现代化管理，在技术上已经较为成熟。

1767. 电子病案发展的瓶颈主要问题是什么？

电子病案的发展瓶颈不是技术问题，而是标准问题、认识问题和资金问题。而认识问题带来更深层面的一系列问题，诸如法律问题、团队开发问题、实施的培训教育问题等。

电子病案的发展是谁也无法阻挡的，但法律认可却有些滞后。目前，虽然通过了电子签名法，但在实施中却有不少麻烦，医院要为每个病案书写者购买密钥，书写后病案不能做任何修正。这就要求医师出口成章，落笔成文。所以说目前的电子签名离医院电子病案的真正实施还有相当的距离。认识问题也会造成对法律的不理解，例如影像病案的法律认可问题。我国民法与刑法两大法律是最高法律标准，其中认可影像可以作为法律证据。对于证据关键之处是如何证实其原始性。就好比缩微胶片，档案法上虽然认可其等同原件的法律效力，但也需要证实其来源的原始性。如果缩微胶片不是来源于原病案，其法律效力同样是无效的。

电子病案的实现，即 EPR 的系统设计和实施是一个复杂的工程。在它的发展进程中不断面临各种新问题在所难免，但它仍然是医院信息化发展中最为活跃的领域之一。

按照电子病案的定义，实现电子病案不仅仅是要实现医院内部的患者信息计算机处理，而且要实现一个患者在不同医疗机构之间医疗信息共享，医疗机构与其他相关机构之间的医疗信息共享，真正实现健康信息的网络化管理需要解决许多问题。

首先是患者或者个人标志问题。传统上患者在医疗机构就诊都是使用各医疗机构内部的标志方式，医疗机构之间没有统一的标志形成个人医疗信息关联；其次是异地信息如何集成问题。目前患者在医疗机构产生的就诊信息分散在各医疗机构内部，如何建立一个全局索引完成分散信息的定位导航；再次是标准化问题。现阶段不同医疗机构建立了不同的电子病案系统，建立一个有效的交换系统（或交换标准）完成机构间信息共享是一个非常棘手的问题。

1768. 电子病案系统构成包括哪三个方面？

（1）资源系统：它可以获取资料以支持基础层。包括所有与病案有关的管理、财务和临床系统。

（2）支持基础层：基础层是用以整合数据，包括数据仓库（repository），它用于集合各类数据；规则引擎（rules engine），用来提供决策支持所需要的程序逻辑，如警示与提醒、排序和临床方案；知识资源，使各种从外部资源获得的信息可利用；数据仓库（warehouse），用来从特殊的数据中挖掘并提供有价值的信息。

（3）人—机界面：在医疗点帮助获取数据并且取得数据、规则、知识、挖掘数据以支持医疗者的决策。需要录入和检索资料，实际上就是工作站，工具有 PC 机、笔记本电脑、个人数字帮助（PDA）、语音识别系统、手写识别系统或 PC 板等。

1769. 电子病案信息的来源？

电子病案信息采集必须依靠医院计算机网络系统中各联机终端收集。主要包括：医师工作系统、手术麻醉工作站系统、护士工作站系统、实验室信息系统、医学影像存储与传输系统、放射学信息系统、人工智能与临床决策支持系统和其他应用系统。

从信息获得渠道分析，电子病案信息可归纳为三类：第一是来自患者、家属的信息，主要体现在主诉、现病史、既往史等方面，以及每次病程记录中涉及的患者（或家属）对自身疾病的感觉与体验。第二是来自医务人员的信息，主要体现在体检、病情分析和诊断方面。第三是来自实验室检查信息，主要体现在各种医疗仪器、设备对患者进行检测出来的结果表达。

1770. 电子病案信息的表现形式是什么？

（1）从信息表现形式分析，电子病案信息可归纳为文字型、图表型和影像型。

（2）病案中大部分信息采用文字型表达方式，可以是汉字、英文、数字和各种符号，可用于主诉、病史、病程检测报告等。

（3）病案中也采用图表型信息表达方式，通常是坐标系图表，包括：体温单中的体温、呼吸、心率曲线图，麻醉单中的血压、心率曲线图，产程图，心电图等。

（4）病案中还包含了通过放射线、超声波内镜成像获得的灰阶或彩色图像，诸如超声图、X 线图、造影录像、CT 成像、MRI 成像等。

1771. 什么是电子病案的特性？

电子病案是在网络环境中生成、处理和传输，电子病案的使用与传统病案有着完全不同的特性。

（1）可以提供多途径检索或模糊检索。

（2）通过网络平台实现远距离存取电子病案信息。

（3）电子病案信息系统能够提供实时信息，在授权范围内同步获得最新电子病案信息。

（4）提供直观的检索结果，电子病案原文内容可以直接浏览或打印。电子病案的信息提供可以采取三种形式：电子病案拷贝；电子病案通信传输；电子病案信息系统直接利用。

1772. 什么是 HL7 协议？

（1）HL7（health level seven）是一个卫生信息交换的标准或卫生信息标准化传输协议。目的在于给不同医疗卫生信息系统提供统一的信息交换接口，完成信息交换和系统集成。

（2）HL7 产生于美国并获得美国国家标准局（American National Standard Institute，ANSI）批准使用。

（3）HL7 作为卫生信息交换标准，用于整合医院信息系统中各个子系统，满足它们之间的自由数据交换，并减少数据重复和提高交换效率。

1773. 电子病案技术主要包括哪些？

（1）多媒体技术：多媒体技术是随着计算机硬件速度的提高和图形界面操作系统出现逐步发展的。包括图形图像处理技术、语音处理技术、手写字符识别技术等。Windows 的普及和多媒体技术完善，电子病案系统可以处理多种类型的患者信息。图形图像处理技术的发展是电子病案系统发展的关键，因为患者的医疗信息中存在有大量的图形图像信息，如心电图、X 线图像、超声图像等。图形图像处理技术使临床医师不仅可获得文字报告，还可以取得相应的原始图像。

（2）HL7 协议：HL7（health level seven）是一个卫生信息交换的标准或卫生信息标准化传输协议。目的在于给不同医疗卫生信息系统提供统一的信息交换接口，完成信息交换和系统集成。

（3）XML 技术：是世界信息网协会 1998 年提出的，是由标准通用标示语言格式精简后制定出来的"可延伸标示语言" XML 是一种结构化的内容描述语言，它不仅可以描述内容，还可以定义描述对象的结构，这种自含式结构描述能力是 Internet 内容交换的理想语言。电子病案系统承载的医疗信息是复杂多样的，一部分可以形成结构化数据，更多的是很难结构化的描述性语言。如病史与病程记录是由大量的描述性自然语言组成，XML 和相关技术为解决这类问题提供一种手段，也促成了电子病案系统的进一步完善。

（4）中间件技术：是近年来 HIS 建设中广泛采用的一项新技术，也有称之为多层结构技术。中间件技术就是将过于复杂的系统模块分解为多个层次，简化模块内部复杂程度，建立可以自由组合的工具系统。开发阶段的目标是完成基本系统和工具系统，实施阶段的任务是根据特定客户需求完成系统组合。最大限度地实现系统在需求变化时，不涉及顶层应用程序逻辑的修改。

（5）移动计算机技术：传统的医院信息系统都是以有线联网的方式为用户服务，这种方式对医师办公室、护士站、实验室类固定站点的信息需求是适用的。伴随着医疗工作形成的电子病案信息有许多是在移动中产生的，因而电子病案系统需要提供这类信息的采集、调用平台。

符合以太网标准的采用微波直序扩频技术的无线局域网技术 802.11，使无线网和移动工作站成为现实。床边工作站或手持机的开发应用，使医院信息系统将有关患者信息的交换由各固定站点延伸到患者身边。

1774. 编辑器的功能包括哪些？

编辑器具有独特的患者信息采集、数据存储、查询、统计、分析等编辑功能。它可以利用辅助数据库调用规范化模板和常用符号等，使病案的输入更加方便、快捷、规范化，而且效率和准确性更高，协助临床诊断、治疗和检查决策。

根据计算机信息处理的原理，可以将 EPR 所要编辑处理的信息分为可以形成结构化数据信息和难以形成结构化数据信息两大类，EPR（electronic patient record）将采用不同的方式处理这些信息。

1775. 什么是结构化数据编辑？

病案中大量信息是由医务人员直接进行结构化录入，结构化数据录入的前提条件就是建立结构化系统模型、定义专业词汇表和合成表达规则。如，主诉需要定义的内容是患者就医的主要原因，即主要症状、涉及的部位和持续的时间。针对这类信息的录入，首先预设一个包括“症状”、“部位”、“时间”的表格，即结构化数据模型；其次是设定表格中各栏目可能产生的内容，这些内容应当按照医学知识内涵进行组织，应当符合相应专业标准，形成完整的专业词汇表由使用者直接调用；再次是合成表达规则，它可以将特定病例的症状、部位和时间按照这一规则生成标准的主诉语句。同时，为保证主诉语句表达含义的正确性，系统应给出一些关联性提示。

（1）直接固定表格：临床医疗信息中某些结构化数据非常适合直接录入固定的表格中，可以说在电子病案中这类信息生成实际是针对某些固定格式电子表格进行编辑。如：体格检查项目中的体温、脉搏、呼吸、血压直接输入数值；皮肤色泽只需对设定选项“正常、黄染、发绀、苍白、潮红”等进行选择；以及一些是非、有无项目进行标记。

（2）灵活动态表格：电子病案系统中某些表格是动态的，它有利于根据不同患者特定情况和医师个人习惯进行调整，它可以借助于现代计算机技术方便快捷实现。

1776. 自然语言处理（NLP）的目的、特点及功能是什么？

（1）自然语言处理（natural language processing，NLP）的目的是从自由文本上提取代码化的医学数据。

（2）NLP 的特点是用户在书写病历时不必改变自己的习惯方式，可以自由地表达各种信息。

（3）NLP 的基本功能是对所用术语产生索引，以便提取包含一个或多个指定术语的文本信息，它可以将它们联系起来进行处理或推论。

1777. 生物信号和医学图像的处理交换是什么？

医疗信息中包含有大量人体生物信号和医学图像，如心电图、X 线图像、超声图像、造影图像等。伴随着数字化仪器设备发展而完善的 LIS（化验信息系统）、PACS（影像归档信息系统）等医学信息系统已经实现生物信号和医学图像的数字化处理和交换，可以通过信息系统接口将这些数字化医学信息整合到电子病案中。

1778. 信息标准化的传递与转换是什么？

不同信息系统之间的信息传递是通过系统接口实现的，信息标准化是接口的关键。当不同系统使用相同标准时，信息传递就会非常简单。而两个系统使用了不同标准时，信息传递就必须借助于接口进行转换，由发送信息的系统通过接口将数据转换成接收信息的系统可以理解的格式，也可以由接收信息的系统通过接口将信息转换成能够理解的格式。

1779. 电子病案标准化概念是什么？

电子病案的标准化，不仅包括病案数据或表达方式的标准化，还包括电子病案系统模型的标准化，以提高电子病案信息在更大范围的通用性。电子病案基本格式应符合国际或国内通用标准。

1780. 信息标准化概念及特点包括哪些？

（1）信息标准化概念：信息标准化是指信息表达方式的标准化，实质是人们能在一定范围内共同使用的对某类、某个客体的抽象描述与表达。电子病案标准化可以理解为信息标准化在医学信息领域（或电子病案系统）具体应用。

（2）信息标准化的特点：①唯一性：无论是一个客体还是一组客体，在标准化的代码中只能有一个确定的代码与之对应。一个客体有两个或两个以上的代码就会在信息的表达与交换过程中产生混乱。某些特别情形下为保证信息的完整性而必须使用两个以上代码时，必须采取一个特别的解决方案，ICD 中的双重分类就是一个典型的案例。②科学性：代码的科学性是编码体系存在和广泛应用的基础。完成一个客体的分类编码基于对该客体本质的认识，是人们长期观察、分析和研究的活动结果。③权威性：信息标准化的目的是形成一个标准，它能够被人们在一定范围内接受和应用。因此，编码的权威性就成为信息标准化的又一特征。信息标准化工作需要借助于行政管理部门的权威进行组织、制定和颁布，是一定范围内强制执行的一个方案。不可否认，也有一些标准化工作是由专业技术部门直接完成的，它是随着应用范围的扩大并逐步被广泛认可，最终演变成行业、国家或国际标准。④扩展性：标准的建立不是一劳永逸的，它需要随客观技术水平发展和人类认识能力的提高不断进行完善。也就是说标准的制定需具有前瞻性，它在结构上具备进一步扩展的余地。ICD 历经 100 余年仍然能作为各国疾病分类的标准，就在于它的不断修订和扩展。

1781. 建立医学知识库的目的是什么？

建立医学知识库就是将各类医学术语规范的组织到标准数据库中，电子病案中的大量信息由医务人员通过系统调用相应的医学知识库完成病案数据录入、审核、转换和传递。

所谓智能化输入就是系统利用预设的知识库结合具体病例特征，在医师书写病历过程中根据项目提示有关内容，根据前项内容提示后续项目输入；智能化提示是通过集成相关医学知识库，结合具体患者情况对用药、检查、处置等进行合理性审查。

1782. 如何组建医学知识库？

组建医学知识库不仅是在病案系统中录入有关医学知识，还要建立知识之间的逻辑关系。如果我们将知识比作一个个节点，它们的关系则是相互间连线，从而编织成一张巨大的网。当它被置入电子病案系统后，系统就会根据用户提供的信息进行判断、演算，推导出符合逻辑的可能答案。因此，在建立知识库之前需要认真规划知识结构，深刻分析知识体系的内在关系。

1783. 如何保证电子病案的安全？

（1）保证电子病案的原始性和完整性，就要保证电子病案信息不被随意修改。

（2）手工方式下，采用签名来保证其原始性。在计算机方式下，可以采用数字签名技术来保护医疗文档的真实。

（3）医师完成的医疗记录，通过自己的独特密钥进行处理，烙上自己的印记，以防止别人修改自己的记录。

（4）电子病案还存在时间上原始性问题，即个人已经完成并认可的医疗记录自己也不能随时修改。

（5）电子病案系统中可以采用第三方机构发放包含时间信息的电子证书方案，电子证书与个人密钥结合对医疗文件进行处理，为医疗文件烙上时间和第三方机构的印记，实现比纸质病案更为有效的原始性保护。

1784. 保证电子病案的安全措施有哪些?

（1）系统需要建立独特的存储体系及备份方案。

（2）必要时还可以制作纸质拷贝或缩微品，避免信息系统发生意外情况时电子病案信息丢失。

（3）电子病案信息的保存比其他一般信息系统时间要长、信息数据量大，没有必要提供长期联机保存。

（4）建立分级存储结构，实现海量存储和实时存取的统一，过期患者的病案，实现自动归档。

1785. 什么是授权认证和授权机制?

为了保护患者信息不被未授权者使用，需要建立电子病案的授权和认证控制机制。授权机制可以对不同目的的用户授予不同的权限，对病案的不同内容进行不同的限制，认证控制的实质就是识别用户及其操作的合法身份。

1786. 使用者身份识别方法包括哪些?

（1）使用者身份识别方法有三类：用户名/口令技术、电子密钥技术和个人生理特征识别技术。

（2）传统用户名/口令技术是信息系统发展和管理中最早、最广泛、最简单的使用者身份识别技术，而实际运行过程中本来只能是合法使用者个人所知道的内容却总会被非法访问者获得。对于安全性要求极高的电子病案系统来说，它是这种方法的致命缺点。

（3）个人生理特征识别技术：电子密钥或身份卡技术是在第一类技术基础上发展起来的，但它并没有从根本上解决传统技术存在的缺陷，它仍然存在着可能被非法使用者盗用的问题。

近年发展起来的个人生理特征识别技术（如指纹、虹膜等）已经逐步走向成熟并在安全性要求较高的网络系统中得到应用。

1787. 电子签名的概念及作用是什么?

《中华人民共和国电子签名法》于 2005 年 4 月 1 日实施。电子签名是指数据电文中以电子形式所含、所附用于识别签名人身份并表明签名人认可其内容的数据。数据电文是指以电子、光学、磁或者类似手段生成、发送、接收或者储存的信息。

《电子签名法》确立了电子签名的法律效力；规范了电子签名的行为；明确了认证机构的法律地位及认证程序；规定了电子签名的安全保障措施。

《电子签名法》为电子病案签发了通行证。电子病案符合一定的条件，可以作为证据使用。符合法规规定的“书面形式”“原件形式”和“保存形式”的条件下，在审查电子病案的数据作为证据的真实性时，可根据《电子签名法》第八条：生成、储存或者传递数据电文方法的可靠性；保持内容完整性方法的可靠性；用以鉴别发件人方法的可靠性。

书面文件上签名是确认文件的一种手段，其作用有两点：第一，因为自己的签名难以否认，从而确认了文件已签署这一事实；第二，因为签名不易仿冒，从而确定了文件是真的这一事实。

数字签名与书面文件签名有相同之处，数字签名能够确认两点：第一，信息是由签名者发送的；第二，信息自签发后到收到为止未曾作过任何修改。数字签名的目的就是防止修改已经确认并发送的电子信息或冒名发送电子信息。

1788. 如何看待电子病案的质量?

电子病案系统的应用将改变病案信息技术专业的许多传统工作模式。可以设想，在电子病案完全成熟之后，病案的人工排列、归档和调用模式将逐步退出舞台。但它并不意味着病案信息技术这一专业不再延续，反之会随着这项技术的发展而加强。

从发达国家高度电子化病案的实际情况看，病案人员并没有因为病案电子化减少，而是对病案人员提出更高的要求；如病案的实时质量监控，病案数据的分析与加工，以及高质量的病案信息分类等。目前，我国很多电子病案系统尚未达到真正意义上的电子病案要求。在经济投入、人员教育、所有权归属等各方面尚有许多需要认识、完善和解决的问题，但提高电子病案质量显得更具有迫切性，它是推动电子病案系统应用和发展的关键。

第十四章　病案的质量监控

1789. 与质量相关的概念有什么?

（1）质量（quality）：是一种产品或一项服务工作的预定要求。预定要求就是该产品或服务项目的质量特性。

（2）要求（requirement）是明示的，通常隐含的或必须履行的需求或期望。

（3）特性（characteristic）：可以是固有的或赋予的。

（4）质量控制（quality control）：是质量管理的一部分，致力于满足质量要求。

（5）质量管理体系的定义：质量管理体系（quality management system）是在质量方面指挥和控制组织的管理体系。

（6）与质量管理体系相关的概念：①体系（system）：体系是相互关联或相互作用的一组要素；②管理体系（management system）：管理体系是建立方针和目标，并实现这些目标的体系。

1790. 全面质量管理概念是什么?

全面质量管理（total quality management，TQM）是把组织管理、数理统计、全程追踪和运用现代科学技术方法有机结合起来的一种系统管理。全面质量管理就是对质量形成的全部门、全员和全过程进行有效的系统管理。

1791. 病案质量概念是什么?

病案质量是指病案从建立、形成到归档、利用等一系列工作环节按照各项工作预定标准和要求衡量，需要达到的程度。病案质量包含两方面内容，即病案管理质量和病案书写质量。

1792. 病案质量控制的概念是什么?

病案质量控制：以树立质量意识为主导，按照病案形成的规律，运用现代科学管理方法和质量管理标准，对各个环节的病案工作质量给予指导和评价。推动持续改进，进而达到更高的质量要求和管理目标。

1793. 病案质量管理的任务是什么?

病案质量管理是医院质量管理的重要内容，其主要任务是制定管理目标、建立质量标准、完善各项规章制度、进行全员病案质量教育、建立指标体系和评估系统，并且定期评价工作结果，对病案质量定期总结、反馈。病案质量监控对于促进医院医疗水平和服务水平有着重要的意义。

1794. 依据什么制定病案质量目标和标准？

（1）根据病案工作的性质和规律，制定病案质量管理总体目标，结合每个岗位和每个工作环节制定岗位目标。

（2）加强质量意识，充分调动各级医务人员的积极性，有的放矢地为预期达到的理想和方向努力。

（3）建立健全病案质量管理体系和安全有效的医疗管理机制，以保障质量目标的实现。

（4）推进病案工作向规范化、制度化发展，以保证和巩固基础医疗和护理质量，保证医疗服务的安全性和有效性。

1795. 如何进行全员病案质量教育？

（1）提高医务人员的质量意识，有组织、有计划、有系统的对参与病案质量的医、护、技术人员进行质量管理相关理论和专业知识的教育和培训。

（2）加强医务人员参与质量管理的积极性、主动性和创造性，明确每个工作人员对病案质量所负的责任和义务。

（3）注重病案形成全过程的环节质量，自觉地遵守职业道德，各尽其责，使病案整体质量不断提高。

1796. 如何完善病案质量管理的各项规章制度？

完善各项规章管理制度是确保病案质量控制工作持续、规律开展的根本。因此，要以国家卫生法律法规为依据，结合病案工作的实际，制定和完善一系列病案管理制度和各级人员岗位责任制。按病案的流程，把各项工作规范到位；按规章制度，把质量落实到位。使各级医务人员责、权、利明确，各项工作更加科学、规范。

1797. 如何建立病案质量管理的指标体系和评估系统？

病案质量监控主要是建立指标体系和评估系统，通过评估，检查是否达到设定的标准。可以促进病案质量控制更加科学、不断完善。不仅能够了解各级医务人员履行各自的职责情况，还需要对质量目标、各项标准和制度进行监测和评价，不断发现问题随时对质量目标、标准和制度进行修改，使质量体系更加完善。

1798. 如何对病案质量定期总结、反馈？

根据不同时期，对质量实施过程中的成绩和问题进行总结、反馈，定期评价工作结果。通过对比分析，找出差距，嘉奖鼓励先进，对存在的问题进行客观分析，总结提高。有利于不断确立新的目标，促进病案质量管理良性循环，保证病案质量控制的效果。

1799. 病案质量管理的内容包括哪些？

（1）建立组织管理体系。

（2）监督法律法规的落实。

（3）病案书写质量控制。

（4）病案信息管理质量监控。

（5）确保服务质量。

1800. 如何完善病案质量组织管理体系？

建立完善的病案质量组织管理体系是确保病案质量管理工作有效落实的关键。医院应在全员参与的基础上，建立和完善四级病案质量控制组织：科室一级病案质量监控；医务处（科）、门诊部二级病案质量监控；病案科工作人员包括病案检查医师在内的三级病案质量监控；病案质量管理委员会为四级病案质量监控。确保病案质量有人管、有标准、有检查、有结果、有奖惩。保证病案质量监控工作落实到实处。

1801. 如何监督法律法规的落实？

医院病案管理工作具有行使保护有价值病案的权利和义务，不仅在医疗评价、专业研究、医疗统计和医院管理中，而且在法律判定方面都需要利用病案作为基本依据。作为法律文件，病案应客观地、全面地提供充足的资料鉴别患者、评判诊断、保证治疗和结果的质量。保护病案的目的是为了患者、医务人员的利益，也是为了医学科学不断发展。病案质量管理工作的重要内容是维护法律的严肃性，监督法律、法规的落实，保障患者的合法权益不受侵犯，尊重患者的知情权，保护患者的隐私权；保障医务人员的正常工作秩序和合法权益和医疗信息资料的质量。

1802. 病历书写质量控制的范围是什么？

病案书写质量的评估需按照统一的病案书写评估标准，质量监控的范围有门诊病案、急诊病案、急诊留观病案和住院病案。对于某些项目如医院感染、输血、医疗保险等应设专项监控。通过对病案记录的及时性、完整性、准确性等方面进行监控，维护法律的尊严，提高病案的使用价值。规范三级医师查房制度，提高医疗质量，约束医务人员的行为，做到依法行医，履行医务人员的职责。以提高医疗质量、服务质量，保障患者的医疗安全。

1803. 病案信息管理质量监控包括哪些？

病案信息管理质量包括病案的建立、收集、整理、装订，疾病分类、统计分析、信息提供和病案供应等各环节质量，体现在病案资料及时、完整的收集，病案信息及时、准确、完整、有效的提供上。质量监控主要是建立指标体系，检查是否达到设定的标准。重点是病案流程在各个环节的畅通；病案相关法律、法规和病案信息管理制度的实施；病案信息人员的资质等。对病案质量控制实际上是对病案流程中各个环节病案信息质量的控制。

1804. 病案的服务对象包括哪些？

病案的服务质量是病案质量管理的重点工作之一，病案服务的对象包括患者及其家属、医务人员（医、教、研）各级医政管理部门及医院管理人员、公、检、法和医疗保险机构等等。服务质量包含两方面，提供病案信息资料的完整、及时，保证病案的使用价值及信息的实效性；另一方面是服务态度、服务语言、服务环境及措施，有利于服务对象方便、快捷地获得所需要的病案资料。

1805. 病案质量管理要求包括哪些？

（1）以科学、先进的管理理念作依托，实施全面质量管理，保证病案质量管理体系的生机和活力。

（2）运用正确的管理方法，制定行之有效的、操作性强的病案质量管理方案，建立监督机制，促进病案质量持续改进。

（3）树立质量意识，动员全员参与，各尽其责，加强环节质量监控。

（4）严格遵守法律法规，落实各项规章制度。

（5）重视人力资源管理，合理设置机构，配置人员，明确各类各级人员责、权、利，明确各岗位的质量职责。

1806. 病案质量管理的特点是什么？

病案质量涵盖面比较广，涉及多个学科及不同的专业人员，其主要特点有：

（1）多学科融合的专业特点。

（2）专业的独立性。

（3）协调作用。

（4）服务对象的多元性。

（5）病案管理人员的法律责任。

1807. 为什么说病案质量有多学科融合的专业特点？

病案质量分为病案书写质量和病案管理质量两部分。其质量控制的范围涉及面比较广，就其书写质量，影响因素有临床医师、护理人员、医技人员；病案管理质量的影响因素有病案专业人员、统计人员、计算机及财务人员等。其专业除各临床医疗专业、护理专业外，还包括医学影像、检验、输血、病案信息、医院统计、医院感染、医疗保险等专业。从病案的整个流程分析，每个环节都有多个专业、多个科室参与，责任的多重性是病案质量的特点，又是管理的难点。

1808. 为什么说病案质量有专业独立性的特点？

与病案质量的各个工作环节相关的不同专业，都有其特殊的专业特点和性质及相关的法律法规、规章制度。某个环节的工作人员，对其他环节的专业技术、质量控制的重点、法律法规等知识都应有一定的了解，以互相配合、互相协作，保证病案流程通畅。

1809. 为什么说病案质量有协调作用的特点？

病案质量问题可涉及许多部门、不同专业及人员，需要团队精神，在大家共同配合和全力支持、协作下共同承担。各个环节既互相制约，又互相配合，在明确划分岗位责任制的基础上，科室、班组及人与人之间的协作是十分重要的。另外，当出现问题时，职能部门或科室、班组质控小组的协调作用是十分重要的。可以促进各环节的沟通、理解和帮助。保证病案质量管理的良性循环。

1810. 服务对象多元性的特点是什么？

病案的使用者包括患者及其家属、医务人员、各级管理人员，另外统计、法律及医疗保险等诸多方面的工作也需要病案的支持。每个人使用病案的目的不同，服务方式也不同。因此，作为病案工作人员必须了解每个服务对象使用病案的目的和要求，以便用不同的服务方式，满足使用者的需要，提高服务质量。

1811. 病案管理人员的法律责任是什么？

病案是医疗、教学和研究的重要资料，也是法律的依据。作为病案管理人员肩负着保护医学信息和担当医院管理助手的作用，病案专业人员必须知晓病案相关法律知识，具有法律意识，并且承担维护法律尊严，遵守法律的责任。

1812. 病案质量全过程管理的原则包括哪些？

（1）全员参与、质量第一。
（2）局部利益服从全局利益。
（3）前瞻性、预防为主。
（4）科学性、先进性和可操作性。
（5）人性化管理。

1813. 全员参与病案质量管理指的是什么？

与病案形成和有关的医务人员，包括医院院长、职能部门管理人员、各科室主任、各级医师、病案统计专业人员以及住院处工作人员等应密切配合，坚持“质量第一”的观念，参与各项病案质量管理标准的制定、严格执行和监督各项质量管理制度，不断总结经验教训，共同做好各项病案工作。

1814. 局部利益服从全局利益是什么？

一份病案是由许多部门、许多医务人员在不同的时间、不同的地点共同完成的。因此，要有团队精神，要有整体意识。明确自己负责的某一环节的工作质量，直接关系到整体质量。不能以局部的利益影响整个病案流程的通畅。患者出院后，工作人员应及时完成病案的整理、装订、编目、归档等工作，如果病案滞留在某个环节必将影响病案信息的利用，影响统计报表或患者再住院病案的使用，甚至影响医院的整体工作。

1815. 为什么说病案质量控制要有前瞻性及预防为主的意识？

病案质量控制的重点，应放在“事先预防”上，要注重病案形成过程中各个环节、各个单元工作的起点。将终末质量控制逐渐转移到环节质量控制中来。要重视病案的使用价值，保持其真实性和科学性。因此，要求各个环节的医务人员从始至终的严格控制质量过程。

1816. 为什么说病案质控要强调科学性、先进性和可操作性？

病案全过程管理应强调科学性和先进性，力求每项标准和制度都符合科学的管理方法和先进的管理理念，同时符合医院的实际情况并兼顾病案管理的特殊性。以保证病案全过程管理的可操作性。

1817. 为什么说病案质量管理提倡人性化管理？

人性化管理是提倡以教育、督导为主的管理模式，当出现问题时应注重对流程、标准和制度是否科学、合理等问题的分析，其力度要大于对工作人员责任的追究。以充分调动每个人员的积极因素，改进不科学、不健全的工作流程。

1818. 病案质量全过程管理的实施是什么？

病案质量全过程管理是按照病案形成的过程和规律，对构成病案质量的各环节的质量控制，通过对流程中各环节、各要素进行策划、组织、协调和控制，以保证质量管理目标的实现和各项标准的实施。

1819. 病案质量全过程的流程设计是什么？

首先要对病案质量全过程进行划分、鉴定、策划，依据各部门、各专业的功能，划分环节质量单元，如构建院、部门、科室、病区等病案书写质控结构，病案科需要形成科室、班组、岗位等质量环节单元。并对关键环节、复杂环节或涉及多个科室的环节和影响较大的环节重点控制，某个阶段要有控制重点。理顺工作流程，规范工作责任，要求每位工作人员明确整个病案质量管理流程；明确质量管理的路径和关键质控点；明确关键环节；明确“接口”部位，重点加强环节之间的“接口”作用。避免由于职能交叉或职责不清造成流程功能障碍。

1820. 病案质量全过程包括教育培训是什么？

病案从建立、形成、收集、整理、归档到利用，每一个环节都有许多工作人员参与，每一个工作人员在工作中的表现都至关重要。要让每个工作人员了解自身贡献的重要性及其在病案质量管理中的角色和作用。以主人翁的责任感参与过程管理，每个人都要对全过程的质量负责，在完成本岗位工作的同时，有监督、检查前一工作环节的责任。如病案科工作人员在进行整理装订时，须检查病案书写的完整性和及时性；疾病分类编码员在编码的过程中须检查整理、装订的工作质量。因此，每个工作人员对整个流程的工作程序、质量要求都应该了解，不仅熟悉本岗位的专业知识、专业技能、质量要求和质控重点，还要学习相关环节的专业知识和工作质量要求，以便在完成本职工作的同时，对前面环节的质量进行监督、检验。病案管理技术人员应更多地学习临床医学知识，临床医师也应了解病案管理工作流程特点和病案、统计专业知识。因此，医院应有计划、有组织地对医务人员进行培训和教育，包括专业知识、质量管理方法及法律、法规等专业教育或专项培训，增强质量意识，提高参与质量活动的积极性和质量管理能力。

1821. 病案全过程质量监控是什么？

病案质量全过程管理的重要环节是对各项标准、实施方案和各个环节的质量监控。对每个环节、每一过程，进行全过程的监控，以确保每项操作和每项服务都能按照一定的管理程序完成。对于不断发现的问题，进行质量分析。监控方式为全员、全部门和全过程的质量监测。病案质量管理监控重点是控制流程的通畅，当病案流程阻滞，病案滞留在某个环节时，即这个环节的质量一定存在问题。

在监控中注意验证目标、标准的科学性、可行性和时效性，对病案全过程管理的方案落实情况进行检验，并评估方案的设计是否切实可行。注意流程的科学、合理和规范，发现问题应及时完善和修改。

1822. 病案质量监控坚持可持续改进是什么？

可持续改进是促进病案质量不断完善和提高的有效措施。通过病案质量的全过程管理，检验流程中每项工作、每个环节的划分和设置的规范、严谨。对于质量监控中发现的问题，应重点收集流程在运行方面的资料，剖析流程与问题的联系，并寻找更严谨、先进的流程和工作方式，从而提高思想方法及管理水平。

1823. 一级病案质量监控组成及监控重点是什么？

由科主任、病案委员、主治医师和科护士长组成一级病案质量监控小组。对住院医师的病案质量实行质量控制，是病区主治医师重要的、必须履行的日常工作之一，要做到经常性的自查、自检、自控本科或本病房的病案质量（医疗、护理和病案书写），不断提高实习医师、进修医师、住院医师和主治医师病案质量意识和责任心，指导、督促住院医师按标准完成每一份住院病案是主治医师的工作职责。科主任或病区主任医师包括副主任医师，应检查、审核主治医师对住院医师病案质量控制的结果。“一级质控小组”是源头和环节管理最根本、最重要的组织。所以，最根本的是科室一级病案质量监控。

1824. 二级病案质量监控是什么?

医务处、门诊部是医疗行政管理主要部门，它们的日常检查与抽查带有权威性，是二级病案质量监控。每月应定期和不定期，定量或不定量地抽检各病区和门诊各科病案。抽查病案时，不少于每个病房 2 份，从中查出病案内涵质量各种问题。参加各病房教学查房，观察主任查房，参加病房重大抢救，疑难病例讨论，新开展的风险手术术前讨论，特殊的检查操作，有医疗缺陷、纠纷、事故及特殊病员（港、澳、台同胞，外籍人员，高级干部）及死亡病案讨论。严格要求和督促各级医师重视医疗护理质量，认真写好住院和门诊病案，管理好病案，真正发挥医务处、门诊部二级病案质量的监控作用。

1825. 三级质量监控的重点包括哪些?

病案科管理人员对收取病案、整理病案、编目、入机、归档、病案质量检查，有严格检查把关的责任，每份检查把关。

病案检查医师应对每份出院病案进行认真严格的质量检查，定期将检查结果向有关领导及医疗行政管理部门汇报，并向相关科室和个人反馈检查结果。建立奖惩制度，与科室及个人的奖金挂钩兑现。

1826. 四级病案质量监控重点包括哪些?

四级病案质量管理委员会是病案质量管理的最高权威组织，主任委员和副主任委员应定期或不定期，定量或不定量，普查与抽查全院各科病案，审查和评估各科的病案质量，特别是内涵质量。检查可以侧重于重大抢救、疑难病案、死亡病案、手术后 10 天之内死亡病案或有缺陷、纠纷、差错、事故的病案。从中吸取教训，总结经验，提高内涵质量。可采取各种方法，最少每个季度应活动一次，每年举办一次病案展览。如有单项否决和不合格病案或反复书写病案不合格医师，应采取措施，进行病案书写的基本功训练。病案质量优劣要与晋升、晋职、低聘、缓聘相结合，发挥病案管理委员会权威作用，不断提高病案的内涵质量和管理质量。

病案科质控人员所做的是日常质量监控工作，也就是要承担主要的质控工作。由于每个人都有自己的专业限定，因此他们在质控工作中要经常与临床医师沟通，以确定医疗的合理性。并经常参加业务学习和培训，坚持临床工作，提高业务水平和知识更新。

1827. 病案科质量监控的方案包括哪些?

（1）建立质量标准及实施方案：制定工作质量标准、设计流程，并制定实施步骤。

（2）设计质量环节、定岗、定编：以岗位和专业组为单位划分质量单元，根据不同的工作量及职称设定岗位人员编制，并划分责任区。

（3）建立、健全规章制度。

（4）重视实施过程：建立岗位、班组、科室三级质量控制网，突出岗位责任制，充分调动每个人的工作积极性，强调基础环节质控，加强协作和监督机制。

（5）定期检查：分三个阶段检查，一是各个岗位之间互查、自查，二是班组内检查，三是科室检查。

1828. 病案管理的相关法律法规有哪些?

按照我国有关医疗卫生、档案及统计的相关法律及卫生部主管部门的法规对病案质量（包括病案书写质量和病案管理）进行管理。通过各项标准和各项规章制度的实施；促进医疗质量、服务质量的持续改进，保证医疗安全。使病案信息能够更广泛、及时和有效地服务于患者、服务于医疗和服务于社会。

病案是重要的医疗信息资源，不仅为诸多领域提供有效信息，还具有法律效应。在医院管理、医疗、预防、保健、科研、教学及民事诉讼中有重要的地位和作用。医护人员、医技人员、信息管理人员应树立病案的法律意识，使病案管理工作在法律的监督下，更科学化和规范化，病案信息更具有真实性和可靠性。

病案质量管理工作需要法律的支持，同时也具有监督法律法规的实施和保障作用。医务人员必须经常学习和知晓与病案质量相关的法律法规（参考第十一章病案与法）。

1829. 与病案管理相关的规章制度有哪些？

《病案管理制度》《病案保密制度》《库房管理制度》《特殊病案管理制度》《病案借阅制度》《病案移交制度》《病案复印制》《安全防火制度》《贵重仪器防护制度》《病案质量检查制度》和《各岗位责任制》。

1830. 病案管理的流程评价包括哪些？

（1）流程简捷、工作程序无重复。

（2）在工作进行时，不受其他操作程序的影响。

（3）是完成操作程序中各步骤的最佳顺序。

1831. 住院病案质量管理流程包括哪些？

发派住院号、填写住院病案首页（住院处负责）→书写住院病案（各病区）→完成出院病案（各病区）→回收出院（病案统计人员与病区护士交接报表和病案）→整理、装订、登记（病案科负责）病案→质量检查（终末质控医师在病案科进行）→疾病分类编目（病案科专职编码员）→统计录入、统计分析（专职统计人员完成医疗统计报表）→归档、借阅。

1832. 入院登记工作质量要求包括哪些？

（1）认真准确做好入院登记工作，坚持核对制度，准确书写或计算机输入患者姓名和病案号，正确率为100%。

（2）患者姓名索引卡的登记应避免一个患者重复建索引卡或一个患者有多个病案号；再次住院患者信息变化时切忌将原信息资料涂掉。

（3）保证各项数据的真实、可靠、完整和安全。

（4）及时、准确提供查询病案号服务，提供病案号的正确率为100%。

（5）录入计算机的数据应保证其安全性和长期可读性。

1833. 出院整理、装订工作质量要求是什么？

（1）按时、完整地收回和签收、整理出院病案，24小时回收率100%。

（2）保证各项病案资料的完整及连续。出院病案排序正确率≥98%。

（3）出院病案装订正确率100%。

（4）分科登记及时、准确。

1834. 编目工作质量要求包括哪些？

（1）熟练掌握国际疾病分类ICD－10和ICD－9－CM3手术分类方法，并对住院病案首页中的各项诊断逐一编码。

（2）疾病分类的编码正确率≥95%。

（3）手术操作编码正确率≥95%。

（4）负责疾病诊断检索工作，做到及时、准确。

1835. 归档工作质量要求包括哪些？

（1）坚持核对制度，防止归档错误。

（2）保持病案排放整齐，病案排放间隔松紧度适宜，防止病案袋或病案纸张破损。

（3）出院病案归档正确率100%。

（4）出院化验报告检查单正确粘贴率100%。

1836. 供应工作质量要求包括哪些？

（1）严格遵守病案借阅制度，及时、准确地提供病案。

（2）维护患者知情权、隐私权。

（3）必须建立示踪系统。

（4）借出病案科的病案应按时限收回。

1837. 病案示踪系统质量要求包括哪些？

（1）准确、及时、完整地进行病案的出入库登记。

（2）准确显示每份病案的动态位置。

（3）记录使用病案者的姓名、单位和联系电话及用途。

1838. 病案复印工作质量要求包括哪些？

（1）复印手续及复印制度符合《医疗事故处理条例》的要求。

（2）复印件字迹清晰。

（3）复印登记记录有备案。

1839. 医疗统计工作质量要求包括哪些？

（1）按时完成医疗行政部门管理要求的报表。

（2）利用计算机可以完成主要医疗指标的临时报表。

（3）每年出版医院统计报表及分析报告。

（4）每天向院长及相关职能部门上报统计日报表。

（5）出入院报表24小时回收率100%。

（6）统计信息计算机检查正确率100%。

（7）各类医学统计报表准确率100%。

（8）统计人员必须有统计员上岗证。

1840. 门诊病案工作主要监控指标包括哪些？

（1）门诊病案在架率（或者可以说明去向）100%。

（2）门诊病案传送时间≤30 分钟。
（3）门诊病案送出错误率≤0. 3%。
（4）门诊病案当日回收率 95%（因故不能回收的病案应能知道去向）。
（5）门诊化验检查报告 24 小时内粘贴率 99%（医师写错号、写错名且不能当即查明的应限制在≤1%）。
（6）门诊化验检查报告粘贴准确率 100%。
（7）门诊病案出、入库登记错误率≤0. 3%。
（8）门诊病案借阅归还率 100%。
（9）门诊患者姓名索引准确率（建立、归档、入机）100%。
（10）挂号准确率≥99%。
（11）挂号信息（挂号证）传出时间≤10 分钟。

1841. 门诊病案评估要点包括哪些？

（1）一般项目填写完整，每页门诊病案记录必须有病案号和患者姓名。
（2）病史采集准确、完整。
（3）查体记录具体、确切。
（4）确诊及时、正确。
（5）3 次确诊。
（6）处理措施及时、得当。
（7）检查、治疗有针对性。
（8）维护患者的权利（知情权、隐私权）。

1842. 急诊留观病案评估要点包括哪些？

（1）急诊留院观察必须有病程记录。
（2）留院观察病案须有初诊病案记录（门、急诊就诊记录）。
（3）急诊留院观察病程记录每 24 小时不得少于 2 次，急危重症随时记录。
（4）留院观察病案 24 小时内应有上级医师查房意见。
（5）交接班、转科、转院均应有病程记录。
（6）须有患者就诊时间和离开观察室时间，并记录去向。
（7）被邀请急会诊的科室医师须有详细的会诊记录，急诊留观医师应有执行记录。
（8）留观时间≥48 小时应有病情小结。

1843. 住院病案评估标准的制定原则是什么？

（1）维护病案作为法律凭证的诚信度和严肃性：确保法律、法规及卫生行政管理部门的有关规定的落实。
（2）突出三级医师：职责加强各级医师对病案书写的责任。
（3）适用于数字化管理：可以进行计算机网络传输，能够与医院信息管理系统连接。
（4）具有可操作性：符合病案书写质量监控医师的工作习惯和工作程序。

1844. 什么是评估规则的单项否决？

（1）单项否决：将法律、法规及卫生行政管理部门各项规定中对病历书写明确提出的项目为单项否决的内容，使各级医师真正认识到病历书写在这些方面是不可以被忽视的，对于已经出现的违法、违规事实，应加大行业管理力度。

（2）单项否决仅作为对一份不合格病案处罚的规则之一，不会影响因病案书写质量问题而产生的医疗纠纷事件的依法处理，仅限于对行业内部的管理。

1845. 为什么要评估规则重要项目？

重要项目：有些项目的缺陷直接影响了临床医学记录的完整，不能客观地反映疾病的发生、发展及诊断、治疗的过程。会对患者的医疗或费用造成某些方面、不同程度的影响，有碍于医院的名誉，不利于医师的培养，甚至对社会带来不良后果，可能由此承担法律、法规及卫生行政管理部门规定中所涉及的责任。在出现这些缺陷时，将在处罚中占有相当的权重。以此使各级医师警觉，约束自己的医疗行为，对重要的评估项目应给以重视。

1846. 什么是非规范化书写？

非规范化书写是指不规范的书写或书写中存在缺陷及空项、漏项等。出现这类问题，虽然在整体上没有明显的影响，但是不符合病历标准化评估规则、规范化的书写要求，造成信息不全、信息中断、信息丢失或信息不准确。有损于医院管理的严谨性和科学性。因此，凡是病历中要求的项目必须认真准确填写，不得空项、漏项。

在项目设计上这一部分没有细化，主要考虑到这一部分涉及内容较多，而且有些新的内容和问题可能随时出现。为避免内容过多、过细，而新的问题出现时又难以归属而影响评估，因此未规定具体内容，目的是方便质量监控医师操作。

1847. 评估结构设计内容包括哪些？

根据病案的基本书写顺序而进行的内容结构设计，基本符合质量监控医师的工作习惯，同时便于计算机管理。

设计内容包括：①住院首页；②入院记录；③病程记录；④手术记录；⑤出院记录。

1848. 评估操作程序包括哪些？

（1）住院病案评估标准：设百分制进行评价。

（2）用于住院病案环节质量评估时：①先用单项否决的方法进行筛选，如病案中存在单项否决所列项目之一者，为不合格病案，不再进行病历质量评分；②经单项否决筛选合格的病案，根据评分标准找出病案书写中存在的缺陷和问题，予以扣分，扣分 > 25 分为不合格病案。

（3）用于住院病案终末质量评估时：①先用单项否决的方法进行筛选，如病案中存在单项否决所列项目之一者，为不合格病案，不再进行病案质量评分；②经单项否决筛选合格的病案，按照评估标准进行质量评分；③对每一书写项目的扣分采取累加的计分办法，最高不得超过本书写项目的总值。如：病程记录部分总分值 50 分，在病程记录部分扣分累计最高应为 50 分，不得超过该分数。

（4）病案区分：总分值为 100 分，≥75 分为合格病案；<75 分为不合格病案。

1849. 病案首页存在缺陷单项否决的包括哪几项？

（1）医疗信息未填写（指空白病案首页）。

（2）传染病漏报。

（3）血型或 HBsAg、HCV－Ab、HIV－ Ab 书写错误。

1850. 病案首页填写错误扣分的是哪些?

（1）主要诊断选择错误扣 3 分。

（2）无科主任、主任医师、副主任医师签字扣 2 分。

（3）医院感染未填写扣 2 分。

（4）药物过敏未填写扣 2 分。

（5）不规范书写（缺项、漏项其中 1 项）1 分/项。

1851. 入院记录书写错误单项否决和扣分项目有哪些?

（1）入院记录书写错误单项否决：①无入院记录；②入院记录未在 24 小时内完成。

（2）入院记录书写错误扣分：①主诉描述有缺陷扣 2 分；②无现病史扣 4 分；③现病史描述有缺陷扣 3 分；④主诉与现病史不符扣 2 分；⑤无既往史/家族史/个人史（其中缺一项扣 1 分）1 分/项；⑥无体格检查扣 4 分；⑦体格检查记录有缺陷，遗漏阳性体征及有鉴别意义的阴性体征扣 3 分；⑧无辅助检查记录扣 2 分；⑨无专科检查扣 3 分；⑩专科查体记录有缺陷扣 2 分；⑪无初步诊断、确定诊断或初步诊断、确定诊断书写有缺陷扣 2 分；⑫缺住院医师、主治医师签字和确诊日期扣 3 分；⑬不规范书写（指书写有欠缺、缺项、漏项其中 1 项）1 分/项。

1852. 病程记录存在问题单项否决的是哪些?

（1）首次病程未在患者入院后 8 小时内完成。

（2）首次病程记录中无病例特点、诊断依据、鉴别诊断和诊疗计划之一者。

（3）患者入院 48 小时内无主治医师首次查房记录、72 小时内无副主任以上职称医师查房记录。

（4）医师在交接班后 24 小时内未完成交接班记录或无交接班记录。

（5）24 小时内未完成转出、转入记录或无转出、转入记录。

（6）对危重症者不按规定时间记录病程。

（7）疑难或危重病例无科主任或主（副主）任医师查房记录。

（8）抢救记录中无参加者的姓名及上级医师意见。

（9）无特殊检查、特殊治疗及有创检查、操作知情同意书或无患者/家属、医师签字（包括骨髓穿刺、腰椎穿刺、胸椎穿刺等操作）。

（10）中等以上手术无术前讨论记录。

（11）开展的手术及大型手术无科主任或授权的上级医师签名确认。

（12）无麻醉记录。

（13）手术记录未在术后 24 小时内完成。

（14）无手术记录。

（15）人体内的人工材料的条形码未粘贴在病历中。

（16）无死亡抢救记录。

（17）抢救记录未在抢救后 6 小时内完成。

（18）缺死者家属同意尸检的意见及签字记录（患者死亡后家属须在 48 小时内申请尸解，并签署尸解申请书)。

1853. 病程记录存在问题扣分标准是什么?

(1) 对病情稳定的患者未按规定时间记录病程扣3分。
(2) 无阶段小结扣3分。
(3) 治疗或检查不当扣3分。
(4) 病情变化时无分析、判断、处理及结果扣3分。
(5) 检查结果异常无分析、判断、处理的记录扣2分。
(6) 重要治疗未做记录或记录有缺陷扣2分。
(7) 未对治疗中改变的药物、治疗方式进行说明扣2分。
(8) 无上级医师常规查房记录扣3分。
(9) 上级医师查房无重点内容或未体现教学意识扣2分。
(10) 无会诊记录单或会诊记录有部分项目未填写(空白)扣2分。
(11) 自动出院或放弃治疗无患者/家属签字扣5分。
(12) 操作无记录扣5分。
(13) 无术前小结记录扣5分。
(14) 无手术前、后麻醉医师查看患者的病程记录扣5分。
(15) 手术记录内容有明显缺陷扣3分。
(16) 无术后首次病程记录扣5分。
(17) 无手术前术者查看患者的病程记录扣5分。
(18) 术后三天内无上级医师或术者查房记录扣3分。
(19) 术后三天内无连续病程记录扣3分。
(20) 缺出院前一天记录扣2分。
(21) 缺出院前上级医师同意出院的记录扣2分。
(22) 不规范书写(指书写有欠缺、缺项、漏项)扣1分/项。

1854. 出院记录存在问题单项否决和扣分项目有哪些?

(1) 出院记录存在问题单项否决项目:①缺出院(死亡)记录或未按时完成出院(死亡)记录(应在出院前或死亡后24小时内完成);②无死亡讨论记录(死亡讨论记录应在患者死亡后一周内完成);③产科无新生儿出院记录、无新生儿脚印及性别前后不符。

(2) 出院记录存在问题扣分项目:①出院记录无主要诊疗经过的内容扣4分;②无治疗效果及病情转归内容扣2分;③无出院医嘱扣2分;④死亡记录中死亡时间不具体或与医嘱、体温单时间不符扣2分;⑤死亡记录中未写明死亡原因扣2分。不规范书写(指书写有欠缺、缺项、漏项)扣1分/项。

1855. 辅助检查及医嘱单问题单项否决及扣分项目有哪些?

(1) 辅助检查及医嘱单问题单项否决项目:缺住院期间对诊断、治疗有重要价值的辅助检查报告(患者输血前必须检查乙肝五项、丙肝抗体、梅毒抗体、HIV、肝功)。

(2) 辅助检查及医嘱单问题扣分项目:①医嘱(护理级别)与病情不符的扣2分;②检查报告单与医嘱或病程不吻合者的扣2分;③不规范书写(指书写有欠缺、缺项、漏项及无必要的标记等)其中1项扣

1 分。

1856. 不符合书写基本要求单项否决包括哪些?

（1）病案中模仿或替他人签名。

（2）缺少护理记录或整页病历记录，造成病案不完整。

（3）涂改/伪造/拷贝病案造成原则错误/计算机打印的病案无书写者的手工签名（修改病案中的错别字应用双线画在错字上，不得采用刮、粘、涂等方法掩盖原来字迹）其中 1 项扣 1 分。

1857. 不符合书写基本要求扣分的有哪些项?

（1）病案不整洁（严重污迹、页面破损）扣 2 分。

（2）字迹潦草、不易辨认扣 3 分。

（3）未按规定使用蓝黑墨水或碳素墨水书写扣 2 分。

（4）不规范书写：扣 1 分/项。

1858. 影响病案书写质量的因素有哪些?

（1）医院领导、医务处、护理部、门诊部等职能部门和各临床、医技科室领导对病案书写、医疗、护理、医技检查等内在质量和外在管理质量的重视程度及管理水平，是保证病案书写质量的关键因素。

（2）完善而强有力的管理组织，严格而有效的管理措施及统一的“病案书写规范”，是写好病案的可靠保障。

（3）临床医师对病案各种资料书写的重要性的认识以及“以患者为中心”的思想水平、责任心和事业心和严谨、科学的工作作风是病案书写质量的重要保障，各级医师的医学水平、临床经验和住院医师、掌握的专业理论、专业知识及基本技能的程度与病案质量有直接的关系。

（4）医技科室的各级医师和技术人员对各种化验、检查的操作水平、诊断质量和书写质量，不仅在指导临床疾病诊断和治疗中占有越来越重要的位置，而且直接参与了病案质量管理的形成。

（5）护理工作是通过护理记录体现出来的，护理的各种记录与病程记录有同样的重要性。

1859. 病案书写质控的组织管理是什么?

（1）医院应建立四级病案书写质量监控系统：一级监控是由科主任、主治医师、护士长组成的科室病案质量监控；二级监控是由医务部、门诊部组成；三级监控由病案科质控医师及病案科质控技师组成的终末质量监控；四级监控是以医院病案委员会为核心、各专业专家组成。

（2）质量监控的方法：是以环节质量检查为主，终末检查为辅的方式，重点在病历书写过程中，病区上级医师对住院医师的指导和监督。

（3）定期总结、反馈：应每月或每季度各检查小组将病案质量检查结果汇总，在医院医疗工作例会上公布。另外，对病案检查中发现的重点问题和共性问题进行分析、研究，以利于进一步改进。

1860. PDCA 循环法分为哪四个阶段?

（1）PDCA 循环法分为四个阶段：①第一阶段为计划阶段（plan）；②第二阶段为执行阶段（do）；③第三阶段为检查阶段（check）；④第四阶段为总结处理阶段（action）。这四个阶段循环不停地进行下去，称为 PDCA 循环。

（2）质量计划工作运用 PDCA 循环法：计划→执行→检查→总结，即计划工作要经过四个阶段为一次循环，然后再向更高一步循环，使质量步步提高。

1861. 统计表示分类法是什么？

（1）统计表示分类法的优点：统计表示分类法是用表格形式，清晰、扼要地把统计数字排列在表格里。用以反映现象和过程，统计表有便于阅读、分析、比较的优点。

（2）统计表的内容：统计表从形式上看，有标题，说明表的总名称；横标目，说明横行数字的含义；纵标目，说明各纵栏数字的含义。

从内容上看分为主词（或主语）和宾词（或谓语）。主词是表中要说明的问题或现象；宾词是用来说明主词的指标。

（3）统计表示法的分类：①分组表示法：用以说明事物的类型、结构、依存关系和规律等；②动态表示法：用于分析、研究某种现象在时间上发生变化的趋势和规律；③对比表示法：是对比现象的变化和内在练习的一种统计方法；④依存表示法：用来反映现象之间的因果关系。

1862. 统计图示法及基本要求包括哪些？

（1）统计图示法：用图的形态将统计资料形象化。用点的位置、线段的升降及面积的大小等形式表达统计资料，可直观地反映出事物间的数量关系。

（2）基本要求：①资料性质和分析目的选用、绘制统计图形；②统计图标题应简明扼要地说明内容，并注明时间、地点；③统计图的纵轴和横轴应有标目，并注明标目的单位；④统计图内的尺度必须等距，间隔要宽松，设计要合理。

1863. 常用统计图的种类有哪些？

（1）流程图：流程图是分析过程的各个步骤，包括进行的活动、决策、等待时间和需要记录内容等，找出工作的瓶颈和需要改进点。

（2）原因与效果图表：在过程中找出问题，分析原因，通常用鱼骨刺图表法评估问题及原因。

（3）检查表：检查表是确定事件发生的频率及类型，有时采用 Pareto 表或直方图或奔跑图表来标明关键原因和改善的办法。

（4）决策矩阵：决策矩阵是一种格子图表，用来评估、比较、寻找解决方案或问题，通过评估确定哪一个是最重要的。

（5）直方图：一种条形图，表示时间和数据，用来研究系统中或过程中的问题及变化。

（6）奔跑图表：一种简单的绘图表，表示时间进展的数据。可找出进程中的趋势和变化。

（7）相关图（分散图）：是表示两个变量之间变化关系和相互作用的图。

（8）排列图法：又称主次因素分析图，是一种查清影响产品或工作质量的关键因素的一种统计方法。

1864. ISO 的定义是什么？

ISO 是国际标准化组织（International Organization for Standardization）的缩写，是一个非政府性的专门国际化标准团体，是联合国经济社会理事会的甲级咨询机构，成立于 1947 年 2 月 23 日，其前身为国家标准化协会国际联合会（ISA）和联合国标准化协会联合会（UNSCC）。我国以中国标准化协会名义正式加入 ISO。

1865. 什么是 ISO 族标准？

ISO 族标准是 ISO 在 1994 年提出的概念，是指“由 ISO/TC176（国际标准化组织质量管理和质量管理保证技术委员会）制定的所有国际标准”。该族标准可帮助组织实施并有效运行质量管理体系，是质量管理体系通用的要求或指南。它不受具体的行业或经济部门限制，可广泛适用于各种类型和规模的组织，在国内和国际贸易中促进理解和信任。

1866. ISO 族标准的产生和发展是什么？

国际标准化组织（ISO）于 1979 年成立了质量管理和质量保证技术委员会（TC176），负责制定质量管理和质量保证。1986 年 ISO 发布了 ISO 8402《质量术语》标准；1987 年发布了 ISO 9000《质量管理和质量保证标准选择和使用指南》、ISO 9001《质量体系设计开发、生产、安装和服务的质量保证模式》、ISO 9002《质量体系生产和安装的质量保证模式》、ISO 9003《质量体系最终检验和试验的质量保证模式》、ISO 9004《质量管理和质量体系要素指南》等 6 项标准，通称为 ISO 9000 系列标准。

1867. 2000 版 ISO 9000 族标准内容？

2000 版 ISO 9000 族标准包括以下一组密切相关的质量管理体系核心标准。

（1）ISO 9000《质量管理体系基础和术语》：表述质量管理体系基础知识，并规定质量管理体系术语。

（2）ISO 9001《质量管理体系要求》：规定质量管理体系，用于证实组织具有提供满足顾客要求和适用法规要求的产品的能力，目的在于增进顾客满意。

（3）ISO 9004《质量管理体系业绩改进指南》：提供考虑质量管理体系的有效性和效率两方面的指南。该标准的目的是促进组织业绩改进和使其他相关方满意。

（4）ISO 19011《质量和（或）环境管理体系审核指南》：提供审核质量和环境管理体系的指南。

1868. 2000 版 ISO 9000 族标准的特点是什么？

从结构和内容上看，2000 版质量管理体系标准具有以下特点。

（1）标准可适用于所有产品类别、不同规模和各种类型的组织，并可根据实际需要删减某些质量管理体系要求。

（2）采用了以过程为基础的质量管理体系模式，强调了过程的联系和相互作用，逻辑性更强，相关性更好。

（3）强调了质量管理体系是组织其他管理体系的一个组成部分，便于与其他管理体系相容。

（4）更注重质量管理体系的有效性和持续改进，减少了对形成文件的程序的强制性要求。

（5）将《质量管理体系要求》和《质量管理体系业绩改进指南》这两个标准，作为协调一致的标准使用。

1869. ISO 9000 族系列标准有哪些？

（1）世界有多少国家使用 ISO 9000 族标准是国际标准化组织颁布的在全世界范围内用的关于质量管理和质量保证方面的系列标准，目前已被 80 多个国家等同采用，该系列标准在全球具有广泛深刻的影响，有人称之为 ISO 9000 现象。

（2）我国采用的国家标准代号：我国采用的国家标准代号为 GB/T 19000 标准，该国家标准发布于 1987 年，于 1994 年进行了部分修订。

1870. 国际质量认证的三种版本模式是什么？

ISO 9000 族标准总结了各工业发达国家在质量管理和质量保证方面的先进经验，其中 ISO 9001、ISO 9002、ISO 9003 标准，是针对企业产品产生的不同过程，制定了 3 种模式化的质量保证要求，作为质量管理体系认证的审核依据。目前，世界上 80 多个国家和地区的认证机构，均采用这 3 个标准进行第三方的质量管理体系认证。

ISO 9000 族标准中有关质量体系保证的标准有三个（1994 年版本）：ISO 9001、ISO 9002、ISO 9003。

1871. ISO 9001 质量标准主要用于哪些体系的认证？

（1）ISO 9001 是 ISO 9000 族质量保证模式标准之一，用于合同环境下的外部质量保证。

（2）ISO 9001 质量体系标准是设计、开发、生产、安装和服务的质量保证模式。可作为供方质量保证工作的依据，也是评价供方质量体系的依据；可作为企业申请 ISO 9000 族质量体系认证的依据；对质量保证的要求最全，要求提供质量体系要素的证据最多；从合同评审开始到最终的售后服务，要求提供全过程严格控制的依据。

1872. ISO 9002 质量标准主要用于哪些体系的认证？

ISO 9002 也是 ISO 9000 族质量保证模式之一，用于合同环境下的外部质量保证。是生产和安装的质量保证模式。用于供方保证在生产和安装阶段符合规定要求的情况；对质量保证的要求较全，是最常用的一种质量保证要求；除对设计和售后服务不要求提供证据外，要求对生产过程进行最大程度的控制，以确保产品的质量。

1873. ISO 9003 质量标准可作为哪一方的质保依据？

ISO 9003 同样是 ISO 9000 族质量保证模式之一，用于合同环境下的外部质量保证。可作为供方质量保证工作的依据，也是评价供方质量体系的依据；是最终检验和试验的质量保证模式，用于供方只保证在最终检验和试验阶段符合规定要求的情况；对质量保证的要求较少，仅要求证实供方的质量体系中具有一个完整的检验系统，能切实把好质量检验关；通常适用于较简单的产品。

第十五章 医院的信息管理

1874. 信息的概念及表现形式是什么？

信息是对客观事物的反映。信息本身是抽象的，是看不见摸不着的，它必须通过某种载体显现出来，如语言、符号、声音、文字、图形等。信息的表现形式也是多种多样的，如数据、图像、声音、文本等都是信息表现的形式。

1875. 信息的特点是什么？

信息是事物本质、特征、运动规律和事物之间的相互联系、相互作用的反映。信息具有普遍性、依附性、可加工性、传递性、共享性、时效性和可为性等特点。

1876. 医院信息的特殊性是什么？

医院信息除了具有通常信息的特征外，更有它的特殊性。医院负担“救死扶伤”的重任，医院管理的宗旨是“一切以患者为中心”，同时医疗过程和结果都具有不可预知性，这就使得医院信息愈加多元化和复杂化，人们对医院信息的使用价值有着更高的期待。因此，医院信息管理在医院管理中扮演着举足轻重的角色。

1877. 医院信息主要包括哪些？

医院信息的内容可谓包罗万象，从医院的角度看，它贯穿医院管理的方方面面；而从患者角度看，它贯穿一个患者就医的全过程。主要包括：管理信息、医疗信息、公众信息。

1878. 医院信息常规分类是什么？

（1）管理信息：包括人事管理、财务管理、药品管理、门诊管理、病房管理、设备物资管理、科研教学管理等。

（2）医疗信息：包括患者基本信息、诊断信息、检查治疗信息、用药信息、护理信息、费用信息等。医院患者通常分为门诊患者和住院患者，所以又有门诊信息和住院信息之分。

（3）公众信息：包括图书情报、医院导诊和就医指南、医院国际互联网页等。

1879. 医院信息的特点是什么？

（1）医院信息具有复杂性和多样性。

（2）医院信息具有层次结构。

（3）医院信息具有丰富的知识挖掘价值。

1880. 医院信息的作用包括哪三个方面？

（1）医院信息具有复杂性和多样性：复杂性和多样性首先体现在它内容的多方面和记录的“海量”性，其次是表现形式的多样性，如：文字的、图像的、数据库的等。尽管医院信息是“海量”的，但只要我们掌握其规律性就能很好地驾驭它，让它为医院的发展起促进作用。

（2）医院信息具有层次结构：医院信息来自于3个层次：事务处理层也是原始数据来源层，如医院每天发生的各类管理数据和临床数据；分析管理层，如从原始数据经过加工给管理层使用的各类统计数据；决策支持层，是医院信息的最高层，此类信息通过高度加工升华能为医院领导对医院的决策起支持作用。

（3）医院信息具有丰富的知识挖掘价值：医院信息的知识挖掘价值主要体现在临床医疗信息上。由于医疗永远是向未知进行探索和挑战的过程，对于医务人员来说已经产生的海量临床医疗信息是他们进行临床研究的无价之宝，循证医学、临床路径是当前最活跃的临床研究领域。

1881. 医院信息系统的基本概念是什么？

医院信息系统（hospital information system，H1S）是指应用电子计算机和网络通信设备，对医院信息进行收集、存储、处理、提取和数据通信，能满足所有授权用户对信息的使用需求的计算机系统。

1882. 广义的信息系统包括哪些？

广义的HIS包括：人、计算机软硬件和相关文档。人在HIS中发挥着根本的作用。与第一节所述相对应，HIS的三个层次是业务层（医嘱、收费、检验等）、管理层（流动统计、质量监控）和决策层（分析预测）。

一个好的HIS的重要标志是，数据被高度利用、数据实现高度共享、系统有高度的安全性。HIS应始终贯彻以患者为中心的思想。

1883. HIS的整体框架包括哪些？

（1）医院信息系统包括：管理信息系统、临床信息系统、公众信息系统。

（2）管理信息系统包括：门诊管理子系统、病房管理子系统、药剂管理子系统、财务管理子系统。

（3）临床信息系统包括：医学影像系统、临床检验系统、全病案系统。

（4）公众信息系统包括：门诊导医系统、远程会诊系统、医院网站。

1884. 管理信息系统包括哪些？

管理信息系统包括：门诊管理子系统、病房管理子系统、药剂管理子系统、财务管理子系统外，还包括病案与统计管理、人事管理、物资设备管理、后勤管理、科研与继续教育管理、办公自动化、辅助决策支持等。

1885. HIS系统哪年开发？运行模式有几种？

HIS的开发在我国源于20世纪80年代。从发展历史看，由于开发成本低、周期短、技术手段容易实现，最成功的部分还是管理信息系统。

随着医疗模式的转变及信息技术的不断渗入，以“数字医院”为主体的全面覆盖的HIS已在发达地区部分医院实现或正在成为其发展目标。

我国 HIS 开发和运行主要有哪四种模式：即自主研发、委托研发、合作开发、外购。

1886. 病案统计信息系统基本框架是什么？

（1）病案统计信息系统包括：入院管理子系统、病案示踪子系统、病案首页管理子系统、统计管理子系统、病案质控子系统、随访管理子系统、电子病案子系统。

（2）病案示踪子系统包括：病案的回收、归档、借阅，是对病案流动性的管理。

（3）病案首页管理子系统包括：首页信息录入、审核、查询（特别是患者诊断信息查询）等。首页信息是医院统计数据的主要来源，是统计管理子系统数据的主要入口。国际疾病分类编码是首页管理子系统的核心。

（4）统计管理子系统主要包括：门诊统计、住院统计、医技统计 3 大部分，信息来源为病案首页及 HIS 中的其他子系统。统计管理子系统是病案信息系统中最重要的子系统之一，也是 HIS 中信息加工的重要窗口。目前，我国还有部分医院病案管理和统计管理是分离的，应该说这不是一种有效的模式，对简化工作流程、提高工作效率、保证数据一致性是十分不利的。

（5）病案质控子系统主要包括：病案终末质量检查结果的登记、查询和统计。目前，我国部分基础比较好的医院已经取消了终末质控工作，如北京协和医院。

（6）随访管理子系统主要包括：患者基本信息和诊断信息查询、随访记录登记、随访记录查询统计。随访工作趋势是由肿瘤患者扩大到一般患者人群，由关注单一疾病预后到关注患者生活质量与预防保健。

（7）电子病案子系统主要包括：电子病案模板管理、电子病案检索和电子病案质量管理等。

1887. 病案统计信息与 HIS 系统的关系是什么？

（1）病案统计信息系统与 HIS 的关系是密不可分的，病案统计信息系统不仅是 HIS 的子系统，而且是最重要的子系统，病案统计信息系统几乎与医院信息系统的每一个子系统有数据信息系统有数据交换。

（2）病案统计信息系统贯穿 HIS 的 3 个层次，特别是第三层次将在医院决策分析中起重要作用。

1888. 电子病案通常分为哪两大部分？

电子病案通常分为两大部分：主观部分和客观部分。主观部分是指由病房医师和护士书写以患者病程记录为主体的部分；客观部分是指患者通过医疗图检测仪器进行检查的各种图像、数据和结果（如进行 CT 扫描诊断的图像）。

1889. 什么是数据挖掘？

数据挖掘是一种动作、一个过程，是对数据的一种“深加工”，其结果必然是产出有价值的产品。按照一种更书面化的定义，数据挖掘就是从大量数据中获取有效的、新颖的、潜在有用的、最终可理解的模式的非平凡过程。一言以蔽之，数据挖掘就是从大量数据中提取或“挖掘”知识。

1890. 医院数据挖掘者需具备哪些条件？

（1）熟悉医院管理知识和业务流程，了解医院各层次管理者的需求，对医院的特殊性有充分的理解和认识。

（2）尽可能地参与到医院信息系统的建设中，了解医院数据库层次、结构和分类，了解医院信息系统的数据字典。

（3）具有丰富的计算机和统计学知识储备，具有一定的需求分析能力、模型构造运用能力和抽象思维能力。

（4）具有较强的沟通技巧和艺术，善于从医院管理和医院临床之间寻找结合点，从大量的数据中找到新的目标。

1891. 医院数据挖掘的方法是什么？

医院数据挖掘：一是先提出问题，再从医院数据仓库中通过数据挖掘寻求答案；二是直接从医院数据仓库出发通过某种统计学模型“挖掘”出新的有实际应用价值的知识或结论。不管何种方式都离不开医院信息系统，它们的关系可以理解为，医院信息系统是医院数据挖掘的前提，而医院数据挖掘是医院信息系统的延伸。

1892. 医院信息系统的数据结构包括哪两大类？

医院数据分两大块即：医疗数据、管理数据。根据医院的特点，医疗数据能反映医院的整体水平，故更有挖掘价值，既能挖掘到医疗管理方面的信息也能挖掘到医疗技术方面的信息。如：从全院某一时段专家门诊的工作量可分析专家门诊分配的合理性，对患者用药情况分析可推断全院总的用药趋势及抗生素的控制使用情况。

管理数据：人事管理数据、财务管理数据、设备物资数据、科教管理数据。

1893. 医院信息系统各流程的简单解释是什么？

（1）定义问题：清晰地定义出业务问题，确定数据挖掘的目的。

（2）数据准备：在大型数据库和数据仓库中选择数据集并进行筛选整理以保证数据的完整性及一致性，定义奇异数据和缺失数据。

（3）设计模型：指设计用来数据分析的统计学模型。

（4）数据分析：用统计学软件包（如 SAS）和定义好的模型进行统计分析。

（5）结果解释：结合实际问题，对统计分析结果作出解释，形成文字。

（6）结果应用：这是数据挖掘的最终目的。结果应用得越好表明数据挖掘越有价值。

1894. 医院数据挖掘的基本流程框架是什么？

（1）医院数据：管理数据、医疗数据。

（2）管理数据：人事管理数据、财务管理数据、设备物资数据、科教管理数据。

（3）医疗数据：患者基本数据、患者诊疗数据、患者费用数据。

（4）财务管理数据：收入数据、支出数据。

（5）设备物资数据：设备管理数据、物资管理数据、药品管理数据。

（6）科教管理数据：科研管理数据、教学管理数据。

（7）患者诊疗数据：诊断数据、检查数据、用药数据。

（8）患者费用数据：诊疗费用、检查费用、药品费用。

1895. 医院数据挖掘的基本思路是什么？

（1）从实际工作中发现问题。通过与医院领导及医院各级管理者的沟通，了解他们的需求，并将其升华到一个主题。如医院要实行临床医技科室的目标责任制，你可以考虑通过数据挖掘做点什么。

（2）对数据有一个很好的认识。首先是数据的分类，是属于工作数量的还是工作质量的；其次是数据的分型，是计数的、计量的还是等级的，计量数据如何度量，等级数据如何划分。

（3）选一个好的统计学模型。模型分参数型和非参数型，参数型总体应进行正态性检验，非参数型的以秩和比法为代表。时间序列及生存分析模型，线性回归及 Logistic 模型等都有着很好的应用前景。

（4）统计分析结果的解释一定要符合实际。样本量、随机性、与医院管理者或临床专家的良好沟通都是写出有价值论文的关键。

1896. 病床分配实现一次数据挖掘的基本思路是什么?

（1）问题提出：预测各科床位数区间，并作为医院信息系统中的常规模块。

（2）目的及意义：对于一个大型综合性医院来说，合理分配病床对于医疗资源的有效利用，促进专科发展是十分有意义的，也是医院领导十分关注的。

（3）数据来源：医院信息系统中各科过去十年病床使用率、出院人数等。

（4）原则及模型：着眼近期兼顾过去及黄金分割率（用于去年数据和前 10 年数据分析的权重）、正态分布和可信区间。

（5）结果及应用：形成每个科室的理论床位数区间，将该预测模块直接嵌入医院信息系统之中，可随时进行预测，由医院相关管理人员使用。

1897. 信息数据挖掘对工作者要求具备哪些条件?

（1）医院信息工作者应该有强烈的参与意识。

（2）医院信息工作者应该有丰富的知识储备。

（3）医院信息工作者应该有良好的协作精神。

1898. 信息数据挖掘者主要参与哪些研究?

信息技术的飞速发展对于医院数据挖掘来说是如虎添翼，而医院信息工作者开展数据挖掘工作更是得天独厚。如果我们的计算机人员只是对医院信息系统进行一些修修补补，病案管理人员只是对病案进行一些收收发发，统计人员只是对数据进行一些写写算算，那是远远不够的。循证医学、临床路径等研究都需要我们的广泛参与。

1899. 信息数据挖掘工作者应具备哪些知识储备?

从医院数据挖掘的目的来看，它遵循的是已知—未知—已知、具体—抽象—具体和简单—复杂—简单这样的规律。

可以说医院数据挖掘就是一项多学科结合的工作。对于一个医院信息工作者来说，要做好医院数据挖掘工作最基本的知识储备是计算机、统计学、医院管理学和基本的医学知识。

1900. 信息数据挖掘工作者应具备哪些协作精神?

医院数据挖掘是一门边缘学科，所需要的知识储备要求很高。在当今知识爆炸的时代，要掌握所有这些知识几乎是不可能的。因此，医院信息工作者良好的协作精神和沟通能力尤为重要。

与计算机专家的协作有利于数据的组织，与统计学专家协作有利于建立数学模型，与医院管理学家协作有利于开展医院宏观预测，与临床专家协作有利于循证医学、临床路径等前沿学科的发展。在所有这些协作中，沟通的能力和技巧又是决定我们工作成败的关键。

第十六章 医院统计

1901. 什么是统计学？

统计学是运用概率论和数理统计的原理、方法、研究数字资料的收集、整理、分析、推断，从而掌握事物客观规律的学科，是认识社会和自然现象数量特征的重要工具。

1902. 统计的任务是什么？

我国统计的基本任务：是对国民经济和社会发展情况进行统计调查、统计分析，提供统计资料和统计咨询意见，实行统计监督。

1903. 医院统计的概念及作用是什么？

医院统计是运用统计学的原理和方法，准确、及时、系统、全面地反映医院工作数、质量效果活动。为医院管理者了解情况、作出决策、指导工作、制订和检查计划执行情况提供统计依据。正确的统计分析能够帮助人们正确认识客观事物的规律性，有的放矢地开展工作，提高工作质量。

1904. 医院统计三大职能及作用是什么？

信息、咨询、监督三大职能。医院统计的各项具体作用都是在统计信息的基础上派生出来的。统计咨询是通过统计信息为决策和执行提供情况和建议；统计监督则是通过统计信息揭示决策和执行中偏离政策和计划，违背客观规律的问题，促使医院领导采取措施，加以解决问题。所以统计的信息功能是最根本的。

1905. 总体、总体单位和样本概念是什么？

（1）总体是根据研究目的确定的同质观察单位的全体，更确切地说，是同质的所有观察单位某种变量值的集合。

（2）组成统计总体的个体便称为总体单位。

（3）样本是从总体中随机抽取部分观察单位，其实是测值的集合。从总体中抽取样本的目的是用样本信息来推断总体特征。

例如：欲调查 2011 年某医院职工 2600 人血糖值，观察单位是每个职工，变量值是每个职工的血糖值，该医院 2600 人的血糖值就构成一个总体。如果将医院职工随机抽取 500 人，这 500 人的血糖值就构成了调查样本。

1906. 指标、标志、变异和变量的概念是什么？

（1）指标是反映总体现象数量特征的概念。没有不能用数值表示的指标。

（2）标志是统计总体单位的特征或属性的名称。例如以职工为总体单位时，性别、年龄、职称、工资等都是每个职工具有的标志。标志按其表现形式有数量标志与品质标志两种。能用数量表现的标志称为数量标志，如职工的年龄、工资、工龄等；不能用数量表现的标志称为品质标志，如职工的性别、民族、职称等。

（3）在一个统计总体中，各总体单位表现相同的标志称为不变标志，它是形成统计总体的客观条件之一即由同质性质所决定的。各总体单位表现上可能不同的标志称为变异标志。变异标志是统计调查研究的主要内容。

（4）变异标志有两种，品质变异标志和数量变异标志。如患者性别是品质变异标志，患者的年龄、住院费用等则是数量变异标志，数量变异标志也称为变量。

1907. 统计的准确性与误差的概念是什么?

统计数据的质量就是它符合客观实际的程度，即数据的准确性。准确性是统计数据质量的核心。统计数据准确性的高低，表现为统计数据（统计值）与客观事物准确值（真值）之间差距的大小。这个差距叫误差。统计数据的准确性是通过误差的大小来衡量和表述的。

1908. 统计的任务及职能是什么?

按照《中华人民共和国统计法》的规定，我国统计的基本任务是：对国民经济和社会发展情况进行统计调查、统计分析，提供统计资料和统计咨询意见，实行统计监督。

（1）统计的三大职能：实行统计监督。统计部门具有信息、咨询和监督三大职能。

（2）过程：统计工作的过程包括统计设计、统计调查、统计整理、统计分析与统计资料的开发利用五个阶段。

1909. 统计调查和统计整理的概念是什么?

（1）统计调查，就是按照统计设计所确定的统计指标和统计分组，运用科学的统计调查方法，有计划、有组织地搜集统计资料的过程。按调查对象不同，可以分为全面调查和非全面调查；按调查时间是否经常，可以分为经常性调查和一次性调查；按调查组织方式的不同，可以分为统计报表调查和专门调查。

在我国，常用的统计调查方式有统计报表、普查、抽样调查、重点调查和典型调查。定期统计报表是医院统计调查工作的一种很重要的组织形式。

统计整理是指根据统计研究的需要，将统计调查阶段所搜集到的大量个体资料，用科学方法进行加工处理，把它们转化为总体资料，使其系统化、条理化，成为能够反映事物总体特征的综合资料的过程。

（2）统计整理的内容：①对原始资料进行审核与检查；②对各项指标进行分组和汇总；③编写统计表和分析表；④对统计资料进行系统积累。统计整理的基本方法是分组、汇总和编制统计图表。

1910. 什么是统计报表制度?

（1）统计报表是各级政府统计部门依法实施国家统计调查项目、部门统计调查项目和地方统计调查项目的业务工作方案。

（2）关于统计指标、统计表式、统计对象、统计范围、调查方法、调查频率等统计制度方法要素的规范表述和统一规定。

（3）统计报表是政府综合统计部门对同级政府各有关部门、上级统计部门对下级统计部门统计调查工作的综合要求，具有权威性和法规约束性。

1911. 统计报表制度分为哪三大类别？

统计报表制度是各级政府统计部门依法实施国家统计调查项目、部门统计调查项目和地方统计调查项目的业务工作方案；是关于统计指标、统计表式、统计对象、统计范围、调查方法、调查频率等统计制度方法要素的规范表述和统一规定；是政府综合统计部门对同级政府各有关部门、上级统计部门对下级统计部门统计调查工作的综合要求，具有权威性和法规约束性。

根据统计调查项目的不同，统计报表制度分为国家统计报表制度、部门统计报表制度和地方统计报表制度三大类别。

1912. 统计法律法规和规章制度包括哪些？

（1）《中华人民共和国统计法》（以下简称《统计法》）1983 年 12 月 8 日第六届全国人民代表大会常务委员会第三次会议通过，1984 年 1 月 1 日起实施，1996 年 5 月 15 日修正。《中华人民共和国统计法》共分六章，分别是总则、统计调查计划和统计制度、统计资料的管理和公布、统计机构和统计人员、法律责任和附则。

（2）1999 年 2 月 25 日卫生部发布了《全国卫生统计工作管理办法》（以下简称《办法》），办法对卫生统计机构的设置和职责、统计人员的管理、卫生统计调查和统计报表制度、卫生统计资料的管理和公布、奖惩办法等进行了规定。

1913. 卫生事业单位统计机构的设置及职责是什么？

卫生事业单位统计机构的设置要求县及县以上医院设立统计机构，充实专职统计人员。

（1）执行上级卫生行政部门制定的卫生统计规章制度和卫生统计报表制度。

（2）建立健全本单位统计工作制度。

（3）填报上级卫生行政部门颁发的统计调查表，收集、整理和统一提供本单位卫生统计资料，管理和协调本单位其他科（室）的统计工作。

（4）对本单位的计划执行、业务开展和管理工作等情况进行统计分析，实行统计咨询和统计监督。

（5）管理本单位的统计调查表、各项基本统计资料和数据库。

1914. 卫生统计资料的管理制度包括哪些？

（1）建立健全原始记录、登记表、台账和统计资料档案制度，确保统计数字数出有据，准确无误。

（2）各级卫生行政部门和事业单位要建立统计资料审核、查询、订正制度。单位领导和统计人员要对统计数字的准确性负责。

（3）各级卫生行政部门和事业单位要搞好统计服务，充分利用可以公开的统计资料为社会和公众服务。提供卫生统计数据，编辑、出版和发行卫生统计资料实行有偿服务和无偿服务相结合。

1915. 卫生统计工作的奖惩制度是什么？

奖励：在卫生统计工作中做出显著成绩的；坚持依法统计，抵制统计违法行为突出表现的，可以按照相关规定进行奖励。

处罚：卫生统计工作出现以下情况的可以视情节轻重，按照相关规定给予通报批评、行政处分直至追究刑事责任：

（1）虚报、瞒报、伪造、篡改卫生统计数字的。

（2）拒报或累次迟报卫生统计数据的。

（3）侵犯卫生统计机构、卫生统计人员行使《统计法》与《办法》职权的。

（4）对拒绝、抵制篡改统计资料或编造虚假数据行为的统计人员进行报复的。

（5）对违反《统计法》构成犯罪的，由司法机关依法追究刑事责任。

1916. 统计报表制度包括哪些？

（1）经过批准或备案的合法统计调查报表的右上角需标明法定标志。法定标志包括：表号、制表机关、批准机关/备案机关、批准文号/备案文号、有效期截止时间。

（2）卫生统计机构或统计人员必须严格按照统计调查程序、上报日期和有关规定报告统计调查任务，不得拒报，更不得虚报、瞒报、伪造或篡改。

（3）各级卫生行政部门和事业单位有权拒绝填报违反《统计法》与《全国卫生统计工作管理办法》所颁发的各种统计调查表。

（4）卫生统计报表制度未经制定机关同意，任何单位和个人不得修改。

（5）卫生行政部门管辖范围内的专项调查，须由卫生行政部门统计机构或综合统计工作所在机构审核。

1917. 统计人员的岗位职责是什么？

（1）严格执行《中华人民共和国统计法》与《全国卫生统计工作管理办法》；准确、全面、系统地填报国家法定卫生统计报表，及时上报卫生行政部门。

（2）负责医院原始资料的收集、整理、分析和统计资料的保管工作，保证统计报表数出有据，准确无误。

（3）配合医院管理及医疗、教学、科研工作的需求，提供高水平的统计服务。持证上岗，不断提高专业能力和水平。

（4）统计人员不得私自泄露住院患者病案中记载的隐私，不得接待因私查询患者的资料，一般情况下不得电话报数，不得恶意拷贝统计资料挪为他用。

（5）接待社会团体或新闻单位的统计调查时，要经上级主管部门批准，严格执行卫生部关于卫生统计数据对外提供范围的规定。

1918. 什么是统计分类标准化？其特点是什么？

统计分类标准化是统计主管部门制定和发布一系列统计分类标准，并在统计工作中贯彻实施这些统计分类标准，以适应统计信息采集、处理及管理的规范化和自动化的要求，实现统计的功能和统计的最佳效益。它一般是以国家标准或统计标准形式发布的。如：全国组织机构代码、疾病分类与代码、职业分类与代码。

统计分类标准化的特点是：

（1）统一性，就是对现象的分类、定义、名称、计算单位和编码都由主管部门统一规定，任何人都不能自行其是。

（2）强制性，就是分类标准经主管部门分布和实施后，在规定的适用范围内强制执行。

（3）稳定性，就是分类标准一经发布，就要长期使用，非经主管部门修改，不得变更。

1919. 什么是医院统计？医院统计模式及未来发展？

医院统计是运用统计学的理论和方法，进行统计设计、收集资料、整理资料和分析资料。通过一整套医院统计指标反映医院各项工作的完成情况、完成质量、效率和效益，揭示医院工作的规律性。

随着医院信息系统的应用，资料的收集，医院的医疗统计工作已经由过去完全手工填写方式发展到现在以医院信息系统（HIS）采集为主，以手工填写为辅的模式，相信随着 HIS 的进一步发展，在不远的将来资料的收集完全由医院信息系统（HIS）采集完成。

1920. 医院统计报表设计依据及报表时间是什么？

医院统计报表是根据医院工作要求和《全国卫生统计工作管理办法》的规定设计的。原始资料的收集是保障医院统计报表完成的基础工作。报表的时限为：日报在当日凌晨 0 时至当日夜 24 时，次日晨 8 时统计人员到指定报表箱收取。医技科室为月报表，分别科室设定格式，报表时限为当月 1 日至当月 3 1 日（月末），次月 3 日前交到指定报表箱。

1921. 门、急诊统计工作的重要性及统计指标是什么？

（1）门、急诊统计工作是医院医疗工作的前沿，凡是到医院就诊的患者必须经过门、急诊的诊查。

（2）门、急诊工作服务面广，接诊量大，是医院工作的重要组成部分。

（3）门、急诊诊疗水平的高低和服务的优劣，不仅直接影响门急诊患者的健康，而且也关系到医院在社会的形象。

（4）门、急诊统计就是在门急诊工作范围内，收集门、急诊医疗服务的数据，经过统计整理、分析，获得一些科学的数据，从而研究门、急诊工作的变化趋势和规律性，为提高门、急诊医疗质量和工作效率，加强对门、急诊工作的科学管理提供依据。

门、急诊统计常用指标包括：①门诊人次；②急诊人次；③出诊、下地段人次数；④健康检查人次数；⑤日均门、急诊人次；⑥急诊抢救人次；⑦急诊死亡人数；⑧来院时已死亡人数；⑨出观察室人次；⑩观察室死亡患者人数；⑪各级医师出门诊人次数；⑫门诊诊断质量情况；⑬急诊抢救成功情况；⑭门、急诊患者疾病的构成。

1922. 门诊和急诊人次指的是什么？

（1）门诊人次指患者来医院门诊由医师进行诊断治疗的人次数。按门诊医师实际收到的“挂号票”数统计。包括初复诊、门诊预约手术、单项体格检查和本院职工的就诊人次数。不包括医师以外的其他卫生技术人员进行的各种检查、治疗、处置工作量（如透视、注射、抽血、理疗科的一般治疗等）。不包括门诊会诊的被邀请科室的诊疗人次。

（2）急诊人次指医师在急诊室或急诊时间内的诊疗人次数。不包括正常门诊时间内非急诊科室的急诊，其他科室医师临时赴急诊室的诊疗人次数，以挂号科室为原则统计，防止重复计算。

1923. 出诊、下地段人次数指的是什么？

出诊、下地段人次数：指医师赴患者家庭或工作地点的诊疗人次，或赴家庭病床以及医师在所属地段进行巡回医疗（包括单项体检）的诊疗人次数。不包括赴其他医疗机构会诊和预防接种注射人次。也不包括对某种疾病的普查等诊疗工作量。

1924. 健康检查人次数指的是什么？

健康检查人次数指在院内进行的全身性健康检查人次数。包括医院本院职工的全身健康检查。

1925. 日均门、急诊人次指的是什么？

日均门、急诊人次是反映期内平均门急诊工作量。计算公式：日均门、急诊人次 = 期内门诊人次/门诊工作日 + 期内急诊人次/日历天数。

1926. 急诊抢救及急诊死亡人次指的是什么？

（1）急诊抢救人次指在急诊室进行抢救的人次数（急诊室和急诊观察室分别统计，并同时统计抢救成功人次和死亡人次）

（2）急诊死亡人数指在急诊室治疗或抢救过程中死亡的人数。不包括来院时已死亡的人数以及观察室死亡人数。以急诊日报为依据。

1927. 来院时已死亡人数指的是什么？

来院时已死亡人数指患者来院时已无呼吸、心跳、脉搏等生命指征的死者。以急诊日报为依据。

1928. 出观察室人次及观察室死亡指的是什么？

（1）出观察室人次：指急诊观察室出观患者。出观患者有留观病案，有医师查房，执行护理，收取留观费的患者。以急诊观察室日报为依据。

（2）观察室死亡患者数：指期内观察室的死亡人数。

1929. 各级医师出门诊人次数指的是什么？

各级医师出门诊人次数：指分医师级别（含专家、主任医师、主治医师、住院医师）出门诊的人次数。也可以计算分级医师出诊率。

1930. 门诊诊断质量指的是什么？

门诊诊断质量情况包括门诊诊断与住院诊断符合率、门诊患者 3 次就诊确诊率、门诊疑诊率等。

1931. 急诊抢救成功情况指的是什么？

包括急诊抢救成功率。每次抢救都要有特别记录和病程记录（包括抢救的起始时间和抢救经过），无记录者不按抢救计算。对于急危重患者的连续抢救，使其病情得到缓解，按一次抢救成功计算。经抢救的患者，如果病情平稳 24 小时以上再次出现危急情况需要进行抢救，按第二次抢救计。如果患者有数次抢救，最后一次抢救无效而死亡，则前几次抢救按成功计算，最后一次抢救为失败。慢性消耗性疾病患者的临终前抢救，不按抢救计算。

1932. 门、急诊患者疾病的构成指的是什么？

门、急诊患者疾病的构成是指门、急诊应按照医师的患者就诊登记表统计，急诊观察室以观察病历或患者观察卡片统计。

1933. 住院统计工作常用指标有哪些？

（1）平均开放病床数：指一定时期内平均每日开放的病床数，可以反映出医院的规模。计算公式：平

均开放病床数 = 期内实际开放总床日数/同期日历日数。

（2）实际占用总床日数：指期内各科每夜 12 时住院者实际占用的病床数总和，反映一定时期内床位占用情况。

（3）平均病床工作日：指一定时期内每张病床实际工作的天数，可以反映病床负荷情况。计算公式：平均病床工作日 = 期内实际占用总床日数/同期平均开放病床数。

（4）病床使用率：反映一定时期内病床利用情况。计算公式：病床使用率（%）=（期内实际占用总床日数/同期实际开放总床日数）×100%。

（5）病床周转率（次）：反映一定时期内每张床位周转的患者数。计算公式：病床周转率（次）= 期内出院人数/同期平均开放病床数。

（6）出院者平均住院日：是反映医疗质量和工作效率的重要指标。计算公式：出院者平均住院日 = 期内出院者占用床日总数/同期出院总人数。

（7）诊断符合率：包括出入院、临床与病理、手术前后诊断符合情况，可以反映医师的诊断水平。计算公式：出入院诊断符合率（%）= 诊断符合患者数/（出院病人数 - 疑诊病人数）×100%。

临床与病理诊断符合率（%）= 临床与病理诊断符合患者数/临床与病理诊断总例数×100%。

手术前后诊断符合率（%）= 手术前后诊断符合患者数/手术患者总人数×100%。

（8）三日确诊率：反映医师在患者入院三日内的诊断水平。计算公式：三日确诊率（%）= 出院患者中入院三日内确诊人数/出院患者数×100%。

（9）无菌手术感染率：反映无菌手术感染情况。计算公式：无菌手术感染率（%）=（$Ⅰ_{乙}$ + $Ⅰ_{丙}$）/Ⅰ类手术切口总例数×100%。

（10）医院感染发生率：计算公式：医院感染发生率（%）= 期内出院者总人次中发生医院感染人次数/同期出院总人次×100%。

（11）抢救成功率反映医院对急危重患者抢救水平的重要指标。计算公式：抢救成功率（%）= 抢救成功人次数/抢救总人次数×100%。

（12）手术后 10 日内死亡率反映出院者中手术后 10 日内死亡情况。计算公式：手术后 10 日内死亡率（%）= 期内手术后 10 日内死亡人数/同期手术总人数×100%。

（13）病死率：反映出院患者死亡情况，是衡量医院医疗水平的重要指标。计算公式：病死率（%）= 期内出院患者中死亡人数/出院患者总数×100%

（14）尸检率：计算公式：尸检率（%）= 尸检人数/同期死亡人数×100%

分子、分母均不包含 28 天以内的新生儿和烈性传染病者。

（15）单病种出院患者平均费用：此指标在计算时应首先对单病种进行 ICD - 10 的国际疾病分类编码，使其具有疾病诊断的统一性。计算公式：单病种出院患者平均费用 = 期内某病种出院患者医疗费用总和/同期某病种出院患者总数

1934. 手术切口分类包括哪些？

（1）Ⅰ类为无菌切口，是指在充分准备的条件下，可以做到无菌的切口。常见的解剖部位有颅脑、甲状腺、乳腺，单纯骨折切开复位等择期无菌手术。

（2）Ⅱ类是可能污染的切口，是按手术性质切口可能污染，如阑尾切除术、胆囊切除术、肺或某些不宜消毒的部位的手术，重新切开新近愈合的切口，以及 6 小时以内的创伤创面。

（3）Ⅲ类是指已经沾染切口，是在邻近感染区，直接暴露于感染物的切口。例如：阑尾穿孔、脓肿切

开引流、脓胸引流术、化脓性腹膜炎腹腔探查等。

1935. 愈合等级包括哪些？

甲级：愈合良好，没有不良反应的初期愈合。

乙级：愈合欠佳，但未化脓。

丙级：切口化脓，即因化脓需要将缝合的切口分开。

1936. 什么是医院感染率？

对于有明确潜伏期的疾病，自入院第一天算起，超越平均潜伏期后所发生的感染；无潜伏期的疾病，发生在入院48小时后的感染即为医院感染。

若患者发生的感染直接与上次住院有关，亦为医院感染，或在原有医院感染的基础上，出现新的部位感染，在原有部位已知病原体的基础上又培养出新的病原体，均属于医院感染。

1937. 医技科室指的是哪些性质的科室？

医技科室指的是医院医疗技术科室，也可以称为医疗辅助科室，主要指运用专门的检查治疗技术和设备，协助各门诊住院科室诊查和治疗疾病。如放射科、核医学科、检验科、CT室、病理科、超声医学科等、治疗项目科室（如手术室、麻醉科、输血科、营养科等）、其他科室（如西药房、中药房等）。医技统计指标是根据各医疗技术科室服务项目而定。

1938. 什么是人力资源统计工作？

人力资源统计指标是反映社会人力资源的数量、质量、结构和效能的社会指标，它作为人力资源定量分析的基础和工具，具有描述、解释、评价和监测人力资源及其发展状况的功能。医院人力资源统计主要反映人力资源的密度、科室分布、性别分布、年龄分布、人力资源的学历和职称分布等方面。

1939. 财务统计工作包括哪些？

（1）财政补助收入、上级补助收入、医疗收入、药品收入和其他收入。

（2）医疗收入包括门诊医疗收入和住院医疗收入。

（3）门诊医疗收入包括门诊的挂号收入、诊察收入、检查收入、治疗收入、手术收入和化验收入等。

（4）住院医疗收入包括住院的床位收入、诊察收入、检查收入、治疗收入、手术收入、化验收入和护理收入等。

（5）其他收入指医院取得的除财政补助收入、上级补助收入、医疗收入、药品收入以外的其他收入，包括培训收入、救护车收入、转让无形资产收入、对外投资收益、利息收入等。

1940. 医院总支出包括哪些？

医院总支出包括医疗支出、药品支出、财政专项支出和其他支出。医院业务支出包括医疗支出、药品支出、其他支出。

1941. 什么是医院评审？

为全面推进深化医药卫生体制改革，积极稳妥推进公立医院改革，逐步建立我国医院评审评价体系，促进医疗机构加强自身建设和管理，不断提高医疗质量，保证医疗安全，改善医疗服务，更好地履行社会职责和义务，提高医疗行业整体服务水平与服务能力，满足人民群众多层次的医疗服务需求，在总结我国第一周期医院评审和医院管理年活动等工作经验的基础上，卫生部制定了《三级综合医院评审标准》（2011年版），其中第七章为日常统计学评价指标。

1942. 监测指标中资源配置包括哪些？

（1）实际开放床位、重症医学科实际开放床位、急诊留观实际开放床位。
（2）全院员工总数、卫生技术人员数（其中：医师数、护理人员数、医技人数）。
（3）医院医用建筑面积。

1943. 监测指标中工作负荷指的是什么？

（1）年门诊人次、健康体检人次、年急诊人次、留观人次。
（2）年住院患者入院、出院例数，出院患者实际占用总床日数。
（3）年住院手术例数、年门诊手术例数。

1944. 监测指标中治疗质量包括哪些？

（1）手术中冷冻切片与石蜡切片病理诊断符合例数。
（2）恶性肿瘤手术前诊断与术后病理诊断符合例数。
（3）住院患者死亡与自动出院例数。
（4）住院手术例数、死亡例数。
（5）住院危重抢救例数、死亡例数。
（6）急诊科危重抢救例数、死亡例数。
（7）新生儿患者住院死亡率。

1945. 监测指标中工作效率是指什么？

（1）出院患者平均住院日。
（2）平均每张床位工作日。
（3）床位使用率（%）。
（4）床位周转次数。

1946. 监测指标中患者负担指的是什么？

（1）每门诊人次费用（元），其中药费（元）。
（2）每住院人次费用（元），其中药费（元）。

1947. 监测指标中资产运营指的是什么？

（1）流动比率、速动比率。
（2）医疗收入/百元固定资产。
（3）业务支出/百元业务收入。
（4）资产负债率。

（5）固定资产总值。
（6）医疗收入中药品收入、医用材料收入比率。

1948. 监测指标中科研成果包括哪些？

（1）国内论文数 ISSN、国内论文数及被引用次数（以中国科技核心期刊发布信息为准）、SCI 收录论文数/每百张开放床位。
（2）承担与完成国家、省级科研课题数/每百张开放床位。
（3）获得国家、省级科研基金额度/每百张开放床位。

1949. 住院重点疾病的监测指标包括哪些？

总例数，死亡例数，2 周与 1 个月内再住院例数，平均住院日与平均住院费用。

1950. 监测指标中住院重点疾病是指哪些？

（1）急性心肌梗死 ICD－10：I21－I22。
（2）充血性心力衰竭 ICD－10：I50.0。
（3）脑出血和脑梗死 ICD－10：I60－I63 。
（4）创伤性颅脑损伤 ICD－10：S06。
（5）消化道出血（无并发症）ICD－10：K25－ K28 伴有 .0－.2，.4－.6 亚目编码，K29.0，K92.2 。
（6）累及身体多个部位的损伤 ICD－10：TOO－T07 。
（7）细菌性肺炎（成人、无并发症）ICD－10：J10.0，J11.0，J12－J18（不包括 J17＊）。
（8）慢性阻塞性肺疾病 ICD－10：J44。
（9）糖尿病伴短期并发症与长期并发症 ICD－10：E10－ E14。
（10）结节性甲状腺肿 ICD－10：E04。
（11）急性阑尾炎伴弥漫性腹膜炎及脓肿 ICD－10：K35.0，K35.1。
（12）前列腺增生 ICD－10：N40。
（13）肾衰竭 ICD－10：N17－ N19。
（14）败血症（成人）ICD－10：A40－A41。
（15）高血压病（成人）ICD－10：I10－I15。
（16）急性胰腺炎 ICD－10：K85。
（17）恶性肿瘤术后化疗 ICD－10：Z51.101。
（18）恶性肿瘤维持性化学治疗 ICD－10：Z51.201，Z51.103。

1951. 住院重点手术的监测指标包括哪些？

总例数、死亡例数、术后非预期再手术例数、平均住院日与平均住院费用。
（1）髋、膝关节置换术 ICD－9－CM－3：81.5。
（2）脊髓、椎管手术 ICD－9－CM－3：03.0、03.1、03.2、03.4、03.5、03.6、03.7。
（3）胰腺切除术 ICD－9－CM－3：52.5－52.7。
（4）食管切除术 ICD－9－CM－3：42.4。
（5）腹腔镜下胆囊切除术 ICD－9－CM－3：51.23。

（6）冠状动脉旁路移植术（CABG）ICD－9－CM－3：36.1。

（7）经皮冠状动脉介入治疗（PCI）ICD－9－CM－3：36.06，36.07。

（8）颅脑手术 ICD－9－CM－3：01.24、01.39、01.5。

（9）子宫切除术 ICD－9－CM－3：68.4－68.7。

（10）剖宫产 ICD－9－CM－3：74.0，74.1，74.2，74.4，74.99。

（11）阴道分娩 ICD9－CM－3：72，73.0－73.2，73.4－73.9（伴 ICD－10：Z37）阴道分娩的出院患者。

（12）乳腺手术 ICD－9－CM－3：85.4。

（13）肺切除术 ICD－9－CM－3：32.4、32.5。

（14）胃切除术 ICD－9－CM－3：43.5－43.9。

（15）直肠切除术 ICD－9－CM－3：48.4－48.6。

（16）肾与前列腺相关手术 ICD－9－CM－3：55.4－6，60.3－5。

（17）血管内修补术 ICD－9－CM－3：39.71－74。

（18）恶性肿瘤根治术 ICD－10－C00－C97，伴 ICD－9－CM－3“某器官全切除术”或大部分（或部分）切除术。

1952. 监测指标中麻醉包括哪些？

（1）麻醉总例数。

（2）由麻醉医师实施镇痛治疗例数。

（3）由麻醉医师实施心肺复苏治疗例数。

（4）麻醉复苏（Steward 苏醒评分）管理例数。

（5）麻醉非预期的相关事件例数。

（6）麻醉分级（ASA 病情分级）管理例数。

1953. 监测指标中住院患者安全类指标是什么？

（1）住院患者压疮发生率及严重程度。

（2）医院内跌倒/坠床发生率及伤害严重程度。

（3）择期手术后并发症（肺栓塞、深静脉血栓、败血症、出血或血肿、伤口裂开、猝死、呼吸衰竭、骨折、生理与代谢紊乱、肺部感染、人工气道意外脱出）发生率。

（4）产伤发生率。

（5）因用药错误导致患者死亡发生率。

（6）输血与输液反应发生率。

（7）手术过程中异物遗留发生率。

（8）医源性气胸发生率。

（9）医源性意外穿刺伤或撕裂伤发生率。

1954. 单病种质量监测指标包括哪些？

（1）急性心肌梗死（ICD－10：I21.0－I21.3，I21.9）。

（2）急性心力衰竭（ICD－10：I05－I09，I11－I13，I20－I25，伴 I50）。

（3）社区获得性肺炎：住院、成人（ICD－10：J13－J15，J18）。

（4）脑梗死（ICD－10：I63）。
（5）髋关节置换术（ICD－9－CM－3：81.51－52）、膝关节置换术（ICD－9－CM－3：81.54）。
（6）冠状动脉旁路移植术（ICD－9－CM－3：36.1）。
（7）围术期预防感染。
（8）社区获得性肺炎：住院、儿童（ICD－10：J13－J15，J18）。不含新生儿及1～12个月婴儿肺炎。

1955. 重症医学质量监测指标包括哪些？

（1）非预期的24/48小时重返重症医学科率（%）。
（2）呼吸机相关性肺炎（VAP）的预防。
（3）呼吸机相关性肺炎（VAP）发生率（‰）。
（4）中心静脉导管相关性血行性感染率（‰）。
（5）导尿管相关的泌尿系感染率（‰）。
（6）重症患者预期死亡率与实际死亡率（APACHE Ⅱ评分）（%）。
（7）重症患者压疮发生率（APACHE Ⅱ评分）（%）。
（8）各类导管管路滑脱与再插率（%）。
（9）人工气道脱出例数。

1956. 合理用药监测指标包括哪些？

（1）抗生素处方数/每百张门诊处方。
（2）注射剂处方数/每百张门诊处方。
（3）药费收入占医疗总收入比重。
（4）抗菌药占西药出库总金额比重。
（5）常用抗菌药物种类与可提供药敏试验种类比例。

1957. 医院感染控制质量监测指标包括哪些？

（1）呼吸机相关肺炎感染（‰）。
（2）留置导尿管所致泌尿系感染（‰）。
（3）血管导管所致血行感染（‰）。
（4）手术部位感染（%）（按手术风险分类）。

1958. 统计分析的概念是什么？

统计分析是指从一定的目的出发，根据统计调查、统计整理所掌握的大量数据及相关资料，运用统计所特有的方法，对客观现象进行分析研究，透过现象的数量表现来揭示现象的本质及其规律性，并预测其发展趋势的一种认识活动。统计设计、统计调查和统计整理的延续和深化。根据统计分析的目的、作用以及所涉及问题的层次和范围的不同，统计分析可以分为微观分析、宏观分析、专题分析、综合分析、监测分析、评价分析和预测分析。

1959. 统计分析的特点包括哪些？

（1）数据性：统计分析是通过观察、分析大量的统计数据，来认识事物变化规律的，因此它具有数据性。统计分析是由数字形成概念，从概念形成判断，由判断进行推理，并由此得出结论，所以说准确的数据是统计分析的基础。

（2）目的性：统计分析是为一定对象服务的，有着明显的目的性和针对性。统计分析的目的性和针对性越强，质量越高，作用越大。

（3）时效性：事物在不断地发展和变化，以陈旧数据为例，其作用和意义会大打折扣。因此，统计分析的时效性是保证统计分析价值的重要条件。过时的统计分析不会产生预期的作用和效益。

统计分析的程序：①确定分析课题；②拟定分析提纲；③搜集、整理统计资料；④编制统计分析表；⑤进行系统分析；⑥撰写统计分析报告。

1960. 统计资料分类包括哪些?

按照变量值的性质，统计资料可分为计量资料（数值资料）、计数资料（分类资料）和等级资料（半计量资料）。

（1）计量资料：是指通过测量所得到的有度量衡单位的数值资料，例如身高、体重、血压、费用、住院天数等。

（2）计数资料指：按照性质或类别清点个数所得到的资料，例如性别、血型、民族等。

（3）等级资料指：①按照程度的不同对资料进行有序分类（分组）后的资料。例如，尿蛋白可以分为－、＋、＋＋、＋＋＋、＋＋＋＋等；②在医院统计中比较常用的有手术切口类别（Ⅰ、Ⅱ、Ⅲ）和手术切口愈合等级（甲、乙、丙）、病历书写质量（优、良、中、差）。

计量资料、计数资料、等级资料各有其适用的统计方法，根据研究目的和分析需要三者是可以相互转化的。例如，按血红蛋白含量确定贫血程度，分为重度贫血、中度贫血、轻度贫血、正常或血红蛋白增高。

1961. 什么是集中趋势指标?

集中趋势指标也称平均数指标，是统计中应用最广泛的一个指标体系。常用于描述同样性质的一组数据的集中趋势，反映一组变量值的平均水平。

常用的平均数指标包括算术平均数（X）、几何均数（G）、中位数（M）和百分位数（P）等。

1962. 什么是离散程度?

离散程度指标也称变异程度指标，用于描述变量间的差异，体现一组变量值的变异程度。常用的离散程度指标包括极差也称全距（R）、方差与标准差（S）、变异系数（CV）。

1963. 描述数据集中趋势的指标包括哪些?

包括算术平均数、几何均数、中位数和百分位数。

1964. 什么是算术平均数？计算方法包括哪两种?

算术平均数：用于反映一组同质观察值的平均水平，简称均数，常用 $\bar{X}$ 表示样本均数，μ 表示总体均数。计算方法：

（1）直接法：用于样本含量较少时，其公式为：

$$\bar{X} = \frac{X_1 + X_2 + \cdots + X_n}{n} = \frac{\sum X}{n} \qquad (16-1)$$

式中，希腊字母$\sum$表示求和；X_1，X_2，…，X_n 为各观察值；n 为样本含量，即观察值的个数。
（2）加权法：用于频数表资料或要样本中相同观察值较多时，其公式为：

$$\bar{X}=\frac{f_1X_1+f_2X_2+\cdots+f_nX_n}{f_1+f_2+1+f_n}=\frac{\sum Xf}{\sum f} \quad (16-2)$$

式中，X_1，X_2，…，X_n 与 f_1，f_2，…，f_n 分别为频数表资料中各组段的组中值和相应组段的频数（或相同观察值与其对应的频数）。

1965. 什么是几何均数？其计算方法包括哪两种？

几何均数：对于一些偏态分布数据，计算时先将数据转换成对数，计算其对数值的算术平均数，然后再取反对数，这样算得的平均数为几何均数，用 G 表示。

（1）直接法：

$$G=\sqrt[n]{X_1\times X_2\times\cdots\times X_n}$$

或

$$\lg G=\frac{1}{n}(\lg X_1+\lg X_2+\cdots+\lg X_n)=\frac{\sum\lg X}{n} \quad (16-3)$$

（2）加权法：

$$\lg G=\frac{1}{f_1+f_2+\cdots+f_n}(f_1\lg X_1+f_2\lg X_2+\cdots+f_n\lg X_n)=\frac{\sum f\lg X}{\sum f} \quad (16-4)$$

注意：计算几何均数时观察值中不能有0，因0不能取对数。

1966. 什么是中位数？计算方法包括哪两种？

中位数：一组由小到大按顺序排列的观察值中位次居中的数值，用 M 表示。在全部观察值中，小于和大于中位数的观察值个数相等。

（1）直接法：将观察值由小到大排列，按式（16－5）或式（16－6）计算：

$$n\text{为奇数},M=X_{(\frac{n+1}{2})} \quad (16-5)$$

$$n\text{为偶数},M=\frac{1}{2}(X_{\frac{n}{2}}+X_{\frac{n}{2}+1}) \quad (16-6)$$

式中下标$\frac{n}{2}$、$\frac{n+1}{2}$、$\frac{n}{2}+1$ 为有序数列的位次，$X_{\frac{n}{2}}$、$X_{(\frac{n}{2}+1)}$、$X_{\frac{n}{2}+1}$为相应位次的观察值。

（2）频数表法：用于频数表资料。计算步骤：

1）计算 $\frac{n}{2}$的大小，并按所分组段由小到大计算累计频数和累计频率。

2）确定 M 所在组段：累计频数中大于$\frac{n}{2}$的最小数值所在的组段即为 M 所在的组段，或累计频率中大于50%的最小频率所在的组段即为 M 所在的组段。

3）按式（16－7）求中位数 M：

$$M=L+\frac{i}{f_M}(\frac{n}{2}-\sum f_L) \quad (16-7)$$

式中，L、i、f_M 分别为 M 所在组段的下限、组距和频数，Σf_L 为小于 L 的各组段的累计频数。

1967. 什么是百分位数？计算公式是什么？

百分位数：将 n 个观察值从小到大依次排列，再把它分成 100 等份，对应于 $r\%$ 位的数值即为第 r 百分位数，用 Pr 表示。

一个百分位数 P_x 将一组观察值分为两部分，理论上有 $X\%$ 的观察值比它小，有（$100-X$）% 的观察值比它大，是一种位置坐标。中位数是一个特定的百分位数，即 $M=P_{50}$。

百分位数的计算步骤与中位数类似，首先要确定 Px 所在的组段。先计算 $n \cdot X\%$，累计频数中大于 $n \cdot X\%$，的最小值所在的组段就是 Px 所在组段。计算见公式（16－8）：

$$Px = L + \frac{i}{fx}(n \cdot X\% - \sum f_L) \qquad (16-8)$$

式中，L、i、fx 分别为 Px 所在组段的下限、组距和频数，Σf_L 为小于 L 的各组段的累计频数。

1968. 描述数据离散趋势的指标包括哪些？

常用离散趋势指标有全距、四分位数间距、方差、标准差和变异系数。

1969. 什么是全距？

全距（R）：一组同质观察值中最大值与最小值之差，亦称极差。它反映了个体差异的范围。全距大，说明变异度大；反之，全距小，说明变异度小。

注意：用全距描述定量资料的变异度大小，虽然计算简单，但有不足之处：①只考虑最大值与最小值之差异，不能反映组内其他观察值的变异度；②样本例数越多，抽到较大或较小观察值的可能性越大，则全距可能越大。因此样本含量相差悬殊时不易用全距比较。③即使样本例数不变，极差的抽样误差亦较大，即不够稳定。

1970. 什么是四分位数间距？

四分位数间距（简记为 Q）：为上四分位数 Q_U（即 P_{75}）与下四分位数 Q_L（即 P_{25}）之差。四分位数间距可看成是中间 50% 的观察值的极差，其数值越大，变异度越大，反之，变异度越小。

1971. 什么是方差？

方差：为了全面考虑观察值的变异情况，克服全距和四分位数间距的缺点，需计算总体中每个观察值 X 与总体均数 μ 的差值（$X-\mu$），称之为离均差。由于 Σ（$X-\mu$）$=0$，不能反映变异度的大小，而用离均差平方和 Σ（$X-\mu$）^{2}反映之，同时还应考虑观察值个数 N 的影响，故用式（16－9）即总体方差 σ^2表示。

$$\sigma^2 = \frac{\sum (X-\mu)^2}{N} \qquad (16-9)$$

在实际工作中，总体均数 μ 往往是未知的，所以只能用样本均数 $\bar{X}$ 作为总体均数 μ 的估计值，即用 $\Sigma(x-\bar{X}^2)$代替 Σ（$X-\mu$）^{2}，用样本例数 n 代替 N，但再按式（16－10）计算的结果总是比实际 σ^2小，用 $n-1$ 代替 n 来校正样本方差 S^2。其公式为：

$$S^2 = \frac{\sum (X-\bar{x})^2}{n-1} \qquad (16-10)$$

式中的 $n-1$ 称为自由度。

1972. 什么是标准差？

标准差（SD）：将方差开方即为标准差。标准差大，表示观察值的变异度大；反之，标准差小，表示观察值的变异度小。

计算公式见式（16－11）和式（16－12）：

$$\sigma = \sqrt{\frac{\sum (X-\mu)^2}{N}} \quad (16-11)$$

$$S = \sqrt{\frac{\sum (X-\bar{x})^2}{n-1}} \quad (16-12)$$

$SS = l_{xx} = \sum (X-\bar{x})^2 = \sum X^2 - \frac{\sum X^2}{N}$，样本标准差的计算公式也可以写成：

直接法：

$$S = \sqrt{\frac{\sum X^2 - \frac{\sum X^2}{n}}{n-1}} \quad (16-13)$$

加权法：

$$S = \sqrt{\frac{\sum fX^2 - \frac{(\sum fX^2)}{\sum f}}{\sum f - 1}} \quad (16-14)$$

1973. 什么是变异系数？

变异系数（CV）：标准差与均数之比。其公式为：

$$CV = \frac{S}{\bar{X}} \times 100\% \quad (16-15)$$

1974. 集中趋势和离散程度指标是什么？

主要包括：均数、几何均数、中位数、百分位数、全距、方差和标准差、四分位数间距、变异系数指标的使用。

1975. 均数指标适用于什么？

均数指标适用于正态或近似正态分布的数值变量资料。

1976. 几何均数指标适用于什么？

几何均数指标适用于：①对数正态分布资料，即数据经过对数变换后呈正态分布的资料；②等比级数资料，即观察值之间呈倍数或近似倍数变化的资料。

1977. 中位数指标适用于什么?

中位数指标适用于各种资料，尤其适用于：①用于非正态分布资料（对数正态分布除外）；②频数分布的一端或两端无确切数据的资料；③总体分布不清楚的资料。

1978. 百分位数指标适用于什么?

百分位数指标适用于：①用于描述一组数据某一百分位位置的水平，多个百分位数的结合应用时，可描述一组观察值的分布特征。②百分位数可用于确定非正态分布资料的医学参考范围。

注意事项：应用百分位数，样本含量要足够大，否则不宜取靠近两端的百分位数。

1979. 全距指标适用于什么?

全距指标适用于：具有明确最小值和最大值的任何类型的资料。

1980. 方差和标准差常用于什么?

方差和标准常用于：正态分布或近似正态分布资料离散趋势的描述。

1981. 四分位数间距常用于什么?

四分位数间距常用于：描述偏态频数分布以及分布的一端或两端无确切数值资料的离散程度。间距不受两端个别极大值或极小值的影响，因而四分位数间距较全距稳定，但仍未考虑全部观察值的变异度。

1982. 变异系数常用于什么?

变异系数是相对数，没有单位，便于资料间的分析比较。常用于比较度量单位不同或均数相差悬殊的两组或多组资料的变异度。

第十七章　现代化设备在病案管理中的应用

1983. 病案管理现代化的意义是什么？

病案资料是病案信息的具体表现形式，病案资料积累越多，信息内容越丰富，信息流的作用越强，反馈的信息越多。所以，病案资料是医院的主信息流。病案管理现代化是医院现代化管理的重要组成部分。病案管理现代化的意义在于：

（1）适应医学科学的发展。

（2）对医院进行科学化管理，提高医疗技术。

（3）实现病案信息资源收集、存储、传递、开发和提供利用的一体化，是病案信息高度共享。

（4）引发病案管理模式新的变革。

（5）为远程医疗会诊、医保系统的实施提供坚实的物质基础。

1984. 什么是现代化？

1998 年中国学者何传启提出“第二次现代化理论”。第一次现代化，指从农业时代向工业时代的转变。第二次现代化，指从工业时代向知识时代的转变。第二次现代化新生事物出现，如计算机化、信息化、网络化、智能化等。人们已将这些应用于经济、科学、教育、生活等各个方面的管理。现代化就是时代的发展，就是时代的脚步。

1985. 什么是病案管理现代化？

卫生事业随着现代化的进展也进入一个新的阶段。实现病案管理工作的现代化是指用科学的管理方法、用现代化的技术设备和服务手段管理病案信息，利用病案信息。使病案信息的收集、存储和加工处理实现数字化、信息化。

1986. 病案管理的职能转变是什么？

（1）病案管理已由手工操作到计算机管理以至发展到信息网络管理。

（2）病案的保存由木架放置到胶片缩微存储、光盘存储乃至逐步实现电子病案。从而使病案信息达到快速传输的需求。如患者姓名索引的计算机录入、纸质病案的影像扫描存储等。

（3）病案科的职能逐步由传统的手工操作管理转向病案信息管理，封闭式转向开放式，被动服务转向主动服务。

（4）病案的存储结构、服务方式、社会关系等都在发生变化。病案工作的社会职能和社会形象也随之变化。

1987. 为什么病案管理必须依靠医院的发展？

病案管理现代化的前景与医院发展、医院经营息息相关。病案管理只是医院管理的一部分。它的发展只能依靠医院的管理和经济支持。随着医院的发展，医院管理水平的提高、信息化程度的深入、诊疗项目多样化及大型仪器设备的自动化，产生的医疗活动信息越来越多。病案管理的作用也就更加突出。这就要求病案专业人员积极配合医院完成病案管理的专业化、现代化的建设，协助医院取得社会效益与经济效益。

1988. 如何更新观念树立现代化管理意识？

病案工作者要具有较强的开拓、创新的科学管理意识，适应新的技术革命给病案工作带来的影响和变革。不但要创造良好的工作环境，还要积极主动地开创、引进先进的管理技术为患者服务，为社会服务。

1989. 为什么要注重人才培养、发展病案事业？

大力发展病案管理专业教育，在各医学院设置病案管理专业，培养现代化、专业化的病案管理人才。提高病案专业人员的整体水平，适应现代化发展的需要。病案专业人员必须技术过硬，专业过硬，全面掌握专业知识、医学知识、多种边缘学科知识，掌握计算机技术、缩微技术、扫描技术的综合技能，懂得各种新设备、新载体的性能和保护技术，以期实现对医、教、研、防的科学支持，为卫生管理的社会需求提供全面优质服务，实现与世界接轨。

1990. 强化病案委员会职能是什么？

医院病案管理专业委员会除行使所担负的职能外，还要负责病案管理现代化进程中有关业务咨询、组织新技术鉴定和推广作用。

1991. 为什么发展病案事业需要医院领导支持？

制约病案现代化管理的因素有很多，如资金、人才等，但起主要决定因素的是领导者的现代化意识和现代化知识水平、管理水平。病案向现代化方向发展必须有医院领导的大力支持。医院领导要有宏观指导的总体思路，实现发展战略上的创新，应想方设法创造条件加大病案现代化管理的精力和经济投入，帮助解决工作中实际存在的困难和问题。加强宏观管理，用行政手段对全国档案现代化管理工作进行有效的调控，以保证其健康、有序地发展。

1992. 病案基础管理工作包括哪些？

“基础”是事物发展的根本和起点。医院的基础管理工作是医院在整个运转过程中，对各类人员、各项专业日常工作的管理。基础工作反映了一个医院现有的管理水平，直接影响医院未来的建设与发展，是医院全部工作的基石。

病案源于基础，体现基础，病案管理的现代化，必须要以扎实的基础工作为前提，先进的科学技术必须与科学管理相结合，才能产生最大的效益。

基础工作包括：工作的标准化、规范化、程序化等。制定标准和实现标准是一项基本建设。病案信息的标准化包括病案质量标准、分类和编码标准、名词术语及其定义标准、索引种类及标准、报表格式标准、信息交换格式标准等。采用国际、国内已统一的标准，如国际疾病分类、手术操作分类、全国统一的病案首页等。建立规范化病案管理流程、严格以岗位责任制为核心的工作制度，对设备的使用、数据的采集、登录、传输和保护要责任到人。以标准、规范为前提才能真正达到数据共享。

1993. 计算机管理病案的优势是什么？

病案信息是医院信息最庞大、最重要的一部分，管理手段也复杂。既往的手工管理方法，难以适应时代的要求。计算机的运用直接标志着病案管理从手工走向现代化，而这种质的转变，这种大信息量的检索是传统的管理方法所无法实现的，应用计算机技术管理病案其优势在于：

（1）用计算机技术管理病案，能使病案充分体现出保存价值。

（2）能快捷地提供各种信息和数据，运用计算机输入病案首页，操作简单，项目齐全，能在短时间内为医务人员提供各种信息和数据，运用计算机输入病案首页，操作简单，项目齐全，能在短时间内为医务人员提供各种信息和数据。

（3）提高病案管理的正确性。

（4）提高了工作效率，极大地减轻了病案管理人员的工作强度。

1994. 计算机在病案工作中应用是什么？

当前，计算机普遍应用在与病案有关的各项管理中，涉及门诊挂号、入出院登记、建立各种索引，如疾病分类索引、手术索引、姓名索引等以及病案首页管理、病案借阅、病案追踪，病案质量监控和医疗统计等。还辅助完成条形码示踪、病案扫描和光盘病案的使用。

采用现代化的技术和装备，充分利用计算机的快捷、高效，使病案信息的存储、编目、检索、传递的质量和效率大大提高。病案管理与医院统计相结合，达到数据共享。

1995. 计算机病案信息管理包括哪些？

（1）硬件部分和软件部分。

（2）要求计算机的配置高、容量大。软件部分需要功能多，可支持病案首页信息录入集成报表并有相关分析、对比分析、管理分析，还支持国际疾病分类（ICD－10）、病案质量审核和财务管理。

（3）计算机在医院内形成网络将支持医院信息系统（hospital information system，HIS）。病案信息系统（medical record information system，MRIS）是 HIS 的子系统。

1996. 病案信息系统使用的软件功能是什么？

（1）信息的输入：信息的输入包括信息的采集、整理和录入。病案信息的录入贯穿于整个医疗活动中。信息录入有手工录入和自动录入两种形式。患者第一次就诊就要通过手工形式将患者的一般情况录入。患者出院诊断的疾病分类也要经手工操作。心电监护系统、医学影像存储与传输系统（picture archiving and，communication systems，PACS）的医疗记录可以自动记录，并采集到医院信息系统中。采集和录入的信息应当全面、真实、准确。此项工作大部分是医院信息系统的源头，不容出差错。

（2）信息的存储：在医院信息系统和病案信息系统中，主要采用硬磁盘存储和光盘存储的方式。硬磁盘存储的信息在使用时快捷、方便。

（3）信息的加工：信息的加工包括合并、排序、分类、查询等操作。病案信息的加工是信息处理的核心。它不仅能计算数据，还能提供知识、进行推理和具有一定的学习能力。信息的加工能力是病案信息系统功能强弱的重要标志。

（4）信息的传输和输出：通过计算机网络，信息可以在医院内不同工作点之间传递以达到资源共享，减少冗余信息。信息的输出主要包括查询和打印功能。

1997. 病案信息系统是指什么？

（1）病案信息系统独立存在但又必须依附于医院信息系统。

（2）主要针对病案、统计信息进行管理。它对病案科的办公自动化起到主导作用。

（3）系统利用计算机软硬件技术、网络通信技术等对患者就诊过程中的一切信息数据进行采集、处理、录入、存储、加工、检索、传输和输出。

（4）以病案首页信息为基础，达到全院共享患者的基本情况，病案、统计合一数据，提高了病案的利用价值。

（5）患者信息自动处理，有效检索信息，为医、教、研、防和社会服务。另外，它还兼有挂号管理、各种索引、入出院登记、病案借阅、病案示踪、病案质量控制等功能。部分信息在医院信息系统和病案信息系统之间进行传输，实现信息共享，资源共享。

1998. 条形码的历史发展是怎样的？

条形码是由美国的乔·伍德兰德（Joe Wood Land）和伯尼·西尔沃（Berny Silver）两位工程师研究出用代码表示食品项目及相应的自动识别设备，于1949年获得了美国专利。条形码技术得到实际应用和发展还是在70年代左右，80年代得以普及。近年来，随着计算机应用的不断普及，条形码的应用得到了很大的发展。条形码可以显示出商品的生产国、制造厂家、商品名称、生产日期、图书分类号、邮件起止地点、类别、日期等信息，因而在商品流通、图书管理、邮电管理、银行系统以及病案管理等许多领域都得到了广泛的应用。从20世纪80年代中期开始，我国的高等院校、科研部门及一些出口企业、物资管理、邮电、图书管理、病案管理等部门逐步推广、使用条形码技术。1988年12月28日经国务院批准，国家技术监督局成立了“中国物品编码中心”。该中心的任务是研究、推广条码技术；同时组织、开发、协调、管理我国的条形码工作。

1999. 什么是条形码？

条形码亦称条码。它是由宽度不同、反射率不同的条和空，按照一定的编码规则（码制）组合起来的符号，用以表示一定的字符、数字及符号组成的信息。条形码是由一组粗细不同，按照一定的规则安排间距的平行线条图形。常见的条形码是由反射率相差很大的黑条（简称条）和白条（简称空）组成的。

一个完整的条码是由两侧静空区、起始码、资料码、检查码、终止码组成，以一维条码而言，其排列方式通常如下表示：静空区（前）— 起始码 — 资料码 — 检查码 — 终止码 — 静空区（后）。

2000. 扫描器识别条形码的原理是什么？

（1）条形码是由黑条和白条组成，其反射的可见光的波长不同。白色物体能反射各种波长的可见光，黑色物体则吸收各种波长的可见光。

（2）在进行辨识的时候，用条形码阅读扫描器得到一组反射光信号，白条和黑条的宽度不同，相应的反射信号持续时间长短也不同。

（3）信号经光电转换后变为一组与线条、空白相对应的电子讯号，经解码后还原为相应的数字、字符，通过接口电路送给计算机系统进行数据处理与管理，便完成了条形码辨读的全过程，可显示出条形码所代表的信息内容。

2001. 条形码的分类包括哪些？

（1）条形码可分为一维条码（one dimensional barcode，1D）和二维条码（two dimensional code，2D）两大类。

（2）目前在商品上的应用仍以一维条码为主，故一维条码又被称为商品条码。

（3）条码用于病案管理为一维条码。

（4）二维条码具有储存量大、保密性高、追踪性高、抗损性强、备援性大、成本便宜等特性，这些特性特别适用于表单、安全保密、追踪、证照、存货盘点、资料备援等方面，应用范围更加广泛。

2002. 全世界一维条码的种类有多少种？

全世界一维条形码的种类达 225 种左右。最通用的标准，如 UPC、EAN、39 码、128 码等。

2003. 一维条码与二维条码的比较有什么差别？

（1）一维码的特点：资料密度低容量小、主要用于对物品的标志、可对码进行错误侦测不能纠错、对资料库和网络依赖性较强、可用线扫描器识读，如光笔。

（2）二维码的特点：资料密度高容量大，容量大用于对物品的描述、有错误检验及纠错能力、对资料库和网络有依赖性，可单独应用、可用线扫描器或图像扫描仪识读。

2004. 条码识别系统的组成包括哪些？

（1）条码符号设计：所有的条码都是为特殊的环境和应用而设计的。依不同需求选择适当的条码编码标准。

（2）条码机：专门用来印制条码标签的印表机。条码印表机分热感式印表机和热转式印表机两种。

（3）条码扫描器：用以扫描条码，读取条码所代表字元、数值及符号的周边设备称为条码扫描器。其原理是由电源激发发光二极体而射出一束红外线扫描条码，由于空白会比线条反映回来更多的光度，由于这些明暗关系，让光感应接收器的反射光有着不同的类比信号，然后再由解码器译成资料。

2005. 条码扫描器有哪四种类型？

（1）笔式扫描器（wand，俗称光笔阅读器）。

（2）固定式扫描器（fix - mount scanner）。

（3）CCD 扫描器：CCD（change coupled device，光耦合装置）。

（4）激光扫描器（laser scanner）。

2006. 什么是笔式扫描器？

笔式扫描器是一种外形像笔的扫描器，使用时以机就物，即移动光笔去扫描物体上的条码。光笔的价格大众化，但扫描的长度稍受限制，大约在 32 个字左右。

2007. 什么是固定式扫描器？

固定式扫描器为一种体积较大，价格较高的扫描器，使用时以物就机，即机器固定，以物品的移动来扫描解码。

2008. 什么是 CCD 扫描器？

CCD 扫描器采用发光二极体的泛光源照明整个条码，再透过平面镜与光栅将条码符号映射到由光电二极体组成的探测器阵列上，经探测器完成光电转换，再由电路系统对探测器阵列中的每一光电二极体依次采集信号，辨识出条码符号，完成扫描。

2009. CCD 扫描器的优点是什么？

操作方便，不直接接触条码也可辨读，性能较可靠，寿命较长，且价格较激光扫描器便宜。

2010. 什么是激光扫描器？

激光扫描器是由激光光束的扫描来读取条码的资料，由于它和光笔一样，可自由移动到物体处扫描，因此条码的长度在容许的范围下并不会受到限制。光笔一定要接触到条码的表面才能辨读，而激光扫描器的扫描距离较光笔、CCD 都远，故在扫描时可悬空划过条码。

2011. 什么是编码器及解码器？

（1）编码器（barcode encoder）及解码器（decoder）是资料与条码间的转换工具，编码器可将资料编成条码。

（2）解码器或称译码器是由传入的类比讯号分析出黑、白线条的宽度，然后根据编码原则，将条码资料解读出来，再经过电子元件转成计算机所能接受的数位讯号。

2012. 应用程式界面的作用是什么？

应用程式界面（application program interface，API）负责处理应用程式与条码化的界面，以供应用程式处理条码，达到自动化的目的。

2013. 条码识别系统的设备包括哪些？

包括扫描器、条码机、解码器、计算机、条形码不干胶纸。购买设备时，要考虑到它们之间的配套性和兼容性。

2014. 条码识别系统的操作是什么？

（1）选择条码码制。

（2）建立条码码库：医师编码和病案编码是基本库。

（3）编制、打印条码。

（4）将条码粘贴在病案封页上或医师借阅证上。

2015. 条码的作用是什么？

（1）流通管理：门诊信息登录、病案出入库登录、流向查询、制表打印。

（2）借阅管理：借阅及归还登录、查询、统计及打印。

2016. 条码自动识别技术有哪些优点？

（1）其图形简单，易于制作，容易识别，使用方便，操作简单。

（2）采集信息量大，速度快。数据输入速度快。键盘输入每分钟打 90 个字的打字员 1.6 秒可输入 12 个字符或字符串。条码只用 0.3 秒，速度提高 5 倍。光笔等扫描器不到一分钟可采集 80 位的字符信息。

（3）准确性、可靠性强。键盘输入平均 300 字符一个错误。条码平均 15000 个字符—个错。

（4）应用广泛，减轻劳动强度，收集信息数据省时省力。

（5）经济便宜。与其他自动化识别技术相比所需费用低。

（6）灵活实用。条码符号作为一种识别手段可以单独使用也可以和有关设备组成识别系统实现自动化识别。还可以和其他控制设备联系起来实现整个系统的自动化管理。同时在没有自动识别设备时，也可以实现手工键盘输入。

（7）设备简单，易于操作。条码符号识别设备的结构简单操作容易无需专门训练。条形码标签对印刷技术设备和材料无特殊要求。

2017. 什么是缩微技术？

（1）缩微技术是一种涉及多学科、多部门、综合性强且技术成熟的现代化信息处理技术。

（2）缩微技术是把原件用摄影的方法，按一定比例缩小拍摄到感光胶片上进行保存、传递、应用的一门技术。

2018. 胶片缩微影像技术的特点是什么？

（1）它是采用专门的设备、材料和工艺，把原始信息原封不动地以缩小影像的形式摄影记录在感光材料（通常是胶片）上，经加工制作成缩微品保存、传播和使用。其存储密度大，稳定性高。

（2）原件缩小后不失真，采用阅读放大机放大后，其影像保持原始记录的清晰度和精确度。

（3）目前胶片缩微的读取可以通过计算机完成。

（4）将病案缩微后，不但使病案内容得以妥善保存，保护了病案原件，还大大节省了存储空间。

2019. 缩微设备组成及优缺点是什么？

（1）缩微设备包括：阅读复印机、缩微阅读放大器、胶片、金属存储柜。

（2）优点：①节省存储空间。②缩微影像可以保留病案原貌。这是现代数字产品无法替代的。用缩微摄影技术可将原件的形状、内容、格式、字体以及图形等的原貌真实地记录在缩微胶片上，形成与原件完全相同的缩小影像。③易于还原拷贝和多功能使用。缩微胶片上的影像可方便地进行拷贝、放大阅读和复印。利用高效能的拷贝机，拷贝一盘胶片只需十几分钟，利用阅读复印机放大复印一张纸印件，也只需几秒钟，并且可以进行多份连续放大复印；也可将胶片经扫描加工成光盘，与现代技术相结合，形成一个兼容并存，介质互换，具有存取、保存、联网、阅读、检索、利用和传输的功能，满足读者及用户的多方面需要。④缩微技术是病案资料长期保存的理想方法之一。胶片通过拷贝可以永久保存病案资料。历史已经证明缩微胶片可保存近百年。现在涤纶片的预期寿命可在 500 年以上。即使在使用中损伤胶片如划痕、断裂等，也只是损失有限的画幅，大部分信息不受影响。⑤法律凭证作用。缩微影像保真度高，进行更改很困难，因此病案缩微件具有法律效力。1994 年颁布的《中华人民共和国档案法》中指出：缩微制品可替代原件并具有与原件相同的法律效力，可替代原件进行保存。⑥缩微技术有完整的国际、国内标准。⑦安全，便于管理。母版、子片双份备份，保证安全。便于医学交流、教学、讨论。

（3）缺点：①设备费用高，不断维修。消耗品胶片因国内产品达不到要求需进口，价格高。②缩微程序复杂，费时费力：要设平片、卷片，要掌握感光度，还要暗室冲洗、封套、打号。③胶片携带外出，无专用阅读器不能阅读。④看片时容易产生视觉疲劳。⑤不易普及。⑥仍然要保留原件。

2020. 缩微病案的准备工作及加工目的是什么?

（1）准备工作：确定缩微病案的范围；培训负责缩微的工作人员；制定制度；购置设备。

（2）加工目的：为社会化服务；自行加工，有利保管。

2021. 缩微病案的保护主要有哪些?

缩微病案的保护与纸质病案一样，要注意防水、防火、防尘、防光，温湿度适宜。科学管理是保障缩微病案实体安全的有力措施。

（1）房间：缩微病案储存室及阅览室应是独立的房间，室内应设置灭火器材。库房内配备空调、排风扇、温湿度计、除湿器，注意调节温、湿度。

（2）人员：储存室要设专人管理，定期抽样检查胶片，掌握胶片保存状况并负责宣传保护缩微病案的重要性和方法。

（3）温度和湿度：储存室温度 18 ~22℃，相对湿度 35% ~45% 。高温会使胶片卷曲，严重时会影响阅读和拷贝的质量；温度过低会造成聚酯片基与影像层的分离，使醋酸纤维素片基变脆。相对湿度如大于 60% ，有利于真菌和细菌的生长，造成胶片影像褪色、变色或产生斑痕等。环境过于干燥，易使影像层龟裂，胶片变脆，使用时发生断裂。

（4）定期打扫卫生：灰尘对缩微胶片十分有害。灰尘中有许多微生物、污染物，在一定温度湿度条件下会与胶片的材料发生化学反应，使图像受到损坏，影响阅读拷贝和复印的效果。此外灰尘还会使胶片受到机械性的磨损，影响阅读质量。打扫卫生时，不要造成扬尘。

（5）应避免光照胶片：胶片感光层中明胶的熔点较低，受光热效应的作用可使明胶软化，损毁缩微病案。安装加厚窗帘防光线直接入库。

（6）放置胶片柜：放置胶片的柜子应选用特制的，胶片柜底部距离地面 15cm。

（7）阅读者：阅读者最好戴手套或使用小镊子夹取胶片，阅后的胶片及时归还。

2022. 扫描仪工作原理是什么?

（1）扫描仪获取图像的方式是将光线照射到待扫描的图片或文档上，光线反射后由感光元件—CCD（charge coupled device，电荷耦合元件）或 CIS（contact image sensor）接收，由于图像色彩深浅不一，致使反射光强度也各不相同，感光元件可以接收各种强度的光，并转换为二进制的数字信号，最后由控制扫描的软件将这些数据还原为显示器上可以看到的图像。

（2）扫描仪是一种计算机外部设备，通过捕获图像并将之转换成计算机可以显示、编辑、存储和输出的数字化输入设备。

（3）扫描仪属计算机的输入系统，通过计算机软件和计算机，输出设备（激光打印机、激光绘图机）接口，组成计算机处理系统，适用于办公自动化。

2023. 扫描仪的主要性能指标包括哪些？

（1）分辨率；（2）色彩位数；（3）灰度级；（4）扫描速度；（5）扫描幅面；（6）扫描图像的类型。

2024. 什么是分辨率？

分辨率是衡量扫描仪的关键指标之一。它表示扫描仪对图像细节上的表现能力，表明了系统能够达到的最大输入分辨率，决定了扫描仪所记录图像的细致度，以每英寸扫描像素点数（dots per inch，DPI）表示。目前大多数扫描的分辨率在 300～2400DPI 之间。DPI 数值越大，扫描的分辨率越高，扫描图像的品质越好，但这是有限度的。当分辨率大于某一特定值时，只会使图像文件增大而不易处理，并不能对图像质量产生显著的改善。

扫描分辨率一般有两种，即分辨率和插值分辨率。

2025. 光学分辨率的作用是什么？

光学分辨率就是扫描仪的实际分辨率，它决定了图像的清晰度和锐利度的关键性能指标。其中光学分辨率又被称为“水平分辨率或真实分辨率”；光学分辨率是由扫描仪的传感器以及传感器中的单元数量决定的。光学分辨率越高，扫描仪解析图像细节的能力越强，扫描的图像越清晰。

2026. 什么是插值分辨率？

插值分辨率又被称为“垂直分辨率或机械分辨率”。插值分辨率则是通过软件运算的方式来提高分辨率的数值，即用插值的方法将采样点周围遗失的信息填充进去，因此也被称作软件增强的分辨率。

2027. 色彩位数的功能作用是什么？

（1）色彩位数是影响扫描仪表现的另一个重要因素，表示彩色扫描仪所能产生颜色的范围。

（2）通常用表示每个像素点颜色的数据闰数即比特（bit）位表示。所谓 bit 是计算机最小的存储单位，以 0 或 1 来表示比特位的值，越多的比特位数可以表现越复杂的图像资讯。

（3）色彩位数越多，所能得到的色彩动态范围越大，色彩位数越多扫描图像越鲜艳真实。也就是说，对颜色的区分能够更加细腻。例如一般的扫描仪至少有 30 位色，也就是能表达 2 的 30 次方种颜色（大约 10 亿种颜色），好一点的扫描仪拥有 36 位颜色，大约能表达 687 亿种颜色。

（4）灰度级：灰度级是指图像亮度层次范围。级数越多扫描仪图像亮度范围越大、层次越丰富，目前扫描仪可达 256 级灰度。256 级灰阶中真实呈现出比肉眼所能辨识出来的层次还多的灰阶层次。

（5）扫描速度：在指定的分辨率和图像尺寸下的扫描时间。扫描速度有多种表示方法，因为扫描速度与分辨率，内存容量，软盘存取速度以及显示时间，图像大小有关，所以通常用指定的分辨率和图像尺寸下的扫描时间来表示。

（6）扫描幅面：扫描仪支持的幅面大小，如 A4、A3、Al 和 AO。

（7）扫描图像的类型：一个图像文件就是成百、上千乃至上百万个像素（Pixel）简单的表示，计算机用一个或多个 bit 的数据记录每一个像素的密度和色彩。图像数据的 bit 数越大，其存储的数据量也就越大，图像可分为三种类型：黑白、灰度和彩色。

2028. 扫描图像的类型包括哪些？

（1）线条图像：线条图像是最简单的图像，每个像素只用一个 bit 来记录，单 bit 的图像又可分为两种：

线条图（line art）和半色调（half one）。线条图包含简单的黑白信息，例如钢笔、铅笔的素描，也可以包括机械蓝图等单一颜色的彩色图。半色调图像具有灰度图像的模拟效果，不过这是人眼的主观感受，对于半色调图像黑的部分以较多的点来表示，而较亮的区域用较少的点来表示，报纸上的图片就是属于这种半色调图像。

（2）灰度图像：灰度图像包含比单一的黑或白更多的信息，可以看到真实的灰度层次，灰度图像的每个像素用多于一个 bit 来表示，能记录和显示更多的层次。8 个 bit 可以表示多达 256 级灰度，使黑白图片的层次更加丰富、准确。

（3）彩色图像：彩色包含的信息更加复杂。为了获取彩色图像，扫描使用基于 RGB（红 red、绿 green 蓝 blue）三原色模型，因为所有的颜色可以用红绿蓝三原色以不同数量组合而成，根据扫描机型不同，可以记录 24bits 或 36bits 的 RGB 像素。

（4）文本扫描：文本扫描除了可以扫描不同类型的图像，扫描仪还能扫描文字稿件并送入文字处理软件，而不需重新打字输入。这个过程是通过光学字符识别（optical character recognition，OCR）软件来完成的，经过软件的处理将扫描得到的图像转换成为计算机可以处理的文本，并可保留其行列和字符文本格式。

2029. 扫描仪的分类是什么？

（1）按扫描原理分类可将扫描仪分为以电荷耦合器件（charged coupled device，CCD）为核心的平板式扫描仪、手持式扫描仪和以光电倍增管（photo multiplier tulbe，PMT）为核心的滚筒式扫描仪。前者扫描的密度范围较小；后者密度范围较大而且能够分辨出图像更细微的层次变化；密度范围对扫描仪来说是非常重要的性能参数，密度范围又称像素深度，它代表扫描仪所能分辨的亮光和暗调的范围，通常滚筒扫描仪的密度范围大于 3.5，而平面扫描仪的密度范围一般在 2.4 ~ 3.5 范围之间。密度在国际单位制中的主单位是 kg/m^3。

（2）按色彩方式分为灰度扫描仪和彩色扫描仪；按扫描图稿的介质可将扫描仪分为反射式（纸质材料）扫描仪，透射式（胶片）扫描仪以及既可扫描反射稿又可扫描透射稿的多用途扫描仪。

2030. 光盘的概念及种类是什么？

（1）光盘是一种致密的，高容量储存信息的载体。它具有国际标准、国家标准和行业标准。标准化的载体可在任何厂牌的驱动器上被读取。

（2）光盘种类分为只读（CD – ROM）、一次写多次读（CD Recordable，CD – R）和多次读写（可擦写）光盘。

2031. 只读式光盘的功能作用是什么？

（1）CD – ROM 光盘不仅可交叉存储大容量的文字、声音、图形和图像等多种媒体的数字化信息，而且便于快速检索。

（2）CD – ROM 是优选载体。原因是它的存储容量大，制造成本低。目前，大量的文献资料、视听材料、教育节目、影视节目、游戏、图书、计算机软件等都通过 CD – ROM 来传播。

（3）CD – ROM 是只读式光盘，无法对数据进行备份和交换。

2032. 什么是一次写多次读光盘？

CD – R 是英文 CD Recordable 的简称。CD – R 的另一英文名称是 CD – WO（write once），顾名思义，就

是只允许写一次，写完以后，记录在 CD－R 盘上的信息无法被改写，可在 CD－ROM 驱动器和 CD－R 驱动器上被反复地读取多次。

2033. CD－R 光盘的性质是什么?

现在，有各种颜色的 CD－R 光盘。事实上，不同颜色的 CD－R 光盘是由不同的材料制作的。因此其性质亦有所不同，无论是耐用程度还是可读取的媒体也会有区别。

2034. 光盘可分为哪五种?

光盘可分为五种：金碟、银碟、蓝碟、绿碟、彩碟。

（1）金碟：金碟采用的是染料（phthalocyanine）和金色反射层（金或铜质），由于它的可读性比其他颜色的光盘高，在不同的光驱中都可以读取，所以价格也比其他颜色的光盘高。金碟的资料保存时间长达 100 年。所以，用金碟刻录资料是最安全，也是最不容易刻坏的。

（2）银碟：接触最多的是银碟。因为大部分音乐 CD 都使用这种银色反射层（银或铝质）的 CD－R 光盘。事实上，银碟也确实比较适合刻录 CD 之用。

（3）蓝碟：蓝碟采用的材料是一种称为“Azo”的染料。由于它使用银色反光层，所以加上蓝色染料就呈显为蓝底色。蓝碟的耐用程度基本与金碟相同，可读性也好，价格也便宜。

（4）绿碟：绿碟是最便宜的一种 CD－R 光盘，使用的材料是蓝色的 cyanine 染料，但加上金色的反射层就形成绿底色。由于 cyanine 的反射能力不太强，常常导致旧型号的光驱不能读取该类光盘上的数据资料。绿碟的质量稍差，易刻坏，保存时间也短，只有 10 年。

（5）彩碟：彩碟有很多种颜色可供选择。包括黑色、红色、蓝色、黄色，甚至是荧光色等。其中，黑碟的反光涂层能够提供极佳的反光率，所以也算是金碟以下一种不错的选择。

2035. 什么是 DVD 光盘? 其性能是什么?

DVD 光盘（digital versatile disk，数字多功能光盘或 digital video disk，数字影像光盘）是代替 CD 的下一代存储媒体。不同于 CD 光盘 650MB 的存储容量，DVD－ ROM 光盘的存储容量已达到了 18GB。单面单层 DVD 的容量为 4.7GB（约为 CD 容量的 7 倍），扩展到单面双层就可达 9GB，而最高容量的当属双面双层 DVD，高达 18GB（约为 CD 容量的 26 倍）。

2036. 什么是可擦写光盘?

可擦写光盘（Magnet Optic 英文缩写 MO），是指利用激光与磁性共同作用的结果记录信息的光磁盘。

2037. 可擦写光盘的原理作用是什么?

（1）可擦写光盘（MO 盘）用来存储信息的媒体与软磁盘相似，但其信息记录密度和容量却比软磁盘高得多。

（2）由于记录时在盘的上面施加磁场，而在盘下面用激光照射。磁场作用于盘面上的区域比较大，而激光通过光学系统聚焦于盘面的光点直径只有 1～2 微米。

（3）在受光区域，激光的光能转化为热能，并使磁性层受热而变得不稳定，即变得易受磁场影响。这样，在直径只有 1～2 微米的极小区域内就可记录下一个单位的信息。

2038. 可擦写光盘的优缺点是什么？

（1）优点：可擦写光盘片比硬盘和软盘便宜和耐用。

（2）可擦写光盘的致命缺点是不能用普通 CD－ROM 驱动器读出，因而不能满足信息社会对计算机数据进行交换和数据分发的要求。

2039. 可擦写光盘的发展过程是什么？

（1）为了使可擦写光盘与 CD－ROM 和 CD－ R 兼容，早在 1995 年 4 月，飞利浦公司就提出了与 CD－ROM 和 CD－R 兼容的相变型可擦写光盘驱动器 CD－E（CD－E rasable）。

（2）CD－E 得到了包括 IBM、HP、Mitsubishi、Mitsumi、松下电器、Sony、3M 以及 Olympus 等公司的支持。

（3）1996 年 10 月，Philips、Sony、HP、Mitsubishi 和 Ricoh 五家公司共同宣布了这一新的可擦写 CD 标准，并将 CD－ E 更名为 CD－RW（CD ReWritable）。

2040. 可擦写光盘的特点是什么？

CD－RW 光盘可以利用 CD－RW 光驱重复写入的动作，如果原先的资料不要了，可以像磁盘一样，进行格式化之后，再刻录新的资料，也可以在一般光驱上读取。目前各医院做病案扫描多使用一次写多次读光盘或 DVD 光盘。

2041. 病案扫描系统的硬件部分包括哪些？

（1）必备设备：扫描仪、客户机、刻录机、服务器、打印机、光盘。

（2）选择设备：光盘柜、网络存储器、中心交换机。

2042. 病案扫描系统的软件部分包括哪些？

（1）扫描软件：文件扫描、建立索引、影像质检、文件存储—扫描输入。

（2）查询软件：快速查询。

（3）刻盘软件：刻录光盘（光盘存储病案信息）。

（4）调阅软件和打印软件负责调阅和打印输出。

2043. 病案扫描系统的特点及作用是什么？

（1）图文并存、存储可靠性高、容量大，便于检索。

（2）方便、灵活，易于普及，推广。

（3）覆盖了纸质病案的全部功能，还提供了纸质病案难以实现的功能。

（4）具备静态、动态图像和声音存储的功能，可以利用计算机网络进行传输。

2044. 病案扫描系统的优缺点是什么？

（1）容量大：一张 CD 盘能容 300 份病案，一张 DVD 盘能容 2000～3000 份病案。

（2）易普及。

（3）传输便捷、资源共享。

（4）实现病案无损保存。

（5）节省存储空间。

（6）病案丢失时调用复制。

（7）查询阅读操作方便。查阅画面上下翻页、放大、缩小、旋转、局部放大和返回功能、打印、复制。

（8）计算机阅览资源共享。

（9）缺点：病案扫描目前还不具法律效力。

2045. 病案扫描管理系统的社会化服务是指什么？

既往存储的大量病案可以考虑病案扫描管理，解决病案占据大量的空间，同时较好的保存病案的原始原貌，更方便、快捷的为社会提供服务；但需注意病案的安全、保密性问题。

2046. 病案扫描管理系统的自行加工是指什么？

即时出院的病案采取病案扫描管理系统，使出院病案及时采取此种加工方式进行管理，便于医疗信息的远程交流和即时利用。

2047. 自行加工扫描病案操作中的要求是什么？

（1）选择最佳的扫描分辨率：在设定选择扫描分辨率时，需要综合考虑扫描的图像类型和输出打印的方式。

（2）如果以高的分辨率扫描图像需更长的时间，更多内存和磁盘空间，同时分辨率越高，扫描得到的图像就越大，因此在保持良好图像质量的前提下应尽量选择最低的分辨率，使文件不至于太大。

（3）插值分辨率的使用：扫描黑白图像或放大较小的原稿时，插值分辨率十分有用。

（4）当扫描黑白图像时，将分辨率设为和输的分辨率相等。如黑白图像用1200DPI的输出设备打印线条图像，就用1200DPI的插值分辨率可得到良好的图像，产生平滑的线条，消除部分锯齿影响。

（5）缩放比例：缩放比例可在扫描过程中产生较大或较小的图像。这样当扫描得到的图像送到编辑图像程序中时，无需改变图像的大小。在扫描过程中，缩放比例与分辨率成反比，分辨率越低，图像缩放的比例越大，使用最大分辨率时，缩放比例只能小于1。

（6）图像增强：在扫描过程中，提供一系列工具用来调整图像的色彩和提高图像的质量。这些工具包括亮度、对比度和曝光工具，暗调与高光工具、曲线工具、滤波器工具、色差工具、自动工具以及色彩校正工具。

（7）文件格式：通常扫描图像以图形文件的方式储存。要考虑它们与图像编辑软件和输出打印设备的兼容性。

（8）选择打印方式：扫描图像可以使用不同的设备打印输出，如激光喷墨和点阵式黑白打印机、彩色喷墨打印机、彩色热升华打印机等。

（9）硬件设备：扫描作业选用必要的硬件设施，如36bit扫描仪比24bit扫描仪能够得到更为丰富的色彩和灰度细节。计算机必须拥有足够的内存（random access memory，RAM）和储存空间，即计算机有储存不同大小和分辨率的黑白、灰度及彩色图像的资源需求。同时检测显示卡和图像显示器是否可以显示高分辨率、高质量的图像。

（10）保持扫描仪的清洁：扫描仪镜面如果有灰尘、斑点，要用干净的抹布蘸无水酒精擦拭干净，以免影响扫描效果。

（11）合理使用扫描仪的错误侦测和自我诊断功能以达到最大的操作方便性。

（12）刻录机：质量要好并使用自己熟悉的刻录软件。由于刻录机在工作的过程中会产生相当的热量，因此我们要把刻录机放在一个通风良好的地方，来保证它具有良好的散热性，以便保证刻盘的成功率。

（13）光盘：选择适当的质量好的空盘片。

2048. 图像增强中对亮度、对比度和曝光的要求是什么？

（1）亮度、对比度和曝光工具可改变整个图像的亮度和对比度，对比度小的图像，在黑与白之间的灰度层次较多，可分辨的细节也多，显得平滑顺畅一些；反之，对比度大的图像，在黑与白之间的灰度层次较少，可分辨的细节也少，显得反差明显。

（2）对比度获得明暗层次的数目，亮度则确定这些层次的光亮程度。

（3）曝光工具则会增减图像中光线的强度，使得图像在处理中显现更多的细节。

2049. 图像增强中暗调和高光的要求是什么？

暗调和高光可调整图像的暗调和高光区，可以选择新的暗调点作为最暗的数据值；也可以选择新的高光点作为最亮的数据值，其效果是显示出图像的更多细节，很适用于图像数据局限于很小的灰度及彩色范围。

2050. 使用曲线工具的要求是什么？

曲线工具可以修改 Gamma 曲线，修改图像的灰度中间调范围的对比度，修改时不影响暗调和高光特性，配合使用曲线和高光工具，可有效地控制图像的色调值。

2051. 使用滤波器工具的要求是什么？

滤波器工具可以产生特殊的图像效果，滤波器工具包括模糊、更模糊，锐化、更锐化，边缘增强和图像的立体效果等。

2052. 使用自动对比度控制的要求是什么？

该工具通过调整 Gamma 曲线以及暗调和高光值，改善扫描图像的对比度。

2053. 使用着色工具及色彩校正工具的要求是什么？

着色工具调整图像的色调和饱和度，所谓图像的色调就是不同颜色之间的区别，而饱和度是指彩色的密度。色彩校正工具为图像提供一般特性文件，使图像形成准确而栩栩如生的色彩。

2054. 光盘病案的保护需要注意什么？

（1）不能购买价格低廉的光盘片：选择质量好的盘片，具有高张力基板、黄金护膜，不易变形。还有抗 UV 保护膜，能有效地对抗紫外线的侵扰及防止盘片变质。黄金记录层中，采用了先进的钛菁染料，稳定性高，耐高热和潮湿。盘体的最外层为质地细密的高级印刷油墨，等于为光盘穿了一件保护外衣。

（2）包装盒的选用：盘片自身特性决定不能直接裸露在外，需要有一定的保护介质装起来，也就是包装盒。包装盒有 4 种，包括纸袋、塑料盒、有机玻璃盒及铝合金盒。可选避光塑料薄膜内袋和纸袋配合使用。也可使用内衬避光纸的塑料盒。此种类型盒既经济又实用，为首选。有机玻璃和铝合金盒价格稍贵。

（3）放置条件：光盘病案要远离磁场。

（4）避免光照：光对磁记录病案耐久性影响很大。光的热效应能通过加速磁质分子的热运动，破坏磁质分子原有的排列顺序而影响磁记录病案的耐久性。避免阳光，因为紫外线可加速盘片染料氧化，影响盘片的质量。

（5）温度要求：存放环境避免高温，常温即可。高温会使盘片老化，引起光盘变形。受热胀冷缩能使盘面裂伤，影响读盘。

（6）注意防潮：光盘会因潮湿变质，严重时起层，起霉点，保护层之后的反射层与染料层就非常容易氧化，使光盘报废。

（7）正确拿放：防止盘面硬性划伤、污损，伤及资料储存用的染料层影响使用。

（8）标记：在盘上做记号时，使用书写专用笔，避免含有一些溶剂（如香蕉水）的记号笔对 CD－R 产生腐蚀，破坏数据。最好不要在盘片上面粘贴标签等，会影响光盘的转动平衡造成故障或其他问题。

（9）存放方式立式：存放，长期平放会使光盘变形，读取时会因光盘不平整产生抖动，影响读取。

（10）定期检查：存放 CD－R 最好半年翻动一下，隔期检查一下是否能正常读出。如发现读碟不畅及时备份。在正常使用下，保存完好的光盘病案可保存 50～100 年。

第十八章　门、急诊挂号

2055. 门、急诊挂号与病案信息的关系是什么？

（1）门、急诊挂号所产生的门、急诊号码就有可能成为患者住院病案号，也就是我们所说的一号集中管理编号。

（2）门、急诊挂号与病案信息管理虽然不是主体医疗工作，但是要接待每一位来院就诊的患者，是直接面对患者的服务窗口，是医疗机构工作重要的组成部分。

（3）门、急诊的挂号与病案信息管理工作质量直接关系到患者能否顺利就医，能否得到及时有效的治疗。

（4）门、急诊挂号与病案信息管理人员应快速、准确地完成各项操作，完整地收集患者的身份证明资料和有关的医疗信息，保证医疗工作顺利进行。

2056. 挂号的基本职责是什么？

挂号的基本职责是：收集患者的基本信息，建立患者在医疗机构的 ID（identity，身份）索引；为就医的患者或委托人分诊挂号；向病案科（室）提供患者挂号就诊信息。

（1）收集患者的基本信息：利用计算机（HIS）收集患者的基本信息，为首次就诊患者建立实名制医疗信息索引（或为再次就诊患者查询），并派发医疗就诊卡。这一工作已取代了以往人工建立患者姓名索引派发挂号证的操作，最大优点：信息收集完整，每人一卡。

（2）分诊挂号：为持医疗就诊卡的患者或委托人在挂号处（室）直接挂号，或电话、计算机预约挂号，并根据患者情况或需求安排就诊日期，安排适宜的就诊科别，安排相关专家。

（3）提供挂号就诊信息：利用计算机（HIS）向病案科（室）传输患者当日就诊或预约就诊医疗信息，使其准确查找病案并迅速送达相关门诊就诊科室。

2057. 为什么说挂号是医院信息流程的第一步？

患者到医疗机构门、急诊就医首先是挂号，因此挂号处（室）是医疗机构面对患者的第一个服务窗口。挂号处（室）工作人员在为患者挂号时或在挂号前需要收集有关信息，这些信息是建立患者身份证明（identity，ID）索引的基础，也是病案信息的源头。建立门、急诊病案依赖于信息索引的支持。因此，信息资料收集也是挂号处（室）的重要任务之一，准确的基础资料是病案信息管理工作不可缺少的，它是整个医院信息系统流程的第一步。

2058. 如何理顺挂号处的隶属关系？

门诊部是医疗机构的一个职能管理部门，负责行使门诊日常医疗工作管理，其工作性质与医务处（科）

(负责行使住院日常医疗工作管理)职责是一样的，都担负医疗机构的日常医疗工作管理职能，而不负责临床、医技科室的专业技术与业务工作。目前，在我国还有一些医疗机构的住院与门诊医疗工作统一由医务部（处）管理，而不设立门诊部为独立的职能部门。因此，门诊部对挂号处（室）没有专业技术的支持与业务的管理。

从病案信息管理的角度出发，挂号处（室）所负责的门急诊病案分开管理，不应当分别设置门、急诊病案室和住院病案室，这样不利于病案信息技术的发展，也不利于医院统一化、系统化管理。

挂号工作所涉及收费的情况，只需要严格财务监督就可以达到管理的目标，而其他业务技术上支持应由病案科（室）实施。挂号人员除有收费的基本财会技能外，更重要的应具有对患者就医分诊的能力，以及对本医疗机构各临床专业和各科专家专长的了解程度，挂号人员应具有一定的医学基础知识，这是财会人员所不及的。

在我国少数偏远地区的一些医疗机构挂号工作归属后勤部门管理，这主要是由于医疗机构建制颇小，病案信息管理不健全所致。

随着医疗改革的不断深入，就医程序的变化，挂号工作也必将进一步改进。挂号处（室）组织归属将依据其工作性质与职能进一步完善。

2059. 挂号处（室）与门诊部之间是什么关系？

门诊部是医疗机构的一个行政部门，职责是对门诊范围隶属科室有协调和管理的责任，但不具有专业指导功能。如各科专家出诊日期的更改与调换、挂号量的限制或增加都必须经门诊部的协调和管理方可实施，挂号处（室）是不能独立完成的；而病案信息的收集、建立、管理、利用等相关专业技术则需病案科的具体指导与支持。门诊部只对其有协调和管理的职责。

2060. 挂号处（室）与财务处是什么关系？

财务处是医疗机构的财务管理部门。由于挂号处（室）涉及挂号费收入，因此，必须按照财务规定每日结算并上交挂号收费现金，可保管少量的周转金。挂号工作接受财务部门的严格监督，财务处对挂号处的其他业务方面没有指导和管理的职责。

2061. 挂号处（室）与病案科是什么关系？

挂号处与病案科的业务联系紧密，如建立或查询患者医疗就诊卡，建立或查询患者门、急诊病案号，为患者门、急诊就医提供使用病案，查询门、急诊各种检验、检查报告单等，都是病案信息管理工作的一部分。在我国大部分二、三级医疗机构挂号处都归属病案科（室）领导。

2062. 挂号工作的窗口服务是什么性质？

挂号工作有很强的窗口服务性，是医疗机构接待患者的第一个窗口，是医疗机构形象的代表。来医疗机构挂号或预约挂号者一般是患者本人或亲属，他们大多显露出焦急情绪、饱含着期待的目光，对医疗机构的情况不熟悉是他们最常见的表现。挂号工作人员应态度和蔼，口齿清楚，尽可能满足他们的需求，让患者满意而归。

2063. 挂号处的服务人员应做到哪些服务？

（1）耐心倾听患者的陈述。

（2）回答患者询问要简单、明了。

（3）挂号分诊要准确。

（4）信息录入准确，查询迅速。

（5）收费时要唱收唱付。

（6）解决患者有关问题时要热情。

2064. 挂号工作的艰巨性是什么？

挂号处（室）的工作繁杂，又比较辛苦。既有本身的业务技术，如准确地收集、输入或查询患者就诊信息，提高分诊能力、挂号速度；还要做大量协调工作，如协调解决医师随时调班、停诊、增减挂号数量等各种问题。除此之外挂号员还要做到：

（1）每天必须早来，保证准时开窗口挂号，他们是医疗机构最早到岗的工作人员。

（2）挂号工作要承担患者或家属诸多的不理解和埋怨，如挂不上号、挂错号（非挂号操作所致），虽然是供需矛盾，但可能会埋怨挂号员动作慢，态度不好，甚至对医师不满意时也可牵连挂号员。

（3）应当理解患者的“病态”与不满，理解挂号工作的特点，应具有忍辱负重的心态，尽心尽力地为患者服务。

（4）还要谨防计算机系统突出故障，要有预防和随时手工挂号操作应急措施。

2065. 挂号工作管理是什么？

（1）上岗前必须做好一切准备工作。备好零钱、收据、印章、印油等用品，并打开计算机，预约挂号上岗前应核实预约系统是否通畅。

（2）准时开放挂号窗口，对患者有问必答，耐心解释，使用文明用语，认真分诊，推荐应诊医师，使患者挂上合适的号。

（3）挂号时快捷、准确，减少患者排队等候时间。收费时必须当面点清，提高辨别假币的能力。

（4）无论何种原因挂错号，首先向患者表示歉意，及时予以更换，必要时与临床科室联系，安排尽快就诊，化解矛盾。

（5）遇有临时停诊或医师更改出诊时间，应及时登记、调整、安排，并及时在电子显示屏上说明，预约挂号回答应准确无误，并协调安排就诊时间，弥补因医师停诊或更改出诊时间给患者带来的不便。

（6）积极提供电话、计算机预约挂号服务，保证通信和计算机系统工作畅通，遇有故障要及时排除、调整。

（7）每天下班前必须做好当天的门、急诊挂号、预约挂号、传送病案的工作量统计，并做好次日门、急诊挂号的各项准备工作。

2066. 挂号人员应具备哪四个基本条件？

（1）文化知识：挂号人员应具有中专以上文化程度，有一定的文化素养和礼仪修养，应具备优良的服务意识。

（2）专业知识：应具备病案信息学专业基础知识，了解本单位医疗科室情况，了解病案信息管理流程，熟悉挂号业务知识，熟悉挂号与财务管理的关系。

（3）计算机基础知识：掌握计算机基础知识，熟悉一般操作，了解基本使用规则，懂得计算机挂号一般程序的应用。

(4) 医学基础知识：应具有一定的医学基础知识，了解本单位临床各专业的技术特点和各位专家医疗特长，掌握分诊挂号技能。

2067. 合理的挂号处（室）设置是什么？

(1) 按患者就诊部门设置：普通患者挂号处、急诊患者挂号处、妇产科患者挂号处、儿科患者挂号处、干部门急诊挂号处、军人挂号处、外宾门急诊挂号处、特需门急诊挂号处等。

(2) 空间位置设置：①集中设置挂号：大多数医疗机构门诊挂号处集中设置在门诊大厅。主要优点：符合人们传统就医习惯，患者进入门诊大厅就可以挂号，对患者挂多个科的号带来方便，可以在一处完成。缺点：挂号集中在一处，人多时拥挤。②分散设置挂号：两种形式：一种是在就诊科室直接挂号，一种是每层楼都设置挂号窗口。优点：能够分流患者，减缓集中设置挂号的拥挤，而且分诊准确。缺点：不方便挂多科号。③集中与分散相结合设置挂号：一些较大的医疗机构在门诊大厅设置专家挂号窗口，各楼层设置专病和普通门诊挂号窗口。优点：能够分流患者，减缓集中设置挂号的拥挤，以及分散设置挂号的不方便；专家号能得到统一集中管理。缺点：挂专家号必须到指定地点。

2068. 什么是“医联码”？

“医联码”是各级医疗机构自行设计、发放各种就诊卡，包括条码卡、接触式 IC 卡、非接触式 IC 卡等。这些介质均不具备完整采集门、急诊患者相关信息的功能。要在医疗机构门、急诊全面、完整、准确地采集所有患者的基本信息、疾病症状、诊疗及费用信息，必须通过使用依附于社保卡、身份证、医院内部卡以及门诊手册上的“医联码”才能实现。这些“医联码”的实施，将达到对在不同医疗机构就诊的患者实行统一身份标志、统一患者索引的目的。

2069. 建立“医联码”的主要任务是什么？

建立“医联码”第一阶段的主要任务是针对非医保患者发放统一的“医联号”，建立完善的门、急诊信息系统。该系统应达到的基本条件可参照相应的《医疗机构门、急诊信息系统基本功能和信息采集规范》中的要求，为第二阶段采集门、急诊患者信息奠定基础。

2070. 分类采集门、急诊患者信息是什么？

(1) 一般门、急诊患者信息采集：医疗机构均应按照《医疗机构门、急诊信息系统基本功能和信息采集规范》中的要求，采集一般门、急诊患者信息，通过“医联码”上报至相应的公共卫生信息中心。

(2) 特殊门、急诊患者信息的采集：医疗机构应为在门诊进行日间治疗、门诊手术和有创操作以及急诊留观的患者建立《医疗机构门急诊病案首页》，按照住院病案管理的要求做好存档并通过“卫生统计信息平台”上报至相应的公共卫生信息中心。

2071. 门、急诊患者信息采集的工作要求是什么？

(1) 建立准确的门、急诊患者信息采集制度。

(2) 及时准确报送信息等工作应纳入医疗机构绩效考核、大型医院巡查、医疗质量万里行的检查范围，并与医院评审工作紧密结合。

(3) 适时组织专家对各医疗机构门、急诊信息系统的采集和信息上报工作进行监督考评。

2072. 什么是就诊卡，其作用是什么？

就诊卡是医疗信息计算机化管理高度发展的产物，是患者在医疗机构享受医疗服务的唯一身份识别，几乎取代了医疗机构原有的各种凭证的使用，并增加了更多的功能。

就诊卡应用于挂号、就诊、检查、检验、治疗、取药、住院、付费等全部医疗活动过程中，为患者在医疗机构就医带来了极大的方便。

2073. 就诊卡号与 ID 号区别是什么？

（1）就诊卡的 ID 号是用于一次性的医疗活动，一般就诊不与病案号关联。如果考虑多次就诊，就要与病案号关联。

（2）ID 号与病案号不是一个号，只是关联的关系。

（3）根据病案管理的规则，病案号有变更、合并的特点，而 ID 号是不可变更的。

2074. 病案号与 ID 号的区别是什么？

（1）病案号是病案的唯一标志，是病案归档的排列序号，管理病案首先要确立病案号。

（2）ID 号通常指医院计算机系统对患者的唯一标志号。

（3）在医疗机构中不但有病案号、化验检查号、病理号、放射科号、医保号等，每一个号都有特殊的意义和作用。

（4）纸质病案号不能用 ID 号替代病案号，因为各自都有管理规则，每一个病案号后面都有一份病案。

（5）病案号控制在 7 位数以内，人脑可以记忆，病案归档可以很容易排序，而 ID 号多在 10 位以上，每一个 ID 号后面不一定有病案。

（6）由于 ID 号是患者的识别号，因此所有的部门级别号码都可以与之产生关联。

2075. 病案号作为 ID 号引起的问题是什么？

（1）病案号会出现重号现象，将导致 ID 号也会重号，这不符合 ID 号唯一性的原则，维护也有困难。

（2）目前我国多数医疗机构门、急诊病案是选择性建立，当患者住院时再建立住院病案，因此，建立病案时，首先要查询姓名索引，还要查询 ID 索引。如果门、急诊病案和住院病案分别是两个编号系统，将造成患者 ID 号重复。

（3）当发现病案建重时，合并病案号后，只能将其中一个病案号放弃使用，也就等于放弃一个 ID 号。

2076. 就诊卡的类型有哪两种？

（1）临时卡：临时卡是指每次就诊发一张卡，它的 ID 号是一个序列号，不能将患者的不同（多）次医疗信息关联起来。临时卡的特征是只以医疗机构内的一次性医疗活动为目标。临时卡的内容可以十分简单，建卡操作也简单，此时的 ID 号称为临时 ID 号。

（2）永久卡：永久卡是指患者来院后，一次建卡终身使用此卡。如果卡出现丢失或损坏，补卡时的信息不作变更，它的 ID 号终身不变。此卡的特点是可以将患者在医院的所有信息贯穿起来。

2077. 条形码技术在就诊中应用的优势是什么？

（1）条形码（barcode）技术是目前应用最广的自动识别技术之一。国外自 20 世纪 70 年代初首先用于超级市场。条形码技术因操作简单、输入速度快且准确而深入到各个行业计算机应用领域。

（2）20 世纪 90 年代西方发达国家成功地将条形码技术用于医院管理计算机系统。目前我国大多数医疗机构挂号信息系统中采用条形码技术。

（3）当患者进入医疗机构挂号时，则凭身份证办理挂号，系统即时用其身份证号生成“身份登记卡”，卡上会有：身份证号、对应身份证号的条码、患者姓名、性别、出生年月日等基本信息资料。

（4）为确保患者条形码的唯一性及通用性，设定用身份证号码为条形码的基础（如果患者没有身份证，则由系统自动生成一个区别于身份证号的号码）。由于患者在医疗机构内的具体资料经常改变，条形码建议采用一维条码。

（5）应用条形码技术的医疗机构挂号信息系统充分体现出计算机采集、存储、处理和交换信息的科学性、准确性和快速性，以及条形码扫描技术的快速、准确、低成本、高可靠性获取信息等优点。

2078. 建就诊卡的目的是什么?

建就诊卡是为了给患者建立一个可在医疗机构流通的 ID，它可以加速挂号的操作，使患者基本信息迅速进入系统中，贯穿医疗机构的全部医疗过程。同时基本信息还可以用于医院信息其他系统。

2079. 建卡的相关设备包括哪些?

（1）读卡器：读出卡中内容可通过刷卡器、插入式读卡器和读写卡器。

（2）身份证扫描仪：身份证扫描仪可以自动采集身份证上的信息，包括照片。一代身份证由于地址信息是手写的，因此一代身份证扫描仪识别率不高，照片也是黑白的。二代身份证扫描仪有了很大改进，可以准确无误地采集身份证的文字及图片信息。

2080. 建立磁卡的内容包括哪些?

磁卡内容：磁卡内容由于受采集时间的限制，一般较为简单，通常包括：姓名、性别、年龄、病案号、地址、医保（付费类别）。其他信息要根据不同建卡目的有不同的需求，如身份证号、相片等。

2081. 建立磁卡（就诊卡）前须告知患者哪些情况?

（1）为了加快建卡操作，应当有一个“建卡须知”，使患者可以预先做好准备，出示相关的证明资料及准备适当的零钱。

（2）建立就诊卡注意事项：针对不同磁卡及建卡目的，医疗机构应制定各自的建卡要求。甚至在计算机系统中设定某些限定或逻辑检查。

2082. 出诊医师如何管理?

出诊医师管理是指：医疗机构根据门、急诊医疗情况，安排各科医师到门、急诊诊疗患者，并将医师出诊情况进行汇总，由挂号处（室）输入计算机统一编号管理。

医师出诊是由挂号处根据医师出诊时间安排手工做号，现在我国大部分医疗机构均采用计算机程序编号。手工做号编排门诊医师出诊已逐渐被计算机程序编号所替代。计算机程序编号，除了具备安排医师出诊基本功能外，还具备各种医疗数据的统计功能。计算机数据统计门（急）诊工作情况比手工统计方便快捷、更具有准确性。不仅有助于领导层对门（急）诊医师出诊情况的掌控，也有利于医疗机构内部各项工作指标的管理。

2083. 门、急诊医师出诊分类包括哪些?

(1) 急诊：急诊是由获得执业医师资格并注册，同时具备初级医疗技术职称（医师、医士）或中级以上职称的专业医师出诊，能完成本专业急诊患者医疗。

(2) 普通门诊：普通门诊是由获得执业医师资格并注册，同时具备初级医疗技术职称（医师、医士）的各专业医师出诊，能初步确诊本专科疾病，并有一般的医疗水准，是多数患者选择的初次就诊方式。

(3) 专科门诊：专科门诊是由获得执业医师资格并注册，同时具备中级医疗技术职称（主治医师）的各专业医师出诊，能确诊本专科疾病，并有一定的专业医疗水准，是大多数患者选择的主要就诊方式。

(4) 专家门诊：专家门诊是由获得执业医师资格并注册，同时具备高级医疗技术职称（主任医师、副主任医师）的各专业专家出诊，能解决较复杂的疾病，具有较高的专业医疗技术。也是多数患者选择的就诊方式。

(5) 门诊疑难病综合会诊中心：又称特需门诊，是由获得执业医师资格并注册，同时具备正高级医疗技术职称（主任医师）的各专业专家出诊，能解决疑难杂症，具有很高的专业医疗技术。是少数急于确诊及患有复杂疾病患者选择的就诊方式。

2084. 医师停诊及停诊管理规定是什么?

医师由于某种原因无法安排出诊者叫医师停诊。其中，如果医师已出诊但由于某种原因无法应诊者，称为临时停诊；临时停诊在 1 个月以内者为短期停诊；停诊超 1 个月以上者称为长期停诊。

(1) 临时停诊管理规定：医师由于特殊原因需停诊一天，应向科室提出申请，批准后报医务处（或门诊管理部门）备案，并立即通知挂号处对该医师停止挂号。

(2) 短期停诊管理规定：医师由于短期学习、开会、进修、执行外派任务，或由于疾病短时间休养者，或其他特殊原因需停诊 30 日以内者，应向科室提出申请并报医务处（或门诊管理部门）批准后，通知挂号处按所报停诊日期对该医师停止挂号。

(3) 长期停诊管理规定：由于长期出国学习、进修、执行对外支援任务，或由于疾病需长期休养者，以及其他特殊原因，停诊所需时间超过 30 日以上者，可由所在科室向医务处（或门诊管理部门）提出长期停诊申请，并报医院批准后，通知挂号处按所报停诊日期对该医师停止挂号。

2085. 什么是计算机挂号系统?

(1) 计算机挂号系统取代了手工挂号操作，这是医疗机构门、急诊挂号工作的一大实质性飞跃。

(2) 计算机挂号系统建立在患者索引系统、条形码扫描系统、身份证扫描系统的基础上，辅以病案示踪系统，可以使门、急诊挂号达到双实名制的目的，在加快病案提供速度等方面都有良好的效果。

2086. 计算机挂号系统的作用是什么?

(1) 杜绝滥收费。

(2) 减少患者排队等候时间。

(3) 为医疗机构科学管理提供了一个完整、可靠的工作流程图。

(4) 为医疗、预防、教学、科研、管理提供和储备完整的信息。

(5) 为公检法及社会医疗保险制度的实施提供可靠的原始依据。

2087. 计算机挂号系统程序及功能是什么？

（1）计算机挂号系统的程序：①做号子系统；②挂号系统；③挂号信息传输系统；④数据统计系统；⑤财务管理系统。

（2）计算机挂号系统的功能：①传递挂号就诊信息；②有效分诊；③便于查询；④具有较完善的统计功能。

2088. 做号子系统的主要功能是什么？

（1）主要是制作医师出诊表。

（2）专家（或特需）门诊包括：出诊（应诊）医师姓名、科别、职称、专业特长以及出诊时间、挂号费金额和具体挂号数量。

（3）各专病门诊：科别、时间、挂号金额和具体挂号数量。

（4）普通门诊：科别、时间、挂号金额和具体挂号数量。

（5）急诊：科别、时间、挂号金额。

2089. 挂号系统主要功能是什么？

（1）完成挂号操作，实现分类别挂号（初诊号、复诊号；普通号、专家号等），分科挂号、选医师挂号。

（2）患者凭所到医疗机构就诊卡挂号，也可凭卡退号或换挂他科号。

2090. 挂号信息传输系统主要功能是什么？

（1）挂号信息可直接上传各科护士站和医师工作站，并打印挂号条，提供病案使用信息。

（2）患者信息上传至病案科（室），通过热敏打印提示所需病案号码、患者姓名、科别、专家姓名和就诊时间等。

2091. 数据统计系统主要功能是什么？

主要功能是完成患者就诊情况的统计和查询，医师工作量的统计和查询，以及挂号员工作量的统计和查询。

2092. 财务管理系统主要功能是什么？

主要功能是结算挂号收入。挂号员每日打出自己的日结算对账单向财务管理部门交费。日收入、月收入或年收入计算机结算速度大大加快，并保证计算准确。

2093. 计算机挂号系统的优点是什么？

（1）极大有利于挂号工作的顺利进行。

（2）有利于医师的出诊管理。

（3）有利于医疗工作的统筹安排。

（4）医疗机构管理层通过计算机网络可以直接了解、掌控门、急诊医疗情况，了解流行病学动态。

（5）广大患者也可通过网络了解各医疗机构医师出诊情况。

2094. 门、急诊医师出诊的操作流程是什么？

（1）确定医师出诊排班周期：根据各科医师出诊轮换的具体时间，可采取每周排班、每月排班及每季度排班。

（2）制作出诊表：收集各科医师出诊情况汇总，制作门诊医师出诊表，并反馈各科核实修订。

（3）处理医师出诊表：处理医师出诊表时，应仔细核对工号、姓名、职称、科别、排班单元及应诊数量，防止漏排及排班与报表不符的情况。

（4）使用医师资料库：需使用医师资料库时，应认真核对医师所在科室、工号、职称、性别方可录入，以免造成差错，需更改某医师信息时，应参阅正式文件或通知方可更改。保证信息可靠准确。

（5）每周排班：每周排班保证医师出诊信息准确无误，保证统计资料的准确。

（6）制作排班表：应确保录入信息准确无误，并仔细核对排班日期。

（7）仔细核对出诊情况：医师加、减号应严格按照有关部门的规定执行，不得擅自为医师加、减或停号。

（8）打印次日医师排班表：每日打印次日医师排班表，并核对出诊更改记录，确保次日出诊安排。

（9）预报次日医师出诊信息：每日应将次日专科门诊、专家停诊信息，通过电子显示屏告知患者，或以其他通信方式告知患者，以便患者安排就诊。

2095. 影响挂号操作的因素是什么？

（1）计算机软硬件配置：计算机联网挂号快于传统手工操作挂号，最大优势能多处设置挂号操作点。磁卡、条形码以及身份证扫描系统取代了以往重复录入患者的基本信息，且错误率降低、速度快、操作简便。计算机软硬件配置以及系统维护能否达到信息化管理的标准是关键。

（2）挂号前的准备工作：挂号前的准备工作是否充分、到位，在一定程度上影响挂号的速度和质量。零钱备用金是否准备充足。各种凭证上是否加盖了日期章和挂号专用章。条码扫描机、热敏打印机等设备运转是否正常。

（3）挂号人员业务熟练程度：挂号工作人员应该对各临床科室医疗特点，每位出诊专家医疗专长有所了解，这样才能做到分诊正确，保证挂号质量。

（4）挂号前的分诊情况：挂号前的正确分诊很重要，挂号（分诊）工作人员必须具有依据患者提供的疾病情况或临床表现为其推荐就诊科别或专家的能力，并熟知专家出诊时间。这是我国各医疗机构门诊最常采用的分诊方式。

（5）挂号操作能力：挂号操作的娴熟程度，包括计算机操作的熟悉程度，现金交易的熟练程度，以及分诊挂号问答的能力。优秀的挂号员速度可以达到平均20～30秒/人（次）。

2096. 计算机软硬件配置是什么？

（1）计算机联网挂号快于传统手工操作挂号，最大优势能多处设置挂号操作点。

（2）磁卡、条形码以及身份证扫描系统取代了以往重复录入患者的基本信息，且错误率降低、速度快、操作简便。

（3）计算机软硬件配置以及系统维护能否达到信息化管理的标准是关键。

2097. 挂号类型可分为哪两种？

（1）集中制挂号：在医疗机构门、急诊就医，挂号全部在一处进行，称为集中制挂号。

（2）分散制挂号：在医疗机构门、急诊就医，挂号分散在多处进行，称为分散制挂号。

2098. 直接（排队）挂号及其弊端是什么？

直接排队挂号是指患者当日到医疗机构门、急诊就医，本人或委托人在挂号处挂号称为直接挂号。直接挂号是传统的挂号方式，也是目前老百姓最常用的就医手段。

直接排队挂号的弊端是："挂号难"。由于缺乏科学就医意识，造成一些患者盲目选择大医院专家号，同时又有号贩子通过"雇人排队"等形式，掌握了不少专家号源，使得"挂号难"成为百姓看病难的社会现象，原本需要专家诊断的患者却无法及时获得医治。

2099. 预约挂号及其优点是什么？

（1）预约挂号是指患者准备到医疗机构门、急诊就医，提前与挂号处联系挂号，称为预约挂号。具体包括现场预约挂号、电话预约挂号、网络（计算机、手机）预约挂号。

（2）预约挂号的优点：是方便患者的一种极好方法，可以减少患者排队挂号、候诊的时间，也可以避免直接挂号失败。也有利于医师连续观察患者病情进行诊治。

2100. 挂号的种类有几种？

挂号系统提供：现场排队挂号，网上预约、手机上网、手机短信、微信、自助预约机（包括银联卡）和热线电话等多种预约挂号。

2101. 什么是现场预约挂号？

（1）医师在出诊后开出的下一次就诊预约单，内容包括：姓名、病案号、科别、就诊时间、医师签字盖章。

（2）患者持此单到指定地点预约挂号，也可以凭此单在约定就诊时直接挂号。

（3）预约单预约挂号是一种传统的诊后预约挂号方式，它解决了患者需连续治疗，以及出院后、手术后复查挂不上号的问题。

在医师门诊工作站建立后，这个现场预约场所也可以在医师就诊处就完成。

2102. 什么是电话预约挂号？

电话预约挂号主要服务对象是老年患者，可以不用直接到医疗机构门、急诊挂号，直接通过电话联系挂号，减少患者排队等候的时间，还可以根据个人需要预约医师，方便了患者就医。

2103. 什么是网络预约挂号？

（1）计算机上网预约：计算机日益普及，绝大多数家庭都安装了计算机。网络预约方式主要针对中青年的患者。这些患者大都掌握了计算机上网的基本操作技能，只要输入想要预约挂号医院的网址，就能很快进入挂号预约平台，从而能很方便地进行上网预约。

（2）手机上网预约：主要对暂时远离计算机或商务繁忙的患者，只要他拿出手机轻按几键，访问 WAP 预约挂号网址，便可迅速完成预约。

（3）短信、微信预约：该预约渠道与手机上网预约医院都是对暂时远离计算机或商务繁忙的患者，用户只需发送特定指令至短信、微信预约中心，便可迅速完成预约。

（4）银行卡预约挂号：患者无需另办新卡，只需持本人现有的银行借记卡中的任何一张，前往所在银行的北京任一营业点。便可持卡预约医院未来一周的号源。患者持已有的医院就诊卡即刻与银行卡形成自动绑定。

2104. 什么是自助挂号？

随着医院快速发展，对医院的数字化建设提出了更高的要求，医疗行业各类自助服务也由此应运而生。门诊自助服务系统是结合现有各家综合性医院现有的HIS、医保结算系统、银行结算系统等通过多种技术的结合实现挂号、缴费、查询和对账功能体现，使患者在就诊过程中可以自助完成办卡、充值、挂号、缴费、信息查询、结算等操作。

2105. 医院自助系统的特点是什么？

最大限度的利用智能自助终端设备，优化医院业务流程，优化人员结构，提升医院日常营运效率和服务质量。针对医院排队挂号等候时间长，同时造成医院拥挤堵塞的现状，自助机的应运而生有效缓解排队问题，改善患者体验，提高患者对医院的满意度。先进的设备、技术支持，结合触摸屏与医院现有信息系统（HIS）实现对接，触摸屏导向内容轻松易懂，方便快捷可以满足患者对于医院的自助挂号、自助预约、自助缴费、检查检验报告查询等需求。

2106. 医院自助设备缺点是什么？

年轻人接触新事物快，相对于老年人来说还是有些望而却步，引导力度不够，不能够方便各年龄段的市民使用的弊端，使得自助设备的利用率不高，分流效果不明显。自助系统硬件跟不上，死机、卡纸频繁出现，不能及时完成操作，或者屏幕操作复杂化，人机对话效果不佳，也让自助机成为闲置，遭遇冷落。对于自助设备选取患者的身份类型也是考验，不能够实现实时结算。如异地医保实时支付功能没有全面开通，也是影响使用率的一大要素。

2107. 自助服务系统远景及效果分析如何？

现代医院管理离不开信息技术的支持，充分应用信息技术可有效提高医疗质量，提高医院运行效率，丰富医疗服务手段，提高医疗服务水平，如何提高各医院自助服务机的利用率，使操作更人性化还有待进一步研究。

2108. 门、急诊挂号信息系统分哪四类？

（1）患者信息：①提高门、急诊病案传输速度；②方便门、急诊患者查询。③提示患者作用；④有利于应急事件的追踪；⑤动态掌握门、急诊全局情况。

（2）挂号员信息：①工作量信息；②退号信息；③挂号速度信息。

（3）医师工作量信息：门、急诊医师工作量信息是重要管理信息，是对医师工作量统计的依据。通过医师工作量信息，可以全面了解医师出诊情况，有利于各科室人员调整与工作安排；定额定量管理，便于医疗机构领导对门、急诊工作统筹安排。

（4）财务信息：利用现代信息技术来完善现有的财务信息系统，以便更为有效地提高医疗机构财务信息化管理工作。随着医院经济的发展，业务量的增加，各种数据的计算、分类、归集、存储、整理、分析等由计算机自动完成，改善了工作条件，降低了成本费用，加快了数据处理速度，提高了透明度，实现了挂号财务信息管理的系统化和网络化，随时可以提供及时、全面、系统的高质量的挂号财务信息。

门、急诊挂号信息系统中的财务信息还可以有效地帮助挂号员及时、准确地结账，也可以通过信息系统了解医疗机构挂号收入情况。

2109. 挂号员工作信息包括哪些？

（1）挂号员工作量信息：可作为奖金分配的依据，也可作为管理、用人的重要指标。

（2）退号信息：是衡量挂号质量的依据。由于挂号员要对患者进行初步分诊，他们要掌握基本的医学常识，这个数据可以了解他们的工作态度和能力。

（3）挂号速度信息：挂号速度信息和挂号准确性信息是反映挂号员能力的重要信息，这也是一个重要的管理信息。

2110. 医师工作量信息包括哪些？

门、急诊医师工作量信息是重要管理信息，是对医师工作量统计的依据。手工操作挂号时，许多医疗机构存在挂号数据不一致的情况，采用计算机挂号系统后，挂号数量、医师工作、挂号收费金额等，各种统计数据得到统一。通过医师工作量信息，可以全面了解医师出诊情况，有利于各科室人员调整与工作安排；定额定量管理，便于医疗机构领导对门、急诊工作统筹安排。

2111. 财务工作信息包括哪些？

利用现代信息技术完善现有的财务信息系统，以便更有效地提高医疗机构财务信息化管理工作，实现了挂号财务信息管理的系统化和网络化，随时可以提供及时、全面、系统的高质量的挂号财务信息。门、急诊挂号信息系统中的财务信息还可以有效地帮助挂号员及时、准确地结账，也可以通过信息系统了解医疗机构挂号。

2112. 信息资源共享是什么？

在门、急诊挂号过程中，收集到患者信息、医师信息、财务信息和挂号员信息可以结合起来制作各种相关信息，或编制各类统计报表，也可以独立或综合查询。

（1）挂号是患者来医疗机构门、急诊就医的第一个环节，随后患者还要经过缴费、化验、检查、检验、治疗、取药等环节，挂号信息可以传给其他各个环节共享，减少其他环节的重复录入，也可保证其他环节信息的连续性、安全性、提高准确性。例如将挂号信息传给收费处，当日没有挂号的患者，则无信息显示就不能收费，杜绝人情处方，避免医疗机构承担不应当承担的医疗风险责任。

（2）门、急诊挂号信息也可以用于门、急诊管理，提高门、急诊医疗效率及服务质量。例如通过挂号信息可以了解各临床科室应诊率、专家出诊率，以及季节性疾病发展规律，掌握门诊医疗工作动态。

（3）通过分析挂号环节患者流量变化，利用信息化技术建立多形式并存的挂号模式，患者可以通过手机预约挂号的同时了解医疗机构目前就诊情况等相关信息。

（4）挂号信息显示系统通过门、急诊大厅内的大屏幕显示出诊专家的科别、姓名、职称、可挂号数量、已挂号情况、挂号费金额，并能随时更新可挂号数量，对于停诊及号已挂满的信息用红色显示。同时，该系统可在不显示挂号信息的时段，宣传介绍本医疗机构医疗特色、专家特长及各专业科室情况，为患者提供了一个方便快捷了解医疗信息的平台。

（5）门、急诊大厅内设置的触摸屏查询系统，可查询所有门诊科室及副高级以上专家的情况。还增加了药品查询、一次性用品查询、各种治疗项目查询的功能，以及最新先进医疗技术应用情况查询。患者只要输入所查询项目的拼音字头，就可显示出该项目的价格、规格等明细内容。系统中还嵌入了患者费用查询功能，患者只要输入自己的就诊卡号，就可查询就诊的全部记录（包括门、急诊及住院），并能够显示收费明细。

第十九章　随诊工作

2113. 随诊的概念及重要意义是什么?

随诊又称随访，是指追访性的诊疗服务，是对患者的病情追踪及健康指导，又分广义和狭义的理解。广义的随诊是医疗机构为了某种需要，通过各种途径或方法来获取诊疗活动结束之后的有关资料的一种方法。狭义的随诊是指医疗机构根据医疗、教学和科学研究的需要，采取多种方式与结束门诊或住院诊疗后离开医疗机构的患者保持联系，对患者的病情演变过程进行追踪查访的一系列诊疗活动。随诊工作的意义：

（1）随诊工作对于总结医学经验十分有意义。

（2）通过对随诊资料的总结分析，可以验证医师对疾病的诊断是否正确；验证治疗是否得当，观察患者的健康状况及近期、远期的治疗效果。

（3）及时了解患者的病情，对患者继续治疗和恢复健康给予指导。

（4）随诊工作的意义在于可以避免或减少误诊、漏诊，完整地研究病例的全过程，探索疾病发生发展的规律，从而达到提高医疗质量和发展医学科学、保障人民健康的目的。

2114. 随诊主要目的是什么?

（1）通过随诊，获得详细的随诊资料从而进行总结分析，验证医师对疾病的诊断是否正确。

（2）通过随诊，验证治疗是否得当，避免或减少误诊、漏诊。

（3）观察患者的健康情况及近期、远期的治疗效果，研究发病原因，追踪病情变化；探索疾病发生发展的规律，从而达到提高医疗质量和发展医学科学、保障人民健康的目的。

（4）通过随诊，协助临床及时了解患者的病情，给患者以治疗和恢复健康的指导。

2115. 随诊工作分为哪两大类?

通常分为常规随诊和专题随诊两大类。

常规随诊又称定期随诊，是医院和临床科室根据医疗、科研、教学需要，确定对某些疾病进行长期和定期性的随诊。专题随诊又称临时随诊，是指在指定的时间内对某一题目或所选定的病例进行一定范围内一次性的普遍随诊，并限期完成。

2116. 专题随诊种类及特点是什么?

专题随诊分为行政专题随诊和医疗专题随诊两种（随访）。专题随诊其特点是对随诊的时间性要求强。

2117. 专题随诊前需要做的工作是什么？

（1）有关科室应向随诊组提供本次随诊的目的，随诊范围、对象和期限。

（2）提出随诊的科室与随诊组共同设计好专题随诊表，表格内容应切题明确，文字通俗易懂，便于被调查者填写，使之利于收集整理。

（3）随诊组所执行的专题随诊应经有关领导审批同意后方可开展工作。

2118. 随诊工作分类方法是什么？

常见的分类方法有按随诊目的划分、按疾病随诊年限划分、按随诊工作方法等划分。

2119. 根据随诊的目的又可分为哪四类随诊？

随诊工作可分为医疗性随诊、预防保健性随诊、研究性随诊及诊断性随诊四类。

2120. 什么是医疗保健性随诊？

当患者结束在医疗机构的医疗后，还需要得到进一步的医疗指导，如什么情况下需要到医院来检查治疗，平时应当如何观察自己的健康变化，如何用药等。医疗随诊常用于因个人健康原因不便来医院就诊的患者，以及交通不便或外地的患者。

2121. 什么是预防保健性随诊？

某些特殊工种的工作人员长期处在有害环境中进行工作，接触某些有害物质，对这些职工定期进行有关健康情况的检查和监测，长期随诊了解他们的健康、发病和患病情况。如通过对接触放射线、粉尘、化工原料的职工的定期随诊，可以针对某些致病因素提出预防性措施和改善工作环境的建议，以达到消除病因的目的。

2122. 什么是研究性随诊？

当患者在医院结束诊断治疗后，为了观察疗效，对患者的病情发展状况进行追踪诊察，以了解患者的治疗效果，特别是远期疗效以及疾病的发展趋势，通过随诊取得患者所患疾病治疗后的信息资料，供临床总结分析。

2123. 诊断性随诊的目的是什么？

这类随诊主要目的在于对已经做出的诊断做进一步的核实，以辨明诊断的正确程度。这项活动的开展一般多用于医技科室。由医技部门发出的检查报告单与临床病案记录进行核查、核实诊断的正确程度，总结经验教训，提高诊断水平。诊断性随诊为了验证各临床科室或医技科室做出的诊断是否正确，需经常在医技科室之间或各科室内部，对已做出的诊断的符合情况进行核查，这种工作被称为诊断性随诊。

2124. 随诊工作方法可分为哪四大类？

（1）讯访随诊：讯访又分①信访讯访；②电话讯访；③电子邮件，短信息随诊。

（2）家访随诊：适合家访随诊的患者包括：居住本市但行走不便的患者。由于某种特殊原因，不能来医院接受复查及信访有困难的患者。

（3）门诊随诊：门诊随诊是指随诊组，通过门诊病案记录取得随诊资料的一种随诊方法，这种方法是请患者到医院门诊复查，适用于居住在本市且有条件来医院门诊进行复查的患者。

（4）住院随诊：住院随诊一般比较少见，只有当患者疾病复杂，需要做仔细的观察或进行一些有创的检查，患者不适宜在门诊检查时，才需要约定患者进行住院随诊。

2125. 什么是信访随诊？

（1）信访是传统的，也是目前最常使用的随诊方法。

（2）信访工作主要信息使用者设定信访内容，由病案管理人员协助设计格式，监控印刷。

（3）对信访的要求：对常规信访的患者，要坚持按期发信。患者不能按期寄回信访报告者，应反复发信，直至获得信息。

（4）应力求将随诊的失访率降到最低水平。

2126. 信访随诊适用的对象是哪些？

（1）就诊后外省市的患者，不便请他们来门诊复查。

（2）患者虽居住在本市，但不需要患者到医院复查或来医院检查，或行动困难不便来医院检查者。

（3）因科研专题的需要，在短时期内总结某种疾病的资料所涉及的患者。

2127. 信访随诊的方法是什么？

（1）信访是随诊工作中十分重要的手段和方法，其收集的资料范围广，可长期坚持跟踪随诊。

（2）在确定某一课题开展信访前，随诊人员需与课题组负责人制订随诊信函或随诊调查表，表格内容要切题明确，文字通俗易懂。寄发的调查表要字迹清晰地填写患者的姓名、病案号。

（3）随诊信中要礼貌地请患者或患者家属将随诊调查表清楚详细地填写，并叮嘱他们及时将调查表寄回医院随诊组。

（4）随诊信件、随诊调查表（报告单），应装入专用信封寄出。并附上回信的专用信封及邮票，尽量减轻患者的负担。

2128. 开展信访随诊应具备的物资有哪些？

（1）信封：需准备两种不同的信访专用信封，一种是寄给患者信件用的印有医院名称的信封。另一种是供患者寄回随诊调查表的专用信封，在信封上印好医院的名称、详细地址和邮政编码。

（2）信访调查表：发给患者的随诊信函包括请患者填写的随诊调查报告单、发给亡故患者家属的表示慰问哀悼的信函、发给请委托单位代随诊的信函。

2129. 信访工作操作常规有哪些？

（1）按随诊年月活动卡的登记，将到期需信访的病案取出。

（2）按病案号、患者姓名、通讯地址详细填写在信函表格及信封上后寄出。

（3）对已通知的患者未做反应者，或随诊信被退回者，应再详查随诊记录，并再次发信。

（4）反复发信未能奏效者，可向患者的工作单位、居住地区的居民委员会，公安局、派出所查询，或与患者进行其他治疗的医疗部门联系，最大限度地争取获得患者的信息。

（5）对随诊的已故的患者，在不明其死因、死亡日期的情况下，应及时向患者家属发出慰问哀悼信和病故调查表，以便进一步了解情况。

（6）注意分析死亡原因是否与原所患疾病有关，便于进行随诊统计工作时区别计算。

（7）要在死亡患者的病案封皮及随诊记录中明显标记患者死亡，以示停止随诊，防止因工作误差造成人力、物力上的浪费及给患者家属增添痛苦。

2130. 如何委托当地机构代随诊?

委托当地机构（或医疗组织）代随诊这是一种特殊的信访方式。随着改革开放、社会经济的发展，城市改造、居民搬迁和人口流动加剧，导致患者原有住址变更，用原址寄发随诊调查表往往不能到达患者手中。

为减少随诊的失访，求助于与患者有关的单位获得新的线索，再寄发随诊信件以减少随诊的失访率。采用代随诊办法的条件是经信访方式反复发信后始终得不到答复，而又无法进行家访者。

2131. 协助医院代随诊的机构通常有哪些?

（1）患者的工作单位。

（2）工厂、企事业等单位的医务室、医务所等。

（3）患者居住的当地的医疗机构（如患者的合同医院、保健所、社区医疗单位等）。

（4）患者住处的居民街道办事处。

（5）患者居住地的公安局派出所等。

2132. 电话随诊及其优缺点是什么?

随着我国电讯事业的发展和电讯设备的普及，利用电话更有利于随诊工作的开展，已经成为现代随访主要方式之一。电话随访又分为人工电话随诊和语音电话随诊。

优点：此种方法使用恰当可增进医患间的友情，体现医院对患者的关怀。不足：电话随诊也容易发生信息传递错误，以致不够尊重患者，电话询访只能在简单的紧急情况下使用。

2133. 什么是人工电话随诊?

随诊工作人员通过电话可迅速直接与患者及家属交谈，更加清晰地了解患者的情况，更加准确地进行随诊记录。这种随诊方式缩短了医患之间的距离，同时使患者感到更亲切。利用现代化的电信设施进行随诊，不论是本市患者或外地患者都能迅速地取得随诊信息，又能节省随诊经费支出，有条件的单位应很好利用。

2134. 什么是语音电话随诊?

利用语音电话的自动答录功能，主动拨叫患者联系电话，将事先录制好的语音片断根据患者的选择进行分级实时播放，根据随诊对象的选择情况计算机系统进行自动登记，以此种方式获得患者的院后随诊情况。

2135. 什么是电子邮件随诊?

随着社会的发展和科技的进步，网络技术的广泛应用，通过电子邮件询访将成为随诊工作的发展方向。它方便、快捷，传达准确率高。利用现有的 Internet 网络技术建立院后随诊平台，通过身份验证、授权登录等管理，同时进行填选网上表单，收集患者院后随诊信息，达到多渠道、多手段随诊的目的。

2136. 什么是短信息随诊?

利用现有移动通信技术，可将随诊工作制作成短信息模板，利用短信群发的形式进行随诊，短信回复内容由计算机自动收集，对格式标准的回复信息自动登入数据库，对格式不标准的信息由工作人员手工排查。

2137. 什么是微信随访?

微信随访的方法基本与短信随访相同，微信可以直接与患者进行视频和语音对话了解情况，也可以语音方式留言随访。

2138. 什么是家访随诊?

家访随诊是由随诊人员、医师单独或联合起来到患者家中深入了解患者经过治疗后的疗效、患者的健康状况等。通过笔录或填写表格取得患者随诊的信息资料。特别是随着社区医疗工作的开展，社区医务人员深入患者家庭进行医疗保健，可以对患者所患疾病按期随诊访视，它体现了国家和医务人员对患者的照顾与关怀。适合家访随诊的患者包括：居住本市但行走不便的患者；由于某种特殊原因，不能来医院接受复查及信访有困难的患者。

2139. 什么是门诊随诊?

门诊随诊是指随诊组通过门诊病案记录取得到随诊资料的一种随诊方法，这种方法是请患者到医院门诊复查，门诊随诊可以是门诊或住院治疗结束后约定患者定期来门诊检查。适用于居住在本市且有条件来医院门诊进行复查的患者。

2140. 门诊随诊的特点是什么?

（1）适用范围大，各临床科室都可采用。

（2）在门诊随诊时，应按事先设计好的表格收集信息，这种方法适用于居住在本市且有条件来医院门诊进行复诊的患者。

2141. 门诊随诊工作方法及主要事项是什么?

（1）开展随诊工作的临床科室要有专人负责门诊随诊工作，按期接待患者随诊。随诊组要有计划地用通信的方式将专科、专病的患者预约到专科、专病的门诊时间内，要求患者按预约的时间到医院门诊复查，医师要将检查情况做出随诊记录。

（2）随诊组按时将预约时间内的病案进行调阅检查，以了解患者的随诊情况，若发现患者没有按期到院复诊，要主动再次函请患者，以达到门诊随诊的目的。

（3）主要事项：①一般综合性医院医疗任务较重，为保证门诊随诊工作的顺利开展，各临床科室应指定专人和规定时间专门接待被邀随诊的患者，并做好随诊记录。②随诊组要和相关科室联系给来院随诊的患者提供方便就诊条件，如挂号室、病案科、门诊服务台等。

2142. 什么是随诊管理?

随诊管理是指对随诊医师、随诊对象及随诊疾病的病种或手术的管理。对于开展随诊工作的医院必须保证有适应的人力和物力投入，要选择合适的人从事此项工作。

2143. 随诊卡片的内容包括哪些?

患者姓名、性别、年龄、籍贯、职业、病案号、通讯处、邮政编码、诊断、电话、E－mail、治疗（包括手术及日期）、入院日期、出院日期、住院天数、出院情况、随访已知死亡及死亡原因。

2144. 随诊卡片使用方法是什么？

（1）常规随诊卡片：每一确定随诊的病例填写一张常规随诊卡片。

（2）随诊年月活动卡：每一确定随诊的病例填写一张随诊年月活动卡片，以保证按期随诊。

（3）各种疾病的随诊年月活动卡按准备随诊年、月的时间顺序放于卡片柜中。

2145. 信访随诊工作的操作常规是什么？

（1）按随诊年月活动卡的登记，将到期需信访的病案取出。

（2）按病案号、患者姓名、通讯地址详细填写在随诊信函的表格及信封上后寄出。

（3）对已通知的患者未做反应，或随诊信被退回，应再详查随诊记录，并再次发信。

（4）反复发信未能奏效者，可向患者的工作单位、居住地区的居民委员会、公安局派出所查询，或与患者进行其他治疗的医疗部门联系，最大限度地争取获得患者的信息。

（5）对随诊的已故的患者，在不明其死因、死亡日期的情况下，应及时向患者家属发出慰问哀悼信和病故调查表，以便进一步了解情况。

（6）注意分析死亡原因是否与原所患疾病有关，便于进行随诊统计工作时区别计算。

（7）要在死亡患者的病案封皮及随诊记录中明显标记患者死亡，以示停止随诊，防止因工作误差造成人力、物力上的浪费及给患者家属增添痛苦。

（8）对患者寄回的信函或调查表要在随诊卡片上登记，患者的回函请负责随诊的医师阅后归入病案内保存。将随诊年月活动卡移至下次随诊时间内。

2146. 信访工作对随诊的要求是什么？

（1）随诊组对常规随诊的信访患者，要坚持按期发信。

（2）患者不能按期寄回信访报告者，应反复发信，直至获得患者反馈的信息。

（3）在得不到患者或家属的反馈，可通过其他渠道进一步了解患者的有关信息，应力求将随诊的失访率降到最低水平。

（4）随诊组应尽可能地帮助随诊患者解决实际问题，包括联系医师，解答问题，甚至协助患者邮购药品。

2147. 计算机在随诊中的作用是什么？

（1）使用计算机随诊具有较高的准确性和效率，它首先可以明确地锁定需要随诊的患者，其次，它可以准确地按规定时间向患者发出随诊信函。

（2）随诊软件应与病案首页软件紧密结合，这样可以充分利用病案的其他信息，避免重复采取信息，避免漏随诊，而且它还可以根据医师的要求建立信息数据库，有利于数据的总结与统计分析。

2148. 随诊的组织工作的意义是什么？

建立随诊组并不是只有大型医院才有必要，而是所有医院都应当建立，除了医疗、研究、教学等提高服务质量目的外，可以增强患者对医院的信任，建立和谐的医患关系，增加医院在医疗市场中的竞争能力。

2149. 随诊工作必备的条件及要求是什么？

（1）做好随诊工作首先必须得到医院领导的重视和支持，配备足够的工作人员与开展工作必需的物资。

得到临床医疗科室和其他医技科室的密切配合协作，才能很好地开展工作。

（2）开展随诊工作应配备专用电话和电子计算机，接通宽带网，便于对患者进行调查获取随诊资料。

2150. 随诊工作对临床医师的要求是什么？

（1）患者入院时：要求临床医师应具备随诊工作的基本知识，患者入院后在询问病史和记录病历时，应注意核对随诊记录，必要时应增加一些可供随诊联系的患者亲友的通讯方式，为今后的随诊工作做好准备。

（2）患者出院时：根据情况填写随诊计划即填写病案首页随诊计划中的各项内容（随诊的时间等），以便随诊组的工作人员按要求做好随诊计划和工作安排。

（3）患者随诊时：开展随诊工作的临床科室，在门诊应有指定医师负责前来门诊的病人进行随诊，并做好随诊记录，且每周应有固定的随诊时间。

（4）尊重患者的意见：患者是否同意随诊，需要征得患者同意，必要时要做患者的工作，以得到他们的理解和支持。

2151. 住院处对开展随诊工作的责任是什么？

住院处是收集患者随诊信息的前沿，住院处的工作人员也应具备随诊工作的知识，在为患者办理入院登记手续时，应负责请患者或家属填写住院患者随诊登记表，并给予填写指导，保证内容填写准确齐全，字迹清晰。

2152. 医院对开展随诊工作应负的责任是什么？

（1）做好随诊工作的组织协调：随诊工作的开展，涉及医院内很多部门，医院应做好随诊的计划工作和组织协调工作，制订随诊工作制度，检查监督执行情况。

（2）做好相关费用的支付工作：随诊工作特别是信访需要很多的经费来完成，医院应负责这笔费用的支出，如由医院财务的医疗行政经费或由科研经费支出，不可增加患者的经济负担。医院应与所在地区邮局建立“邮资总付”合同，取得各地邮局邮资总付的登记证号，保证随诊信访工作的顺利开展。

2153. 随诊工作职责要求是什么？

（1）根据需要制定随诊病种、病例和随诊方式：随诊组要负责医疗教学、研究工作所需要的病例随访工作，根据医疗、教学、研究的要求确定随诊病种、病例和随诊方式。

（2）建立各项随诊登记：准确记录通讯地址、随诊年、月、方式、患者的反应。

（3）制定调查表并实施：根据各病种随访重点的要求，与科研人员商定并印出调查表，按时寄给患者请其答复并寄回。患者答复的文件，应转给有关医师阅后及时归入病案内存档。

（4）及时掌握工作动态：要与各科负责随诊工作的医师、部门保持联系，掌握各科工作的动态。

2154. 随诊资料对科研工作的意义是什么？

医疗技术水平的提高在于医疗实践中不断的总结经验。经验总结应以临床实践的全过程的科学资料为主要依据。而随诊工作则是提供患者出院后的情况资料。经过长期随诊的病案，提供了患者诊疗后病情变化及远期疗效的结果，通过对随诊资料的分析总结，可以得到更为全面可靠的资料，提高总结资料的科学性。特别是对提高医疗水平有较重要的参考意义。

2155. 对随诊调查报告表设计的要求是什么？

（1）设计上：随诊调查表的设计要突出调查重点，简明扼要，由各临床科室的主管医师依据不同病种及诊治的特点，以口语化的问题形式列出，以利患者填写。

（2）文字上：所涉及的文字内容，应避免使用医学术语，力求深入浅出，通俗易懂，便于患者理解，以利于调查表尽可能地被填写完整、准确，保证随诊调查报告的质量和随诊资料的使用价值。

（3）必有项目：每个调查表都应注意印有患者姓名、病案号的栏目。

2156. 随诊资料应用是什么？

（1）医院行政部门：医院行政部门可以通过随诊调查患者对医院的医疗服务的意见，根据收集的资料进行总结，有针对性地制定有关管理条例，为改善医院管理，评价医疗工作，改善医疗作风和医疗条件做参考。

（2）临床科室：可以通过分析总结随诊资料，不断提高疾病的诊断治疗水平，更好地为患者服务。

2157. 随诊统计的意义是什么？

各种信息资料只有通过统计分析才能说明事物的发展情况，随诊统计不但能为医疗、教学、科研提供重要的数据，分析调研结果，也是检验随诊工作本身质量的依据。

（1）反映随诊工作的统计指标：随诊工作统计是对随诊组工作数量与质量进行评价的依据。

（2）随诊工作数量的统计包括：某时期内常规随诊例数、专题随诊例数、家访随诊例数、接待来访例数、摘写病例摘要例数和处理患者信件等例数。随诊工作质量的统计主要是对随诊率的高低进行评价。

2158. 随诊统计的计算方法是什么？

（1）随诊率（%）：随诊率＝（期内应随诊例数－失访例数）/期内应随诊例数 ×100%。

（2）随诊失访率（%）：随诊失访率＝（期内失访例数/期内应随诊例数）×100%。

2159. 什么是疾病随诊统计指标？

对疾病随诊情况的统计是对疾病经过某种方法治疗及远期疗效评价的重要依据。只有对某种疾病疗效的长期随诊观察，才能获得不同的时期患者生存率的信息资料，只有对疾病疗效生存率的统计分析，才能做出对采取不同的治疗方法进行远期疗效的评价。

2160. 疾病随诊的统计指标是什么？

（1）某种疾病期内生存率：

某种疾病期内生存率＝（某种疾病经过治疗、期内随诊生存例数/某种疾病期内实际随诊例数）×100%

（2）某种疾病期内死亡率：

某种疾病期内死亡率＝［某种疾病经过治疗、期内随诊死亡例数（不包括其他病因死亡例数）/某种疾病期内实际随诊例数］×100%

2161. 造成失访的因素是什么？

（1）患者入院时病案首页填写的联系方式不够详细是造成失访的主要原因。

（2）患者电话、地址和单位变更：病案随诊工作是一项与患者保持长久联系的工作，如果因患者的家庭住址、单位和电话等情况变更，使随诊工作中断，将会影响随访资料的完整性，也会使随诊工作无法正常完成。

2162. 随访中问题解决办法是什么？

（1）加强宣传：提高对随诊工作的认识，宣传的对象包括医院有关领导、临床医务人员及患者，主要宣传随诊工作的重要性及意义，以取得医院和全社会对这项工作的理解与支持。

（2）收集完整翔实的患者信息资料：即严把患者初建病案关，首先要保证患者有关信息的完整性和准确性（出示患者本人身份证，核实患者身份真实有效）。

（3）电话随访多渠道查询：在日常的随诊工作中除患者及联系人的电话随诊之外，还要多渠道的从病案中获取患者通讯方式（如住院证、各种签字单、医疗证明文书等），并继续查询患者随诊所需数据、工作单位、主管部门、街道、户籍所在地派出所、街道办事处等方式，以获得所需的随诊信息。

（4）本市患者适当采用家访辅助：对重点随诊病种的本地患者，采用患者家访及走访、户籍所在地派出所、街道办事处等方式，以获得所需的随诊信息。

2163. 按病种随诊模式的优势是什么？

经考察论证，真正服务于临床、服务于科研的随诊方式是以病种分配随诊人员的工作内容，这样每名工作人员的随诊病种长年固定且单一，有利于深入钻研单病种的随诊业务，其中包括随诊病种的常规诊治常识、治疗常识、护理常识、中医治疗及膳食调理基本常识等，使随诊人员能对所随诊的病种有一个系统全面的了解，通过长期的日常工作及不断钻研将使随诊人员对于自己所负责病种的随诊业务完全精通，与患者沟通时不但对医疗专业问题对答如流，还能为患者提供中医、膳食等多方面的良性建议，这样有利于与患者沟通、联系，并努力与患者成为朋友，使患者能积极与随诊工作人员配合，甚至主动与随诊人员联系，这将改变随诊工作的被动局面，并通过长期细致的工作，最终获得患者准确、详细的愈后健康信息，服务于医院临床科研的使用。

2164. 什么是分级随诊？

医院以各临床科室为单位，按随诊要求将病种分为若干个级别（标准由医院自行制订），建立单病种分级随诊管理体系，对于全院的专题随诊工作构想提出按单病种进行分级随诊的方案。

2165. 单病种分级随诊管理体系是什么？

Ⅰ类随诊病种：对于随诊意义最为重大的、发病人数稀少的罕见疾病病种。

Ⅱ类随诊病种：随诊意义重大的、发病人数较少的疾病病种。

Ⅲ类随诊病种：随诊意义大且发病人数较多的医院主力科室重点疾病病种。

Ⅳ类随诊病种：其他常规随诊的疾病病种。

2166. 院内分散随诊的弊端是什么？

（1）增加医师的工作量，使随诊工作出现重复性劳动，同时增加与患者之间的矛盾（如患者已死亡的情况等）。

（2）由于没有统一的集中管理，各临床治疗组或个人自行进行随诊，各行其是将收集、整理的随诊通讯方式、变更后地址、联系人及随诊信息等资料分别管理产生混乱局面，造成资料丢失、损耗、销毁等情况；给随诊信息收集、管理、查询及利用造成严重影响。

（3）分散管理的随诊信息资料，无法统一、无法合理的管理，给全院临床所需利用造成极大的影响，这是医院医疗信息资源共享的巨大损失。

2167. 整合社会可用信息资源的意义是什么？

（1）随访工作只有融入社会，实现医院信息资源共享，才能达到全社会的信息资源共享。

（2）随诊工作现代化、计算机的实施以及随诊工作人员素质的不断提高，医院随诊工作一定能跃上一个新的台阶，使有效随访率达到国际标准，并为医院医疗、科研和教学提供高品质的服务。

（3）整合社会可用信息资源，营造有利于信息资源的良性循环。

2168. 随诊率综合分析调查结果是什么？

（1）根据初步的调研我们发现各医院在随诊工作的开展中，1984～1990 年间的有效随诊率是最高的，有些医院甚至可以连续几年达到随诊率 90% 的国际标准。

（2）从 1994 年至今各医院随诊率均属于直线下降的趋势，个别医院的随诊率甚至小于 10%。

（3）能够保持相对较高随诊率的医院均属于该院对随诊工作较为重视、支持，能为随诊工作投入资金（如开通长途电话等）。

（4）改革开放的深入、国民经济的发展、住地的迁移、人事的变动等，使医院的随诊工作陷入了前所未有的困境。

2169. 提高随诊有效率可采用哪些措施？

（1）建立多元化随诊方式：随着移动通讯技术、网络平台等高科技发展，手机、短信、E－mail、微信等通讯技术的普及，医院的随诊工作可以重组、整合、完善和发展。

（2）借助医院 HIS 系统建立随诊数据中心：在 HIS 系统的基础之上，充分利用原有的数据信息，不断开展新业务、调整工作流程，不断细化和标准化，使之能够最大限度符合医院的实际需要，使医院的信息资源均可直接利用。

2170. 如何制定随诊人员的编制？

（1）国家对医院随诊人员的编制没有明确的规定。建议担负医疗、教学、科研任务，病床位在 500 张以上的医院，临床科室都应配备 1～2 名随诊人员。

（2）病床位编制不足 500 张的医院可酌情配备随诊人员，也可以联合多个科室共同配备随诊人员，共同完成随诊任务。

（3）随诊人员的工作不仅是院外随诊，也包括到入院患者床边访视，与患者及家属沟通，建立良好的医患关系，为日后随诊打下良好的基础条件。

（4）随诊工作的深入开展，随诊对象日益增多，可应适当增加随诊人员。

2171. 随诊工作发展的必要条件是什么？

现代化的病案随诊要求培养具有高素质的随诊专业人员外，还要完成日常随诊的软件开发与利用、建立随诊中心数据库、搭建院内随诊信息共享平台。

整合社会可用信息资源、建立单病种分级随诊管理体系、与全国各级卫生医疗机构建立联系，借助专业学术组织不断完善和改进日常随诊工作，使之成为辅助疾病临床诊断、治疗的重要依据。建立院内的病案随诊中心及学术机构，使随诊工作更加标准化和制度化。

2172. 恶性肿瘤随诊国际标准是什么？

由国际抗癌联盟（UICC）组织提出的，肿瘤有效随访率要达到90%以上，才有实用价值。

2173. 什么是患者家访制度？

（1）根据临床、科研、教学的需要，由临床医师确定家访的对象，并将患者家访的目的及需要调查的内容（其中家族调查的患者需作特殊说明）上报医务处审批。

（2）对于有重大临床、科研价值的病例，经医务处审批通过后，将需家访的患者名单、调查表及完成时限书面通知病案随诊室。

（3）随诊室对每位患者的家访工作均要有计划、有准备、有记录，工作人员要对家访的患者情况（家庭住址、工作单位及联系人等）进行分析，制定患者家访计划及时间表。

（4）工作人员根据患者的家庭住址、工作单位地址等相关信息确定适宜的交通工具及行车路线，并将全部行程的费用、计划及时间表报医务处，经批准核实后方可家访。

（5）患者家访工作中要尊重患者及其家属，互相信任，礼貌待人，诚心诚意。如碰到不配合此项工作患者及其家属应讲明道理、耐心说服。

2174. 患者召回制度是什么？

（1）根据临床、科研、教学的需要，由临床医师确定召回的对象，并将患者召回的目的及所需检查内容（其中对患者免费的检查项目需作特殊说明）上报医务处审批。

（2）对于有重大临床、科研价值的病例，经医务处审批通过后，将需召回的患者名单、免费检查项目及召回时限书面通知病案随诊室。

（3）随诊工作人员根据医务处提供的患者召回名单联系患者，说明并告知患者召回的原因、检查项目、加查项目以及来院时间等内容后，反馈医务处及申请医师本人。

（4）患者召回工作中如遇到对此项工作有疑义的患者及其家属，要讲明道理、耐心说服。如碰到拒不配合的，要写明原因通报医务处及申请医师本人。

（5）随诊室工作人员负责接待召回的患者，并负责联系通知医务处及申请医师，做好患者门诊就诊及检查的相应辅助工作。

2175. 患者来访接待制度是什么？

（1）随诊室工作人员必须经过严格、正规仪态仪表岗前培训，以及具有较强的医疗随诊业务能力方能上岗。

（2）上岗时必须着装整洁、佩戴胸牌，工作时间保证随诊室始终有接待人员，不得擅自脱岗、空岗。

（3）对来访的患者态度和蔼可亲，仔细、认真地对待每一个患者的提问，并耐心、细致地逐一给予答复。

（4）“首问负责制”，谁第一个接待的来访患者，谁要对患者负责到底，责任到人，不推诿、不拖拉。

（5）处理问题应迅速、及时、准确，不断提高业务水平，提供高效率的接待服务。如遇到无法解答的临床专业问题，要及时询问负责随访工作的临床医师后予以答复。

（6）体谅患者，不计较患者的态度，遇到无理取闹解释不清或难以解释的问题，及时上交随诊室组长。

（7）对出现的每一个问题应进行反思，不断总结经验教训，找出更好的解决问题的办法，提高窗口服务水平。

第二十章 住院患者信息采集

2176. 什么是住院患者信息？

（1）真实反映住院患者的自然属性和社会学属性的各类信息数据属于住院患者信息。

（2）从病案专业角度来讲，它特指在患者本次住院过程中，医疗机构通过各个环节采集的、与患者本次住院有关的个人社会属性信息和医疗信息。

（3）包括入院登记部门采集的患者个人（身份证明）基本信息、门诊诊断信息以及病房和医技科室采集的患者临床医学信息等。

2177. 住院患者信息采集包括哪些？

（1）入院登记部门：包括住院处或称住院登记处、入院处。采集患者个人基本信息，即患者身份证明资料及初诊医疗信息的工作。

（2）临床部门：包括病房和医技科室。采集住院患者具体医疗信息的工作。

（3）出院结算部门：采集患者本次住院费用信息的工作及其他。

2178. 住院患者信息采集工作的意义是什么？

（1）医疗作用：现代的医疗活动实际上是一项系统工程，医疗机构的各个部门间既分工又协作，相关部门间主要靠“病案”这一信息载体传递患者临床信息，开展医疗活动。甚至可以得出这样的结论，没有患者信息采集工作，就不可能形成医疗备忘录—“病案”；没有“病案”也就难以顺利开展医疗工作，更无法提高医疗质量。

（2）临床研究与临床流行病学研究作用 临床医学的创新与发展，需要对已有的临床案例做研究和总结，通过有计划的患者信息采集工作收集相关信息，形成资料集，有助于服务此目的。

（3）教学作用：病案记录了人们对疾病的认知与治疗过程，实践性强，是临床教学的“活教材”。临床教学间接受到患者信息采集工作的影响。

（4）医院管理作用：通过患者信息采集形成的病案资料，能统计加工出医院管理工作需要的许多重要指标信息。

（5）医疗付款凭证作用：我国的医改工作逐步向医疗保险制度推进，无论是政府主导的基本医疗保险，还是市场主导的商业医疗保险，都需要拿病案资料作为付款依据，这一点对医疗机构来说至关重要。因此对患者信息采集提出了严格的规范的要求。

（6）法律依据：由于医疗结果的偶然性大、风险高，医学仍存在对人体认识的未知数，医疗意外与事故的发生不可避免。如果患者信息采集工作不真实、不客观，信息记录不完整，医疗机构将陷入不能自我举证的司法困境。

（7）其他：在形成市场经济的过程中，我国卫生领域一直在推进政府主导的区域卫生规划工作，研究如何合理配置利用有限的医疗卫生资源。该研究的很多信息来自于患者信息采集形成的卫生统计资料。

2179. 住院工作统计常用指标包括哪些？

（1）入、出院动态基本指标：入院人数、出院人数、出院患者数（包括治愈、好转、未愈、死亡人数、转院人数）、转科转区人数和其他人数。

（2）病床使用统计基本指标：期末实有病床数、实际开放总床日数、平均开放床日数、平均开放病床数、实际占用总床日数、出院者占用总床日数。

（3）手术统计指标：住院手术总例数、手术并发症例数、手术切口类别（Ⅰ、Ⅱ、Ⅲ切口）和愈合等级统计（甲、乙、丙级）。

（4）诊断符合情况统计指标：门诊与出院、入院与出院、术前与术后、放射与术后、临床与病理（每个指标均分为：符合、不符合、未确诊、不做诊断符合统计、不确定）。

（5）产科分娩婴儿情况：活产、死产、死胎、产伤、窒息、出院、转科、死亡、院内感染名称。

（6）住院患者疾病分类统计与居民疾病损伤死亡原因分类统计。

（7）其他统计数据：陪床人天数、危重患者抢救例数、危重患者抢救成功例数、院内感染例数。

2180. 住院患者信息采集与医院统计的关系是什么？

（1）住院工作统计是医院统计的重要组成部分，住院患者信息采集工作与医院统计工作，是一条流水线上的两个环节，信息采集在前，医院统计在后。

（2）两者的执行人员是不同的，住院统计工作一般由医院病案信息统计专业人员负责，而涉及住院统计指标的多数原始数据来源于病案首页，住院处是第一个接触住院患者的龙头单位，是采集患者基本信息的源头。

（3）在为患者办理入院手续时必须真实、详细、完整地登记患者的身份证明资料，有关医疗信息内容由经治医师采集并填写。

从质量上来说，住院统计工作质量几乎完全依赖于患者原始信息采集工作质量，医师准确收集并正确填写有关内容至关重要。因此，医院病案管理部门、信息统计部门应定期对医师做专业宣传、培训，并对新来的医师做好相关岗前教育。

2181. 常见医用表格主要有哪两类？

（1）第一类是住院处（或称入院登记处）等医疗辅助部门使用的各种信息登记表，如：住院证（或称住院通知单）、住院患者登记表、住院病案首页（部分内容）、患者入院须知。

（2）第二类是临床医疗部门填写的各种临床信息表单，如，住院病案首页部分内容、死亡报告单、专科表格式入院记录/入院病历、病程记录、术前记录、手术审批单、麻醉记录、手术记录、术后病程记录、出院记录或死亡记录、会诊单、特殊检查报告单、特殊治疗记录单、尸检报告、配血单、检验记录单/报告单、医嘱记录、体温单、护理记录、患者知情同意书等。

2182. 住院证的作用是什么？

（1）作为传递拟住院患者部分基本信息的载体。

（2）作为患者的住院申请书和通知书。

（3）有的住院证标注有住院须知条款，具备简单告知功能和约定功能。

2183. 住院证基本格式是什么？

常见的格式是三栏式：

（1）一栏是患者初诊信息栏，一般包括病案号、姓名、性别、出生年月、就诊科别、病室、初步诊断、病情、可能住院天数、诊断医师签字等。

（2）二栏是患者社会信息栏，一般包括患者身份证号、婚姻状况、职业、患者家庭住址、电话、邮编、患者工作单位、联系人、联系电话、医疗费报销方式等。

（3）三栏是住院须知栏（部分医疗机构没有此栏），包括收取住院预交金、办理入院手续流程、简单的入院患者行为要求等。

2184. 住院患者登记表的作用是什么？

（1）在信息系统不完善、病案信息化管理尚未完全实现的医疗机构，目前仍然在使用住院患者登记表。

（2）住院患者登记表一般由住院处（或入院处）的入院登记人员依据住院证（或住院通知单）记录的患者信息，结合即时采集的患者其他信息填写完成。

（3）它不是住院病案的组成部分，而是住院处向病房、病案信息统计科传递住院患者信息的工具。

2185. 住院患者登记表基本格式是什么？

根据各自实际需求，医疗机构目前使用的住院患者登记表有一份一联、一份二联和一份三联几种情况。

常见的格式是一栏式，包含患者基本信息和病情及就诊信息，也有付费类别信息，如患者病案号、姓名、性别、出生年月、籍贯、身份证号、婚姻状况、职业、患者家庭住址、电话、邮编、患者工作单位、联系人、联系电话、就诊科别、病室、初步诊断、病情、初步诊断、可能住院天数、介绍入院医师、医疗费报销方式等。

2186. 如何准确收集患者身份证明资料？

（1）患者身份证明资料是医院确认患者的信息，对医院的全部医疗工作至关重要，必须在患者就诊的第一时间完整准确地收集、大力宣传实名制就医，严格把关。

（2）门、急诊患者从挂号开始，住院患者从办理入院登记起就要收集。

（3）2003 年 SARS 流行期间，北京市执行看病实名制挂号的规定，实行数年效果良好。

（4）2007 年实行的医保患者就诊“一本通”，病历手册上注明了患者姓名，医保号，身份证号和条形码。杜绝了冒用现象。

（5）作为病案信息的管理人员必须倍加关注患者信息的收集，不能完全依靠他人或其他部门，做好各有关部门的协调工作。住院处转来的住院患者登记表要认真审核，遇有模糊项目应在患者住院期间与患者核对。

2187. 住院患者身份证明信息收集的程序是什么？

（1）住院患者身份证明信息资料的收集，自患者所持医师开具的住院证到住院处预约登记住院时开始。

（2）接待患者时立即发给一张“患者入院须知”，交代患者认真详尽的填写个人信息并在办理入院手续时交回。

（3）在收回的住院患者身份证明信息资料时，负责接待人员必须认真审查，对项目填写不全的立即补充填齐。

（4）此单随患者送入病房由护士将其归入病案夹内。

2188. 如何保证患者信息收集的真实准确？

（1）患者个人基本情况由患者或家属填写；入院须知阅读后由患者签名或家属代签名，对患者即产生一定的约束力。

（2）收集患者身份证明信息时，要认真核查，确定无误方可输入计算机将患者信息传入病案首页中保存。杜绝或减少了患者更改姓名和身份证明资料的麻烦，有利于维护病案信息的准确性。

（3）患者入院须知单由患者或家属签名后可作为法律依据保存在病案内，有助于利用患者信息资料开展随诊工作。

2189. 住院病案首页的作用是什么？

（1）病案首页是病案信息的综合反映，浓缩了整份住院病案中最重要的内容，是医疗、医院统计、医疗管理和临床医学研究重要的原始数据。

（2）它的作用不断延伸、扩展，对病案首页信息数据进行统计分析，可为医院的管理和决策提供依据。

（3）病案首页的信息资料也是国家卫生统计信息的主要来源，集中反映了我国卫生状况，为国家卫生资源投入，管理及决策提供依据，也是医疗纠纷处理、医疗保险付款的依据。

2190. 病案首页是哪年修订的？

目前我国使用的全国统一病案首页是国家卫生部对 1990 年颁发的住院病案首页项目基本格式进行修改后，于 2001 年 10 月 11 日卫医发〔2001〕286 号文件下发全国使用的。

修改后的病案首页将更加符合《统计法》、医院管理、基本医疗保险和国际疾病分类 ICD－10 的要求，便于填写。

2191. 病案首页项目修改后说明什么？

（1）费用类别：更改后的费用类别被用红色字体标明的“医疗付款方式”红色方格所代替。红色方格内填入规定的以阿拉伯数字代表的不同医疗付款方式。因医疗付款不同，而在患者出院结账时不同，红色字标意在醒示医师、病案、挂号、住院处等工作人员准确确认住院患者付款方式。

因城镇职工基本医疗保险制度正在建立，多种付款形式并存，故此病案首页中有 5 种付款方式。

（2）增加第 X 次住院：为两次及两次以上住院患者住院次数提供排序。

（3）婚姻：按国际规定的阿拉伯数字表示的婚姻状态填写。

（4）将原入院科别至住院天数在项目排序上做了调整，便于医师书写。

（5）将“转科情况”改为“转科科别”，便利了转科 2 次以上情况的书写。

（6）出院诊断中删除“并发症（含手术、麻醉）”，合入其他诊断项目中，与 ICD－10 编码原则相统一。

（7）“院内感染”改为“医院感染”。

（8）出院情况：出院五种情况按部标分别用阿拉伯数字代表，保证医学统计的标准化。

（9）为保证 ICD－10 编码的准确，并充分利用有限的版面，将“病理诊断”提前。

（10）增加 HbsAg、HCV – Ab、HIV – Ab。

（11）增加诊断符合情况项目，其中包括“门诊与出院”“术前与术后”“临床与病理”“放射与病理”。

（12）医师签字中增加了主（副主）任医师、进修医师、研究生、实习医师项目。

（13）为提高病案质量，确保医疗安全，增加病案质量检查质控医师、质控护士签字和检查时间。

（14）完善了与手术相关的项目。并在顺序上进行了调整，将作为定语的“手术”改为“手术、操作”，并将“手术、操作编码”项目调整为首位，在“手术、操作医师”项目中增加了术者、Ⅰ助、Ⅱ助。将“麻醉”项目改为“麻醉方式”，将“切口”项目改为“切口愈合等级”，并增加了“麻醉医师”项目。

（15）在住院费用中增加了“护理费”“麻醉费”“婴儿费”和“陪床费”，并将“治疗”改为“诊疗”，删除“中药”，增加“中成药”“中草药”。

（16）增加“手术、操作、治疗、检查、诊断为本院第 1 例”项目。

（17）血型项目增加了 Rh 血型。

（18）增加了“输血反应”项目。

（19）增加了“输血品种”项目。

（20）病案首页背面中空白部分留给各省级卫生行政部门结合医院类别增加具体项目。

2192. 患者信息采集操作流程经历哪四个阶段？

（1）门、急诊对患者初诊信息的采集阶段。

（2）住院登记部门对入院患者基本信息的采集阶段。

（3）临床医疗部门对住院患者医疗信息的采集阶段。

（4）病案管理部门对住院患者各种信息资料的整理归集阶段。

2193. 患者初诊信息采集的内容包括哪些？

（1）采集执行者一般是门、急诊医师和挂号员。

（2）在患者建立门、急诊病案时，挂号员要收集患者的身份证明资料，内容包括患者基本社会学信息，如姓名、性别、年龄、籍贯等。

（3）临床诊断医师记录患者初诊基本信息，如就诊科室、病情、初步诊断等。

（4）医师一般通过直接问答结合辅助检查方式获取患者相关信息。

（5）信息一般记录在两个载体上：门诊病案和住院证（或住院通知单），其中住院证（或住院通知单）上记载的信息即是住院患者信息采集的起点。

2194. 入院患者基本信息采集的内容是什么？

（1）采集执行者一般是住院处的登记人员。

（2）采集并打印患者的基本信息项目即患者身份证明资料，如姓名、性别、身份证号、户口地址等；同时也包括住院证（或住院通知单）传递的医疗信息，如初步诊断、病情等。工作人员一般通过现场问答方式完成信息采集。

（3）信息一般记录在住院登记表上；部分已实现信息化管理的医院直接将采集的信息录入 HIS 系统，通过局域网传递给下一环节。

此阶段的关键点在于信息质量，必须保证信息准确、客观。难点是各种原因导致某些信息采集困难，如昏迷患者，工作人员很可能无法采集到患者姓名，身份证号码等。

2195. 临床对住院患者信息采集的内容是什么?

（1）采集工作执行者主要是病房主管医师、护士、医技人员。这是整个住院患者信息采集工作中最重要的环节。

（2）采集内容包含患者所有医疗信息，如病程记录、护理记录、各种化验检查单等。这个阶段采集的所有信息都应根据病案书写规范和病案格式规范，在上级医师和病案专业人员的培训指导下记录书写。此阶段经常出现的不规范问题是缺项，如缺少某次查房记录、缺少抢救记录等。

（3）患者出院后，医师完成病案首页的专业内容填写，经上级医师签字，完成的出院病案转交病案部门。

2196. 病案科对住院信息收集整理指的是什么?

病案科对住院患者各种信息资料的收集，可归纳为整理归集阶段。主要是指对出院患者的所有住院资料进行收集、整理、审核、装订成册、编码归档，使之形成可以重复利用的一个完整的信息资料——住院病案。

2197. 按国家标准病案首页填写要求包括哪些?

（1）凡栏目中有“□”者，需要在“□”内填写适当数字，栏目中没有可填内容者，在填写处填写“—”。如联系人没有电话，在电话处填写“—”。

（2）医疗付款方式分为：①社会基本医疗保险；②公费医疗；③大病统筹；④商业保险；⑤自费医疗；⑥新农合；⑦其他。应在“□”内填写适当数字。

（3）职业：须填写具体的工作类别，如车工、纺织工、小学教师、工会干部等，不能笼统填写工人、干部。

（4）身份证号：入院时要求按身份证填写身份证号，住院患者身份证号除极个别因外伤昏迷等特殊情况而无法采集者外，必须填写。

（5）工作单位及地址：指就诊时患者的工作单位及地址。

（6）户口地址：按户口所在地填写。

（7）转科科别：如果超过一次以上的转科，用“→”连接表示。

（8）实际住院天数：入院日与出院日只计算一天（算出不算进）。

（9）门、急诊诊断：指患者在住院前，门诊就诊医师所确定的诊断，以住院证上的门诊诊断为依据。

（10）入院时情况：①危：指患者生命体征不平稳，直接威胁患者的生命，需立即进行抢救的；②急：指急性发病、慢性病急性发作、急性中毒和意外损伤，须立刻对患者和伤者明确诊断和治疗的；③一般：指除危、急情况以外的其他情况。

（11）入院诊断：指患者住院后由主治医师首次查房确定的诊断。

（12）入院后确诊日期：指明确诊断的具体日期。

（13）出院诊断：指患者住院期间医师所确定的最后诊断。①主要诊断：指对身体健康危害最大，花费医疗精力最多，住院时间最长的疾病诊断。产科的主要诊断是指产科的主要并发症或伴随疾病；②其他诊断：除主要诊断及医院感染栏目中还要重复填写，但不必编码。

（14）医院感染名称：指在医院内获得的感染疾病名称，不包括入院时已存在的感染。当医院内感染成为主要治疗的疾病时，应将其列为主要诊断，同时在医院感染栏目中还要重复填写，但不必编码。

（15）病理诊断：指各种活检、细胞学检查及尸检的诊断。

（16）损伤、中毒的外部原因：指造成损伤的外部原因及引起中毒的物质，如意外触电、房屋着火、公路上汽车翻车、误服农药中毒。不可以笼统填写车祸、外伤等。

（17）治愈：指疾病经治疗后，疾病症状消失，功能完全恢复。当疾病症状消失，但功能受到严重损害者，只计为好转，如肝癌切除术，胃毕Ⅰ型切除术。如果疾病症状消失，功能只受到轻微的损害，仍可以计为治愈，如胃（息肉）病损切除术。

（18）好转：指疾病经治疗后，疾病症状减轻，功能有所恢复。

（19）未愈：指疾病经治疗后未见好转（无变化）或恶化。

（20）死亡：指住院患者的死亡，包括未办理住院手续而实际上已收容入院的死亡者。

（21）其他：包括入院后未进行治疗的自动出院、转院以及因其他原因而离院的病人。

（22）ICD－10：指国际疾病分类第10版，2008年第2版。

（23）药物过敏：须填写具体的药物名称，无药敏史应注明“未发现”。

（24）HBsAg：乙型肝炎表面抗原。

（25）HCV－Ab：丙型肝炎病毒抗体。

（26）HIV－Ab：获得性人类免疫缺陷病毒抗体。

（27）输血反应：指输血后一切不适的临床表现。

（28）诊断符合情况：指后者与前者比较后的结果判断。

（29）抢救：指对具有生命危险（生命体征不平稳）患者的抢救，每一次抢救都要有抢救记录和病程记录（包括抢救起始时间和抢救经过），无记录者不按抢救计算。

（30）医师签名（另见）。

（31）手术、操作编码：指ICD－9－CM－3的编码，2008年版。

（32）手术、操作名称：指手术及非手术操作（包括诊断及治疗性操作）名称。

（33）麻醉方式：指麻醉的方式，例如针刺麻醉、全身麻醉、局部麻醉、硬膜外麻醉等。

（34）切口愈合等级（另见）。

（35）费用：如果医院已采用计算机计费，则费用各栏可以不印在病案首页上。否则，要指定病案人员或统计人员填写，数据由住院收费处提供。

（36）尸检：在患者死亡后，尸检不能立即出报告。当尸检报告送达病案科后，应立即填写此栏。

（37）随诊：指需要随诊的病案，由医师根据情况指定并指出随诊时间。

（38）示教病例：指有教学意义的病案，需要做特殊的索引，以便医师查找使用。

（39）病案质量：按医院评审标准和病案书写规范要求填写。

（40）本病案首页为国家标准病案首页，各项目为卫生部要求填写的基本项，如各省、市、自治区甚至具体某个医院有自己的特殊需求，可以在病案首页后面添加项目。

2198. 医院感染的标准是什么？

（1）泌尿道感染：有下列情况之一者即可诊断为泌尿道感染。①出现临床症状或体征；②尿常规出现脓细胞或白细胞数＞10；③细胞学定量培养法证明有意义的菌尿（即细菌数＞10/ml）或在多次尿培养中出现大量的同一细菌。

（2）下呼吸道感染：出现咳嗽、发热、脓性痰和（或）阳性体征，或原有呼吸道感染而出现明显加重者（细菌学调查或X线检查不是必需的）。

（3）胃肠道感染：出现临床症状或体征，且粪便培养出沙门菌、耶尔森菌或其他病原菌。如果没有阳性粪便培养结果，只要有很充分的流行病学资料证实有医院交叉感染存在时，也可以认为是医院感染。

（4）心血管感染：发生于心瓣膜、心包、心肌及血管等部位的感染（细菌学培养阳性不是必需的）。

（5）烧伤感染：伤口中有脓性分泌物排出。

（6）术后伤口感染：在外科伤口中有脓性分泌物排出和（或）出现典型的感染症状（培养不是必要的）。对于原有感染的伤口，如果从临床上或细菌学上证明是一次新的感染，亦可诊断。

（7）皮肤感染：从皮肤病灶、溃疡、肿块或其他损伤部位有脓性物排出，包括有典型的症状而皮肤完好者。

（8）腹腔内感染：腹腔内出现脓肿或腹膜炎。

（9）骨髓感染：有典型的临床症状，或即使没有临床表现而出现有意义的X线结果，即可诊断（细菌学检查不是必需的）。

（10）败血症：只有得到有意义的阳性培养结果时，才能诊断。

（11）脑膜感染：有临床症状或脑脊液培养阳性。

（12）针刺部位感染：在针刺的部位有脓性分泌物或出现典型的感染体征（血栓性静脉炎，只有当原有抽出的针管分离培养得到阳性结果才认为是感染）。

2199. 什么是诊断符合情况？

（1）符合：是指主要诊断完全相符或基本符合（存在明显的相符或相似之处）。当所列主要诊断与相比较诊断的前三个之一相符时，计为符合。

（2）不符合：是指主要诊断与所比较的诊断的前三个不相符合。

（3）不肯定：是指要对比的诊断是以症状、体征或检查发现代替或是疑诊，因而无法做出比较。

（4）临床与病理：是指病理诊断与出院主要诊断相符合的。

2200. 病理诊断与出院主要诊断相符合的标准是什么？

（1）出院主要诊断为肿瘤，病理诊断无论良、恶性均视为符合。

（2）出院主要诊断为炎症，病理诊断是特异性或非特异性感染均视为符合。

（3）病理诊断与临床前三诊断中之一相符计为符合。

（4）病理诊断与出院前三诊断中之一不相符合计为不符合。

（5）指病理报告未作诊断结论，但其描述与前三诊断相关为不肯定。

2201. 如何计算抢救次数？

（1）抢救次数：经抢救的患者如果在病情平稳24小时以上再次出现生命体征不平稳者而进行抢救者，按第二次抢救计算。

（2）抢救成功次数：如果患者有数次抢救，最后一次抢救失败而死亡，则前几次抢救计为抢救成功，最后一次为抢救失败。

（3）慢性消耗性疾病患者的临终前救护不按抢救计算。

2202. 医师签名包括哪些？

（1）医师签名要能体现三级医师负责制。三级医师指住院医师、主治医师和高级职称者。科主任签名在三级甲等医院中，可以由病房主管医师（必须是高级职称）代签，病案首页可以不印刷或不填写，其他级别的医院必须由科主任亲自签名，如有特殊情况，可以指定其他主管病房医师代签。

（2）主治医师：在一些医院中主治医师是指负责管理若干名住院医师的主治医师、副主任医师或主任医师，是病房医师工作组的负责人。

（3）主任医师和副主任医师一栏对于一些只配置有主治医师（经治医师）的医院，病案首页可以不印刷或不填写。

（4）研究生、实习医师一栏在病案首页中可以不印刷或不填写。

（5）进修医师：对于没有进修医师的医院病案首页可以不印刷或不填写。

（6）编码员：指负责病案编目的分类人员。

2203. 医师填写疾病诊断的责任是什么？

（1）病案首页的内容主要是由医师采集，疾病诊断及手术操作也是由医师确定或直接操作，因此医师对病案首页的填写及填写质量负有全部责任。

（2）病案首页上所有项目都有意义，如电话号码、地址等，这些是与患者联系的方式，是今后临床随诊工作的依据。

（3）疾病分类是根据疾病诊断名称进行的，也就是说疾病诊断名称是分类的基础，没有诊断名称就没有疾病分类，诊断名称填写不好，疾病编码也必然好不了。因此，临床医师填写诊断是疾病分类工作一个关键步骤。

（4）各级临床医师对疾病诊断书写都负有责任，经治医师负责诊断填写，是直接责任人。上级医师对青年医师负有严格要求和指导责任，科主任负有检查、审修责任。

2204. 疾病诊断的填写要求是什么？

（1）传统的疾病诊断书写方式是按病因诊断、病理生理诊断和临床表现顺序填写的。

（2）从疾病分类方面考虑，传统的填写方式总体上与分类要求一致，因为疾病分类主要也是强调按病因分类。

（3）传统的填写方式也存在不符合要求的方面。疾病的病因是一个总的情况，它不能反映疾病的严重程度时，单纯填写病因诊断是不合适的。

（4）对于非病因诊断而住院的患者，疾病分类还要有相应的主要诊断选择规则。不管疾病诊断采用何种填写方式，疾病诊断的完整性是最为重要的。

2205. 影响疾病编码的因素包括哪些？

（1）疾病诊断的构成包括：“病因＋病理＋部位＋临床表现”这也是影响疾病编码的因素。

（2）并不是每一个疾病诊断都必须含有“病因＋病理＋部位＋临床表现”。

（3）病理只是对肿瘤形态学和肾病综合征分类有影响。换言之，对于一般的诊断就不必含有病理诊断。

（4）对于病因不清、部位不确定的诊断或者全身性的表现，有时单一的临床表现也可以作为诊断名称，例如腹痛、发热。

（5）一般的疾病诊断都含有的成分是部位＋临床表现，例如脑膜炎、脊柱前凸。这两个主要成分称之为核心成分。

（6）有些诊断还包括了病因＋部位＋临床表现三个部分，例如结核性胸膜炎、肠病毒性脑脊髓炎。

（7）医师在填写诊断名称时，一定要尽量将上述的成分描述清楚，不能只写类似“心肌梗死”这样的诊断，因为“急性”“慢性”“复发性”“透壁性”“心内膜下”和具体的部位都直接影响编码的结果。

（8）在无法确诊的情况下，“心肌梗死”也是可以编码的，只是编码的特异性差，今后在资料利用时的价值也就低。

2206. 疾病诊断的填写顺序是什么？

（1）主要治疗的疾病在前，未治的疾病及陈旧性情况在后。

（2）严重的疾病在前，轻微的疾病在后。

（3）本科疾病在前，他科疾病在后。

（4）对于一个复杂的疾病诊断的填写，病因在前，症状在后。

2207. 主要诊断选择规则包括哪些？

住院患者情况很复杂，有因疾病就医，也有因创伤或中毒就医，还有因康复性治疗或疑诊而住院观察等。总而言之，不管到医院求医者是否存在病理上或精神上的损害，凡医院向其提供了医疗服务，他将被视为患者。而每一个患者出院都应得到至少一个的诊断，即使是无病也有一个诊断。对于有多个疾病诊断的病人，就需要选择主要诊断。

2208. 主要诊断选择总则包括哪些？

（1）总则：在本次医疗事件中，选择对健康危害最严重，花费医疗精力最多，住院时间最长的诊断名称为患者的主要诊断。

（2）对于复杂诊断的主要诊断选择，如果病因诊断能够包括一般的临床表现，则选择病因诊断。如果出现的临床症状不是病因的常规表现，而是疾病某种严重的后果，是疾病发展的某个阶段，要选择这个重要的临床表现为主要诊断，但不选择疾病的终末情况，如呼吸循环衰竭不能作为主要诊断。

（3）对已治和未治的疾病，选择已治的疾病为主要诊断。

（4）患者由于某些症状、体征或异常检查结果而住院，治疗结束时仍未能确诊，其症状、体征或异常发现可以作为主要诊断。

（5）因怀疑诊断住院，在出院时仍没有确诊，怀疑诊断要按肯定诊断编码，而且可作为主要诊断。而经调查后排除的可能情况要分类到 Z03. –（对可疑疾病和情况的医疗观察与评价）。

（6）当多个诊断没有一个更为突出，而多诊断又可分类到一个被称为“多发……”的类目时，选择“多发……”类目的编码为主要编码，而对所列出的逐个情况可加用选择性附加编码。这样的编码主要用于与 HIV 病有关的情况以及损伤和后遗症。

（7）当两个疾病或一个疾病伴有相关的并发症，而此时有合并类目的编码可以表示时，就要选择合并编码作为主要编码，不能将其分开编码。

（8）后遗症的类目（B90 – B94，E64. –，E68，G09，I69. –，O97，T90 – T98，Y85 – Y89）是用来指出不复存在的情况是当前正在治疗疾病的原因。而主要编码要选择这个正在治疗的疾病，后遗症编码可作为附加编码。

（9）急慢性情况：当慢性疾病急性发作时，如果有合并编码，则选择合并编码为主要诊断。如果没有合并编码，而且索引中对急慢性情况有分别编码，则选择急性编码为主要诊断。

（10）多处损伤主要编码的选择：多处损伤如果能够确定哪一个最严重，则以它为主要编码，否则要以综合编码为主要编码。

（11）内部损伤伴有浅表性损伤或开放性伤口时，以内部损伤为主要编码。

（12）颅骨和面骨骨折伴随有颅内损伤，以颅内损伤为主要编码。

（13）颅内出血伴随有头部其他损伤，以颅内出血为主要编码。

（14）骨折伴随有同一部位的开放性伤口，以骨折为主要编码。ICD－10 中指出，对于损伤编码，如果不想用编码去标明开放性时，可用细目 .0 闭合性 .1 开放性标明。细目编码虽然是选择性使用，但对于损伤中毒这一章，我国要求使用。

（15）妊娠、分娩和产褥期主要编码的选择：本章主要编码的选择是对并发症情况的选择，也就是选择影响妊娠、分娩和产褥期处理的最主要并发症。

（16）恶性肿瘤的主要编码的选择。

2209. 多处损伤的编码应以哪个为主要编码？

（1）多处损伤的主要编码要以综合编码为主要编码。

（2）同一身体区域的同种类型损伤，分类到 S00－S99 类目的第四位 .7 中。例如，膀胱和尿道的损伤主要编码：S37.7 多个盆腔器官损伤（附加编码 S37.2 膀胱损伤、S37.3 尿道损伤）。

（3）同一身体区域的不同类型损伤，分类到通常是每一节编码的最后类目的第四位 .7，即 S09、S19、S29 等。不同身体区域的同种类型损伤，分类到 T00－T05 。

2210. 如何选择妊娠、分娩和产褥期的主要诊断？

（1）人工终止妊娠或自然流产伴有绝育者，选择绝育为主要诊断。分娩伴有绝育者，选择分娩的并发症为主要诊断。

（2）产科病历的诊断常常是多个，在选择统计的主要诊断时要注意突出报表序号的疾病。

（3）当产科患者进行了某种操作，如剖宫产、产钳分娩，此时如果指出的操作原因，则要以疾病的原因作为主要编码，而操作按手术分类进行编码。只有当未提及操作的疾病时，操作才能作为主要编码。

2211. 如何选择恶性肿瘤的主要编码？

（1）原发肿瘤伴有转移，如系首次就医，选择原发肿瘤为主要诊断，否则按治疗的情况选择。

（2）未指明原发部位的继发性肿瘤，选择继发性肿瘤为主要编码。

（3）肿瘤采用化疗或放疗的方法治疗，如果是首次就诊，按上述原则或选择原发肿瘤或选择继发肿瘤。如果是再次住院的维持性治疗，选择化疗或放疗的情况为主要诊断。化疗或放疗的患者在治疗期间死亡，选择肿瘤的编码为主要编码。

2212. 修饰规则包括哪些？

（1）其他诊断被记录为主要诊断，而主要诊断反而被记录为其他诊断：当一个次要的或长期存在的疾病或伴随的疾病被记录为主要诊断，而另一个更重要的，与患者接受治疗专科相关的诊断被记录其他诊断，则要选择后者。

（2）主要诊断栏中列有几个诊断名称，几个独立的疾病诊断被同时列于主要诊断栏中，而病案记录中指出其中之一为患者接受治疗的主要疾病，选择这个疾病为主要诊断。

（3）记录为主要诊断的名称是其他诊断所表现的症状：如果症状或体征可分类到第十八章“症状、体征和临床与实验室异常所见，不可归类到他处者”或第二十一章“影响健康状态和与保健机构接触的因素”，而且是接受治疗的其他诊断所表现的体征、症状或问题，就要选择后者为主要诊断。

（4）特异性：当主要诊断只是个笼统的术语，而其他诊断对疾病性质有更为具体的描述，选择后者。

（5）主要诊断的取舍：记录为主要诊断的是症状或体征，而且可能是由于两个疾病中的某一个所引起时，选择症状为主要诊断。当有症状或体征被记录为主要诊断，而又怀疑它是某个可疑诊断的表现时，选择症状或体征为主要诊断。当有两个或两个以上的诊断被描述为主要诊断而又无法认定某一个是主要治疗的疾病时，选择首先提到的诊断为主要诊断。

2213. 住院患者信息质量要求是什么？

（1）住院登记环节是由住院处工作人员主要采集入院患者的基本信息，如患者姓名、身份证号、家庭住址等。

（2）这部分信息对后续环节的医疗工作、科研工作、教学工作、统计工作以及医疗付费工作来说不可或缺。

（3）此环节获取的患者信息要求必须及时、客观真实、准确、有利用价值。

2214. 住院患者信息采集质控要求有哪些？

（1）工作人员必须按照国家标准病案首页相关项目的规定完整、准确地填写。

（2）遵循所在省、市或地区推行的住院病案书写规范化要求。

（3）部分等级医院评审标准中有关病案质量控制的标准。

2215. 医院评审有关病案质控标准包括哪些？

（1）乡镇卫生院：有专（兼）职人员对病案管理进行监督、检查、评价。建立健全病历质量检查考核制度。病历书写要求清晰、规范、完整、准确、及时，有要点、有分析，注重内涵质量，完整地记录各级医师查房、抢救、会诊、讨论等意见，不得弄虚作假。住院病历书写合格率≥95%。

（2）一级综合医院：有专（兼）职人员对病案管理进行监督、检查、评价。建立健全病历质量检查考核制度。病历书写要求清晰、规范、完整、准确、及时，有要点、有分析，注重内涵质量，完整地记录各级医师查房、抢救、会诊、讨论等意见，不得弄虚作假。住院病历书写合格率≥95%。

（3）二级综合医院：必须建立病案委员会。建立健全病历质量检查考核制度，加强院、科、主治三级检查考核。病历书写要求清晰、规范、完整、准确、及时，有要点、有分析，注重内涵质量，完整地记录各级医师查房、抢救、会诊、讨论等意见，不得弄虚作假。甲级病案率≥90%，无丙级病案。

（4）三级综合医院：必须建立病案委员会。建立健全病历质量检查考核制度，加强院、科、主治三级检查考核。病历书写要求清晰、规范、完整、准确、及时，有要点、有分析，注重内涵质量，完整地记录各级医师查房、抢救、会诊、讨论等意见，不得弄虚作假。甲级病案率≥90%，无丙级病案。

（5）专科医院：可参照同级综合医院。

第二十一章　国际疾病分类与手术操作分类

2216. 分类的概念是什么?

分类是根据事物的某种外部或内在特征将事物分组排列、组合，是统计、分析的前期工作，是认识事物发展规律，研究事物本质的一种行之有效的手段。

2217. 什么是疾病分类?

疾病分类是根据疾病的病因、病理、临床表现和解剖部位等特性，将疾病分门别类，使其成为一个有序的组合。疾病分类是卫生信息领域中一个重要的学科，它集基础医学、临床医学、临床流行病学、医学英语、分类规则等于一身，是将原始资料加工成为信息的重要工具。

2218. 疾病分类的目的是什么?

(1) 疾病分类的目的是按照所设定的方案进行资料的收集、整理、分析和利用。

(2) 一个分类系统的用途则取决于设定分类方案的初衷，也就是说设计者的目的。

(3) 每一个分类方案都可以为一个或多个特殊目的而设定，因此可以说没有一个分类是万能的。

(4) 一个分类方案只能尽量兼顾各方面的需求，争取最大限度地达到各方的满意。

2219. 什么是疾病和手术标准命名?

疾病和手术标准命名（Standard Nomenclature of Diseases and Operations）它是美国医学会于1928年编写并广泛在医院使用。它虽然称之为命名，而实际上是一个疾病分类表。它最后一版是1961年出版的第5版。它的权威性、影响力在医学界上的影响极大，我国医院一直使用这一命名法，直到1974年才逐步结束使用。

2220. 疾病和手术标准命名包括哪几部分?

疾病和手术标准命名是一个双重分类系统，每一个疾病分为两部分，一部分表达疾病的发生部位，一部分表示疾病的原因。手术也分为两部分，一部分表示手术操作的部位，另一部分表示手术操作方式。

2221. 什么是医学系统命名?

医学系统命名（Systematized Nomenclature of Medicine）它是美国病理学会1977年首次出版，它是在1965年出版的系统性病理命名基础扩展的。1982年、1989年、1990年还对其进行了修订，这一分类系统目前仍在使用，但一般仅限于病理科。

2222. 什么是最新操作命名？

最新操作命名（Current Procedural Terminology，CPT）它第 1 版是 1966 年，是一个描述性术语和编码表，目的是报告医师所执行的医疗服务和操作。编辑此书的初衷提供一个统一的，可以准确地描述内科、外科及诊断性操作的术语，以便在美国境内建立一个可靠的在医师、患者及第三方之间交流的平台。目前，CPT 仍在使用中，使用的最新版是 CPT－4。它被美国联邦政府列入医疗财务管理的常见操作编码系统，用以报告医师向病人提供服务的付款的情况。

2223. 什么是疾病命名？

疾病命名是给疾病起一个特定的名称，使之可以区别于其他疾病。理想的疾病名称应既能反映疾病的内在本质或外在表现的某些特点，又是唯一性的。

例如，急性阑尾炎，它表示了疾病的发生部位是在阑尾，又表示了疾病的临床表现急性炎症，因此很容易理解疾病的本身，也容易区别于其他疾病。以人名或地名命名的疾病虽然反映了疾病的最初发现者或疾病的发生地，但不能反映疾病的性质。如果在分类时索引不能准确地包含这个名称，就需要仔细地去了解疾病的性质和发生部位，才能进行编码。

2224. 国际命名委员会哪年成立的？

科学家一直试图将疾病名称标准化，医学术语的标准化命名历史可以追溯到 1889 年，国际解剖学会成立了命名委员会。

在 1895 年，委员会提出了一份报告，确定了 50000 个解剖部位的名称，4500 个结构。这些专业术语在瑞士的 Basle 会议上被认可接受，就是著名的 Basle Nomina Anatomica 方案。

2225. 我国自然科学名词审定委员会概况是什么？

国际上现在仍有组织从事国际疾病命名（IND）的工作，国内也有从事医学术语命名的组织，它是全国自然科学名词审定委员会，在其已出版的医学名词分册中有妇产科学、耳鼻咽喉科学、风湿病学、血液病学、呼吸病学、内分泌病学分册，口腔医学分册，人体解剖学名词分册，微生物学名词分册，遗传学名词分册，组织学名词、胚胎学名词分册等。

2226. 一种疾病几种不同的名称导致的问题如何解决？

一种疾病有不同的名称是一种常见的情况，它将会导致分类的困难，如果不是专科医师，有时很难判断这些不同的名称同属于一种疾病，会导致分类的错误。例如，肝豆状核变性又称威尔逊病。

2227. 一个名称有不同的几种疾病如何解决？

一个名称有不同的几种疾病这种情况不常见，一旦出现，则需要编码人员认真区分，否则很容易出错。例如，博温氏病（鲍恩病），一是指癌前皮炎，二是指骨炎。

2228. 什么是以人名或地名命名疾病？

以人名或地名命名的疾病虽然反映了疾病的最初发现者或疾病的发生地，可以铭记发现者或发生地，但这种方法不能反映疾病的性质。如果在分类时索引不能准确地包含这个名称，就需要仔细地去了解疾病的性质和发生部位，才能进行编码。

2229. 什么是疾病随意命名？

随意命名的情况工作最为常见，影响也最大。分类人员几乎每天都要面对不规范的疾病名称，如闸门综合征、盆底综合征。人们无法理解在实际病例记录中，闸门综合征所指的是一例后天性直肠纵隔，当然也无法理解盆底综合征是大便困难。随意命名给疾病分类带来的问题主要是无法正确分类。

2230. 与国际上命名有冲突的特定含义命名怎么办？

这是一种比较常见的情况，如颈椎病、乳腺增生。在国际上，如果笼统地称颈椎病，它是包括颈椎所有的疾病，如颈椎管狭窄，颈椎管裂，颈椎突出，颈椎骨性关节炎等。而我们临床的特定含义是指颈椎骨性关节炎（骨质增生）。乳腺增生在国际疾病分类中归类于乳腺肥大，而我国临床上通常是指乳房纤维囊性病。在分类中一定要了解临床的实际含义，才能正确分类。

2231. 什么是疾病分类？

疾病分类是根据疾病的某些特征，按照一定的规则对疾病分门别类。疾病分类实际上也是一种分组，有时一个组别可以包含若干种相同或相似性质的疾病，有时仅单纯地包含某种疾病。

2232. 什么是国际疾病分类？

国际疾病分类是用编码的方法来表示疾病分组情况。例如，用 A01 表示伤寒和副伤寒。组别的确定主要是根据疾病的发生频率和疾病的严重程度以及流行情况等因素来确定。组别的设定除了突出疾病的上述特点外，还要考虑到分组的详细程度，也就是组别大小和层次。

2233. 什么是疾病分类轴心？

（1）疾病分类轴心是分类时所采用疾病的某种特征。

（2）在国际疾病分类中，使用的疾病特征可以归纳为四大类，即病因、部位、临床表现（包括症状、体征、分期、分型、性别、年龄、急慢性、发病时间等）和病理，因此国际疾病分类称之为多轴心分类。

（3）疾病分类的轴心也是分类的标准，标准一旦确立，分类将围绕着标准进行。通常国际疾病分类的每个层次的分类轴心只有一个，例如，第一章“某些传染病和寄生虫病”的各个类目，都是以病因为分类标准。

（4）类目下的亚目分类，个别情况有两个分类轴心，例如，A19 粟粒性结核病的亚目，A19.0 至 A19.2 的分类轴心是以部位为轴心，而这个类目的主要分类轴心却是临床表现的急慢性。

（5）一个层次中出现两个分类轴心的情况是特殊情况。

2234. 什么是国际疾病分类家族？

在 ICD－9 的修订过程中，就认识到单纯的 ICD 不能包括某些特殊的需要，所以自 20 世纪 70 年代末期，就开始创建分类“家族”，以作为 ICD 核心分类的补充。分类家族包含几个部分。

2235. 分类家族包含哪几个部分？

（1）初级卫生保健的信息支持：非医务人员报告；其他基于社区的卫生信息方案。

（2）其他与健康有关的分类：损伤、障碍和残疾；操作；来访（申诉）理由。

（3）国际疾病命名法（IND）。

（4）专科适用本：肿瘤学；牙科学和口腔学；皮肤病学；精神病学；神经病学；产科学和妇科学；风湿病学和矫形外科学；儿科学；全科医学。

ICD－9 的专科适用本前五种已有中文译本，ICD－10 的中文译本目前仅有肿瘤学、神经病学和精神病学。

2236. 什么是特殊组合章和强烈优先分类？

强烈优先分类在第十五章“妊娠、分娩和产褥期”，不管同时伴随有任何其他疾病，只要是向产科求医，就要分类到本章中。必要时，其他章的疾病编码只能作为附加编码。

2237. 什么是一般优先分类？

一般优先分类包括：第一章中“某些传染病和寄生虫病”、第二章中“肿瘤”、第五章中“精神和行为障碍”、第十六章中“起源于围生期的某些情况”、第十七章中“先天畸形、变形和染色体异常”和第十九章中“损伤、中毒和外因的某些其他后果”。

上述这些章在分类时，通常优先于其他章。例如，传染病作为疾病的病因时，往往会引起一些临床症状，涉及身体的某个系统，这时分类要采用星、剑号编码，或采用第一章的编码，淋球菌性尿道炎 A54.0 就是例子。

2238. 什么是最后分类？

最后分类也可称之为附加编码，它包括第十八章中“症状、体征和临床与实验室异常所见，不可归类于他处者”和第二十一章中“影响健康状态和与保健机构接触的因素”。这两章内所列出的疾病情况当有明确的病因或有其他疾病情况时，他们的编码只作为附加编码。

附加编码第二十章“疾病和死亡的外因”，此章在 ICD－9 中是补充分类章。在 ICD－10 中虽然本章归纳为主体分类，取消补充分类章，但由于疾病本身的情况已分类于第十九章，因此在统计时要将此章的编码除外，否则损伤和中毒病人将会重复计数，将出现出院病人总数大于实际人数。

2239. 疾病分类中影响广泛的问题是什么？

（1）一是疾病命名与疾病分类的关系，二是国际疾病分类与疾病名称标准的关系。前者影响到对国际疾病分类能否用于临床研究和其他特别需求的资料检索的认识，后者是临床医师的诊断能否采用国际疾病分类中的疾病名称问题。

（2）疾病命名是疾病分类的基础，没有名称就无法分类，疾病命名的列表本身就是一份最详细的分类表。反之，将一个疾病分类表最详细地扩展开，使每一个编码都对应一个特指的疾病名称，这时的疾病分类表也就是一个疾病命名表了。

（3）了解了疾病分类与命名这种内在的联系，就能够从理论上解释 ICD 的分类可以按照临床或管理等特殊需要而扩展，也就是说 ICD 可以满足临床研究和管理需求等特殊检索要求。只要在分类的基础上扩展，就不违背 ICD 的分类原则。

2240. 为什么说国际疾病分类不是疾病命名标准？

（1）国际疾病分类不是疾病命名的标准，国际上有一个组织称之为 IND，负责疾病名称标准化的工作。

（2）国内有医学名词审定委员会，目前出版了十本包括解剖学、细胞学及一些专科的标准名称。

（3）中文 ICD－10 译本大量引用了医学名词审定委员会出版医学标准名称，这必将很大程度地影响编码人员，一些人们早已熟悉的名称可能会查不到，例如，虹膜缺损取而代之的是虹膜劈裂症，麻痹性肠梗阻代之为无力性肠梗阻。

（4）国际疾病分类一书是一本分类的专辑，其中使用的疾病名称不能认定都是标准的名称。因此，医师书写疾病诊断时可以参考 ICD－10 中的疾病诊断，但不能要求完全按照 ICD－10 书写诊断，因为 ICD－10 不是标准疾病命名。

2241. 国际疾病分类发展简史是什么？

国际疾病分类已有百年发展史，可以说，今天的国际疾病分类已不是哪一个人、哪一个国家的专著，而是世界各国专家合作的产物。百年来，它经过了十次修订，已经成为一个被世界各国接受的国际标准分类。

1891 年国际统计研究所组织了一个起草死亡原因分类的委员会，由耶克伯蒂隆任主席。1893 年他在国际统计大会上提出了一个分类系统，包括 3 个死亡原因分类方案，第一个 44 条，第二个 99 条，第三个是 161 条。这个分类系统就是 ICD 的原始。1898 年在渥太华会议上提出的十年修订制度。此后也是按照这一意见操作的。

在 ICD 的修订过程中，首次引入了疾病分类是在第六次修订时以后每次修订更加注意疾病分类的完善和临床检索及管理的需求。但强调病因分类的思想一直保持不变，也就是说，分类的变化只是调整和修改。在 ICD－10 的修订中，其变化最大的是引进了字母，形成字母数字混合编码。

有的国家根据自己的需要对国际疾病分类进行改编，改编一般都不改变它的基本结构，只是在 ICD－10 编码的基础上进行扩张，如澳大利亚的国际疾病分类第十版澳洲修订本 ICD－10－AM。美国 2004 年出版了国际疾病分类第十版的临床修订本 ICD－10－CM。

2242. ICD－10 修订后的变化是什么？

ICD 的修订过程中，首次引入了疾病分类是在第六次修订时，以后每次修订更加注意疾病分类的完善和临床检索及管理的需求。但强调病因分类的思想一直保持不变，也就是说，分类的变化只是调整和修改。在 ICD－10 的修订中，其变化最大的是引进了字母，形成字母数字混合编码。

2243. WHO 疾病分类合作中心有几个？

目前一共有十个世界卫生组织（WHO）疾病分类合作中心，是按语言负责地区的推广、普及国际疾病分类及其他工作。

世界卫生组织 10 个疾病合作中心是：澳大利亚（英语）、英国（英语）、美国（英语）、中国（中文）、法国（法语）、瑞典（负责北欧）、巴西（葡萄牙语）、俄罗斯联邦（俄语）、委内瑞拉（西班牙语）、科威特（阿拉伯语）。

世界卫生组织疾病分类合作中心每年有一次中心主任会议，交流各国开展疾病分类工作的经验，探讨有关疾病分类工作的合作及研究下一版 ICD 的修订。

2244. 中国的疾病分类中心设在哪里？任务是什么？

（1）北京世界卫生组织疾病分类合作中心于 1981 年正式成立，地址设在北京协和医院。

（2）北京世界卫生组织疾病分类合作中心的主要工作是负责有关疾病分类的中文事项，包括培训、指导、咨询、翻译和协助卫生行政部门收集和控制疾病分类资料的质量。

2245. 世界各国使用 ICD－10 的情况如何?

最早将 ICD－10 用于疾病分类统计的国家有斯洛伐克、丹麦和捷克，他们是 1994 年开始使用。同年将 ICD－10 用于死亡原因统计的国家有朝鲜、捷克、丹麦。1998 年初世界卫生统计年报首次发表了 1996 年含有 ICD－10 死因编码的统计数据。这些国家包括克罗地亚、捷克、丹麦、马耳他、卡塔尔、朝鲜、捷克和泰国。

我国 2002 年卫生部统一要求县及县以上的医院使用国际疾病分类。发达国家由于它们将分类系统广泛地用于医疗付款等方面，因此改变一个新系统须十分慎重。

2246. 国际疾病分类的目的与作用是什么?

在我国执行国际疾病分类，既有卫生行政要求，基层医院又有实际需求，已形成了较为成熟的环境。1993 年国家技术监督局发布了疾病分类与代码的中华人民共和国国家标准，将 ICD－9 的分类标准完全等同于国家标准，ICD－10 于 2002 年批准为我国新的国家疾病分类与代码标准。2003 年 1 月 1 日起生效。国家标准与国际标准的接轨，有利于 ICD 的推广和应用。

我国作为世界卫生组织的成员国，有义务执行世界卫生组织的有关规定，向世界卫生组织报送本国的卫生统计信息。在世界卫生组织《关于疾病和死亡原因命名的条例》中的第二条明确指出："编制死亡和疾病统计表的会员国，应根据世界卫生大会通过的疾病、损伤和死亡原因的国际统计分类现行修订本进行编制，该分类被称之为国际疾病分类。"这就是说疾病分类统计要按照国际疾病分类执行。

我国卫生部早于 1987 年就下文要求医院采用 ICD－9 编制医院出院患者疾病分类统计报告，目前全国县级和县级以上的医院已全部开展了 ICD 的疾病分类工作。医院投入了大量的人力从事疾病分类工作。

2247. 国内与国际交流如何?

世界卫生组织每年都要出版一本《世界卫生统计年鉴》，它根据 ICD 的分类原则收集了各国的死亡原因的分类资料。许多国家根据 ICD 收集和编辑本国的卫生信息，包括疾病的资料，例如美国每年都出版一本《美国卫生》，它包含了大量的医院住院患者的信息，如疾病、年龄、性别等。一个国家的卫生资料是一个国家卫生状况的反映，也是卫生资源投入，卫生行政管理、决策的依据，在卫生领域都是一份珍贵的资料。

我国卫生部过去也有医院的住院患者疾病分类统计报告，但没有采用国际标准，现在每年的统计汇编都是按照 ICD 的分类原则。现行的医院，住院患者疾病分类统计报表包括了世界卫生组织的 50 项疾病统计类目，同时增加了我国卫生部希望了解的一曲项目，完全可以与国际接轨。

随着 ICD 的推广和普及，它的影响越来越大，有的杂志、国际会议文章交流在涉及疾病时，要求要有疾病的国际编码，甚至患者转诊时医院提供的病历摘要也被要求填写 ICD 疾病分类编码。

2248. ICD 在医教研及管理信息中的作用是什么?

病案是医院的"宝"，病案科室就是一个宝库，那么疾病分类就是一把打开宝库的钥匙。病案除了医疗时需要参考外，还被用于教学和临床研究；病案检索是医疗、教学和临床研究资料获取的手段。根据医师提供的疾病名称，病案工作人员就可以通过国际疾病分类编码检索查到病案号，从而得到所需要的病案信息。

病案信息是非常丰富的，通过疾病分类，可以将信息按不同的用途加以归纳，如按病种归纳，可以了解各病种住院的人数、平均的医疗费用、最高或最低的医疗费用、平均的住院天数、最长或最短的住院患者天数等；通过病种分析获得住院费用的管理。由于病案中含有医务人员的信息，各种检验的信息，因此还可以对医务人员的医疗技术水平、资源利用等情况进行多方面的分析，对医疗质量进行评价，为医院管理提供服务。

2249. ICD 在 DRGs 中的作用是什么？

相关疾病诊断分组（diagnoses related groups，DRGs）是目前各国医疗改革研究的重点，它是一个基于疾病分类和手术分类的医疗经费控制系统和医疗质量评价系统，将疾病性质、医疗费用、住院天数相同或相似患者分在一个级别中，并据此而进行医疗付费和管理。采用此系统，ICD 编码是分组患者的依据。由于每组的费用是限定的，医院无论提供多少服务，收费的标准是一致的。医院通过单病种的管理，提高医疗质量，缩短住院天数来实现较高的回报。这种系统可以最大限度激发医院的工作效率，自觉消除过度医疗和医疗资源浪费的现象。

2250. DRGs 的发展方向是什么？

目前我国现行的医疗收费制度还存在弊病。不管是实报实销，还是大病统筹，还是由单位和患者按一定比例付款，都有一定的不合理性。尽管是这种情况，利用疾病分类的资料都可以进行简单的管理。例如，对若干个医院的病种、收费等指标的比较，就可以很容易地找出哪一个医院收费高，哪一个收费低，然后就可以让患者定点医疗或限期高收费的医院找出原因并纠正。总之，医疗收费的科学管理需要利用疾病分类资料。目前，我国也有一些省份采用病种付款的方法，但仅限于少量病种。如北京，急性阑尾炎、急性化脓性阑尾炎，结节性甲状腺肿等疾病已纳入病种收费范围。按病种收费的国家和地区已达到几十个，这也是今后我国医疗付款制度的发展方向。

2251. 对国际疾病分类系统的评价是什么？

（1）分类科学性：疾病分类科学性主要是：ICD－10 能够反映当前医学科学的认识水平，其对疾病的分类符合当前医学的发展，与当前医学分类相适应。

（2）分类准确性：疾病分类准确性主要体现在类目独立性，相互排斥性。ICD－10 保持了 ICD－9 的某些特点，许多类目下都有明确的指示，表示该类目所包含的内容与不包含的内容。一个疾病只能分类到一处，只有一个编码。

（3）完整性：疾病分类的完整性主要是：ICD－10 能包括所有分类对象，所有的医疗事件都能找到相应的编码，当然，索引条目是有限的，索引中没有列出的疾病还要依靠分类原则归类。

（4）适用性：疾病分类的适用性主要是：分组要合理，不能过粗或过细。适应性主要是从使用目的出发，如果一个分类系统只是要统计几十项内容，就不必设立上千个类目。由于 ICD－10 扩展了应用范围，不仅考虑到了医、研、教和医院管理的需要，而且考虑到医疗经费的控制和管理的需要，因此 ICD－10 由原来 ICD－9 的 1132 类目（包括外因编码）扩展到 2036 个类目，适用性更强一些。

（5）可操作性：疾病分类的可操作性主要是：ICD－10 的操作方法并没有根本的改变，索引条目增加了近万条，比较容易操作。当然，熟练掌握 ICD－10 的分类方法还是需要培训，需要许多相关知识的支持。

2252. 开展国际疾病分类工作的概况如何？

（1）卫生部卫生统计信息中心是负责全国卫生统计工作的行政机构，也是北京协和医院世界卫生组织疾病分类中心的业务主管部门。

（2）医院的疾病分类工作基本上是按照信息中心统计处的工作规划进行的，从1987年ICD－9在全国医院中的推广应用和统计报表的修订，以及1990年的全国病案首页的制定都直接在统计处的指导下完成的。

（3）为了加快ICD－9的普及工作，提高疾病分类质量，提高统计报告的质量，在信息中心统计处的直接参与下于1988年成立全国医院疾病分类协作组。

（4）这一学术组织对全国疾病分类做了大量的咨询、指导、培训工作，还编写了教材，对全国疾病分类工作起到了很大的促进作用，使我国在县及县以上医院都普遍开展了国际疾病分类工作。

2253. ICD专用术语及符号与省略语包括哪些？

（1）类目表：指三位数编码表，位于ICD－10卷一第21～85页。

（2）内容类目表：指四位数编码表，位于ICD－10卷一第89～928页。

（3）类目：是指三位数编码，包括一个字母和两位数字，如A01伤寒和副伤寒。U字母在ICD－10第1版中没有使用，U00－U49用于新疾病或未知疾病的编码，U50－ U99可用于特殊的临床研究，由于U字母没有确定的统一意义，因此不能随意使用，需要经过疾病分类中心的认定，否则将会破坏分类系统的科学性。

（4）亚目：是指四位数编码，包括一个字母、三位数字和一个小数点，如A01.0伤寒。有的亚目为若干个3位数类目的共用亚目，此时无论在第一卷或第三卷中，都会列出现一个表，以避免重复。

（5）细目：是指五位数编码，包括一个字母、四位数字和一个小数点。S02.01顶骨开放性骨折。细目是选择性使用的编码，它提供一个与四位数分类轴心所不同的轴心分类，其特异性更强。它们出现在第十三章“肌肉骨骼系统和结缔组织疾病”、第十九章“损伤、中毒和外因的某些其他后果”和第二十章“疾病和死亡的外因”中。对于第十九章中表示骨折开放性或闭合性的细目编码，应当编码，不是选择性编码。例如，髌骨开放性骨折，应编码S82.01。

（6）残余类目又称剩余类目：残余类目是指含有亚目标题“其他”和“未特指”字样的亚目。例如，K81.8其他胆囊炎，K81.9胆囊炎，未特指。残余类目是分类那些不能归类到该类目其他特指亚目的疾病。在ICD－9中，这些疾病特定分类在.8和.9，因此也称.8和.9为残余类目。在ICD－10中，这些疾病绝大多数还是分类在.8和.9，但也有例外，如K86.1其他慢性胰腺炎。

2254. 双重分类（星剑号）编码指的是什么？

（1）双重分类是指星号及剑号编码，剑号表明疾病的原因，星号表明疾病的临床表现。例如，结核性乳突炎，用A18.0†表示疾病由结核杆菌所致，用H75.0＊表明疾病的临床表现为乳突炎。

（2）ICD－10中认为星号编码是选择性使用的附加编码，但我们仍要求一起使用，既不能单独使用剑号编码，也不能单独使用星号编码。这是由于单独使用剑号编码不能满足编制与专科有关的统计报表。如果采用星号编码做统计时，需要有明确的说明。ICD－ 10全书共有83个星剑号编码。剑号或星号出现在类目标题上，说明整个类目适用于双重分类，如A17†神经系统的结核病。

类目标题没有剑号或星号，但其中含有个别适用于星剑号编码的亚目，说明该亚目适用于双重分类。

（3）适用于双重分类的情况：A39脑膜炎球菌性感染，A39.0†脑膜炎球菌性脑膜炎（G01＊）；A39.1†沃－费综合征（E35.1＊）；A39.2急性脑膜炎球菌血症；A39.3　慢性脑膜炎球菌血症；A39.4未特指的脑膜炎球菌血症；A39.5†脑膜炎球菌性心脏病：脑膜炎球菌性；心炎NOS（I52.0＊）；心内膜炎（I39.8＊）；心肌炎（I41.0＊）；心包炎（I32.0＊）；A39.8其他脑膜炎球菌感染；A39.9未特指的脑膜炎球菌感染。

2255. 在分类中需要注意的问题有哪些？

在分类编码的使用中，特别注意字母 I 和 O 的使用，因为他们和阿拉伯数字的 1 和 0 相似。而且也应与传统的 ICD－9 区分，ICD－9 的 M 编码一概为肿瘤形态学编码，ICD－10 的 M 编码一部分是肿瘤形态学编码，一部分是肌肉骨骼系统和结缔组织疾病。ICD－9 的 E 编码是损伤中毒的外因编码，ICD－10 是内分泌、营养和代谢疾病，其损伤、中毒的外因编码是 V－Y 的编码。ICD－9 的 V 编码则是与医疗机构接触的某些因素的编码。

2256. 什么是主要编码、附加编码和合并编码？

（1）主要编码：主要编码是指对主要疾病的编码，通常是患者住院的原因。当一个住院患者存在多个疾病时，要按有关规则进行选择（参见主要情况选择规则）。

（2）附加编码：附加编码又称次要编码，指除主要编码外的其他任何编码。包括损伤中毒的外部原因编码和肿瘤形态学的编码。

（3）合并编码：当两个疾病诊断或者一个疾病诊断伴有相关的临床表现被分类到一个编码时，这个编码称之为合并编码。

2257. 什么是多数编码和形态学编码？

（1）多数编码：是用一个以上的编码来说明一个复杂的诊断报告的所有成分时，称之为多数编码。从各方面的用途考虑，采用多数编码都有好处，但过多过细的分类必定会增加工作量，因此，建议只对进行了治疗的疾病进行编码。对于未进行治疗而又与主要疾病相关或可能相关，今后在科研中可能会应用的疾病编码，可酌情编码。根据经验，一般医院编码 5 个疾病诊断和 3 个手术操作名称就可以满足各方面的需要。

（2）形态学编码：是说明肿瘤的组织来源和动态的编码，用 M 加五位数字表示。没有形态编码的新生物，将不被认为是肿瘤，不分类到肿瘤章。

2258. 什么是疾病性质分类和损伤与中毒外因分类？

（1）疾病性质分类：是指疾病的病因、临床症状的分类，还包括损伤、中毒的临床表现的分类。这部分的编码要在第三卷第一部分的“疾病和损伤性质的字母顺序索引”中查找（11～1451 页）。

（2）损伤与中毒外因分类：是指造成损伤原因或中毒的原因及物质。对于损伤的外部原因的编码可在第三卷的第二部分“损伤的外部原因索引”中查找（1455～1553 页）。对于中毒的外因编码可在第三卷的第三部分“药物和化学制剂表索引”中查找（1455～1707 页）。

2259. 什么是 NOS？

NOS（not otherwise specified）“其他方面未特指”NOS 出现在第一卷，根据分类的轴心，表示三个方面中的某一种情况没有具体说明。如下：

（1）什么是病因未特指：例如，臂神经根炎 NOS 分类到 M54.1 神经根病中，M54 类目是一个按病因分类的类目，如果指明神经根炎是由于梅毒或是由于椎间盘脱出所致，将会有不同的编码，只有未指明病因时才会有 M54.1 的分类结果。

（2）什么是部位未特指：例如，I21.9 心肌梗死 NOS，这个诊断没有指出具体的心肌部位。

（3）什么是临床表现未特指：这是广义的临床表现含义，它还包括了疾病的临床分期、年龄、急慢性等。例如，A53.9 后天性梅毒 NOS，这个诊断未指明早期或是晚期。又如，B52.9 三日疟 NOS，这个诊断未指明临床并发症。

2260. 什么是 NEC?

(1) NEC (not elsewhere classified) "不可归类在他处者" 它既出现在第一卷，也出现在第三卷。在第一卷出现的形式是英文的全名称，在第三卷中出现的是以缩略形式。

(2) NEC 的含义是如果能够分类到其他编码，则不要采用此编码。

(3) NOS 和 NEC 实际上都有提示作用，提示资料不完整，需要进一步在病案中查找。例如，索引中：脊椎后凸，继发性 NEC M40.1，根据上下文就可以判断如果是继发于结核的编码是 A18.0† M49.0 *，如果是佝偻病的晚期效应，则编码于 E64.3† M49.8 * 。

2261. 方括号、圆括号分别指的是什么?

(1) 方括号中的内容为同义词、代用词、注释短语或指示短语，例如，卒中 [中风] (脑) (麻痹性) I64。

(2) 圆括号中的词为辅助性的修饰词，不管它是否出现在一个诊断当中，都不影响其编码。当一个诊断不含有圆括号中的修饰词时，也被假定按有此情况分类。当诊断的修饰词与圆括号中的内容相反时，通常就不能分类于该编码。例如：槌状指 (后天性) NEC M20.4。不管诊断是槌状指或是后天性槌状指，它的编码都是 M20.4。但如果指出是其他性质的槌状指，如，先天性槌状指，则要查阅该主导词下有否"先天性"的修饰词，先天性槌状指在 ICD-10 中被编码为 Q66.8。

2262. 大括号指的是什么?

大括号只出现在第一卷中，表明括号左右两边术语的关系，一般都是一条与多条的关系，目的是减少重复。

例如：过敏

功能减退 }
功能丧失 } 迷路的

2263. 冒号、星剑号和井号分别指的是什么?

(1) 冒号 (:) 表示术语内容不完整，需要与冒号下的修饰词结合才是一个完整的诊断名称。

(2) 星号 (*) 与剑号 (†) 参见双重分类系统。

(3) 井号 (#) 只用于第三卷索引的肿瘤表中。它表明当部位标有#号时，如果肿瘤是鳞状细胞癌或上皮细胞癌就要分类到该部位的皮肤的恶性肿瘤中。如果肿瘤是乳头状瘤，则分类于该部位的皮肤的良性肿瘤。例如，面部鳞状细胞癌的部位编码要查：

肿瘤

—皮肤

—— 面 C44.3 (按原发性肿瘤编码)

不能查：肿瘤

—— 面 NEC # C76.3

2264. 菱形号（◇）指的是什么？

菱形号只用于第三卷索引的肿瘤表中。它表明当部位标有菱形号时，任何类型的癌或腺癌（或者说，肿瘤形态学的编码不在 M918 ~ M934 之间也不是 M8812/3）都被认为是从另外一部位转移而来，要编码于 C79.5。例如，胫骨腺癌，由于腺癌形态学的编码是 M8140/3，因此不是原发于骨的肿瘤，部位编码只能编到骨的继发性肿瘤 C79.5。

2265. 编码操作方法分为哪三个步骤？

疾病分类编码的操作方法基本上可以分为三个步骤，首先要确定主导词，相当于在图书馆中检索图书时所用的“主题词”，其次是要在索引中查找编码，最后是在类目表中核对编码。对于肿瘤的编码操作，由于它具有两个编码，所以要两次操作。

2266. 如何选择主导词？

主导词指第三卷索引中的黑体字词，它的确定是操作环节中最重要的一步，其选择方法如下。

（1）疾病的主导词主要是由疾病诊断中的临床表现担任，常常被置于诊断术语的尾部，如日光性皮炎、慢性会厌炎、胆囊扩张、子宫直肠瘘。

（2）疾病的病因常常可以作为主导词，但细菌、病毒虽然是病因但不能作为主导词，因此还要以临床表现为主导词，例如：结核性脑膜炎、梅毒性心肌炎、风湿性心脏病、细菌性肺炎、病毒性肝炎。前三个疾病可以将病因作为主导词，后两个疾病只能以临床表现为主导词。

（3）有的词虽然是致病的原因，但如果以它去查找时往往不够准确，反而不如以临床表现作为主导词更为便捷。如，酒精性肝炎，以酒精为主导词查找的结果只能查到酒精肝 K70.9，而酒精导致肝病可分为酒精性脂肪肝 K70.0，酒精性肝炎 K70.1、酒精性肝纤维化 K70.2、酒精性肝硬化病 K70.3、酒精性肝衰竭 K70.4。由此可见，多数情况下以临床表现作为主导词更方便。

2267. 如何查找以人名地名命名的疾病？

以人名、地名命名的疾病（综合征）可以直接查找。英文以该国发音为准进行汉字翻译，例如：克山病、阿尔卑斯山病、马方综合征、里特病，寄生虫病可以查“侵染”。

2268. “综合征”能做主导词吗？

“综合征”可以作为主导词，但其下的修饰词不含有人名和地名，例如急性呼吸窘迫综合征、胫前综合征、胸廓出口综合征。

2269. 如何查找以“病”结尾诊断的主导词？

（1）以“病”结尾的诊断，首先要按全名称查（去除明显的修饰词），如果查不到，可以将“病”作为主导词，例如：角化病、周围神经病（“周围”是明显的修饰词）、甲状旁腺病、滑膜病、结肠病。

（2）“心肌病”以全称查编码是 I42.9，归类于未特指病因和类型的心肌病，而如果查：病，心肌（另见变性，心肌），编码为 I51.5，结果是归类到心肌的变性病中。可见两种查法的结果是不同的，这就是为什么要按上述方法查找的原因。应当说绝大多数情况查找的编码结果是一致的，遇到不一致时需要分析两个编码的区别，再参考实际病案进行分类。

2270. 如何查找妊娠、分娩和产褥期的主导词？

（1）第十五章妊娠、分娩和产褥期是对其并发症的分类，从时间上可分为 3 个阶段，妊娠阶段的并发症主要以“妊娠”为主导词，分娩阶段的并发症主要以“分娩”为主导词，产后阶段的并发症主要以“产褥期”为主导词。

（2）其他主导词也可以查到相同的编码，但不如上述 3 个主导词收集的修饰词那样集中，可以作为辅助主导词。例如，产褥期脑出血，可查：产褥期，出血，脑。

2271. 如何查找损伤的主导词？

（1）损伤如果指出了类型，如：脱位、撕裂，就要以损伤的类型作为主导词。

（2）如果指出的是“砍伤”、“穿刺伤”等具有开放性的损伤，要以“伤口”为主导词，没有指出任何情况的是以“损伤”为主导词。例如，眼损伤，查：损 3 伤，眼；头部枪伤，查：伤口，头部。

（3）部位一般都不能做主导词，但是当部位这个词作为被修饰词时，可以作为主导词，例如鸡胸、马蹄形肾、内翻髋、游走性睾丸。

（4）我们习惯将内翻髋称为髋内翻，游走性睾丸称之为睾丸游走，这主要是中文与英文的差别。

2272. 第三卷中有三部分索引其特点是什么？

在第三卷索引中，有三部分索引，三个索引的主导词都有自己的特点。

（1）第一部分索引为疾病和损伤性质索引，主导词的主要特点是采用医学术语、多数是名词或形容词，一般是疾病的临床表现的词汇做主导词，如结核病、感染、溃疡等。

（2）第二部分索引是损伤和中毒的外部原因索引，主导词的特点主要是以非医学术语为主、多以动词或名词为主导词，如绊倒、跌落、发射、加害等。

（3）第三部分索引是一个药物和化学制剂表，主导词的特点是采用药物或化学制剂的名称，例如防冻剂、地巴唑、敌菌丹等。

2273. 第一卷的内容与编排方法包括哪些？

ICD－10 第一卷的内容包括：前言、致谢、世界卫生组织疾病分类合作中心、国际疾病分类第十次国际修订会议报告、三位数类目表、内容类目表和四位数亚目。

第一章　某些传染病和寄生虫病（A00－B99）。

第二章　肿瘤（C00－D48）。

第三章　血液及造血器官疾病和某些涉及免疫机制的疾患（D50－D89）。

第四章　内分泌、营养和代谢疾病（E00－E90）。

第五章　精神和行为障碍（F00－F99）。

第六章　神经系统疾病（G00－G99）。

第七章　眼和附器疾病（H00－H59）。

第八章　耳和乳突疾病（H60－H95）。

第九章　循环系统疾病（I00－199）。

第十章　呼吸系统疾病（J00－J99）。

第十一章　消化系统疾病（K00－K93）。

第十二章　皮肤和皮下组织疾病（L00－L99）。

第十三章　肌肉骨骼系统和结缔组织疾病（M00－M99）。

第十四章　泌尿生殖系统疾病（N00－N99）。

第十五章　妊娠、分娩和产褥期（O00－O99）。

第十六章　起源于围生期的某些情况（P00－P96）。

第十七章　先天性畸形、变形和染色体异常（Q00－Q99）。

第十八章　症状、体征和临床与实验室异常所见，不可归类在他处者（R00－R99）。

第十九章　损伤、中毒和外因的某些其他后果（S00－T98）。

第二十章　疾病和死亡的外因（V01－Y98）。

第二十一章　影响健康状态和与保健机构接触的因素（Z00－Z99）。

肿瘤的形态学（M8000－M998）。

死亡和疾病的特殊类目表、定义、关于命名的条例。

在ICD－10第一卷中，我们经常要使用的是内容类目表和四位数亚目、肿瘤形态学。这两部分编码的编排方法是首先按照英文字母的顺序，然后是按数字的大小顺序排列，因此很容易确定一个编码在第一卷中的位置。

2274. 第三卷索引包括哪些？

（1）第三卷索引的内容和索引结构：前言、索引中容易误读的汉字、疾病和损伤性质的字母顺序索引（第一个索引）、损伤的外部原因索引（第二个索引）、药物和化学制剂表索引（第三个索引）。

（2）前言中包含了简单的一些说明，索引中容易误读的汉字专门列了一张表，由于索引先将名称按汉语拼音拼写出来，然后按英文字母的顺序排列（称之为汉语拼音－英文字母的顺序排列），因此读错音将容易导致查不到编码的结果。例如，贲（贲门）正确读音为（ben），错误读音为（pen），两个词的位置相差近600页。

（3）疾病编码、损伤性质和肿瘤的形态学编码都要在第一个索引中查找获得，损伤的外部原因编码要在第二个索引中查找获得，中毒的外因以及其在第十九章的中毒外因后果的编码都可以在第三个索引中查找获得。三个索引都是独立的索引，每个索引都有首字拼音和笔画的检字表。

2275. 第三卷索引排列方法包括哪些？

索引的排列方法：第三卷的三个索引的编排方法一致，总的原则是按汉语拼音－英文字母的顺序排列。排列时分不同层次，首先是主导词一级的排列，例如，阑尾炎（lan wei yan），滴虫病（di chong bing），贫血（pin xue），阑尾周围炎（lan wei zhou wei yan），品他病（pin ta bing）它们在索引中的顺序是：

滴虫病（di chong bing）。

阑尾炎（lan wei yan）。

阑尾周围炎（lan wei zhou wei yan）。

贫血（pin xue）。

品他病（pin ta bing）。

如果主导词的第一个字的拼音完全相同，则比较第二个字的拼音，以此类推。如果字同音不同，则按四声的阴平（第一声），阳平（第二声），上声（第三声），去声（第四声）顺序排列。如果音同声也同，则按笔画多少排列，以从少到多为顺序。

2276. 什么是按主导词关系逐层排列?

一个主导词下的内容与其他主导词没有从属和修饰关系。在一个主导词下可包括若干个修饰词，根据他们与主导词的关系逐层排列，这种分层是以“—”标准。我们可以将有多少个“—”称之为第几层（或级)。第一级下属的其他各级与其他第一级没有从属和修饰关系。每一级都代表前面一级的内容。

例如：聋

—伴有蓝巩膜和骨脆症

—传导性

——单侧

——双侧

—和感音神经性，混合的

——单侧

——双侧

—低频性

—耳毒性

第一个“—”表示主导词的内容，即“聋”，第二个“—”表示最临近的前面一个“—”的内容。(———单侧）可以写成：聋，传导性，和感音神经性，混合的，单侧。一般来讲要将这个索引性的诊断读成通俗的诊断要反着读，以读通为准。这个诊断就可以读成：单侧传导和感音神经混合性聋。在实际编码工作中，也必须将临床诊断在头脑中加工形成索引形式的诊断，这样才能顺利查找。

2277. 主导词下按字母顺序排列有哪些?

在主导词下的排列也有不按汉语拼音—英文字母的顺序排列的例外，有如下几条：

(1）数字顺序 1，2，3……；Ⅰ，Ⅱ，Ⅲ……：一、二、三……。他们按大小排列。

(2）希腊字母按 αβγ…顺序排列。

(3）符号顺序：短线“—”、逗号“，”、隔音号“’”、半圆括号“（”。

(4）表明程序的顺序：①轻、中、重；②低、中、高；③早期、晚期；④急性、亚急性、慢性。

上述四条在同级排列中优先于其他汉字排列。

例如：

阑尾炎

——急性

——伴有

———穿孔、腹膜炎或破裂

———腹膜脓肿

—亚急性

—慢性

—阿米巴

—伴有

——穿孔、腹膜炎或破裂

——腹膜脓肿

2278. 编码查找三个步骤三个方法是什么？

（1）查找编码的三步骤：第一步是确定疾病的主导词，可根据上述的主导词选择方法；第二步是在第三卷索引中查找编码；第三步是核对编码，在第一卷中进行。

（2）编码查找三个方法：①首字笔画查找法：在每个索引开始都有一个“主导词首字笔画检字表”，可以确定相应的页码。例如，阑（尾炎）第一部分的“主导词首字笔画检字表”可查到位于索引478页。但这只能确定第一个字的位置，如果不按拼音，其他字还要无序地翻查。②首字拼音查找法：类似首字笔画查找法，也可以在每个索引表前找到一个“主导词首字汉语拼音音节索引表”，同样也只能确定首字的位置。③书眉拼音查找法：在索引的每页上端都有一长线，线上说明是第几部分索引，第几页，而且列有本页出现的汉语拼音的主导词首字。采用此法，可以很容易确定整个主导词的位置，而不仅仅是首字的位置。一旦没有查到某个假定的主导词，也可以确定其位置而肯定该词不能作为主导词。

（3）第三步是核对编码，这要在第一卷中进行。

2279. 如何进行编码的核对？

（1）核对编码是第三步，这要在第一卷中进行。主要是看第一卷中的包括和不包括的注释及指示性说明。

（2）一般来讲，没有不包括的指示表示编码是正确的。

（3）查看第一卷中的包括和不包括不仅要看亚目下的注释，而且要看类目下的注释，有时还要看章下的注释。

（4）核对步骤是重要的，有时可以纠正查找编码时的疏忽，常常还可以得到提示。例如，悬雍垂肥大，获得的编码是K13.7，而核对K13.7为口腔黏膜的其他和未特指损害，似乎不对。但章、类目、亚目都没有指明不包含悬雍垂肥大，因此这个编码是正确的。

（5）如果亚目标题过“窄”，不能包括其真实的内容。例如，创伤性椎间盘移位，以“移位”为主导词不能查到创伤性，获得的编码是M51.2。核对编码时可见在节下有注释，不包括近期损伤，并指示要按脊柱损伤编码。

2280. 编码中遇到“见”的意义是什么？

查找编码中遇到“见”，是在主导词之后出现“见”有两种情况，第一种情况是“见”后跟着“情况”两字，如果下面没有任何修饰词，则表示主导词确定错误，必须另行选择，例如，扁桃体炎，查：扁桃体的－见情况。这个主导词选择不对，要重新确定。另一种情况是“见”后跟着一个主导词，表示按新提供的主导词查找。例如，不生育－见不育症。

2281. 编码中遇到“另见”的意义是什么？

（1）“另见”是在主导词之后出现“另见”也有两种情况，第一种是“另见”后跟着“情况”，这时主导词下通常都有修饰词，在确定所有的修饰词都不适用的情况下，表明主导词选择不合适，需要另行选择。如，膜－另见情况，其下有若干个修饰词，如果是玻璃体膜，就可以得到编码，也不必再选择新的主导词。如果是腹膜的疾病，则哪一个都不合适，必须重新选择主导词。

（2）另一种情况是“另见”后跟着一个主导词，这时主导词下也有修饰词，首先还是要确定修饰词是否适用。如果不适用，表明主导词选择不合适，这时才要按新提供的主导词查找，如脑脊髓炎（另见脑炎）。如果是出血性脑脊髓炎，就不能在这个主导词下获得编码，而要查脑炎（出血性）才能得到。

（3）肿瘤形态学后跟随的“另见肿瘤……”是指示要到肿瘤表中查找部位编码。

2282. NOS、NEC 或编码是 .9 说明什么？

在编码的过程中，除了严格地按照编码操作方法外，还要注意资料的完整性。在编码中如果查到有 NOS 或者 NEC 或者编码是 .9 都是说明疾病资料不够完整。不完整的资料有的是由于医师书写诊断的省略，有的是由于某种原因而不能收集到，在这种情况下都会有假定的分类，这种假定分类是强行的，有的符合临床的实际情况，有的则不完全符合，有的则可能相反。例如，肺炎，编码是 J18.9，是未特指的肺炎，这是病因方面欠缺资料。但真实的情况并不一定病案中就没有记录，因此编码时一定要注意阅读病案，特别要阅读手术记录、出院记录和病理报告，一些化验检查结果也常常能够提供更特异性的信息，必要时，甚至要通读整份病案这样才能保证编码的准确性。

2283. 单一编码与多编码的原则是什么？

（1）无论是医院住院患者疾病分类统计报表或是单病种管理报表都是采用单一编码，不管患者存在多少疾病情况都只采用一个疾病编码作为统计编码。除了这一类医院统计报告外，基于其他目的使用疾病分类的情况一般都是采用多编码方法。

（2）一切影响患者治疗的疾病都给予编码，无论是并发症或是伴随疾病。这种无限制的操作会给编码人员增加许多工作量，带来很大的工作压力，因此要根据医院的性质、规模以及编码人员的数量来制定政策。

（3）一般要求，负有医、研、教任务的医院或者三级医院都应尽量将所有影响患者医疗的情况进行编码，至少要编码 5 个疾病诊断和 3 个手术操作名称，除非患者没有存在那么复杂的疾病情况。

（4）二级及二级以下的医院可编码 3 个疾病诊断和 1 个手术操作名称。对于不影响治疗的已治愈疾病或者某些已知病因的轻微临床表现可以不进行编码。

2284. 什么是编码级别？

（1）ICD－10 本身有类目、亚目和细目之分，如果有亚目者，必须编码至亚目一级，对于表示开放性或闭合性骨折的细目，要求使用。

（2）ICD－10 应用指导手册提供的六位数编码是为医院的医疗、研究、教学、管理及医疗付款等方面使用，医院住院患者的统计报表不受六位数编码的影响。

（3）除统计之外的其他方面信息交流，要以此指导手册的六位数编码为依据，对于不包括在手册中的疾病可以各医院采用临时六位数编码，一旦卫生部卫生统计中心和北京世界卫生组织疾病分类合作中心发出补充的六位数疾病编码后，即可更正。

2285. 如何选择星号和剑号编码系统？

（1）星、剑号双重分类涉及统计编码的选择，由于剑号编码是明确的病因编码，因此要严格地选择剑号编码为统计编码。

（2）如糖尿病性白内障 E14.3† H28.0＊，要选择 E14.3† 的编码作为统计编码。对于这类编码．不能简单考虑治疗的专科。认为收治的是眼科，而分类的结果会属于内分泌科的疾病，这种认识没有实际的意义。如果需要了解专科，完全可以从专科分类中列出报告。

2286. 如何选择急、慢性疾病的编码？

（1）慢性疾病的急性发作，原则上是按急性编码。

（2）如慢性阑尾炎急性发作，按急性阑尾炎编码。

（3）但对于一些在治疗中没有其他特异性治疗的，仍将按慢性病编码。

（4）如慢性肾炎急性发作，按慢性肾炎编码。

（5）在索引中少数慢性疾病的急性发作有特别说明，按说明编码。

（6）如慢性阻塞性肺病急性加重，索引（91 页）中明确指出编码于 J44.1，是一个专为其设定的编码，总的还是归属于慢性。

2287. 什么是怀疑诊断?

（1）疾病诊断在患者出现后仍不能做出肯定诊断时，有两种处理方式：当只有一个怀疑诊断，这里要假定为实际情况编码。例如可疑肝炎，按肝炎编码。

（2）统计时按肝炎统计，也按肝炎报告传染病卡。在可能的情况下，特别是计算机程序中，要做一个怀疑标志，这样在处理资料时才能准确提取或剔除这些资料。

（3）当某一个症状或体征后，跟随一个或多个怀疑诊断时，只编码症状，怀疑诊断可视情况编码或不予编码。如厌食、肝炎？精神性？只需编码厌食，怀疑性诊断可以不编码。

（4）如果为了某种需要，还想编码肝炎和精神性厌食，则要做标识符，以识别是怀疑诊断。

2288. 什么是晚期效应?

晚期效应（后遗症）是指疾病本身已不复存在，但残存着某些影响身体情况的症状、体征。

在 ICD－10 中后遗症的类目都有定义的说明，基本上可归纳为两点：一是医师诊断特指为后遗症或晚期效应或陈旧性或静止性或非活动性的疾病，如非活动性肺结核。二是某些疾病情况在发病一年以后的残留表现，如脑炎后智力低下。编码范围同 ICD－9 一样，不是所有的疾病都可以有晚期效应的。

2289. 晚期效应的类目有哪些?

（1）B90－B94 传染病和寄生虫病的后遗症。

（2）E64. －营养不良和其他营养缺乏的后遗症。

（3）E68 营养过度后遗症。

（4）G09 中枢神经系统炎性疾病的后遗症。

（5）I69. －脑血管病后遗症。

（6）O97 由于直接产科原因后遗症的死亡（这是死因编码）。

（7）T90－T98 损伤、中毒和外因的其他后果的后遗症。

（8）Y85－Y89 外因的后遗症导致的疾病和死亡（外因编码）。

对于死因的编码，它是作为根本死因的编码，不管疾病或损伤发生的时间。在医院的疾病分类中，有严格的规定。

2290. 后遗症的编码原则是什么?

（1）后遗症的类目是用来指出不复存在的情况是当前正在治疗或调查的问题的起因，编码时就不强调哪个不复存在的情况，而要优先编码后遗症的表现，如脑梗死后语言困难。要以语言困难为主要编码 R47.0，脑梗死后遗症可以作为附加编码 I69.3。此例发病时间不是问题，因为已明确知道语言困难是脑梗死所致。

（2）当后遗症的表现没有指出，又不能获得进一步的说明时，后遗症可以作为主要编码。如脊髓灰质炎的后遗症的编码是 B91，因为是唯一编码，也就是主要编码。

2291. 第一章的编码说明都包括哪些？

（1）第一章是典型的特殊组合章，它首先强调的不是疾病的发生部位，而是疾病的病因。

（2）本章分类包括了传染性和可传播性的疾病。多数“节”的分类是某种特殊的病原体，而 A00 - A09 肠道传染病和 A50 - A64 主要为性传播模式的感染两节所分类的是若干种病原体。

（3）本章的另一个特点是没有星号编码，但伴随着剑号编码列有分类于其他章的星号编码。

2292. 第一章编码规则是什么？

（1）凡是分类到 A09 的疾病，要改为 K52. 9。

（2）除另有说明者外，没有指明传染病或寄生虫病是慢性者，将按活动性，通常也就是急性的进行分类。如，肺结核，就要按活动性肺结核编码；肠炎，就要按急肠炎编码。

2293. 编码中“某些”的含义是什么？

（1）“某些”的含义并非所有的传染病和寄生虫病都分类于本章，有下列几种情况不分类于本章。

（2）如传染病病原体的携带者或可疑携带者 Z22. -，如伤寒携带者 Z22. 0 不可分类于本章。

（3）并发于妊娠、分娩和产褥期的传染病和寄生虫病分类于 O98. -。产科的破伤风和 HIV 感染又都分类于第一章 A34 和 B20. -。

（4）发生于围生期的传染病和寄生虫病分类于 P35 - P39，但新生儿期的破伤风、先天性梅毒、围生期的淋球菌感染和围生期的 HIV 感染又都分类于第一章。

（5）流感和其他急性呼吸道感染 JOO - J22。

2294. 传染与感染的区别是什么？

（1）传染和感染在中文的含义中很容易区分，前者为可传播性，后者通常指不可传播性，局限性。当特指为某种微生物，也有相当一部分是传染性的。如，HIV 感染，这时感染又是可传播性的了。

（2）传染和感染在英语中又都是 Infection，其含义为微生物侵犯人体组织并在其中繁殖。

（3）不管是传染还是感染，都有以“感染”为主导词来查找。“传染”不能作为主导词，传染性口角炎可以直接查找。

（4）对于寄生虫性的感染要以“侵染”为主导词查找，在感染下也可以查找，但不如侵染的主导词直接、简便。

2295. A09 推测为传染病因的腹泻和胃肠炎是什么？

（1）ICD - 10 第 2 版将这个类目标题“推测为”更改为“其他”，也就是明确了 A09 的病因为传染或未特指病因。

（2）细菌性、原虫性、病毒性和其他特指的传染性病原体所引起的腹泻和胃肠炎分类于 A00 - A08。

（3）非传染性病因的腹泻和胃肠炎归类于 K52. 9。新生儿腹泻编码为 P78. 3。

2296. 新生儿感染性腹泻编码原则是什么？

（1）新生儿感染性腹泻别名：新生儿流行性腹泻、新生儿腹泻、新生儿感染性流行性腹泻。

（2）此疾病查找得到的编码是 A09。新生儿腹泻有感染和非感染之分，对于感染性腹泻，新生儿的修饰词被忽略，不影响编码。

（3）新生儿非感染性腹泻归类于 P78.3。在 P78.3 下有注释，指出有的国家假定为传染性而分类于 A09。由于我们不做此假定，因此编码不变。如果明确指出感染的病原体，则要分类到具体的传染病中，如新生儿细菌性腹泻 A04.9。

（4）综合上述，新生儿腹泻有可能的编码情况：新生儿非感染性腹泻 P78.3。新生儿某种病原体的感染性腹泻 A00 – B99。

2297. 结核病 A15 – A19 的编码原则是什么？

（1）ICD – 9 中结核病第五位数的分类轴心是实验室证实情况，在 ICD – 10 中，它作为 A15 和 A16 的分类轴心。其他类目不强调实验室证实情况。

（2）A15 呼吸道结核病，经细菌学和组织学证实；A16 呼吸道结核病，未经细菌学和组织学证实。

（3）粟粒性结核的分类轴心是急性和慢性（亚急性）。其索引如下：结核：粟粒性 A19.9、急性 19.2、多个部位 A19.1、特指单一的部位 A19.0、慢性 A19.8、特指的 NEC A19.8。

（4）如果诊断为粟粒性肺结核，没有急慢性的修饰词就无法编码，利用编码原则的第二条，没有指出传染病的急慢性情况，要按急性编码，才能编码于 A19.0。

2298. 如何给毛滴虫病编码？

在卷一中出现的是毛滴虫病，在卷三中出现的是滴虫病，卷一与卷三不统一，索引的位置需以滴虫病来确定。

2299. 围生期疾病、妊娠、分娩和产褥期疾病编码原则？

围生期疾病、妊娠、分娩和产褥期的疾病是极为独立的，通常比其他章优先分类。在 ICD – 10 中，仍然如此，但个别例外，如 A33 新生儿破伤风、A34 产科破伤风。

2300. 幼儿急疹编码原则是什么？

（1）幼儿急疹 = 第六病 = 猝发疹 = exathema subitus B08.2，儿童轻型发热病 = 第四病 = 杜克疹热病 = 猝发疹 = Dukes' disease B08.8。

（2）幼儿急疹是婴幼儿的一种急性短程病，可能是病毒所致患儿高热 3 ~ 4 天后骤降至正常，在退热前、退热时和退热后不久，躯干出现斑丘疹，并波及其他区域，因在疹病中是第六个被报道，因此又被称第六病。

（3）第四病特征是全身鲜红的玫瑰丘疹。由于两者都可称猝发疹，如果由此查编码，可能会出错。再者，猝发疹也不能作为主导词。

2301. 类目 B95 – B97 的编码原则是什么？

（1）细菌、病毒和其他传染性病原体 B95 – B97，与 ICD – 9 中的 041 和 079 基本使用方法相同，但有区别。

（2）严格规定 B95 – B97 不能作为主要编码。

（3）这里的其他传染性病原体是指除细菌、病毒外的微生物，包括葡萄球菌和杆菌等、在 ICD – 9 中放到041。

（4）由于B95－B97不能作为主要编码，因此疾病诊断必须注明部位，否则只能按感染编码于B99，再加一个B95－B97编码作为附加编码。例如，急性鼻窦炎，由于流感嗜血杆菌引起。此时要以急性鼻窦炎J01.9，流感嗜血杆菌B96.3，而且要以前者为主要编码。

（5）在计算机程序中应设置审查逻辑的部分，使之不能作为主要编码。

2302. HIV的编码原则是什么？

（1）B20－B24人类免疫缺陷病毒（HIV）病，HIV病的患者是免疫系统受损害，因此并发症常常不是单一的。这一节的编码就是为了分类HIV并发症。

（2）编码原则：使用B20－B24的编码，一般不要将HIV所引起的并发症与HIV分别编码。

（3）如果医院为了科研的需要，可再编码一个说明并发症的编码作为附加编码。如，HIV感染伴卡波西肉瘤B21.0，为科研需要可编码C46.9卡波西肉瘤作为附加编码。

（4）当存在于可分类到B20－B22中某一个类目中两个或两个亚目以上的情况时，编码到该类目的.7中。

（5）当存在于可分类到B20－B22中两个或两个以上类目的情况时，要分类到B22.7 。

（6）当HIV疾病发生之前已存在某种疾病时，这个疾病不要当做HIV的并发症来编码，而要按一般编码疾病的方法进行编码，且这个疾病的编码要作为附加编码。

（7）例如患者在查出HIV阳性之前多年来都进行肺结核的治疗，此次住院除治疗肺结核外，还治疗由HIV引起的伯基特淋巴瘤，它的疾病编码应是B21.1和A16.2 。

（8）上述两种情况如果需要时，可采用B20－ B24中的编码作为附加编码以详细说明所列情况，如HIV病伴弓形虫病和隐球菌病，编码B20.7，需要时B20.8（HIV病造成的其他传染病和寄生虫病）和B20.5（HIV病造成的其他真菌病）可作为附加编码。

（9）B20－B23在注释中指出四位数亚目是选择性使用的亚目，但我国是必须使用的，不作为选择性编码。

2303. 肿瘤编码有两个轴心其动态肿瘤的情况是什么？

（1）两个轴心：肿瘤部位编码的第一个轴心是动态（恶性、良性、原位、未肯定、继发性），第二轴心是部位。

（2）动态肿瘤的分类情况：①C00－C75描述为或假定为原发性的特指部位恶性肿瘤，不包括淋巴、造血和相关组织的恶性肿瘤；②C76－C80不明确的、继发的和未特指部位的恶性肿瘤；③C81－C96被描述或假定为淋巴、造血和相关组织恶性肿瘤；④C97独立的多个部位的（原发）恶性肿瘤；⑤D00－D09原位肿瘤；⑥D10－D36良性肿瘤；⑦D37－D48动态未定或动态未知的肿瘤。

2304. 肿瘤的编码说明是什么？

一个肿瘤除了部位编码外，还有一个形态学编码。形态学编码是指肿瘤细胞的结构和形态。形态学编码的特点是有M字母，跟随4个数字，然后一斜线加一个数字，如M9800/3。

2305. 肿瘤的分类原则是什么？

（1）如果诊断没有指明是继发性的肿瘤，索引中也没有其他说明，则肿瘤按原发性处理。

（2）肿瘤的交搭跨越：在编码原发部位不明确的肿瘤时，如果肿瘤涉及两个或两个以上相邻的部位称为交搭，部位不相邻的称为跨越。

（3）异位组织的恶性肿瘤编码于所提及的部位，如异位胰腺恶性肿瘤 C25.9。

2306. 交搭跨越肿瘤编码的原则是什么？

相邻部位的肿瘤，类目相同，编码到该类目的.8 中。如果索引另有特指，则按指示编码，如食管和胃癌 C16.0。

2307. 类目不相同，按归属的系统分类是什么？

C02.8 舌交搭跨越的损害（具有两个或两个以上 C01 – C02.4 亚目编码者）。
C08.8 大唾液腺交搭跨越的损害（具有两个或两个以上 C07 – C08.1 亚目编码者）。
C14.8 唇、口腔和咽交搭跨越的损害（具有两个或两个以上 C00 – C14.2 亚目编码者）。
C21.8 直肠、肛门和肛管交搭跨越的损害（具有两个或两个以上 C20 – C21.2 亚目编码者）。
C24.8 胆道交搭跨越的损害（具有两个或两个以上 C22.0 – C24.1 亚目编码者）。
C26.8 消化系统交搭跨越的损害（具有两个或两个以上 C15 – C26.1 亚目编码者）。
C39.8 呼吸和胸腔内器官交搭跨越的损害（具有两个或两个以上 C30 – C39.0 亚目编码者）。
C41.8 骨和关节软骨交搭跨越的损害（具有两个或两个以上 C40 – C41.4 亚目编码者）。
C49.8 结缔组织和软组织交搭跨越的损害（具有两个或两个以上 C47 – C49.6 亚目编码者）。
C57.8 女性生殖器官交搭跨越的损害（具有两个或两个以上 C51 – C57.7 和 C58 中亚目编码者）。
C63.8 男性生殖器官交搭跨越的损害（具有两个或两个以上 C60 – C63.7 亚目编码者）。
C68.8 泌尿器官交搭跨越的损害（具有两个或两个以上 C64 – C68.1 亚目编码者）。
C72.8 中枢神经系统交搭跨越的损害（具有两个或两个以上 C70 – C72.5 亚目编码者）。

跨越系统的肿瘤在 ICD – 10 中没有像 ICD – 9 中那样明确地指出具体的类目，根据 ICD – 9 将其分类到其他和不明确部位的恶性肿瘤的情况，我们也将其分类于 C76.8 相同的类目。

2308. 疾病分类名词解释包括哪些？

（1）肿瘤：是人体组织细胞的一种病理性增生。

（2）恶性肿瘤：细胞在不同程度上类似原发组织的不成熟幼稚阶段，不完全或根本不具备细胞在正常时所具有的功能、代谢类型和解剖特点。细胞以浸润性方式生长，并可以通过淋巴、血液、浆膜腔转移。

（3）良性肿瘤：细胞不以浸润性方式生长且生长缓慢，肿瘤有一个完整的被膜，细胞不转移。

（4）原位癌：局限于起源的表浅部位，细胞没有基底膜的浸润，但有恶性改变。

（5）性质未特指（性质未肯定）：肿物不做病理检查，临床诊断为肿瘤。

（6）动态未定（行为不定或交界恶性）：肿瘤处于良恶性之间。

2309. 什么是肿瘤功能活性？

肿瘤功能活性是指肿瘤具有影响内分泌功能的能力，需要采用第四章内分泌、营养和代谢疾病的编码附加说明。例如：垂体嗜碱性腺瘤伴库欣综合征，肿瘤的部位编码是 D35.2，形态学编码是 M8300/0，功能活性编码是 E24.2.

2310. 什么是结缔组织？

（1）结缔组织是连接肌体不同结构并为其支架的组织，由纤维细胞、纤维性神经胶原纤维和弹力纤维构成，来自中胚层。

（2）广义的结缔组织还包括胶原、弹力、黏液、网织、骨和软骨等组织，包括血管、滑囊、筋膜、韧带、肌肉、周围神经、交感神经、副交感神经、神经结、滑膜和肌腱。

（3）有人把血液也列入结缔组织。结缔组织按其密度可分为疏松（蜂窝样）和致密结缔组织。

2311. 什么是癌瘤？肿瘤的命名包括哪些？

（1）癌瘤是除淋巴和血液以外的恶性肿瘤的总称，英文可译为 cancer。它包括上皮细胞癌 carcinoma（通常称之为“癌”）和肉瘤 sarcoma。

（2）肿瘤的命名主要是根据肿瘤的组织来源，人体在胚胎发育过程中可分为外胚层，间胚层和内胚层。

（3）良性肿瘤采用细胞或组织的名称 + 瘤，例如上皮细胞瘤、鳞状细胞瘤、平滑肌瘤、血管瘤等。

（4）恶性肿瘤如果发生在来源于内外胚层的组织，命名就采用组织名称 + 癌，例如鳞状细胞癌、腺癌、嫌色细胞癌。

（5）恶性肿瘤如果发生在来源于间胚层的组织，命名就采用组织名称 + 肉瘤，例如血管肉瘤、淋巴肉瘤、脂肪肉瘤等等。

2312. 哪些称瘤不是瘤，是恶性又不叫肿瘤呢？

（1）一般的肿瘤命名方法，但不全是这样，有的称之为“瘤”的并不是肿瘤，如动脉瘤、类肉瘤、表皮样瘤等。

（2）也有称之为“瘤”的肿瘤也不是良性的，如，淋巴瘤，浆细胞骨髓瘤都是恶性的肿瘤。

（3）有的没有“瘤”“癌”“肉瘤”字样的反而是肿瘤，如，真性红细胞增多症，顽固性贫血都是交界恶性的肿瘤。

2313. 肿瘤编码与编码方法是什么？

（1）一个肿瘤的编码除了部位编码，还有一个形态学编码，有时甚至还有功能活性的编码。

（2）如果肿瘤有转移，还需要给转移部位的肿瘤编码。

（3）一个肿瘤患者至少有两个编码。

（4）肿瘤的形态学编码是采用组织学 + 动态编码构成，例如，M8550/3 腺泡细胞癌，M8550 是组织学编码，表示是腺泡组织，而/3 表示恶性。

2314. 肿瘤动态编码的意义是什么？

（1）/0 良性：斜杠下面是 0 表示肿瘤为良性。

（2）/1 交界恶性：斜杠下面是 1 动态未定或性质未特指。

（3）/2 原位癌：斜杠下面是 2 表示肿瘤为原位癌。

（4）/3 恶性：斜杠下面是 3 表示肿瘤是恶性的。

（5）/6 继发性肿瘤：斜杠下面是 6 表示肿瘤是继发转移癌。

2315. 肿瘤的编码方法是什么？

（1）肿瘤的编码方法不同于一般疾病，它需要首先确定形态学的主导词，查找形态学的编码，然后再根据指示查找部位编码。

例如：肺腺癌（部位编码：C34.9，形态学编码：M8140/3），首先查：腺癌（M8140/3）。另见肿瘤，恶性（索引893页），然后查：肿瘤，肿瘤性（索引1054页），肺C34.9（1059页），恶性栏。

又如：膀胱移行性乳头状瘤（部位编码：D41.4，形态学编码：M8120/1）

查：乳头状瘤（M8050/0）另见肿瘤，良性。

（2）膀胱（泌尿道）（移行细胞）（M8120/1）D41.4。

（3）如果在主导词下已经列出了所需要部位的编码，因此不必到肿瘤表中查部位编码。

（4）操作步骤不能颠倒，因为有四种情况，肿瘤的部位编码直接在形态学后面给出，如果先行查部位编码，反而不对。

例如：胃淋巴肉瘤，要查淋巴肉瘤，得到正确的编码是C85.0　M9592/3。如果先在肿瘤表中查胃恶性肿瘤的部位编码，得到C16.9是一个错误的编码，因为淋巴肉瘤是不分部位的。

2316. 形态学编码后给出部位编码的是哪些？

（1）无法区分部位的肿瘤：如血液性的肿瘤、淋巴瘤。

（2）不区分部位的肿瘤：如脂肪瘤、血管瘤。

（3）特殊组织或部位肿瘤：如肝细胞瘤。

（4）某些未指出部位的肿瘤：内胚窦瘤、G细胞瘤。

2317. 查看肿瘤表要注意哪几点？

（1）肿瘤的部位编码除了直接在形态学后给出的以外，都要到肿瘤表中查找，所谓肿瘤表，即指以主导词“肿瘤”项下的部位列表，位于第三卷1054页。

（2）在肿瘤表中，要注意特指的组织，皮肤、骨、结缔组织等等。如果需要查找特指组织，则在形态学编码之后会给出提示，这时必须按提示查，不能直接查找部位，否则也会出错。

（3）例如结缔组织肿瘤的查找方式：在“肿瘤”主导词下，找某种组织的修饰词，如骨、软骨或神经等，然后再找具体的部位。查找顺序不能颠倒，例如，胫骨恶性肿瘤，应当先查骨，如果先查结缔组织，则可查到小腿C49.9的编码。而正确的编码应是C40.2。

（4）如果部位表中不能查到所要的部位，则直接在肿瘤主导词下查找部位。

（5）血液性的肿瘤有自己的独立分类，其部位编码不在肿瘤表中而在每种血液肿瘤的形态学后直接给出。

2318. 性质未定的肿瘤编码要注意什么？

（1）肿瘤的动态未定和性质未特指在ICD－10中部位编码合二为一不再区分。但性质完全不同，前者是做了病理检查，肿瘤处于交界恶性。而后者没有做病理检查。

（2）在临床分类中，对于动态未定和性质未特指的肿瘤有区分的必要，可通过肿瘤形态学编码M8000/1来控制。

（3）形态学的编码在肿瘤分类中变化不大，例如，骨源性和齿源性的肿瘤仍编码在M918－M934之间。

（4）但是个别也有调整。如，浆细胞瘤、类癌瘤在ICD－9中都是交界恶性肿瘤，在ICD－10中是恶性肿瘤。

2319. 复合癌和原位癌的分类编码是什么？

（1）复合癌在ICD－9中没有专门的编码，过去是分别编码，选择医师最先提及的肿瘤作为主要编码。

现在的综合编码是 C97，具体情况可作为附加编码。如，多发性骨髓瘤和前列腺癌，编码为 C97，附加编码 C90.0，多发性骨髓瘤和 C61 前列腺腺癌。

（2）原位癌：子宫颈发育不良三级（CIN Ⅲ）、会阴发育不良三级（VIN Ⅲ）和阴道发育不良三级（VAIN Ⅲ）按原位癌分类。发育不良Ⅰ级和Ⅱ级，按身体系统疾病分类。

2320. 几种不明确的肿瘤编码是什么？

C76－C80 是不明确的、继发的和未特指部位的恶性肿瘤。

C76 其他和不明确部位的肿瘤：如头部恶性肿瘤，上肢、下肢恶性肿瘤。

C77－C79 继发恶性肿瘤。

C80 未特指部位的恶性肿瘤。

2321. 囊肿和脂肪瘤的编码是什么？

（1）一般来说，囊肿是一种瘤样病变，不是肿瘤，分类时归入特定的解剖部位。但这一概念不是绝对的，具有肿瘤性质的囊肿按肿瘤分类，如，某些部位的皮样囊肿 M9080/0。这一概念也不适用于某种结构的囊肿。

（2）鳃裂 Q18.0，它不归类到身体系统中，而是分类到先天性疾病中。在第三卷索引中，囊肿主导词下的所列的部位是有限的，当查不到所需要的部位时，要转换主导词，以“病”为主导词查找。

（3）类似情况还有息肉，当查不到所需要的部位时，也要以“病”为主导词查找编码。

（4）脂肪瘤在 ICD－9 中部位编码是 214，在 ICD－10 中编码 D17.－。根据其发生部位的不同有详细的分类。

2322. 白血病的分类有哪两大类？

根据 1976 年法、美、英（FAB）三国协作组将急性白血病（AL）分为急性淋巴细胞性白血病（ALL）和急性非淋巴细胞性白血病（ANLL）两大类。这一分类方法已被世界各国及我国血液学家所采用。

2323. 急性白血病的分型与分类是什么？

（1）急性白血病：ALL 按原淋巴细胞的大小及形态分为 L1（第一型）、L2（第二型）和 L3（第三型）。
ANLL 分为 7 个亚型：
M1 ＝急性粒细胞性白血病（AML，未分化型）C92.0　M9861/3
M2 ＝急性粒细胞性白血病（AML，部分分化型）C92.0　M9861/3
M3 ＝颗粒增多的早幼粒细胞性白血病（APL）C92.4　M9866/3
M4 ＝急性粒－单细胞性白血病（AMMoL）C92.5　M9867/3
M5 ＝急性单核细胞性白血病（AMoLJ）C93.0　M9891/3
M6 ＝急性红白血病（AEL）C94.0　M9840/3
M7 ＝急性巨核细胞性白血病（MKL）C94.2　M9910/3

（2）慢性白血病：慢性白血病分为：
慢性淋巴细胞白血病（CLL）
慢性粒细胞白血病（CGL 或 CML）
慢性粒－单细胞白血病（CMML）

慢性单核细胞白血病（CMoL）

慢性红白血病（CEL）

（3）特殊类型白血病：包括慢性粒细胞白血病急变期、低增生性白血病、淋巴肉瘤或组织细胞肉瘤白血病（即非霍奇金淋巴瘤白血病期）、浆细胞白血病、毛细胞白血病、嗜酸性粒细胞白血病、嗜碱性粒细胞白血病、组织碱粒细胞白血病、不能分型的急性白血病等。

2324. 第三章编码规则是什么？

（1）第三章是对各种贫血和血液的其他疾病的分类，包括白细胞的脾疾患和涉及免疫机制的某些疾患。

（2）不包括血癌、起源于围生期的并发症、人类免疫缺陷病毒（HIV）等疾病。

（3）血液检查的异常发现，按症状、体征归入 R00 – R99，除非这个症状或体征是附属于本章某一疾病的。

2325. 血液及造血器官疾病分类规则是什么？

（1）分类于本章的疾病有一些是由于药物或外因所致，应以本章的编码为主，第二十章的编码作为附加编码。

（2）如甲氧苄氨嘧啶诱发的叶酸缺乏性贫血，D52.1 作为主要编码，Y41.2 在治疗中使用抗疟疾和对其他血液原生动物有作用的药物引起的有害效应作为附加编码。

（3）如果分类于本章的疾病是由于其他章疾病所引起（除第二十章外），通常要以其他章的疾病为主要编码，本章的疾病为附加编码。

（4）如胃溃疡急性出血性贫血，主要编码为 K25.0（急性胃溃疡），附加编码为 D62（急性出血性贫血）。

2326. 继发性贫血的编码原则是什么？

（1）在索引中继发性贫血只有急、慢出血性的编码。而实际上，继发性的原因有多种，许多是由于疾病引起。疾病引起的贫血一般都有星、剑号编码。

（2）如，疟疾性贫血 B54† D63.8 *。肿瘤引起的贫血编码是 D48.9† D63.0 *。

（3）需要注意的是索引中有 NEC，表示肿瘤如果指出具体的性质，还不能采用 D48.9 这个编码，而需要根据情况给予剑号编码。

2327. 第四章分类情况及分类要点是什么？

（1）第四章中对内分泌腺体的疾病进行了分类，内分泌腺包括甲状腺、肾上腺、垂体腺、胸腺、卵巢和睾丸。

（2）本章还对各种营养不良、维生素缺乏和代谢疾患进行了分类。

（3）要点：分类于本章的疾病有一些是由于药物或外因所致，应以本章的编码为主，第二十章的编码作为附加编码。

（4）当肿瘤具有功能活性或由于异位内分泌组织所致的功能活性，用本章的适当编码（如，E05.8，E07.0，E16 – E31，E34. – ）作为附加编码。

2328. 糖尿病可分为哪五大类？

（1）E10 胰岛素依赖型（1 型）糖尿病。

（2）E11 非胰岛素依赖型（2 型）糖尿病。

（3）E12 营养不良性糖尿病。

（4）E13 其他特指的糖尿病。

（5）E14 未特指糖尿病。

糖尿病在 ICD－9 中只有一个类目，而在 ICD－10 中则详细分类为五大类。胰岛素依赖型和非胰岛素依赖型在 ICD－9 中是以第五位数来表达。但在 ICD－10 中则作为类目轴心。无论是 ICD－9 或是 ICD－10，其亚目轴心都是临床表现。

2329. 如何给类癌综合征分类编码？

（1）类癌综合征 E34.0 类癌综合征是伴随有类癌（嗜银细胞瘤）的复合症状，其特征为皮肤骤然呈现发绀潮红，持续数分钟至数天，水样腹泻，支气管收缩发作，血压突然降低，水肿及腹水。

（2）这些症状系因肿瘤分泌 5－羟色胺、前列腺素类及其他生物活性物质所致。

2330. 高黏稠血症编码时注意什么？

如果按照高黏稠血症（hyperviscosity）（血清性）（综合征）是不能查到。高黏稠血症是由血浆蛋白质异常引起血液黏度显著升高，血液流变学发生改变。1944 年，Waldenstroem 报导了巨球蛋白血症引起血液黏度增加，1965 年又注意到多发性骨髓瘤时亦可出现本症，本征亦常见于类风湿疾病。

2331. 高黏稠血症的临床表现及编码是什么？

（1）临床表现多有出血倾向，可因视网膜静脉栓塞而引起失明，可发生心力衰竭，中枢神经紊乱表现为一时性瘫痪、头痛、眩晕、意识障碍等。

（2）ICD－9－CM 美国修订本中编码为 273.3（巨球蛋白血症），红细胞增多性高黏稠血症（polycythemia hyperviscosity）编码为 289.0（继发性红细胞增多症），红细胞硬化性高黏稠血症（sclerocythemia）编码为 282.8（其他遗传性溶血性贫血）。

（3）根据 Dorland 解释，高黏稠血综合征指伴随有血液黏滞性增加的任何综合征。

（4）血清黏滞性过度综合征有自发性出血及神经与眼科方面的疾病。

（5）红细胞增多性黏滞性过度综合征的特点是血流阻滞、器官充血、毛细血管灌注减少及心脏负荷增加。

（6）在血细胞硬化黏滞性过度综合征时红细胞的变形性受到损害，如镰状细胞贫血之所见。

（7）在 ICD－10 索引中可查到血浆黏滞度异常是 R70.1。ICD－10 中巨球蛋白血症编码为 C88.0，继发性红细胞增多症 D75.1，遗传性溶血性贫血 D58.9，也就是说具体病况有具体的编码。

2332. 局限性淀粉样变性的编码是什么？

（1）局限性淀粉样变性的编码为 E85.4，核对编码时可见没有星、剑号标记。

（2）但当指出是某一器官的淀粉样变性时，索引中一般都附有星、剑号编码。

（3）如肝淀粉样变性 E85.4† K77.8 *；心脏淀粉样变性 E85.4† I43.1 *。此时，要按索引的编码执行。

2333. 营养缺乏与营养过度后遗症的编码是什么？

如果指出了营养缺乏与营养过度的具体表现，则 E64.－ 及 E68.－ 就不能作为主要编码，它们可以作为选择性附加编码。

2334. 第五章精神和行为障碍的编码要点是什么?

(1) 精神和行为障碍在许多情况下不能通过实验室的理化检查手段来诊断，因此本章中的类目标题和亚目标题下通常都附有定义，它是供医师做诊断时参考的。

(2) 主要情况的编码应在诊断的基础上加以指定，即使在医师的诊断与定义之间出现冲突也要以诊断为主。

(3) 在器质性（包括症状性）精神障碍 F00 – F09 下有一注释，指示“需要时，使用附加编码标明根本疾病”。

(4) 本节中有部分类目明确指出是星、剑号编码，也就是说已经指出了病因，不需要再指出病因，所以注释不是对这些明确类目而言，而是对没有给出病因编码的类目的指导。如动脉硬化性痴呆，主要编码是 F01.9，这个编码强调的是精神障碍，如果要说明脑动脉硬化，还需要用 I67.2 来补充说明。

2335. 心因性的精神和行为障碍的编码是什么?

在 ICD –9 中译为精神原性。F45.3 – F45.8 的心因性疾病都是功能性，F54 中的心因性疾病则产生了器质性的损害，在编码时要强调精神障碍，也就是本章的编码，其他临床表现可作为附加编码。例如，心因性哮喘 F54 J45. –。

2336. 如何给多动性障碍编码?

多动性障碍编码于 F90. –，是一组活动与注意力失调，不受管教，缺乏正常的谨慎和克制的疾患。它不同于抽动障碍 F95，后者常见简单运动性抽动，如眨眼、耸肩、怪叫等，有时还伴有秽语。多动秽语综合征就属于后者，编码为 F95.2。

2337. 第六章神经系统疾病的编码要点是什么?

(1) 本章的一些情况可能是由于药物或其他外因的效应所致。第二十章的编码可以用作选择性附加编码。

(2) G09 中枢神经系统炎性疾病的后遗症是对 G00 – G08 疾病后遗症的分类，但其中 G01*、G02*、G05*、G07*类目的后遗症不能归类于 G09。

2338. 如何给瓦伦贝格综合征编码?

瓦伦贝格综合征（Wallenberg 'syndrome） 瓦伦贝格综合征在 ICD –9 中译为“瓦伦伯格氏综合征（延髓外侧综合征）”，此病为小脑下动脉闭塞所致。

2339. 给瘫痪综合征编码时注意什么?

(1) 在给瘫痪综合征 G81 – G83 编码时应注意诊断是否有疾病原因的描述，如果指出了这一节编码的疾病原因时，这些编码就不能作为主要编码，而是作为附加编码补充说明某种疾病伴随的瘫痪情况。

(2) 如脑出血、偏瘫（脑出血为主要情况，编码 I61.9，偏瘫为次要情况，编码 G81.9）。

(3) 只有当住院的目的是治疗瘫痪的临床表现时，这些编码才能作为主要编码。应注意本节不包括脊髓性偏瘫（G95.8）。

2340. 使用 G99.2* 与 G55.2* 要注意什么？

（1）脊椎关节强硬伴有脊髓病，这个诊断的编码在索引中有两种查找结果如下：

查：脊椎关节强硬

—伴有

——脊髓病 NEC　M47. －† G55.2＊

—— 神经根病 M47.2

若查：脊髓病

—脊椎源性 NEC M47.1† G99.2＊

（2）核对卷一时发现，M47.1 的标题为其他脊椎关节强硬伴有脊髓病 G99.2＊也没有不包括的指示，完全符合本疾病的情况。而再核对 G55.2＊时发现是由于椎关节强硬引起的神经根和神经丛压迫的编码。

（3）从临床对疾病的认识，脊椎关节强硬是侵犯脊椎、椎间盘、周围韧带与结缔组织的退行性关节病，由于脊神经根受压迫，有时有向下放射到臂部的感觉异常，其编码应是 M47.2† G55.2＊。此病不能以脊髓病作为主导词，否则容易导致编码错误。

2341. 神经病的编码时要注意什么？

诊断中的神经炎与神经病常是相通的名称。若临床诊断为神经炎，多指单神经的病变，若诊断为某神经的变性，常是指多神经病。编码时注意分析诊断。

2342. 第七章眼和附器疾病分类提示是什么？

ICD－9 中神经系统和感觉器官为一个章节；在 ICD－10 中分为三章，神经系统用了一个字母 G，眼和附器疾病以及耳和乳突疾病共用一个字母 H。

（1）编码规则：感觉器官的损伤编码常常可以在索引中得到，例如外伤性白内障 H21.6。如果是首次到医院就医的新近损伤，首先要编码损伤的部位，这样才能归入第十九章“损伤、中毒和外因的某些后果”，归入身体系统的编码要作为附加编码。例如：眼球穿通伤，斗殴中所致 S05.6 Y04；外伤性白内障 H21.6。

（2）H21.2 卷一与卷三中的术语不同。卷一为“虹膜缺损”，卷三为“虹膜劈裂症”。

（3）H43.0 与 H43.8 的区别：前者为玻璃体脱出，后者为玻璃体脱离，两者的疾病性质不同，使用时应注意不可混淆两者的概念。

（4）H47.0 视神经疾患，不可归类在他处者：不可归类在他处者是 NEC 的含义，在 ICD－9 中，这种指示是不出现在第一卷的，而且应该是亚目中 .9 的内容。但在 ICD－10 中，表示为“其他”和“未特指”的内容已不再是十分规范地归入 .8 和 .9 中了。而且在 H47 的类目下，也没有 .9 的编码。

（5）H54.－盲和视力低下：如果指出了造成盲和视力低下的原因时，H54.－的编码就不能作为主要编码，只能作为选择性附加编码。只有当治疗的目的本身就是为了盲和视力低下，这个类目的编码才能作为主要编码。对于因创伤引起的盲和视力低下，应注意区分是近期损伤还是晚期效应。若为近期损伤所造成，其编码在第十九章。如：创伤性盲，近期编码 S05.9，主要编码体现在外伤的情况上。

2343. 如何查找 H61.8 的编码？

（1）H61.8 这个编码不包括耳郭非感染性疾患 H61.1。

（2）在查找编码时，疾病条目不能在索引中直接找到的情况下，容易编码于 H61.8，核对时要给予纠正。

（3）如耳后血肿机化，通常是以病为主导词，再找外耳，获得编码是 H61.8. 考虑到是耳郭的非感染性疾病，校正编码为 H61.1。

2344. H90 和 H91 的编码要注意什么?

（1）H90 包括先天性聋，但不包括噪声性聋（H83.3），H91 不包括由于指明某种特指病因造成的。

（2）如心因性聋（F44.6）这两个类目只有当未指出其原因时，才能作为主要编码。否则，它们只能作为选择性附加编码。

（3）对于 H91.0 耳毒性听觉丧失，需要时可使用附加外因编码（第二十章）标明毒性物质。

2345. 慢性化脓性中耳炎的编码注意什么?

中耳包括：鼓室、咽鼓管、鼓窦和乳突腔。鼓室有顶、底、内、外、前、后六个壁，鼓室内容物有听骨、肌肉、韧带、囊袋和神经。慢性化脓性中耳炎可分为三型：

（1）单纯型：按慢性化脓性中耳炎分类，ICD－9 编码为 382.3。ICD－10 的编码为 H66.3，如果特指鼓室隐窝则编码为 H66.2，咽鼓管的编码是 H66.1。

（2）胆脂瘤型：在 ICD－9 中分类于 385.3。ICD－10 的编码为 H71。

（3）骨疡型（骨疽）：在 ICD－9 中分类于 385.8。ICD－10 的编码区分具体部位，听骨编码为 H74.3，乳突为 H70.1，笼统的中耳为 H74.8。

分类时应注意区分中耳炎的类型及病变部位。查找这些编码时，要注意不能都以“耳炎”作为主导词，“胆脂瘤”和“骨疽”是后两型中耳炎的主导词。

2346. 循环系统疾病的分类要点及编码规则?

（1）分类要点：第九章分类的内容包括心脏、血管和淋巴管和淋巴结疾病，脑血管病中也分类于此章中，但不包括短暂性大脑缺血性发作和相关的综合征、创伤性颅内出血和血管性痴呆。

（2）编码规则：①急性心肌梗死以 4 周（28 天）为限，超过这一时间为慢性。ICD－9 规定为 8 周；②凡未提及病因的二尖瓣、主动脉瓣和肺动脉瓣的关闭不全按假定为非风湿性编码，三尖瓣的关闭不全按假定为风湿性编码；③凡未提及病因的心脏瓣膜的主动脉瓣和肺动脉瓣的狭窄，假定为非风湿性，而二尖瓣、三尖瓣则假定为风湿性编码；④凡未提及病因的心脏多瓣膜疾病，按假定的风湿性病因处理编码，如 I08 多个心脏瓣膜病。

2347. 心脏瓣膜疾病编码规则?

（1）未提及病因的心脏瓣膜疾病 ICD－9 中被假定为风湿性编码，而 ICD－10 中有所不同，需要按索引编码。

（2）二尖瓣狭窄风湿性病因为多见，少数见于先天性、左房黏液瘤。三尖瓣疾患以风湿性病因为主，其他病因如类癌瘤、黏液瘤等。

（3）主动脉瓣疾患的病因可有风湿性、梅毒性、高血压和动脉粥样硬化，心内膜炎时会有瓣膜穿孔。

2348. 关于高血压的编码要注意什么?

（1）特发性高血压 I10：这个类目包括了良性和恶性高血压，但没有用亚目加以区分，对于临床检索需要区分良性和恶性的性质。

（2）I15 继发性高血压：继发性高血压可由于各种原发疾病，如肾功能紊乱、中枢神经系统紊乱、内分泌性疾病和血管病所致。

（3）本类目需注意不包括脑及眼的血管性高血压。

2349. 脑及眼的血管性高血压如何分类编码？

（1）脑及眼的血管性高血压的编码分别为 I60 – I69 和 H35.0。

（2）高血压肾病（hypertensive kidney）是由于高血压累及肾。

（3）这个类目包括了肾动脉硬化、动脉硬化性肾炎及肾硬化等疾病伴随有高血压。是一个有别于继发性高血压的编码。

2350. 肾血管高血压的编码规则是什么？

（1）肾血管高血压（renovascular hypertension）：肾血管高血压是肾动脉阻塞性病变所致的高血压，编码为 I15.0 为继发性高血压。

（2）在 ICD – 9 中没有这一条目，它会被分类于肾性高血压。

（3）肾性高血压是一侧或两侧肾脏疾病所引起的高血压。

2351. 引起高血压的肾脏疾病有哪三类？

（1）肾血管疾病：又称肾血管性高血压（可见这是从肾性高血压 I12 分解出来的，分类于 I15 中）。

（2）肾实质病变引起的高血压：如急、慢性肾小球肾炎、慢性肾盂肾炎、肾结核、先天性多囊肾，放射性肾炎等。

（3）尿路梗阻性疾病：如输尿管狭窄和结石等，临床上引起高血压者少见。

2352. 肾血管性高血压包括哪些？

（1）肾动脉本身的病变：如动脉粥样硬化、肾动脉外伤后狭窄、肾动脉膜纤维组织增生、肾动脉炎、肾动脉瘤、肾动脉血栓形成、肾动脉栓塞、肾动脉先天性畸形或肾动 – 静脉瘘等。

（2）肾动脉被周围病变压迫或扭曲：如肾动脉周围粘连、肾蒂扭曲等。

2353. 心肌梗死分为哪三大类？

（1）急性心肌梗死：编码于 I21. –。这个编码的分类轴心是双轴心（一般是一个轴心贯穿整个类目），I21.0 至 I21.3 以部位为轴心，而整个类目的主要轴心是临床表现的透壁性和非透壁性。

（2）随后性心肌梗死（又称复发性心肌梗死）：编码于 I22. –。

（3）慢性心肌梗死：编码为 I25.8，指心肌梗死自发病起时间超过 4 周，即大于 28 天（陈旧性心肌梗死编码为：I25.2）。

2354. 急性心肌梗死早期并发症编码是什么？

（1）急性心肌梗死可以并发一些早期并发症（编码为 I23. –），如心包积血、心壁破裂，这些情况过去分类比较混乱，有的按症状分类，有的按心肌梗死分类。

（2）要区分 ICD – 9 和 ICD – 10 的编码，要特别加以注意。

（3）在使用I23时应注意其不包括的说明，区分心肌梗死的即时并发症和过时并发症。

2355. 如何细分冠状动脉栓塞？

I24.0冠状动脉栓塞，未造成心肌梗死在ICD－9中分类基本上都被错误地分类到410，因为查到冠状动脉栓塞，就必定认为是心肌梗死，实际应归类到心脏微梗死，编码是411，ICD－10亚目I24.0。

2356. 什么是去极化和复极综合征？

（1）去极化：中和极性的过程或作用称为去极化。在神经生理学中，易兴奋的细胞受刺激时静息电位倒转，即细胞膜电位因对细胞膜外电位发生反应趋向于变成为正电位。过早去极化在临床表现上就是。交界性过早去极化是结性早博。

（2）复极综合征：复极综合征是电生理检查的情况，表现S－T波的不正常，但在临床上可以没有任何表现，分类时按心电图检查异常编码于R94.3。

2357. 克山病和短暂性大脑缺血性发作的编码规则是什么？

（1）克山病的归类：ICD－9将其分类于425.4其他心肌病中，ICD－10因已明确其病因是营养代谢因素所致，因而将其归入第三章，编码于E59饮食性硒缺乏中。

（2）在ICD－10中短暂性大脑缺血性发作被分类于神经系统的疾病中，编码G45.－，但在ICD－9是将其分类于循环系统疾病中的，编码435。

2358. 按痔疮分型其编码归类于哪里？

分为内痔和外痔，某些患者同时发生内痔和外痔，编码时可以强调内痔，归类到I84.0－J84.2中，外痔可用附加编码说明。

2359. 呼吸系统疾病编码规则是什么？

（1）当呼吸系统的疾病发生于一个以上的部位并且没有明确的索引指明其编码时，要按较低的解剖部位分类，如，气管支气管炎按支气管炎编码为J40。

（2）年龄小于15岁的儿童，如果未指明气管炎的急慢性情况，可假定为急性支气管炎分类于J20.－。

2360. 关于流感的编码规则J11.－是什么？

当由于流感引起并发症或者伴有一些伴随疾病，而且治疗也与流感相关时，这是一个优先编码的疾病。例如，流感伴心肌炎J11.8† I41.1＊；又如，流感伴有阻塞性肺气肿J11.1（流感伴有其他呼吸道表现，病毒未特指）。

流感伴有阻塞性肺气肿的编码方法比较特殊，它无论在流感的主导词下或在肺气肿的主导词下都无法查到相应的修饰词。只是在J44.0阻塞性肺气肿，伴有急性呼吸道感染的亚目下，才有注释说明不包括伴有流感。因此才得到J11.1的编码。

J10与J11的不包括，无论是否标明流感由病毒引起，其不包括都是相同的，也都包括胃肠型的流感。

2361. 支气管哮喘与喘息性支气管炎的分类有哪些？

支气管哮喘（bronchial asthma；简称哮喘），是支气管高压反应状态下，由于变应原或其他因素引起的广泛气道狭窄的疾病。其临床特点为发作性胸闷、咳嗽，大多呈带有哮鸣音的呼气性呼吸困难。多有过敏史，且呈季节性。编码为 J45. - 。

喘息性（型）支气管炎（asthmatic bronchitis，又称哮喘性支气管炎）：有慢性咳嗽、咳痰伴有喘息，并经常或多次出现哮鸣者。可以分为两种：一种是慢性喘息性支气管炎；一种是急性喘息性支气管炎。

（1）慢性喘息性支气管炎：与支气管哮喘一样，但具有病程长，气急呈进行性加重，有典型的肺气肿体征，而支气管哮喘除并发慢性支气管炎，进而引起阻塞性肺气肿外，一般在哮喘发作后，一切均可恢复。支气管扩张药对支气管哮喘引起的气急效果明显，对喘息性支气管炎效果不明显。编码为 J44.8。

（2）急性喘息性支气管炎：是一种特殊类型的急性支气管炎，应改为“毛细支气管炎”。过去的名称是因为在支气管部位，除充血、水肿、分泌物增多等炎症表现外，同时又有支气管痉挛，所以临床表现以严重的哮喘为主。现新名称则是为了更确切地表明这种疾病的特征。

2362. 急性喘息性支气管炎的病因是什么？

（1）病因是病毒感染，呼吸道的融合病毒最常见，此外，副流感病毒、3 型腺病毒、呼吸道肠道病毒均可引起。临床表现体温不高，病情严重时病变范围较广而深，易有并发症，病程长，抗生素无效。

（2）本病多发于 2 岁以前的儿童，尤以 6 个月以内的婴儿为多。如果按英文或中文译名去查，结果都是一样，强调哮喘，编码为 J45. -，这是个错误的编码。喘息性（型）支气管炎的诊断必须分出急慢性，慢性的编码为 J44.8，按“支气管炎”查找。急性要查“细支气管炎”，才能查到 J21. -编码。

2363. 胸膜炎的分类及编码是什么？

胸膜炎在 ICD -9 的分类中不论是否提及其疾病性质，均被分类于呼吸系统中，编码于 511.0，而在 ICD -10 中，当胸膜炎未指出其疾病的性质时，被分类于第十八章 R09.1 中。若指明了胸膜炎的疾病性质则被分类于呼吸系统疾病中。结核性胸膜炎则被分类于第一章。

2364. 第十一章消化系统疾病的编码规则是什么？

（1）K13.7 口腔黏膜的其他和未特指损害，这个编码实际上所包含的内容远比它标题内容更多，它包括了所有口腔不能分类于他处的疾病，例如，悬雍垂肥大、小口畸形等。

（2）贲门疾病的分类：大多数贲门疾病在主导词下并没有列出贲门部位，根据少数在索引中可以直接获得编码的疾病的分类情况，可判断出贲门是按食管分类，如，贲门口糜烂要编码到 K22.1。

（3）肠血管疾患 K55：血管的疾病分类于循环系统，肠血管疾患导致的肠疾病分类于消化系统。

（4）巨结肠 K59.3：在 ICD -9 中假定为先天性而分类于先天发育异常，而 ICD -10 则假定为后天性，分类于其他肠功能疾患，因此，阅读病案或由医师指出其性质是极其重要的。

（5）结肠息肉：根据索引，它被分类到肿瘤中。但是澳大利亚提出将其归入疾病中，已得到世界卫生组织（WHO）的同意，编码为 K63.5。类似情况还有胃和十二指肠息肉，编码是 K31.7。

（6）K70 - K77 肝疾病：这一节编码不包括病毒性肝病，临床上常见的诊断“慢性迁延性肝炎”指的是病毒性的，不能分类于此。ICD -9 是将其归入到消化系统疾病中，ICD -10 将其分类于第一章中。

2365. 第十二章皮肤和皮下组织疾病编码规则是什么？

（1）变应性接触性皮炎 L23 与刺激性接触性皮炎 L24 的区别　这两个编码的共同特点是接触了某种物质而导致皮炎，其不同点是前者是对物质的抗原过敏，后者通常是反复刺激导致的反应。

（2）酒渣鼻的概念：酒渣鼻（Rosacea）是一种皮肤的慢性充血性疾病，通常累及面部的中1/3，特点为患部持续性红斑，常伴毛细血管扩张以及水肿、丘疹和脓疱的急性发作。

（3）口周皮炎是一种发病原因不明的丘疹，发展为残留的丘疹性红斑，鳞屑常限于口周，几乎全部发生于青年女性，也可以局限或延伸到包括眼睑和额的邻近眉间区，其编码为L71.0。

（4）L72和L73中的滤泡囊肿改为毛囊囊肿，follicular这个词与淋巴和卵巢结合可译成滤泡，在皮肤只能是毛囊。

（5）L80与L81.5的区别：白癜风通常为进行性、慢性皮肤色素异常，表现为深色边缘包围的褪色白斑，与显性遗传有关，编码为L80白斑。

（6）L81.5白斑病，不可归类在他处是指由特异物质或皮肤病造成的一种获得性皮肤局部色素状态。

（7）阿洪病的概念：阿洪病是一种非洲地区的地方病。ICD－9将其分类于第一章，是按不明病因但疑有传染性的疾病来处理编码的。ICD－10将其归入皮肤疾病中其他局限性结缔组织疾病。

2366. 第十三章分类编码使用说明有什么？

（1）本章提供了一个共用部位的细目表，除M23膝内部紊乱、M40－M54背部病、M99生物力学损害，不可归类在他处者外，本章其他类目都可以使用。

（2）M08幼年型关节炎的分类轴心是临床表现，过敏性亚败血症是一种特指的幼年型关节炎，编码于M08.8。

（3）腔隙综合征（compartment syndrome）T79.6又称“间隔综合征或胫前间隔综合征T79.6”和“胫骨前肌综合征M76.8”。有人认为是两者是同一个病，但ICD－10的编码完全不同。

2367. 腔隙综合征的特点是什么？

（1）腔隙综合征Dorland解释为在有限的解剖空间内组织内压力增加，使所包含的肌神经成分因血流减少导致缺血及功能障碍而产生的症状。

（2）腔隙综合征的特点为疼痛，肌肉软弱无力，感觉丧失及触痛。缺血可导致坏死而发生功能永久性损害。对胫骨前区综合征（anterior tibialcompartment）解释为腿部胫骨前区的肌肉迅速肿胀，张力增加，疼痛及缺血性坏死；当坏死发生时皮肤变得光滑，发红及水肿。原因尚未阐明，但通常均有过度劳累的历史。

（3）腔隙综合征可分哪两类：根据ICD－10AM（澳大利亚修订本），腔隙综合征（compartment syndrome）分为创伤性T79.6，非创伤性M62.8两类。

（4）而胫骨前（或后）肌综合征则都分类于M76.8。也就是说，胫前（或后）肌综合征从腔隙综合征分离出来。可按此方法编码。

2368. 如何为关节病编码？

（1）关节病M15－M19是指局限于关节的任何疾病，关节炎则是局限于关节的炎症，而骨关节炎则是关节的退行性变性病，骨关节病是骨和关节的任何疾病。

（2）根据本节下的注释，骨关节炎与关节病或骨关节病是同义词，ICD－10中没有区别。但查找时，要查“关节病（非炎症性）”。

（3）本节编码不包括脊柱关节炎。

2369. 颈椎病和肌萎缩的编码规则是什么？

（1）颈椎病是一个具有广义的诊断，它包括颈椎任何疾病，有骨性关节炎、椎间盘脱出、椎管狭窄、颈椎裂等。

颈椎病在临床上，最常见的是骨性关节炎，如果不做具体的描述，此病将假定是骨性关节炎不伴有脊髓病或神经根病分类于 M47.8。如果指出有脊髓病或神经根病，编码是 M47.2† G55.2 *。查索引：脊椎关节强硬伴有脊髓病的编码是 M47.†G99.2 *，实际上只有 M47.2† 才符合诊断情况。脊椎关节强硬伴有神经根病只有 M47.2，没有指出星号编码，还是要给予星、剑号编码才能更好地体现疾病的情况。

（2）肌肉萎缩：如果在索引中直接查主导词“肌萎缩”，得到编码是 G71.8。查：萎缩，肌肉，则编码为 M62.5。两者的区别是前者为肌的原发性疾病，而后者不是继发性疾病。

2370. 泌尿生殖系统疾病编码规则是什么？

（1）在第十四章编码中遇到内容合并于产科情况时应优先分类于第十五章。

（2）肾小球疾病 N00 – N08。本节提供一个共用的亚目，其分类是以病理为轴心。ICD – 10 除了肿瘤分类需要病理外，这是另一个需要按病理分类的地方。在本节的注释中又指出，通常情况下不用 .0 至 .8 的编码，除非有明确的资料来源。

N08.1 * 肿瘤性疾病引起的肾小球疾患，在此标题下列出了两个例子，将肿瘤的部位编码作为剑号编码，即表示肾小球疾患的病因，在此情况下，肿瘤的形态学编码也就不一定要写。

（3）关于膀胱结石分类时应注意膀胱结石不包括鹿角形结石（见 N21.0 的不包括），这是因为鹿角形结石的形成是在肾脏，它是通过输尿管落到膀胱的，因此根据其产生的部位分类于肾结石中。

（4）N40 – N51 关于男性生殖器官疾病分类，可分类于 N40 前列腺增生的疾患中不包括良性肿瘤，它们按肿瘤处理编码，提醒编码者注意。

（5）N60 – N64 中包括：关于 N60 – N64 乳房疾患，本节包括男性乳房疾患。

2371. 乳腺囊肿包括哪些？

（1）乳腺增生（hypertrophy of breast）的编码是 N62，意思为乳腺肥大。

（2）乳腺纤维增生（fibrosis of breast）的编码是 N60.3，意思为乳腺纤维硬化症。

（3）乳腺纤维腺病（又称为纤维囊性乳腺病）（fibroadenosis of breast）的编码是 N60.2。

这些是非肿瘤所致的乳腺结节疾病，也是临床常指的乳腺增生。

2372. ICD – 9 中女性不育症与 ICD – 10 编码有何不同？

（1）关于女性不育症 N97，不育的原因有详细的分类，ICD – 9 比较强调采用双编码，即一个主要编码指明原因，一个附加编码补充说明不育情况。

（2）现在无论是查“不育症”或是“狭窄”、“闭锁”，都是编码为 N97，一个编码就可以了，而其病因是用亚目编码表示。这是 ICD – 10 的进步。

2373. 关于流产的编码包括哪些？

（1）自然流产 O03：包括完全性、不完全性和难免流产。

（2）人工流产：现在没有专门的类目，根据不同目的详细分类为：医疗性流产 O04、计划生育性流产 O04、宗教性流产 O05、自愿流产 O05、特指原因的流产 O05、未特指原因的人工流产 O06。

2374. 流产后并发症可分为哪两类？

根据并发症的发病时间将其分为即时并发症和过时并发症。

（1）即时并发症：是指患者在同一次住院医疗期间内产生的并发症。编码属于 O00 – O02 中情况的并发症，用 O08 作为附加编码来说明；属于 O03 – O07 情况中的并发症，则用其自身的亚目编码。

（2）过时并发症：是指患者经医疗出院后又产生的并发症，并因此再住院治疗并发症，编码用 O08 。

（3）O08 流产、异位妊娠和葡萄胎妊娠后的并发症：编码 O08 强调“……后”说明了本类目所指的原疾病为非本次住院治疗的情况，不能作为主要编码，只有在对治疗过时并发症为住院目的时，其才可以作为主要编码。

2375. 妊娠、分娩和产褥期的编码规则是什么？

（1）关于 O10 – O16 妊娠、分娩和产褥期的水肿、蛋白尿和高血压疾患：应用本节的类目应注意研究临床资料。临床诊断常常只写作“妊娠高血压综合征”，而对诊断缺少进一步的描述。ICD – 10 将临床中轻、中、重度的“妊娠高血压综合征”分类于 O10 – O16 中并特别将其区分为两大类：原有高血压者和由妊娠引起者，分类时应注意区分两类不同情况。

（2）关于 O20 – O29 主要与妊娠有关的其他孕产妇疾患：本节包含了妊娠并发症，有一些还发生在妊娠的早期。对于此次住院不存在的并发症，无须给予编码。如，先兆流产的编码为 O20.0，但这是妊娠早期的情况，保胎成功，如果本次是来院分娩的，则不考虑先兆流产的情况。

2376. 梗阻性分娩和胎盘滞留的编码规则是什么？

（1）梗阻性分娩是指类目 O32、O33、O34 中的情况在临产时所造成的梗阻性分娩。或者说，当第一产程开始时，还存在有 O32、O33、O34 中的情况，就被认为是梗阻性分娩，此时应分类于 O64、O65、O66 类目的梗阻性分娩的适当亚目中。采用手术分娩或其他方式助产不一定是梗阻性分娩，应注意根据具体情况分类。

（2）关于胎盘滞留 O72.0 对于没有指明是否伴有出血者，仍按假定为产后出血给予编码。要注意与临床通常情况相反，临床上不注明伴有出血，说明没有出血。因此要特别注意胎盘滞留的假定分类，明确是否伴有出血，以避免分类错误。

2377. 分娩编码中如何选择主要和次要编码？

（1）在 ICD –9 中，正常分娩 650 的编码只说明了分娩中没有并发症。分娩方式则需要用选择性第五位数来表示（一般都不用）。这一节编码则用来表示包括正常分娩在内的分娩方式。

（2）只有当没有可分类于其他章节的编码时，这节编码才能作为主要编码。

（3）这一节编码在有分娩活动发生的情况下，可以作为选择性附加编码。

（4）对于 O81 – O84 操作性分娩情况，操作名称还需要做手术编码。

2378. 产科死亡的编码原则是什么？

（1）关于 O95 – O97 产科死亡，根据注释，使用这些编码要参考第二卷的死亡编码规则。这些规则主要是针对死因的。在医院的疾病分类中，这些编码只要指明了原因，则要以原因为主要编码，否则只能作为选择性附加编码。ICD –9 中的产科死亡分为妊娠死亡，产间死亡、产间麻醉死亡和产后死亡。

（2）O95 是对没有指明原因的妊娠、产间、产后、产褥期的死亡。如果是在使用了麻醉剂时引起死亡，编码则各不相同。如产后或产褥期的编码为 O89.8，发生在分娩中的为 O74.8，发生在妊娠中的编码为 O29.8。如果要使用 O95 说明死亡发生在不同时期的，可通过扩展编码来表示。

（3）O98－O99 的编码原则：关于 O98－O99 可归类于他处的疾病并发于妊娠、分娩和产褥期。当由于妊娠加重了分类于他章的疾病，使其成为产科医疗的原因时，本章要优先编码。他章的疾病可作为选择性附加编码。

（4）判断是否应归于 O09－O99 的标准：①凡孕产妇到产科医疗的疾病；②主要医疗操作有产科医师参与。

对于那些微小的伴随疾病，如皮炎、手指切伤等，可归类于相应的身体系统或损伤章节。

2379. 起源于围生期的某些情况编码规则是什么?

包括起源于围生期但在以后发病的情况。这里的“以后”并没有时间的限定，本章的编码可以用于婴儿，也可用于成人。

（1）对新生儿缺血缺氧性脑病的分类：这个诊断是无法从 ICD－10 中直接查找到。它的病因是新生儿窒息，因此应按新生儿窒息分类。其脑病主要表现有 3 种：一是脑水肿（P52.4），二是脑组织坏死；三是颅内出血（P52.9）。新生儿缺血缺氧性脑病的诊断编码于 P21.0（严重的出生窒息）。由于导致了脑病，说明其严重程度，因此不放到.1 轻度和中度出生窒息。

（2）新生儿肺炎编码：新生儿肺炎有一部分是产后感染性的，因此在 ICD－9 的分类中，我们将其分类到呼吸系统疾病中，而在 ICD－10 的索引中，明确地分类到 P23.9（先天性肺炎）中。

（3）新生儿湿肺：是一个不能查到的疾病，它又称为新生儿呼吸窘迫综合征Ⅱ型，编码于 P22.1 新生儿短暂性呼吸急促。

（4）关于胎儿和新生儿颅内非创伤性出血 P52：由于缺氧或低氧引起的颅内血；包括：由于……损伤引起的颅内出血：产伤（P10.－）、母体（P00.5）、其他（S06.－）

此类目分类很详细，由于病案书写质量可能还不能完全满足 ICD 分类的需要，编码时对出血程度的详细分类会有困难，建议与医师沟通，只有在确实不能详细分类时才可编码于 P52.9 胎儿和新生儿颅内（非创伤性）出血，未特指。

2380. 先天性畸形、变形和染色体异常编码规则是什么?

（1）Q51.5 和 Q51.8 的区别：子宫颈的发育不全有两个不同的编码。其原因是英文的翻译无法体现其区别。发育不全有 3 个不同的英语单词，agenesis、aplasia 和 hypoplasia。前者表示的程度重，是某一器官的缺失，常指胚胎发育时无该器官、原基出现，实际上是不发育。第二个是指器官或组织，或者是一个器官或组织的细胞产物发育不全，实际上是成形不全，在程度上轻于前者。第三个是指器官或组织学发育不全或再生不良，其程度较之前两个要轻。前两个分类上没有区别，可同等对待。

（2）手先天性变形：不包括手指的先天性畸形 Q68.8。本章索引的一个主要主导词是“异常 anomaly”，表示先天发育不正常。索引中还有一个“异常的 abnormal”，它主要表示不正常的意思，但通常不是先天性的，例如一些功能性检查结果不正常就要查“异常的 abnormal”这个主导词。

2381. 第十八章编码原则包括哪些?

（1）分类于本章的症状及体征如果指出它们的原因，则要选择这个原因作为主要编码。这时，症状及体征可以作为选择性的编码，某些不重要的症状和体征甚至可以不予编码。

（2）由于新的设备仪器越来越多地应用于临床诊断及治疗中，致使不少医师常选择实验室异常所见作为临床诊断。实际上，还是应当做出临床诊断，只有当确实不能做出临床诊断或者需要强调实验室异常所见时，这种非临床诊断才能替代或作为补充诊断。

（3）心脏搏动异常（R00），本编码是指无任何病因的心动异常，若有特指的病因应分类于 I47 – I49，起源于围生期的异常则分类于 P29.1（注意本类目的不包括）。

2382. 损伤、中毒和外因的某些其他后果编码规则是什么？

（1）本章的编码涉及两个字母 S、T。S 编码是对单一部位损伤的编码，T 编码部分用于对多部位损伤和损伤部位未特指的进行编码，另一部分是对中毒和外因的某些其他后果进行编码。

（2）编码的规则：①多处损伤尽可能采用多数编码的原则；②未特指开放性损伤者，按闭合性损伤处理；③多处损伤的综合编码规则。

（3）多处损伤的综合编码规则：①同一身体区域的同种类型损伤，其编码通常为 S00 – S99 类目的第四位数 .7；②同一身体区域的不同种类型的损伤，通常为每一节最后类目的第四位数 .7，即 S09、S19、S29、S39 等共 10 个类目；③不同身体区域的同种类型的损伤，编码为 T00 – T05。

（4）第十九章中广泛使用的“和”是指“和（或）”的意思。例如，T14.3 身体未特指部位的脱位、扭伤和劳损，此亚目标题可以是 3 种损伤并存，也可以是仅有一种损伤情况。但是，在个别的地方“和”也有是指“两者”而没有“或”的概念。例如，S52.4 尺骨和桡骨两者下端的骨折。

（5）本章的部分类目中含有选择性使用的第 5 位数，它是用以表明伤口的闭合性或开放性。本章的第五位数在我国要求使用，也就是说它不再是选择性细目，而是必须使用的细目。例如，额骨开放性骨折 S02.01，这是必须使用的细目编码，如果需要也可以采用四位数编码 S01.8 附加说明损伤的性质。需要编码至细目的类目有 S02、S06、S12、S22、S26 – S27、S36 – S37、S42，S52，S62，S72，S82，S92，T02，T08，T10，T12 和 T14.2 。

对于 T14 类目，仅有 T14.2（身体未特指部位的骨折）这个亚目可以有 5 位数细目，其他亚目没有细目，因为他们都明确指明损伤的情况是“浅表”、“开放”或“脱位”。

2383. 各类损伤的含义及骨折类型如何编码？

（1）各类损伤的含义：①浅表损伤：包括擦伤、水疱（非热伤性）和挫伤，也包括青肿、血肿、浅表异物（裂片）所致的损伤，不伴有大的开放性伤口；②开放性伤口：包括动物咬伤、切割伤、撕裂伤、穿刺伤 NOS、穿刺伤伴有（穿透性）异物。③骨折。

（2）骨折类型包括：①闭合性：伴有或不伴有延迟愈合的包括以下：粉碎型、压缩型、掀起型、裂缝型、青枝型、嵌入型、线型、行军型、单纯型、骨骺滑脱型、螺旋型；②脱位的；③移位的；④开放性：伴有或不伴有延迟愈合的包括：哆开型、感染型、枪弹型、穿刺型、伴有异物；③不包括：病理性（M84.4）、伴有骨质疏松症（M80. –）、压力性（M84.3）、骨折连接不正（M84.0）、骨折不连接［假关节］（M84.1）。

2384. 各种损伤包括哪些？

（1）神经和脊髓损伤包括：①脊髓完全性或不完全性损害、神经和脊髓连续性（连接）损害；②创伤性：神经切断、脊髓出血、麻痹（短暂性）、截瘫、四肢瘫。

(2) 血管损伤包括：①血管的撕脱、切割伤和撕裂伤；②创伤性：动脉瘤或瘘（动静脉的）、动脉性血肿、破裂。

(3) 肌肉和肌腱损伤包括：肌肉和肌腱的撕脱、切割伤、撕裂伤和创伤性破裂；④挤压伤。⑤创伤性切断。

(4) 内部器官损伤包括：①内部器官的冲击性损伤、青肿、震荡性损伤、挤压伤和撕裂伤；②创伤性：血肿、穿刺、破裂、撕裂。

(5) 冻疮与冻伤：①冻疮（chilblain）：因接触寒冷和潮湿所致复发性局限性红斑及面团样皮下肿胀，伴瘙痒和烧灼感，常累及儿童手、足、耳、面和妇女的小腿足趾，男子的手及手指；②冻伤（frostbite）寒冷引起的以皮肤为主的损伤。全身性冻伤由于血管收缩、出现寒战、发凉、发白或发绀等，严重者可出现心律失常，休克甚至死亡。

(6) 局部冻伤依损害程度分为三度：Ⅰ度损伤在表皮层，Ⅱ度达真皮，Ⅲ度达全皮层，严重者可至皮下组织、肌肉、骨骼等，对全身性损伤应给予全身性支持疗法。

两者在一些辞典中译成的中文是相同的，但实际上有差别，前者编码于 T69. -；后者是 T33 - T35。

2385. 有害效应编码时注意什么?

(1) 有害效应在第三个索引中查找，它是一个药物和化学制剂表，其最后一项是有害效应的编码。

(2) 有害效应表示在合理使用正常物质下产生的“过敏”或“反应”。如果知道“过敏”或“反应”的具体表现，应对其表现进行编码。

(3) 阿司匹林性胃炎 K29. -，它的外因编码不能采用 S - T 编码。而应是 Y 编码。

(4) 对于不可归类于他处的有害效应编码于 T78. -。

2386. 中毒和有害效应的分类编码时注意什么?

(1) 在编码之前应分析疾病诊断确定是中毒还是有害效应。

(2) 对于有害效应可用 A00 - R99 对其临床表现编码，并用第二十章的 Y 编码说明引起有害效应的物质。如：变应性荨麻疹，按医嘱使用青霉素，编码为 L50.0，Y40.0。

(3) 对于药物和药剂未特指其临床表现的有害效应编码于 T88.7，对于不明原因的有害效应编码于 T78. -。

(4) 对于中毒的分类，不但要对诊断中的临床表现给予编码，还要对中毒本身这一情况编码，若同时指明了中毒的外部原因，还应采用 X、Y 编码加以说明。重点中毒的物质分为两大类：药物、药剂和生物制品的中毒分类于 T36 - T50；主要为非药用物质的毒性效应分类于 T51 - T65。

(5) 中毒和有害效应的后遗症采用 T90 - T98 的编码附加说明后遗症或陈旧性情况。

2387. 医疗并发症的编码可分哪三类?

(1) 一些医疗并发症不被认为是操作的特有情况，如手术后食管炎 K20。此时要按临床现归类，归入身体系统章中的某一个疾病编码。这些医疗并发症通常是迟发性并发症、有明确的临床表现且可归入某一个疾病编码者。为了表示此情况与医疗操作相关，可以用 Y83 - Y84 作为附加编码。

(2) 一些医疗并发症归入身体系统章中专设的手术操作后类目，这种情况通常是一些不能归入某一个具体的疾病编码的迟发性并发症，如手术后甲状腺功能减退 E89.0。全书具有专设的手术操作后并发症的类目。

(3) 一些医疗并发症归类于 T80 - T88 手术和医疗的并发症。这一节编码主要是分类一些早期的医疗并发症和不能归类到系统章的并发症，其中许多是属于医疗事故。因此本节的内容也应当是管理中需要加倍重视的内容。

2388. 手术操作后并发症的类目包括哪些？

（1）E89　操作后内分泌和代谢紊乱，不可归类在他处者。
（2）097　神经系统的操作后疾患，不可归类在他处者。
（3）H59　眼和附器的操作后疾患，不可归类在他处者。
（4）H95　耳和乳突的操作后疾患，不可归类在他处者。
（5）I97　循环系统的操作后疾患，不可归类在他处者。
（6）J95　操作后的呼吸性疾患，不可归类在他处者。
（7）K91　消化系统的操作后疾患，不可归类在他处者。
（8）M96　操作后肌肉骨骼疾患，不可归类在他处者。
（9）N99　泌尿生殖系统的操作后疾患，不可归类在他处者。

2389. 烧伤和腐蚀伤的概念及编码是什么？

（1）“烧伤”这个词在本章中包括所有热性损伤，如电流、火焰、摩擦、闪电和非腐蚀性液体及蒸汽。
（2）“腐蚀伤”是指由腐蚀性物质引起的化学性烧伤，如酸、碱等物质。

烧伤和腐蚀伤分类中一般都同等对待，但根据体表面积的烧伤（T31）和腐蚀伤（T32）是分别编码的。T20－T25是分类体表的烧伤和腐蚀伤，第四位数表明烧伤的程度；T26－T28是眼或内部器官的烧伤和腐蚀伤，第四位数表明烧伤的部位。I29－T30是多部位的烧伤和腐蚀伤。T31和T32两个编码只有当没有指出烧伤或腐蚀伤的部位时才可以做主要编码，否则只能作为附加编码。

2390. 如何选择疾病和死亡的外因编码？

（1）这一章即是原来ICD－9的E编码部分。
（2）作为ICD－10核心分类的一部分，但在使用方面仍不能作为主要编码。
（3）它与第十九章“损伤、中毒和外因的某些其他后果”一起使用。
（4）按照ICD－10第二卷的指导，它只是选择性附加编码，但在我国为了与ICD－9一致，还是应当对所有S00－T98的情况编一个第二十章的附加编码。
（5）本章的编码对于第十九章以外的各章的外因情况，可作为选择性附加编码。

2391. ICD第二十章使用时注意什么？

这一章即是原来ICD－9的E编码部分。作为ICD－10核心分类的一部分，但在使用方面仍不能作为主要编码。它与第十九章“损伤、中毒和外因的某些其他后果”一起使用。按照ICD－10第二卷的指导，它只是选择性附加编码，但在我国，为了与ICD－9一致，还是应当对所有S00－T98的情况编一个第二十章的附加编码。

本章的编码对于第十九章以外的各章的外因情况，可作为选择性附加编码。

2392. ICD第二十章编码原则是什么？

（1）当没有指出中毒的具体原因时，假定为意外中毒分类。
（2）运输事故：①如果事件未被特指为交通事故或非交通事故，则：当事件可归类于V10－V82或V87

类目时，它被予假定为交通事故。当事件可归类于 V83 – V86 类目时，它被予假定为非交通事故。在这些类目中，受害者可能是行人，也可能是越野车辆的乘员。②当报告的事故涉及一种以上的运输方式时，就按下列优先顺序：飞行器和宇宙飞船（V95 – V97）；船舶（V90 – V94）；其他运输方式（V01 – V89，V98 – V99）。③当对运输事故的描述中，受害者没有被特指为是车辆乘员，且被描述为被碰撞、被拖拽、被击中、被损伤、被杀死、被撞倒、被压过，被受害者则被假定为行人分类于 V01 – V09。④当对运输事故的描述中，没有指出受害者的角色，而只指出是事故、碰撞、坠毁、失事等，则受害者被假定为运载工具的人员或乘员。如果运载工具多于一种且不同类型，则不要对受害者乘用的运载工具做假定，而应根据运载工具的优先顺序，编码于适当的类目 V87 – V88、V90 – V94，V95 – V97。

2393. 非碰撞与碰撞的事故如何分类?

（1）在运输事故中，如果车辆：转弯失败、失去控制（由于）、轮胎爆破（漏气）、司机瞌睡、司机漫不经心、超速行驶、机械部件失灵。

上述原因所造成的碰撞，要按碰撞事故分类。如果事故并非造成碰撞，那么应根据所涉及的车辆类型分类于非碰撞事故。

（2）在涉及行驶车辆的运输事故中，如果行驶车辆：排出废气引起的意外中毒、破损、爆炸、从……跌落、跳下、被意外推下、着火、被掷入或掷上（车辆）的物体击中、由于被抛向车辆某部分或车内物体而受伤、落入或落上（车辆）的物体。

（3）陆地运输事故被描述为：车辆与……碰撞（由于失去控制）（在公路上），分类于 V17. –、V27. –、V37. –、V47. –、V57. –，V67. – 和 V77. –。翻车（无碰撞），分类于 V18. –、V28. –、V38. –、V48. –、V58. –、V68. –、V78. –。与（放牧）（无人看管的）牲畜碰撞，分类于 V10. –、V20. –、V30. –、V40. –、V50. –、V60. –、V70. –。与畜挽车辆或被驱赶的牲畜碰撞，分类于 V16. –、V26. –、V36. –、V46. –、V56. –、V66. –、

2394. 发生在场所的事故及活动损伤的编码规则是什么?

（1）发生场所事故的编码：是对损伤、中毒时发生场所（地点）进行的编码。除 Y06 – Y07 类目以外，发生场所的编码可用作 W00 – Y34 的亚目编码。ICD – 9 是将其作为细目选择性分类的。发生场所的编码对临床研究关系不大。

（2）活动损伤的编码：指出导致损伤某些活动，如参加体育活动时引起的损伤。它是作为选择性使用的细目，用于分类于 V01 – Y34 的类目，说明事件发生时，受伤者当时的活动状态。

活动编码表示受伤者当时的状态，发生场所的编码只代表了事件发生的地点，两者编码完全不同，因而不可混淆，更不可替代 W00 – Y34 的亚目使用。

2395. 什么是外因分类的轴心?

外因分类的第一轴心是“意图”，也就是意外、故意或是加害的意图。外因分类第一轴心的范围包括：

（1）意外事故 V01 – X59。

（2）故意自伤和自杀 X60 – X84。

（3）加害 X85 – Y09。

（4）内科和外科医疗并发症 Y40 – Y84。

（5）意图不确定 Y10 – Y34。

意图不确定 Y10 - Y34 仅用于当信息不够时，而且也不用中毒。如果是中毒，当没有指出具体原因时，被假定为意外中毒。

2396. 意外事故及内、外科医疗并发症编码规则是什么？

（1）在意外事故（V01 - X59）节下，有许多定义性的注释，如对与运输事故有关的定义。这些定义是准确分类的基础，在编码时需要逐一阅读。

（2）内科和外科医疗并发症的编码是 Y40 - Y84 。此节的编码是对内科和外科医疗并发症的外因分类，它包括医疗装置引起并发症、正确用药的副作用、手术中的意外事故等，但不包括药物过量、给错药物和意外服用药物的情况。

2397. ICD 第二十一章编码规则及分类要点是什么？

（1）使用二十一章编码的规则：本章内容为原 ICD - 9 的 V 编码。在 ICD - 10 中已经明确说明本章不能作为国际资料的比较，也不可作为主要死亡编码。

（2）第二十一章的分类编码要点：①广义上讲，凡来医院接受服务的都是“患者”。因此，本章分类了因某种原因而与医疗机构接触的健康“患者”。这些“患者”并没有疾病，如捐献器官或组织、身体健康检查。②患者的疾病情况已得到解决，但仍存在影响健康的问题，如人工造口的维护、放疗、化疗。③某些类目并非医院患者的情况，是为人口健康普查设立的，因此这些类目在医院中是使用不到的，如 Z56 与就业和失业有关的问题。④Z37 分娩的结局与 Z38 按照出生地点划分活产婴儿两个类目分类有些重复，医院要使用 Z37 类目。Z38 类目可作为选择性使用类目。

（3）使用 Z47 编码：此标题的随诊医疗应改为继续医疗，是指主要治疗结束后的一些善后治疗，如去除骨折内固定的螺丝钉。类目 Z48 也有相同情况。

（4）Z54 与 Z98 的区别：手术和操作都可以有恢复期，这是手术之后的康复过程。但如果恢复期中有治疗，如对造口的维护等，就要强调治疗，恢复期可作为附加编码。手术后状态是指手术后长期处于某种状态下。如关节固定术后。

2398. 病案首页内容的作用是什么？

病案首页浓缩了整份病案中最重要的内容，传统的病案首页主要是为医疗服务，也就是为了使其他医务人员对患者诊治时可以一目了然地了解患者接受治疗的疾病及一些重要的情况，如过敏史。病案首页的作用不断地变化、扩展，目前许多内容服务于临床研究、医院管理及医疗付款。

由于病案首页的重要性所决定，填写好病案首页成为临床医师一项重要工作。

2399. 病案首页是哪年修改的？分哪三部分？

（1）病案首页：目前我国使用的全国统一病案首页是 1990 年卫生部颁发的，2001 年又做了调整修改，由于当时设计时考虑到了多方面的需求，参考了一些发达国家的病案首页内容，具有较强的超前意识，因此其内容至今仍基本适用。

（2）病案首页分三部分；①第一部分是患者的基本情况部分，这部分的填写难点是患者的身份证号码，但这是一项很有意义的内容，可以避免有的患者为报销原因而填写其他人名、单位、地址，防止因此而带来的可能医疗事故或纠纷；②第二部分是医疗情况部分，涉及患者的疾病诊断、手术名称等情况，其填写的难点是疾病及手术名称的准确性、完整性；③第三部分是一些重要的统计或管理指标，随着计算机的飞速发展，由于这一部分的内容主要是由财务科提供，因此部分医院对病案首页中的这部分内容并不填写在上面，但需要时完全可以获得，对于这样的医院工作程序，也应当认可。

2400. 医师对填写疾病诊断的责任是什么？

（1）病案首页有关疾病诊断及手术操作是由医师填写的，他们对填写质量负有全部责任。

（2）病案首页上所有项目都有意义，如电话号码、地址等，这些是与患者联系的桥梁，是今后临床随诊工作的依据。

（3）疾病分类是根据疾病诊断名称进行的，也就是说疾病诊断名称是分类的基础，没有诊断名称就没有疾病分类，诊断名称填写不好，疾病编码也必然好不了。因此，临床医师填写诊断是疾病分类工作一个关键步骤。

（4）各级临床医师对疾病诊断书写都负有责任，经治医师负责诊断填写，是直接责任人。上级医师对青年医师负有严格要求和指导的责任，科主任负有检查、审修的责任。

2401. 疾病诊断的构成包括哪些？

（1）传统的疾病诊断书写方式是按病因诊断、病生理诊断和临床表现顺序。现在临床的实际情况比较混乱，大多数情况仍然按照传统的方式在填写诊断名称，但也有不这样填写的。

（2）当疾病的病因是一个总的情况，它不能反映疾病的严重程度时，单纯的病因诊断是不合适的。对于并非由于病因诊断而住院的患者，疾病分类还有相应的主要诊断选择规则。

（3）不管疾病诊断采用何种填写方式，疾病诊断的完整性是最为重要的，根据 ICD 的编码情况，影响疾病编码的因素有如下几个方面：病因 + 病理 + 部位 + 临床表现。

2402. 疾病诊断的填写顺序的原则是什么？

（1）主要治疗的疾病在前，未治的疾病及陈旧性情况在后。

（2）严重的疾病在前，轻微的疾病在后。

（3）本科疾病在前，他科疾病在后。

（4）对于一个复杂的疾病诊断的填写，病因在前，症状在后。

2403. 如何确定主要诊断？

住院患者情况很复杂，有因疾病就医，也有因创伤或中毒就医，也有因康复性治疗或疑诊而住院观察等。总而言之，每一个患者出院都应得到至少一个的诊断，即使是无病也有一个诊断或者说是对出院后一个结论。对于有多个疾病诊断的患者，就需要选择主要诊断。

2404. 如何选择主要诊断？

如果病因诊断能够包括一般的临床表现，则选择病因诊断。如果出现的临床症状不是病因的常规表现，而是疾病某种严重的后果，是疾病的发展的某个阶段，那么要选择这个重要的临床表现为主要诊断，但不能选择疾病的终末情况，如呼吸循环衰竭，不可以作为主要诊断。

2405. 以下情况如何选择主要诊断？

例 1：出院诊断：①高血压动脉硬化性心脏病；②心律不齐。选择高血压动脉硬化性心脏病作为主要诊断。

例2：出院诊断：①冠状动脉粥样硬化性心脏病；②急性心肌梗死。选择急性心肌梗死作为主要诊断。

例3：出院诊断：①老年性慢性支气管炎急性感染；②支气管哮喘；③肺心病。选择老年性慢性支气管炎急性感染。

例4：出院诊断：①老年性慢性支气管炎；②支气管哮喘；③肺心病。选择肺心病作为主要诊断。

2406. 对已治和未治疗的疾病如何选择主要诊断？

出院诊断：①急性胃肠炎（已治）；②高血压性心脏病（未治）。选择急性胃肠炎作为主要诊断。

出院诊断：①重症肌无力（未治）；流行性感冒（已治）。选择流行性感冒作为主要编码。

2407. 症状、体征或异常检查结果的如何选择主要编码？

患者由于某些症状或体征或异常检查结果而住院，治疗结束时仍未能确诊，此时症状、体征或异常发现可以作为主要诊断。

出院诊断：发热。此时发热可以作为主要诊断。

出院诊断：血红蛋白尿。此时血红蛋白尿可以作为主要诊断。

2408. 出院仍未确诊的如何选择主要编码？

因怀疑诊断住院，在出院时仍没有确诊，怀疑诊断要按肯定诊断编码，而且可作为主要诊断。经调查后排除的可能情况要分类到Z03. -（对可疑疾病和情况的医疗观察与评价）。

出院诊断：急性胆囊炎待除外。此时急性胆囊炎待除外可以作为主要诊断。出院诊断：可疑肺癌已排除。此时出院诊断选择可疑恶性肿瘤的观察作为主要编码。

2409. 如何给多个未确定的诊断选择主要编码？

（1）当多个诊断没有一个更为突出，而多个诊断又可分类到一个被称为“多发……”的类目时，选择“多发……”类目的编码为主要编码，而对所列出的逐个情况可加用选择性附加编码。

（2）这样的编码主要用于与HIV病有关的情况以及损伤和后遗症（参见ICD－10卷第710页第十九章第2条主要选择规则）。

例1：HIV病毒引起的分枝杆菌感染、脑病和卡波西肉瘤。可选择：HIV病毒造成的分类于他处的多发性疾病为主要编码，对HIV病毒引起的分枝杆菌感染，HIV病毒引起的脑病和HIV病毒引起的卡波西肉瘤还要逐个编码，但作为附加编码。

例2：出院诊断：头、颈部擦伤。可选择头和颈部的浅表损伤为主要编码，分别还要对头部擦伤和颈部擦伤编码，作为附加编码。

2410. 疾病伴有并发症的如何选择主要编码？

当两个疾病或一个疾病伴有相关的并发症，此时有合并类目的编码可以表示时，就要选择合并编码作为主要编码，不能将其分开编码。

例1：出院诊断：①肾衰竭；②高血压性肾病。可选择：高血压肾病伴有肾衰竭作为主要编码。

例2：出院诊断：慢性胆囊炎、胆总管结石。可选择：慢性胆囊炎伴有胆总管结石作为主要编码。

2411. 如何选择后遗症还在治疗的编码？

后遗症的类目（B90－B94，E64. －，E68，G09，I69. －，097，T90－T98，Y85－Y89）是用来指出不

复存在的情况是当前正在治疗疾病的原因。而主要编码要选择这个正在治疗的疾病，后遗症编码可作为附加编码。

例 1：出院诊断：陈旧性脑梗死所致的言语困难。选择言语困难为主要编码。

例 2：出院诊断：脑血管病后偏瘫（陈旧性）。选择偏瘫作为主要编码。

2412. 急、慢性情况如何选择主要编码？

当慢性疾病急性发作时，如果有合并编码，则选择合并编码为主要诊断。如果没有合并编码，而且索引中对急慢性情况有分别编码，则选择急性编码为主要诊断。

例 1：出院诊断：慢性阑尾炎急性发作。选择急性阑尾炎作为主要编码。

例 2：出院诊断：慢性梗阻性支气管炎急性加重。选择慢性梗阻性支气管炎急性加重作为主要编码，编码于慢性梗阻性肺病伴有急性加重（J44.1）。

2413. 如何选择多处损伤的主要编码？

多处损伤如果能够确定哪一个最严重，则以它为主要编码，否则要以综合编码为主要编码，其编码如下：

（1）同一身体区域的同种类型损伤，分类到 S00 – S99 类目的第四位 .7 中。例如，膀胱和尿道的损伤主要编码：S37.7 多个盆腔器官损伤（附加编码 S37.2 膀胱损伤 S37.3 尿道损伤）。

（2）同一身体区域的不同类型损伤，分类到通常是每一节编码的最后类目的第四位 .7，即 S09、S19、S29 等。

（3）不同身体区域的同种类型损伤，分类到 T00 – T05。

2414. 如何选内部损伤伴有伤口的编码？

内部损伤伴有浅表性损伤或开放性伤口时，以内部损伤作为主要编码。

例：出院诊断：胸部穿刺伤伴有血气胸。选择 S27.2 创伤性血气胸作为主要编码。

2415. 颅骨、面骨骨折伴颅内损伤的编码规则是什么？

颅骨和面骨骨折伴随有颅内损伤，以颅内损伤作为主要编码。

例：出院诊断：颅底骨折伴有大脑挫裂伤。选择大脑挫裂伤 S06.3 作为主要编码。

2416. 颅内出血伴头部损伤如何选择主要编码？

颅内出血伴随有头部其他损伤，就要以颅内出血为主要编码。例：出院诊断：创伤性硬脑膜下出血伴随有头部挤压伤。选择创伤性硬脑膜下出血 S06.4 作为主要编码。

2417. 骨折伴有开放伤口的如何选择编码？

骨折伴随有同一部位的开放性伤口，以骨折为主要编码。

例：尺骨干骨折伴有开放性损伤。选择尺骨干开放性骨折 S52.21 作为主要编码。

2418. 强调损伤编码的两点说明是什么？

（1）ICD – 10 中指出，对于损伤编码，如果不想用编码去标明开放性时，可用细目 .0 闭合性 .1 开放性标明。

（2）细目编码虽然是选择性使用，但对于损伤中毒这一章，我国要求使用。

2419. 如何选择妊娠、分娩和产褥期的主要编码？

妊娠、分娩和产褥期主要编码的选择是对并发症情况的选择，也就是选择影响妊娠、分娩和产褥期处理的最主要并发症。

（1）人工流产或自然流产伴有绝育者，选择流产为主要诊断。分娩伴有绝育者，选择分娩的并发症为主要诊断。

（2）产科病历的诊断常常是多个，在选择统计的主要诊断时要注意突出疾病分类统计报表序号的疾病。

（3）当产科患者进行了某种操作，如剖宫产、产钳分娩。此时如果指出的操作原因，则要以疾病的原因作为主要编码，而操作按手术分类进行编码。只有当未提及操作的疾病时，操作才能作为主要编码。

2420. 如何选择恶性肿瘤的主要编码？

（1）原发肿瘤伴有转移，如系首次就医，选择原发肿瘤为主要诊断，否则按治疗的情况选择。

（2）未指明原发部位的继发性肿瘤，选择继发性肿瘤为主要编码。

（3）肿瘤采用化疗或放疗的方法治疗，如果是首次就诊，按上述原则或选择原发肿瘤或选择继发肿瘤。如果是再次住院的维持性治疗，选择化疗或放疗的情况为主要诊断。化疗或放疗的患者在治疗期间死亡，选择肿瘤的编码为主要编码。

2421. 主要诊断修饰规则包括哪些？

其他诊断被记录为主要诊断，而主要诊断反而被记录为其他诊断。当一个次要的或长期存在的疾病或伴随的疾病被记录为主要诊断，而另一个更重要的，与患者接受治疗专科相关的诊断被记录其他诊断，则要选择后者。

例1：主 要 诊 断：急性鼻窦炎
　　　其 他 诊 断：白内障
　　　　　　　　　高血压
　　　住 院 科 别：眼科
　　　操　　　 作：白内障摘除术
　　　主要编码选择：白内障。

例2：主 要 诊 断：癫痫
　　　其 他 诊 断：耳真菌病
　　　住 院 科 别：耳鼻喉科
　　　主要编码选择：耳真菌病。

2422. 多个诊断修饰规则包括哪些？

主要诊断栏中列有几个诊断名称：几个独立的疾病诊断被同时列于主要诊断栏中，而病案记录中指出其中之一为患者接受治疗的主要疾病，选择这个疾病为主要诊断。

例1：主 要 诊 断：白内障
　　　　　　　　　葡萄球菌性脑膜炎
　　　　　　　　　缺血性心脏病

其 他 诊 断：——

患者住院 5 周，住神经科。

主要诊断选择：葡萄球菌性脑膜炎。

例 2：主要诊断：二尖瓣狭窄

其他诊断：急性支气管炎

类风湿关节炎

其他诊断：——

住院科别：普通内科

没有关于治疗的资料

主要诊断选择首先提到的二尖瓣狭窄。

2423. 如何准确选择 ICD 第十八章中的编码？

记录为主要诊断的名称是其他诊断所表现的症状：如果症状或体征可分类到第十八章“症状、体征和临床与实验室异常所见，不可归类到他处者”或第二十一章“影响健康状态和与保健机构接触的因素”，而且是接受治疗的其他诊断所表现的体征、症状或问题，那么要选择后者为主要诊断。

例 1：主 要 诊 断：血尿

其 他 诊 断：下肢静脉曲张

膀胱移行性乳头状瘤

主要诊断选择：膀胱移行性乳头状瘤。

例 2：主 要 诊 断：腹痛

其 他 诊 断：急性阑尾炎

主要诊断选择：急性阑尾炎。

2424. 如何选择特异性的诊断作主要编码？

特异性的诊断是指主要诊断只是个笼统的术语，而其他诊断对性质有更为具体的描述，要选择后者。

例 1：主 要 诊 断：脑血管意外

其 他 诊 断：糖尿病

高血压

脑出血

主要诊断选择：脑出血。

例 2：主 要 诊 断：风湿性心脏病

二尖瓣狭窄

主要诊断选择：风湿性二尖瓣狭窄。

2425. 怎样做到对主要诊断的取舍？

（1）主要诊断的取舍：记录为主要诊断是症状或体征，而且可能是由于两个疾病中的某一个所引起时，选择症状为主要诊断。

（2）当有症状或体征被记录为主要诊断，而又怀疑它是某个可疑诊断的表现时，选择症状或体征为主要诊断。

（3）当有两个或两个以上的诊断被描述为主要诊断而又无法认定某一个是主要治疗的疾病时，选择首先提到的诊断为主要诊断。

例1：主　要　诊　断：紧张性或急性鼻窦炎引起的头痛

其　他　诊　断：——

主要诊断选择：头痛。

例2：主　要　诊　断：腹痛

肠梗阻除外

其　他　诊　断：——

主要诊断选择：腹痛。

例3：主　要　诊　断：急性胆囊炎和急性胰腺炎

其　他　诊　断：——

主要诊断选择：急性胆囊炎。

2426. 早期手术操作分类的定义是什么？

早期的手术定义局限在手术室进行的、采用麻醉方式和外科操作。手术分类的内容也仅限于手术名称范围。

2427. 现代手术分类的定义是什么？

随着医学科学发展，新的医疗器械层出不穷，利用器械对疾病进行检查和治疗越来越多，从而演绎出“医疗操作分类”这个术语，它通常指内科诊断性、治疗性操作的分类，如各种内镜单纯诊断性的检查或检查的同时伴有治疗。

现在采用“手术操作分类”名称是将早期的“手术”定义和后来的“医疗操作两个概念结合在一起，形成一个综合的术语。

狭义的定义仍可沿用上述定义，包括利用冷凝、电灼和激光等手段的手术方式。现在使用的常常是广义的定义，也就是说将“手术”和“操作”合并一起统称为“手术操作分类”。

2428. 广义的手术分类定义是什么？

广义的手术分类是指对患者直接施行的诊断性及治疗性操作，包括传统意义的外科手术、内科非手术性诊断或治疗性操作、实验室检查及少量对标本诊断性操作的名称分类。

2429. 现代医学的手术分类起源于哪个国家？

现代医学的手术分类历史可追溯到1869年，美国病案学会当时组织一个委员会制定一个疾病命名表，它包含了1282个疾病名称。同时，在这个疾病命名表后，还附有一个手术名称列表。由于没有取得一致的意见，这项工作最终还是中断了。在1874年，一个建立在皇家医师学院制定的疾病命名表基础上的疾病命名表（共1147个疾病名称）和一个附加的手术名称才正式编制出版。

2430. 现在美国的CPT主要用于什么？

在手术分类的发展史上影响较大，而且目前仍在继续使用的有美国的《当前操作术语（Current Procedural Terminology）》简称为CPT。

现在美国使用的是第 4 版。由于每年都对它进行修订，因此这本书中的手术、操作名称不断地得到更新。

CPT 是一个综合性的医学术语列表，有统一的内、外科的诊断和治疗性操作编码。它的目的是为第三方付款（医疗保险）提供一个标准的术语，一个一致的、可比较的编码方案。

2431. 我国早期的手术操作分类源于哪家医院？

我国早期的手术操作分类，源于 1921 年北京协和医院病案科开展的手术操作编目，以解剖系统的部位和手术术式进行分类。

1927 年北京协和医院病案科结合医院临床工作情况编印了《疾病、病理情况和手术操作名称（Nomenclature of Diseases，Pathological Conditions and Operative Procedures）》，指导医师填写疾病诊断和手术操作名称。

1935 年以后参照美国医学会编著的《疾病和手术标准名称（Standard Nomenclature of Diseases and Operations）》作为医师参照书写疾病及手术名称与病案科作编目索引的依据。

20 世纪 60 年代我国很多医院的病案室均采用该书进行疾病和手术分类编目。1950 年卫生部责成北京协和医院编写手术分类资料由卫生部印发。

1980 年北京协和医院编写了《疾病分类和手术分类名称》经卫生部推荐由人民卫生出版社出版。由于手术操作更新发展较快，经过分析考察 1989 年卫生部决定采用美国国际疾病分类临床修订本第三卷（ICD－9－CM－3）作为我国统一使用的手术操作分类编码延续至今。

2432. 手术分类的目的是什么？

（1）国际医学操作分类 ICPM 世界卫生组织在 1978 首次出版了《国际医疗操作分类》（International Classification of Procedures in Medicine 简称 ICPM）。它是国际疾病分类的一个补充分类，也是国际疾病家族的一个重要组成部分。

（2）国际医疗操作分类的使用目的同国际疾病分类一样，主要也是用于统计、医院管理、病案资料的存储与检索。

2433. ICPM 的设计有哪三个方面的特点？

（1）允许那些希望详细分类手术操作的人扩展该分类系统，也就是说其编码的尾部是开放性的，可根据需要自行增补。

（2）适用于住院患者和门诊患者的分类。

（3）包括为了统计、管理和临床研究目的的各类操作，如探查、放射学、手术和其他诊断性、预防性、治疗性操作。

2434. ICPM 目录的特点是什么？

（1）第一卷：第一章，医疗诊断操作；第二章，实验室操作；第四章，预防性操作；第五章，手术操作；第八章，其他治疗性操作；第九章，辅助操作。

（2）第二卷：第三章，医用放射学和某些用于医疗的物理学；第六章、第七章，药物、药剂和生物制品。

（3）国际医疗操作分类的第一卷除有一个类目表外，还有一个独立的索引。第二卷也有一个类目表和两个分别独立的索引，它们是第三章和第六、七章操作名称的索引。

（4）国际医疗操作分类的一个特点是在各章编码前面都加上章号。例如，胆囊切除术，是第五章的内容，因此采用 5－510，横线前的 5 表示第五章；淋巴活组织检查；1－426，横线前的 1 表示第一章。

2435. CPT 的使用目的是什么？

（1）最新操作术语 CPT 在手术分类的发展史上，影响比较大、而且目前美国仍在继续使用的是《最新操作术语（Current Procedural Terminology）》，简称为 CPT。

（2）现在美国使用的是第 4 版。由于每年都对它进行修订，因此这本书中的手术、操作名称得到不断地更新。

（3）CPT 是一个综合性的医学术语列表，有统一的内、外科的诊断和治疗性操作编码。它的目的是为第三方付款（医疗保险）提供一个标准的术语，一个一致的、可比较的编码方案。

2436. 什么是 ICD－9－AM－3&4 卷？

ICD－9－AM－3&4 卷是澳大利亚国际疾病分类第 9 版修订本第四卷，手术操作分类。它是根据 ICD－9－CM进行改编的。

它的编码结构是：喉镜检查 41849－［520］。［520］喉的检查性操作。41846－00 没有全身麻醉的喉镜检查（直接检查，没有麻醉）。41849－00 喉镜检查（有麻醉）。41764－03 纤维喉镜检查。41855－00 微型喉镜检查（不包括切除病灶）。

2437. 最早的 ICPM 是在哪年编写的？

早期的 ICD 并没有手术分类，所以美国在 1959 年就编辑了手术操作作为 ICD 的补充。后来世界卫生组织认识到各国对医疗操作分类的要求，在 1971 年组织了国际工作组，由美国医学会负责召集会议，研究比较各国的手术分类方案，编写了国际医疗操作分类 ICPM。

2438. ICD－9 是哪年修订编写的？

美国自 1973 年起在全国范围内使用 ICD－8 的临床修订本，它保持并扩展了 ICD 的统计、管理和医院索引等功能。

1978 年美国国家卫生统计中心根据各方面的需求，组织了许多学术组织修订和出版国际疾病分类第 9 版的临床修订本。“临床”两字强调了它修订的内容更适用于疾病数据的报告、报表的编制和资料的比较。它有助于内部或外部对医疗服务的及时性和适当性进行评估。

2439. ICD－9－CM 产生的根源是什么？

（1）ICD－9－CM 共分为三卷，第一、二卷完全与 ICD－9 兼容，但在第五位数上对 ICD－9 进行了增补。

（2）第三卷则是对 ICPM 的改编，ICPM 的第五章主要来源于美国的手术操作分类资料，而 ICD－9－CM－3 又是在 ICPM 的第五章的基础上进行细分，并得到了世界卫生组织的承认。其工作草案是 1975 年 9 月 30 日～10 月 6 日，日内瓦，标号是 WHO/ICD－9/Rev. Conf. 75. 4。

2440. ICD－9－CM－3 与 ICPM 主要区别是什么？

（1）美国每年都对 ICD－9－CM－3 进行修订和补充，保持其与临床和当代科学的同步发展。

（2）ICD－9－CM－3 是 ICPM 两卷书的合订本，它只有一个类目表和一个字母索引表。

（3）ICD－9－CM－3 中保留了 ICPM 第五章中的所有从 01－86 的三位数编码。

（4）ICD－9－CM－3 非手术性操作中建立了操作与介入分类一章，编码为 00。

（5）ICD－9－CM－3 非手术性操作从手术操作中分离出来，归入 87－99 类目，各种诊断性和治疗性操作。

（6）ICD－9－CM－3 分类结构以解剖部位为主，各类操作都归入解剖系统。例如，胃活体组织病理检查归入胃的手术中，而 ICPM 将所有的活组织病理检查单独列出，归入该书的第一章。

（7）ICD－9－CM－3 分类的类目是以两位数为基础，而 ICPM 加上章号是三位数。例如，鼻部手术 ICD－9－CM－3 类目编码是 21，ICPM 类目编码是 5－21。必须加注章号才能与其他操作编码区分开来。

（8）对于 ICPM 的分类轴心不利于临床使用的部分，ICD－9－CM－3 作了调整。ICPM 除手术外，其余各章都是以手术操作方式为轴心，其结果是将一个部位的各种操作分散至各章中，这样使用起来不方便。ICD－9－CM－3 调整的结果是把分散到各章的操作归到解剖部位之下。

（9）ICD－9－CM－3 去除 ICPM 的章号，增加了第四位数的细目编码，从而扩展了临床存储检索资料的功能。

2441. 很多国家不使用 ICPM 的理由是什么？

（1）更新不及时：作为一个手术分类系统，保持相对长时间的稳定是必需的。人类对许多疾病的认识相对有比较明确、一致的认识，很少变更。

（2）对新的疾病认识发展比较缓慢，因此可以在使用较长的时间后再进行修订。但手术操作分类不同于疾病分类系统，手术操作方法更新较快。新的医疗设备不断产生和引进、新的手术操作方式不断增加，如果不及时修订分类系统，就不能适用于当前发展的形势，系统就会落伍。

（3）世界卫生组织自 1978 年至今没有对 ICPM 做任何修订，这必定影响系统的先进性。

（4）同一操作不能归类于一处：同一种操作应当归类于一处，而国际医疗操作分类的某些操作不能遵循这个分类原则。

2442. 我国采用 ICD－9－CM－3 的理由是什么？

我国仍采用 ICD－9－CM－3，主要是因为我国医院近 20 年的资料大多采用它进行分类编码的。而且它的更新及时，与现代医学发展同步。

鉴于上述原因，北京世界卫生组织疾病分类合作中心建议使用美国国际疾病分类临床修订本第三卷（ICD－9－CM－3），即手术操作分类。这一建议得到了卫生部的同意。

2443. ICD－9－CM－3 的结构与排列包括哪些？

四位数类目表包括章节、名称和编码范围。

第一章　操作和介入，不能分类于他处的，其编码为 00

第二章　神经系统手术，其编码为 01－05

第三章　内分泌系统手术，其编码为 06－07

第四章　眼部手术，其编码为 08－16

第五章　耳部手术，其编码为 18－20

第六章　鼻、口、咽部手术，其编码为 21－29

第七章　呼吸系统手术，其编码为 30－34

第八章　心血管系统手术，其编码为 35－39

第九章　造血和淋巴系统手术，其编码为 40－41

第十章　消化系统手术，其编码为 42 – 54
第十一章　泌尿系统手术，其编码为 55 – 59
第十二章　男性生殖器官手术，其编码为 60 – 64
第十三章　女性生殖器官手术，其编码为 65 – 71
第十四章　产科操作，其编码为 72 – 75
第十五章　肌肉骨骼系统手术，其编码为 76 – 84
第十六章　体被系统手术，其编码为 85 – 86
第十七章　其他诊断性和治疗性操作，其编码为 87 – 99

2444. ICD – 9 – CM – 3 类目表说明是什么？

（1）类目表共分为十七章，除第一章和第十七章外，其他各章是按解剖系统分类，按编码的大小顺序排列。

（2）由于 ICD – 9 – CM – 3 每年都做更新，因此最新一些操作，如：介入治疗、内镜检查与治疗等均收录其中，能够反映最新的临床检查与治疗性操作。

2445. 汉语拼音字母顺序索引是什么？

（1）以人名命名的手术名称有交叉索引，其编码放在英文条目下。例如：Abbe［阿贝］手术。

（2）以人名命名的手术名称。如：Abbe、Adams、Aais 均放在字母顺序索引的最前面。

（3）书眉汉字指引的排列有缺陷，位置不符合习惯，首字列不全。

（4）排列方法：在索引中，主导词用黑体表示。所谓主导词，也就是主题词，它是各类手术操作的最重要表达词语。

2446. 按主导词首字汉语拼音顺序是什么？

（1）将下列手术名称按主导词顺序排列
去脏术
鼻甲切除术
淋巴管造影术
电凝术

（2）首先要将各名称的汉语拼写出来，然后比较其字母的英文顺序位置排列，其正确先后排列顺序是：

鼻甲切除术	bi jia qie chu shu
电凝术	dian ning shu
淋巴管造影术	lin ba guan zao ying shu
去脏术	qu zang shu

（3）如果拼音是同音，则按四声的先后排列；如果同音同调，则按汉字的笔画多少排序，少的在前；如果同音同调，笔画也一样多，则随意选择先后排列。

2447. 什么是一级汉字拼音顺序排列？

所谓一级是指主导语下仅有一个“—”的名词术语。其排列次序按汉语拼音顺序。

例如：扫描

—C. A. T（计算机轴向 X 线断层摄影术）

—C. T. –见扫描，C. A. T

—肝

—计算机轴向 X 线断层摄影术（C. A. T）

—镓–见扫描，放射性同位素

—肾

—正子 X 线断层拍摄影术（PET）

2448. 一级下属的次级及更细次级的排列顺序是什么？

一级下属的次级及更细次级的排列顺序只能在同一级范围内进行。

例如：扫描

—C. A. T（计算机轴向 X 线断层摄影术）

——伴计算机辅助手术

——腹

——骨

———矿物质

——脑

——肾

—C. T. –见扫描，C. A. T

—放射性同位素

——肠

——肠（注：肠有两个不同的英文词，编码是相同的）

——垂体

—肝

—计算机轴向 X 线断层摄影术（C. A. T）

—镓–见扫描，放射性同位素

—肾

—正电子 X 线断层拍摄影术（PET）。

2449. ICD –9 – CM –3 中符号、术语及缩略语包括哪些？

ICD –9 – CM –3 的书中采用了许多与 ICD –9 一致的符号、术语和缩略语。如：方括号、圆括号、大括号、见、另见、NOS、NEC 等。它们的功能和 ICD –9 一致。下面列出一些有区别的或新的符号、术语、略语。

2450. 手术编码中 NOS 或 NEC 的使用说明是什么？

NOS 或 NEC 在类目表（正文部分相当于 ICD –9 卷一）中均有出现。索引中也使用了 NEC，但很少使用 NOS。

例如，类目表中 64.5 性转换手术有 NOS；78.8 骨的诊断性操作有 NEC。而在 ICD –9 的第一卷中，仅有 NOS 的存在，NEC 则只出现在第二卷中。

2451. 类目、亚目和细目的术语是指什么？

（1）ICD－9－CM－3 也有类目、亚目和细目的术语。但类目是指两位数、亚目指三位数、细目指四位数的编码。除少数没有细目条目者可编码至亚目外，其余的应编码至细目。

（2）例如：07 类目，其他内分泌腺手术

07.0 亚目，肾上腺区的探查术

07.00 细目，肾上腺区的探查术 NOS

（3）当一个手术诊断是肾上腺区的探查术，又没有其他特指时，要编码到 07.00，不能编码于 07.0 亚目。

2452. 另编（code also）说明什么？

（1）在类目表中经常可见到“另编任何同时进行的操作 code also any synchronous”或“另编……手术 code also……”。

（2）这时如果确定做了某一操作，那就应该再编一个手术码。

（3）例如，回肠代膀胱手术，实际上是由膀胱再造术 57.87 和回肠切除为了插补术（间置术）45.51 这两个手术所构成。所以在核对类目表时，就能得到“另编”的指示，有时索引中可一次提供两个编码。

2453. 省略编码（omit code）是指什么？

省略编码（omit code）在索引中有时会遇到省略编码的指示。其意义是指当某一手术只是手术中的一个先行步骤时，不必编码。

例如：阑尾切除术，因为剖腹的目的只是为了切除阑尾，所以剖腹术就不必编码。

2454. ICD－9－CM－3 编码操作步骤是什么？

手术编码操作方法与疾病分类编码方法相同。第一步是确定主导词，第二步是查找索引，第三步是核对编码。

2455. 如何确定主导词？

（1）一般以手术方式或操作方法为主导词，它们通常位于操作术语的尾部。

例如：食管胃吻合术　　　　胸脓肿抽吸术

结肠活组织检查　　　　动脉结扎术

（2）切开术、切除术、造影术、成形术、缝合术、……镜检查等常常可以按全名称直接查找。

例如：胃切除术　　　　胃切开术

膀胱镜检查肾成形术

（3）以人名命名的手术可以直接查人名，也可以按手术的方式查找，部分还可以直接以手术为主导词查找。

例如：Davis 手术（插管输尿管切开术）　　56.2

输尿管切开术　　56.2

手术－戴维斯（Davis）（插管输尿管切开术）　　56.2

上述三种方法所查找的结果都是相同的，但并不是每个操作都可以这样查。由于 ICD－9－CM－3 交叉索引不如 ICD－9 索引做得广泛，因此当某种方法查不到时，需要试着采用其他方法去查找。

2456. 为什么说选择主导词是手术编码的关键?

选择主导词是手术编码的关键要求编码员要不断积累工作经验，并对手术方式有所了解。如果有可能，掌握一定程度的医学英语对于主导词的选择也会有所帮助。因为我们使用的中文译本完全按英文词来排列主导词，如果根据中文习惯，很可能会被分解。如，gastrectomy“胃切除术”作为一个整体词，“胃切开术 gastrotomy”；“胆囊切除术 cholecystectomy”、“胆囊切开术 cholecystotomy”都是作为整体词。掌握手术词的构成，如，词根 ectomy 是切除术，otomy 切开术，结合词干，也就是部位，就可以直接构成手术操作的主导词。

2457. 如何查找编码和核对编码?

（1）查找编码可以从索引中查找方法，参见 4.1.2 汉语拼音字母顺序索引。

（2）核对编码这一过程要注意章、节、类目或亚目中的“注释”、“包括”与“不包括”等解释。它有可能提示手术操作编码的改变。例如，产科的直肠修补术，如果在查找时没有注意到产科的修饰语，得到的编码是 48.79。核对这个编码可获得提示，其不包括的注释指出产科的直接修补术编码应分类到 75.62。

2458. 手术操作名称与编码的关系是什么?

手术操作名称的各个组成成分都有可能影响到编码。因此完整、准确的名称对于编码的准确性起着关键的作用。

2459. 构成手术名称的主要成分是什么?

（1）构成手术名称的主要成分是（范围）部位+术式+入路+疾病性质。

例如：

阑尾切除术	（范围）部位+术式
肺部分切除术	（范围）部位+术式
肛门瘘关闭术	（范围）部位+术式+疾病性质
垂体腺瘤切除术经额	（范围）部位+术式+入路+疾病性质
针刺	术式

（2）从上述例子可见，部位和术式是手术操作名称的基本成分，也称为核心轴心。

（3）手术名称构成公式并非要求每一个手术名称都必须包括所有成分，针刺、灸都是一种操作方式，但可以独立存在，有编码。这两个手术操作名称实际上连操作部位都没有，仍可以编码。

2460. 解剖部位对编码的影响是什么?

（1）解剖部位作为手术操作术语的核心成分它是必须指出的，否则就难以分类或会被笼统地分类。不指出部位的情况，例如：切骨术的编码是 77.30。

（2）不同的部位的切骨术有不同的细目编码，但不明确部位的切骨术也可以笼统给予编码。对于穿刺术，如果不指出部位就不能编码。

（3）针刺术的编码为 99.92，用于麻醉的编码是 99.91，加用灸则编码于 93.35。

（4）针刺术的部位不影响编码。

2461. 手术部位不明确是编码违规现象吗?

（1）肺癌切除术，这是一个典型的不恰当手术分类中，如果不指出手术范围，而且也无法假定其切除的情况，就按病损切除术处理。

（2）肺癌切除术，按肺的局部损害进行编码。这种情况多数是不符合实际操作的，也不能假定为全肺的切除术，在编码中属于违反编码规则的。因此，必须详细指出实际的切除范围，否则只能遵守分类规则。

（3）在手术分类中，相同器官左右部位的编码相同。

（4）当指出的部位过于详细，索引中没有列出这个具体部位时，可采用类似疾病分类的放大法进行处理。如示指第一指节可按其他手指分类。

2462. 手术术式对编码的影响是什么？

（1）手术术式也是手术名称的核心成分，它比部位更加重要，没有术式就根本无法分类。

（2）术式是病历书写中经常出现的问题。例如牙齿矫正术，牙齿矫正实际上有不同的方式，一种是通过钢丝固定，另一种是通过调整牙齿的咬合，后者要通过切开、重新摆正牙齿，是一种矫形手术。两种手术差别较大，本例并未明确是哪一种。

（3）索引中没有假定分类，如果主观地给予假定分类往往会造成错误编码。在这种情况下，必须查看病案才能正确编码。

2463. 如何正确选择手术编码？

就以眼睑修补术为例，它是一个不明确的术式，眼睑修补术不仅有缝合，还有修补。发生在眼睑的修补术，必须区分单纯缝合术、修补术和重建术。特别是重建术，要区分睑缘、板层或是全层。此例除了上述情况，还需要指出疾病性质，如睑下垂、睑损伤等，否则无法编码。

2464. 手术入路对编码的影响是什么？

通常手术的入路并不需要指出，少数情况下需要给予说明。如，对垂体的手术。有些情况索引虽然没有要求，但临床上有意义，也必须注意，必要时可扩展编码表示入路。

2465. 疾病性质对编码的影响是什么？

（1）疾病性质通常对手术编码没有影响，大多数情况没有必要再指出疾病的性质。例如，对胃进行大部切除，不必列出是溃疡或是肿瘤。

（2）有些情况又必须指出疾病的性质。例如，视网膜脱离冷凝术，如果不指出是脱离，局部损害、撕裂也可以采用方法。对于局部损害，冷凝是一种破坏术；对于脱离，冷凝是一种再接术；对于撕裂，冷凝又是一种修补术。因此这时的手术名称必须指出疾病的性质。

2466. 索引中“见”与“另见”是什么意思？

（1）索引中的指示词“见”　索引中无论是主导词或修饰词，如果遇到“见”，表示需要按提供的主导词重新查找编码。例如，瓦达试验 - 见 Wada 试验。

（2）索引中遇到“另见”的指示词，该条目一定提供了相关的编码，如果这个编码的内容不符合要求，此时才需要按提供的主导词重新查找。例如，外生骨疣切除术（另见切除术，骨）77.60。只有当不指明骨的具体部位时，这个编码才能使用，否则还需要按切除术这个主导词查找相关骨的部位编码。

2467. 内镜检查与治疗的不同处理方式是什么？

早期内镜仅用于检查，随着医学的发展，现在也用于治疗。内镜有三种不同的处理方式。

（1）单纯的内镜检查：以“内镜”为主导词进行查找，按内镜检查分类。

（2）内镜伴有活组织检查：要以活组织检查为主进行分类，内镜检查必要时可编一个单纯的内镜检查码作为附加编码。

（3）内镜检查伴有治疗：按切除术或破坏术查找，不能查内镜检查。例如，内镜下食管息肉切除术42.33。有的编码有变化，例如：51.97 内镜下胆道息肉切除术的编码取消，改为 51.64。

2468. 怎样查找病损切除术编码？

（1）手术分类中，通常不必指出疾病的性质。其理由有两个，第一是疾病的性质在疾病分类中已给予编码；第二是手术主要是强调手术的部位范围和术式，因此没有必要可以减少索引条目。例如，胃部分切除术，它可以对多种疾病进行治疗。如果一一指出疾病，则手术名称的条目将呈几何性增长。

（2）病损是各种疾病的代名词，如果只是对疾病发生的局部位置进行手术，在索引中常常用“病损”来代替。例如，胃溃疡切除术，查找时以“切除术”为主导词，然后再查“病损”，最后查修饰词“胃”就可以得到编码。

2469. 如何给肿瘤切除手术分类编码？

（1）假定分类：如果切除的方式有多种，而且医师没有指出具体是哪一种时，将假定为“病损切除术”进行编码。

（2）如果是恶性肿瘤，而且发生的部位在手术时至少要做该器官的全切术，则分类到该器官的切除术中，如阑尾黏液癌切除术按阑尾切除术分类，即使手术范围的实际情况可能更大。

（3）假定分类是分类学中重要的方法，它一般是根据临床的多数发生情况假定。但可能的情况下，尽量找出明确的结果，不要使用假定分类规则。

2470. 如何给肿瘤根治术分类编码？

根治术在 ICD－9－CM－3 中很少，但实际临床上却比较常见。例如，卵巢癌根治术，在索引中是没有的，而临床上却经常遇到。原因是有一些手术各医院的切除方式并不完全一致，因而 ICD－9－CM－3 不承认这些手术名称。

2471. 根治术编码的方法是什么？

（1）根治术要以“切除术”为主导词查找，部分名称可以直接查到编码。索引中查不到编码者，要按该器官的全切术进行编码。

（2）如果当某器官未做器官移植时，不适于全切术，则按该器官的大部（或部分）切除术分类。如，肝癌根治术，未做器官移植，按肝部分切除术分类。

2472. ICD 第一章中不能分类于他处有哪些？

包括：

00.0 治疗性超声

00.1 药物制剂

00.2 血管的血管内显像

00.3 计算机辅助外科［CAS］

00.5 其他心血管操作

00.6 血管操作

00.9 其他操作和介入

2473. 为什么要在 ICD 第一章中新增的内容?

(1) 1991 年北京协和医院世界卫生组织疾病分类合作中心翻译出版了 ICD-9-CM-3 是 1984 年版本,并增加了 1985、1986 和 1987 年的修订内容,其分类内容明显落后于时代的发展。

(2) 手术操作分类的发展很快,不断有新的设备产生,有新的疗法诞生,手术操作发生了重大变化。内镜的运用更为广泛,且由过去的单纯检查发展到了兼有治疗功能。介入治疗更是近年来飞速发展的技术。并非所有的介入治疗都分类到这里。例如,介入性磁共振被分类到了其他诊断性和治疗操作一章中,编码为其他诊断性和治疗性操作。

(3) 如果不增加新的分类编码,目前的分类编码是不能满足临床和科研统计工作的需求。

2474. 介入治疗、超声显像和介入性超声的概念是什么?

(1) 介入治疗:是利用现代高科技手段进行的一种微创性治疗,是在医学影像设备的引导下,将特制的导管、导丝等精密器械,引入人体,对体内病态进行诊断和局部治疗。介入治疗应用数字技术,扩大了医师的视野,借助导管、导丝延长了医师的双手,它的切口(穿刺点),仅有米粒大小,不用切开人体组织,就可治疗许多过去无法治疗、必须手术治疗或内科治疗疗效欠佳的疾病,如肿瘤、血管瘤、各种出血等。介入治疗具有不开刀、创伤小、恢复快、效果好的特点。

(2) 超声显像检查技术是指运用超声波的物理特性,通过高科技电子工程技术对超声波发射、接收、转换及电子计算机的快速分析、处理和显像,从而对人体软组织的物理特性、形态结构与功能状态做出判断的一种非创伤性检查方式。

(3) 介入性超声是指在超声引导下,对各脏器病变进行穿刺活检、治疗的先进诊疗技术。也就是 B 超为穿刺针指出前行的方向,然后对病灶处各个击破,属微创伤性治疗。

2475. 超声操作的编码方法是什么?

超声操作的编码方法在分类中,A 超、B 超、M 超和彩色多普勒编码并没有区别。

(1) 治疗性超声(介入性)00.0;

血管治疗性(不包括:非冠状动脉成形术 39.50;栓子切除术 38.01,38.02 动脉内膜切除 38.11,38.12)

血管非治疗性(血管内显像)00.2。

非血管性的 00.09(不包括:泌尿系统碎石术 59.95,55.04 经尿道激光引导前列切除术 60.21)

(2) 诊断性超声(非侵入性超声)

一般诊断性 88.7

特殊器官:眼 95.13,内耳 20.79

2476. 冠心病诊断的金标准是什么?

传统的冠心病检测方法是用心电图,但准确率不足 60%,近年来选择冠状动脉造影一直被认为是诊断冠状动脉狭窄的主要方法和标准,然而血管造影只能反映血管腔造影剂充填的轮廓,当冠状动脉管狭窄程度在40%以下时，造影就不能发现。血管内超声显像可以准确反映病变的性质及程度。是评价冠心病新的“金标准”。

2477. 超声的编码是什么？

（1）介入性超声：

非治疗性超声：血管内超声显像00.2

治疗性超声00.0

循环系统治疗性超声00.0－00.03

非血管治疗性超声00.09

（2）诊断性超声：

一般诊断性88.7

（3）特殊器官：

眼95.13

内耳20.79

心内超声心动图37.28

2478. 药物制剂如何分类？

药物制剂的应用一般不需要分类。涉及药物的操作编码有两处可以分类，一处是在00.1编码，主要是一些新的肿瘤用药。例如，白细胞介素－2［IL－2］，目前主要应用于对肿瘤的治疗，还可望用于病毒感染、免疫缺陷病及自身免疫病的治疗。

白细胞介素是非常重要的细胞因子家族，已取得克隆化的基因、明确产物的性质和活性并获得国际会议认可的成员已达18个，他们分别被标－1，2，…18；另一处涉及操作编码的药物是99.1和99.2编码，除99.25肿瘤化学治疗性的药物外，其他是非肿瘤性的治疗药物和药剂，治疗的方式是通过注射和输注。

2479. 如何为计算机辅助外科编码？

（1）计算机辅助外科（computer aided surgery，CAS）是一种基于计算机对大量数据信息的高速处理及控制能力，通过虚拟手术环境为外科医师从技术上提供支援，使手术更安全、更准确的一门新技术。

（2）计算机利用图像信息进行三维图像重建，为外科医师进行手术模拟、手术导航（navigator）、手术定位、制订手术方案提供了客观、准确、直观、科学的手段。

（3）计算机辅助外科只是一种手段，真正的手术另有名称。也就是说，00.3的编码只是一个附加编码。计算机导航辅助肺内镜下切除术32.28，00.39。

2480. 什么是心脏再同步治疗CRT？

心脏收缩不同步将会加重心衰，增加死亡危险度。应用双心室起搏器通过同步激动左和右束支能够纠正心室不同步收缩，这种治疗心衰的方法，被称为“心脏再同步化治疗（CRT）”。

心脏再同步治疗有两种设备，一是起搏器CRT－P，另一个是除颤器，也称为去纤颤器CRT－D。

2481. 支架分为几种其编码是什么？

支架有三种，裸支架（bare stent）、药物涂层（coated stent）和洗脱支架（elutingstent）。类目编码为

39.9。

2482. 什么是药物洗脱支架?

药物洗脱支架（drug eluting stent，DES）也可称之为药物释放支架，通过包被于金属支架表面的聚合物携带药物，当支架置入血管内病变部位后，药物自聚合物涂层中通过洗脱方式有控制地释放至心血管壁组织而发挥生物学效应。目前上市的药物洗脱支架有西罗莫斯（rapamycin）洗脱支架和紫杉醇（paclitaxel）洗脱支架，均通过抑制平滑肌细胞过度增生而预防支架内再狭窄。药物洗脱支架植入编码是36.07。

2483. 什么是药物涂层支架?

药物涂层支架（coated stent）是通过不同方式将某些金属、药物或聚合物包被在金属支架表面，从而改变其表面特性，减少血栓形成减轻平滑肌细胞增生反应或增加X线下的可视性。药物涂层支架的编码是36.06。

2484. 支架疗法的目的是什么?

支架疗法主要是对血管、食管等管腔狭窄处、病灶处起扩张和支撑作用，以达到改善流通的目的。

2485. ICD第一章中主要对哪些手术操作分类?

（1）本章是对血管支架应用的分类。

（2）新型药物支架则在普通的金属支架上涂布一层药物，使再狭窄的可能性大幅降低至10%以内，因此被称为是“冠心病治疗史上的一次革命”。

（3）药物涂层支架为解决支架术后再狭窄提供了一种新的预防途径，是目前研究的热点之一。主要有药物涂层支架（coating stent）与药物洗脱支架（eluting stent）。

2486. 如何给血管支架编码?

（1）周围动脉支架：注意区分特指周围血管支架。

（2）药物洗脱：一些文章将药物涂层支架与药物洗脱支架混为一谈，完全等同。但在分类中有区别，从索引中可见：

插入
—支架
——动脉（裸）（结合的）（药物涂层）（非药物洗脱）
———非冠状动脉
————周围的
—————裸，药物涂层39.90
——————药物洗脱00.55

（3）虽然手术中一般都称为置入术或植入术，但实际上是插入术。裸支架和药物涂层支架的插入。

例如：血管支架置入术

冠状血管：

裸支架36.06

药物涂层支架36.06

药物洗脱 36.07

2487. 特指的周围血管支架插入的编码是什么？

特指的周围血管（裸或药物涂层支架）

基底 00.64

脊椎 00.64

颈 00.63

颅外 00.64

颅内 00.65

周围血管

裸支架 39.90

药物涂层支架 39.90

药物洗脱 00.55

2488. 神经系统手术类目包括哪些？

本章分类是按中枢神经系统，周围神经系统自上而下的解剖结构来排列的。

包括：

01 颅、脑和脑膜的切开术和切除术

02 颅、脑和脑膜其他手术

03 脊髓和椎管结构的手术

04 颅的和周围神经的手术

05 交感神经神经或神经节的手术。

2489. 手术和非手术操作在哪几章中出现？

除第一章“操作与介入”、第十七章“其他诊断性和治疗性操作”明确为非手术外，其他章主体分类虽然是手术，但也包括了一些非手术性操作的编码。

2490. 如何界定手术和非手术性操作？

界定手术和非手术性操作没有明确的界线或定义。在第二章至第十六章之间，一般可以将诊断性的操作视为非手术性操作，例如01.1 颅、脑和脑膜诊断性操作。虽然，这个类目也包含了开放性大脑活组织检查的“手术”，但只有利用这样一个规则，也能方便地用编码来区别手术和非手术操作。

2491. 如何给切开术、引流术、探查术编码？

（1）在手术操作中，切开是一个步骤，因此切开通常是不用编码。

（2）当切开是治疗的一个方式时，切开就需要编码，而此时，切开的目的通常是为了引流、探查。

（3）切开术、引流术、探查术在实际含义相同时，三个主导词是可以互用的，在切开术下面列出的修饰部位更全，查找更方便。例如：颞窝引流术　27.0；颞窝切开术　27.00；肝囊肿引流术　50.0。

2492. 如何查找插入、置入术主导词？

植入术通常是移植，最常见的是活组织。但临床上习惯将一些假体装置放置于人体中也称为植入。假体的放置应为置入或插入，在索引中应以插入为主导词查找。

2493. 什么是清创术？

清创术有时会伴随着缝合术，而相较于清创，清创操作显得更为重要，缝合只是清创后的一个步骤，常常可以省略编码。如同切开引流术一样，关键是切开。

2494. 怎样给修补术分类编码？

修补术的含义比较广，包括了缝合、闭合、移植、补片、结扎、切除、烧灼等。应明确操作的主要内涵，以确定选择这个广泛含义的主导词或是查找准确的主导词，两种方法会有不同的编码结果。例如，颅骨自体骨移植术医师可能会称为颅骨修补术，而两者的编码分别为02.04和02.03。

2495. 如何确定分流术、吻合术、旁路术的主导词？

分流需要吻合，吻合为了分流（不仅只是为了分流），旁路术也需要吻合，可以看出这三个术式中相同之处，所以三个主导词可以互相参见。分流术有另见吻合术和旁路术的指示词。

2496. 怎样区分注射、输注？

注射包括皮下、肌肉内和静脉内。而输注主要是指动、静脉操作，也有对管腔内的操作。

2497. 内分泌系统手术包括哪些？

内分泌系统手术包括：06 甲状腺和甲状旁腺的手术；07 其他内分泌腺手术人体内分泌系统。在切开术中，甲状腺与甲状腺区同等编码。

2498. 两个切除术的区别是什么？

（1）切除术（excision）：其含义是器官或结构的全部切除，如果是全部切除术，在索引中也会有特别说明。

（2）在实际操作中，通常采用第一个主导词，因为其修饰词更多，更完整。

（3）如果为明确的器官，如肝切除术，一般是部分切除，这时用第二个切除术更方便。当然，这两个切除术由于都有说明，所以相同的意义查出的结果是相同的。

2499. 编码07中的包括和不包括哪些？

（1）编码07其他内分泌腺，包括了肾上腺、松果体、垂体腺和胸腺。

（2）垂体腺切除术首先要确定部分或是全部，其次还要区分手术入路是经额或是经蝶部。

（3）07编码不包括具有内分泌功能的性腺卵巢和睾丸以及胰腺。

2500. 第四章中包括哪些类目？

眼部手术（第四章08－16）包括：

08 眼睑手术。

09 泪器系统手术。

10 结膜手术。

11 角膜手术。
12 虹膜、睫状体、巩膜和前房的手术。
13 晶状体手术。
14 视网膜、脉络膜、玻璃体和后房手术。
15 眼外肌手术。
16 眼眶和眼球手术。

2501. 白内障病分为哪些?

（1）白内障的主要症状是视力障碍，它与晶状体浑浊程度和部位有关。

（2）严重的白内障可致盲。白内障按病因分为年龄相关性（老年性）、外伤性、并发性、代谢性、中毒性、辐射性、发育性和后发性白内障等。

2502. 白内障手术包括哪些?

（1）白内障囊外摘除术。
（2）白内障囊内摘除术。
（3）白内障吸出术。
（4）白内障超声乳化术。
（5）晶体囊膜切开或切除术。
（6）光学虹膜切除术。

2503. 白内障囊外摘除术的术式是什么?

白内障囊外摘除术（extracapsular cataract extraction）：手术方式是刺破并撕去前囊中央部分，将晶体核娩出，用白内障同步注吸针头吸净周边囊袋内的皮质，保留完整的晶体后囊和周边的前囊。

2504. 什么是白内障囊内摘除术?

白内障囊内摘除术（intracapsular cataract extraction）：指离断晶体悬韧带之后将晶体完整摘除的手术。适应于老年性白内障有晶体硬核或晶体脱位者。

2505. 白内障吸出术的术式是什么?

白内障吸出术（aspiration of cataract）：指将晶体前囊刺破后抽吸出混浊的核和皮质的一种囊外术式。主要用于硬核的先天性白内障和皮质性白内障。近年这一手术已演化为晶体切除术。

2506. 白内障超声乳化术的术式是什么?

白内障超声乳化术（phacoemulsification）：一种囊外摘除术式。基本方法是在角巩膜缘做一 3mm 小切口，伸入超声粉碎器将晶体核粉碎后抽吸出来，适用于核为中等硬度的白内障，超声乳化术操作复杂，价格昂贵。

2507. 晶体囊膜切开或切除术的术式是什么?

（1）晶体囊膜切开或切除术：是指将混浊的后囊以及附着的皮质中央切开达到透光目的。

（2）主要适用于先天性白内障或后发性白内障。可应用 YAG 激光行后囊切开术或膜切开术。

2508. 光学虹膜切除术的术式是什么？

光学虹膜切除术：以往对于先天性核性白内障多采用鼻下方节段性虹膜切除术。利用周边部透明晶体透光，增进视力。由于光线来自视轴外区，成像质量较差。手术后矫正视力多不满意。手术还破坏了虹膜的屏障作用，为以后的手术和光学矫正带来困难。目前已不主张做这种手术。

2509. 如何选择白内障的主导词？

（1）白内障编码时主导词要选择“抽出（摘出术）”，要特别注意人工晶体的植入术是一期还是二期，如果是一期手术，则首先要编码不同手术方式的摘出术，而人工晶体一期植入的编码是 13.71。

（2）如果是二期手术，则只编码人工晶体的植入，主导词查：插入，编码为 13.72。

2510. 视网膜脱离的症状是什么？

视网膜脱离的早期症状表现为眼前点状或带状的黑影飘动、眼前闪光等。出现了视网膜脱离时，患者往往反映最典型的症状为视野中的某一个区域看不见了。如果脱离慢慢累及黄斑区，患者会出现突然的视力下降。如果得不到及时的治疗，甚至还会导致失明。

2511. 孔源性视网膜脱离手术目的是什么？

孔源性视网膜脱离手术目的是封闭裂孔，消除或减轻玻璃体对视网膜的牵引，去除增殖膜使视网膜游离。

2512. 常见视网膜手术包括哪些？

（1）巩膜层间缩短术。

（2）巩膜外垫压、不放液术。

（3）巩膜外加压及放液术。

（4）环扎术。

（5）环扎 + 巩膜外加压术。

（6）环扎 + 玻璃体条索剪断术。

（7）巩膜层间填充术。

（8）气液交换术。

（9）玻璃体切割术。

2513. 巩膜层间缩短术的编码是什么？

巩膜层间缩短术：能缩短眼球前后径，条圆带推顶裂孔使脱离网膜与脉络膜紧贴。适合网膜周边部无牵引的圆形小孔。巩膜层间缩短术的编码是 14.49。

2514. 巩膜外垫压、不放液术的编码是什么？

巩膜外垫压、不放液术：利用外垫压物形成的嵴，使脱离的网膜与脉络膜相贴。适用于新鲜扁平的赤道前后的马蹄形裂孔或较大的圆形、椭圆形裂孔。巩膜外垫压、不放液术的编码是 14.49。

2515. 巩膜外加压及放液术的编码是什么？

巩膜外加压及放液术：适合于球形脱离、网膜下积液较多者；陈旧性视网膜脱离、裂孔处脉络膜显著萎缩者；黄斑裂孔伴巩膜后葡萄肿者及有新裂孔的复发性视网膜脱离。

巩膜扣带术始于20世纪50年代，最早源于板层巩膜缩短术，后又发展为巩膜层间填压和巩膜外加压，其共同的目的都是形成一个内陷的巩膜嵴。巩膜外加压及放液术的编码是14.49。

2516. 环扎术的编码是什么？

环扎术：环扎造成永久性网膜条嵴。应用于多发性视网膜裂孔；视网膜脱离复发伴巩膜脆烂者；脉络膜显著萎缩的视网膜脱离者；玻璃体局限性或广泛性浓缩性萎缩者；视网膜有固定皱褶，即膜形成Ⅱ或Ⅲ级；视网膜大范围变性；无晶体眼及无裂孔视网膜脱离者。环扎术的编码是14.49。

2517. 环扎+巩膜外加压术的编码是什么？

环扎+巩膜外加压术：适用于较严重玻璃体牵引，广泛视网膜病变如Ⅱ或Ⅲ级膜形成；巨大裂孔；鱼嘴样裂孔；牵引性裂孔；大马蹄形裂孔；后极部裂孔；环扎时裂孔不在环扎带上等。网膜下积液多时应放液。环扎+巩膜外加压术的编码是14.49。

2518. 环扎+玻璃体条索剪断术的编码是什么？

环扎+玻璃体条索剪断术：眼内异物引起玻璃体条索牵拉发生的网脱，剪断玻璃体条索，使其游离后，再做环扎及放液。环扎+玻璃体条索剪断术的编码是14.49。

2519. 巩膜层间填充术的编码是什么？

巩膜层间填充术：一般用于视网膜浅脱离或不脱离的较大裂孔及后极部裂孔。巩膜层间填充术的编码是14.49。

2520. 气液交换术的编码是什么？

气液交换术：用于黄斑孔性视网膜脱离；视网膜脱离放液后眼压甚低者及巨大裂孔后缘反转遮盖后极部者。气液交换术的编码是14.49。

2521. 玻璃体切割术的编码是什么？

玻璃体切割术：复杂性视网膜脱离，Ⅲ级膜形成，漏斗状网膜脱离，后极部固定皱褶，屈光间质混浊，网膜翻转的巨大裂孔或裂孔大于180°，黄斑及后极部较大裂孔，严重穿孔伤后网膜脱离等。玻璃体切割手术的编码14.49。

上述巩膜手术是为了治疗视网膜脱离，其编码应为14.49，如果伴有植入，则编码于14.41。

2522. 视网膜裂孔修补术有几种，其编码是什么？

透热术14.31；

冷冻术14.32；

氙弧光凝固术14.33；

光凝术 14.34。

2523. 网脱再附着性修补术有几种，其编码是什么？

透热术 14.51；
冷冻术 14.52；
氙弧光凝固术 14.53；
光凝术 14.54。

2524. 如何查找热灼术的主导词？

热灼术（thermocauterization）与烧灼术（cauterization）临床上热灼术、烙除术、烧灼术等名称混用，主要用于破坏术，其主导词只能查烧灼术。透热疗法 diathermy 则有用于破坏术，也有用于视网膜的附着术。

2525. 如何正确选择眼内异物去除编码？

手术分为切开和磁铁吸出。临床医师经常只是笼统写为眼内异物取出术。编码员应阅读病案，编出具体部位和手术方式。

例：去除
—异物
——结膜（通过磁铁）98.22
———通过切开 10.0

磁铁吸出眼内异物的主导词可查：磁吸术。

2526. 如何选择眼肌手术编码？

涉及眼肌手术主要是眼斜视，临床常称斜视矫正术。这个手术名称是不明确的。眼肌手术首先要区分一条、两条或多条眼肌，其次要区分是不切断、部分切断或是全部暂切断。

对于不切断的手术，则要区分徙前术、后徙术，延长术或缩短术。其编码从类目水平到亚目水平上都不一样。

例如：15.11 一条眼外肌的后徙术
15.12 一条眼外肌的徙前术
15.13 一条眼外肌的部分切除术
15.19 一条眼外肌从眼球暂性脱离手术
15.21 一条眼外肌的延长术
15.22 一条眼外肌的缩短术

2527. ICD 第五章耳建造术与重建术的区别是什么？

（1）第五章耳部手术编码包括：①18 外耳手术；②19 中耳重建术；③20 中耳和内耳其他手术。

（2）耳建造术与重建术的编码的区别：①耳建造术（construction）、重建术（reconstruction）建造术是从无到有，例如耳缺如的建造术；②重建术是有但功能或形态不完善，例如外耳道闭锁的重建术。两个主导词有时可以相通，互用。

2528. 给矫正术编码注意什么？

矫正术（correction）矫正术主要是对位置的调正，例如18.5前突耳的手术矫正术。但一些矫正术有具体的对象、术式。

例如，眼斜视的矫正对象是眼肌，有切断、延长、缩短、前徒、后徒等多种不同术式。又如，脊柱侧弯矫正术，是对脊柱的楔形切骨术，骨的融合术。类似上述情况，临床上多数矫正术的名称都不规范，应指出具体的方式。

2529. 耳硬化症的概念及撼动术的效果是什么？

耳硬化症（otosclerosis）以内耳骨迷路包囊之密质骨出现灶性疏松，呈海绵状变性为特征的颞骨岩部病变，其以病理学为依据之名称为耳海绵症（otospongiosis）。通过镫骨撼动术（stapediolysis）可使听力明显改善，近期有效率达80%以上，约1/3病例可获得一年以上的持久疗效。

2530. 如何选择内耳、鼓室注射的编码？

（1）向鼓室内注射药物可以治疗中耳和内耳疾病。药物不但存留于鼓室，也通过窗膜和间隙扩散到内耳，引起生理、病理、药理变化。

（2）鼓室注射疗法为治疗深在部位器官的疾病找到了一种新的途径。例如，鼓室注射庆大霉素控制眩晕，其方法简单，安全，效果好，此治疗现统称“化学迷路切断术”。

（3）注射主要在皮下、肌内、静脉内进行，其作用可能是局部，也可能是全身性。从该主导词可见，一般的药物注射都是编码于99类目中非手术性操作。但也有相当部分注射归入不同的解剖系统，如空气腹腔注射50.96. 内耳注射20.72. 鼓室注射20.94。

2531. 咽部手术中包括哪些？

第六章鼻口咽部手术包括：

21　鼻手术
22　鼻窦手术
23　牙的拔除与修复
24　其他牙、牙龈和牙槽的手术
25　舌手术
26　唾液腺和管的手术
27　口和面的其他手术
28　扁桃腺和腺样增殖体的手术
29　咽部手术

2532. 如何选择成形术、整形术、修补术的主导词？

（1）修补术可能因缺损而整形，因而整形术可列入修补术中。在索引中也指示要更换为修补术的主导词。

（2）成形术常常是通过手术，形成新的形状。例如，隆鼻术，可视为鼻成形术。成形术不能作为主导词，一般要以部位＋成形术构成手术名称。

2533. 鼻腔内镜手术的特点及编码是什么？

鼻腔内镜手术是外科技术的发展，在精确、彻底清除病变的前提下，最大限度地保留了器官的结构和功能。

鼻腔内镜技术已不仅限于诊断和治疗鼻腔疾病，适应证已扩展到眼科的眶尖、眶内和神经外科交界的颅底区域，如眼眶和视神经减压术、经筛窦纸样板眶内异物取出术、脑脊液鼻漏修补术、垂体瘤切除术、鼻咽部肿瘤切除术等。

在2005版的手术分类中尚未体现综合性内镜下的治疗编码，因此在分类时，仍要强调手术的切除。例如：内镜下鼻中隔黏膜切除术21.5；内镜下鼻甲部分切除术21.69；内镜下上颌窦根治术22.31；内镜下筛窦开放术22.51。

2534. 鼻中隔手术的概念及编码是什么？

鼻中隔偏曲是指鼻中隔向一侧或两侧弯曲或局部突起，妨碍鼻腔通气及鼻窦引流，易诱发鼻窦炎及呼吸道感染；形成鼻中隔脓肿后会造成软骨软化坏死，使鼻梁下陷，影响容貌，严重者会造成颅内感染。

“鼻中隔矫正术”是一个不规范的手术名称，传统的手术方法就称为鼻中隔黏膜下切除术（submucous resection of nasal septum），编码为21.5。现在这一手术逐步过渡到内镜下做。

2535. 鼻内上颌窦切开术的编码是什么？

鼻内上颌窦切开术是传统治疗慢性上颌窦炎的方法，是采用上颌窦根治术，即经鼻外上颌窦切开。现在一般都采用鼻内上颌窦切开术，临床上常称为“下鼻道开窗术”。后者是一个不规范的名称，应按上颌窦切开术才能查到准确的编码22.31。

2536. 呼吸系统手术类目包括哪些？

第七章呼吸系统手术包括：

30　喉切除术
31　喉和气管的其他手术
32　肺和支气管切除术
33　肺和支气管的其他手术
34　胸壁、胸膜、纵隔和横膈手术

2537. 声带的解剖部位及手术分型是什么？

（1）声带又称声壁，发声器官的主要组成部分。

（2）位于喉腔中部，由声带肌、声带韧带和黏膜三部分组成，左右对称。

（3）声带麻痹外科发展迅速，下列前四型是日本学者提出的，而Ⅴ、Ⅵ、Ⅶ型是中国学者提出的，其Ⅶ尚在研究中。

2538. 声带麻痹手术分型及编码是什么？

Ⅰ型使声带内移。

Ⅱ型使声带外展。

Ⅲ型使声带缩短。

Ⅳ型使声带伸长。

Ⅴ型，女性喉结切除，适用于女性喉结患者。

Ⅵ型，男性喉结成形术，适用于男性无喉结患者。

Ⅶ型，即混合型。

声带麻痹的上述手术在分类中只能分到喉的其他手术，编码为31.98。

2539. 如何选择肺手术的编码?

单纯的肺部手术从轻微到全部，如下：32.2 肺病或组织的局部切除术或破坏术；32.3 肺节段切除术；32.4 肺叶切除术；32.5 全肺切除术；32.6 胸腔结构的根治性清扫术（包括支气管、肺叶、臂丛神经、肋间结构、肋骨和交感神经的清扫）。

根据上述，手术名称不能过于简单用疾病的性质 + 切除术。例如，肺恶性肿瘤切除术，这样就不明确手术的范围，将会被按最轻微的病损（病灶）切除术对待了。

2540. 肺萎陷及胸膜划痕术的编码选择是什么?

（1）肺萎陷（atelectasis）与肺膨胀不全是同义语，都是指肺泡内气体含量减少或不含气体，以致肺泡塌陷的病理变化。为了治疗或诊断，将空气注入胸膜腔称为“人工气胸”。例如，人工气胸 CT 检查胸膜转移瘤。手术性肺萎陷的类目编码为33.3。

（2）胸膜划痕术：此手术主要用于治疗自发性气胸。在34.6 编码下，包括了胸膜硬化术，这个手术要注意有时用于固定胸膜，采用注射硬化剂的方法，如果这样其编码就应当是34.92。

2541. 如何选择心血管系统手术编码?

（1）第八章心血管系统手术包括：①35 心脏瓣膜和间隔手术；②36 心脏血管手术；③37 心脏和心包的其他手术；④38 血管的切开、切除和闭合；⑤39 血管其他手术。

（2）辅助心血管体外循环术的编码：辅助心血管手术的体外循环是直视心血管手术，大都需要体外循环，这时需要另编码体外循环（39.61）。

2542. 心脏瓣膜手术的编码选择是什么?

（1）心脏瓣膜性疾病是由于先天性或后天性的原因造成的心脏瓣膜病变引起心脏血流障碍为主的病变。

（2）当心脏瓣膜出现病变时会出现两种情况：一是瓣膜口出现狭窄，血流在心内流通不畅；二是瓣膜关闭不全，使得心脏收缩时血流会向前、后两个方向流动。

（3）心脏瓣膜手术主要分为两类，一是瓣膜修复，一是置换。

（4）心脏瓣膜的修补术、切开术（临床通常称为分离术）分类时首先要区分是闭合性（35.0）或是开放性（直视）（35.1）。经皮的球囊瓣膜成形术不分类于闭合性心脏瓣膜手术，有独立的编码（35.96）。

2543. 搭桥术、吻合术、旁路术和止血术是什么?

（1）旁路移植术，简称旁路术，俗称搭桥术，主要用于血管、消化道和泌尿道，主导词只能查旁路。由于旁路术的肯定涉及吻合，因此吻合术也是一个参考的主导词。

（2）止血手术是通过对血管的结扎达到控制出血目的。但出血止血术的主导词只能查“控制”，如果查“结扎”，可见到指示词，要求转换“控制”主导词。

2544. 造血和淋巴系统手术有哪些？

第九章造血和淋巴系统手术包括：

40 淋巴系统手术

41 骨髓和脾脏手术

（1）淋巴结构手术：所谓淋巴结构是指淋巴结和淋巴管。单纯淋巴结构的切除如果是为了活组织检查，分类于40.11，如果是治疗性的切除，编码为40.2-。

（2）淋巴结构的其他切除术主要是为防止肿瘤转移的预防性切除，一般是区域性的清扫术和根治术，编码于40.3-40.5类目。

骨髓移植骨髓的来源需要用00.91-00.93的编码说明骨髓供者。

2545. 消化系统手术包括哪些？

第十章消化系统手术包括：

42 食管手术

43 胃切开术和切除术

44 胃的其他手术

45 肠切开术、切除术和吻合术

46 肠的其他手术

47 阑尾手术

48 直肠、直肠乙状结肠和直肠周围组织的手术

49 肛门手术

50 肝脏手术

51 胆囊和胆道手术

52 胰腺手术

53 疝修补术

54 腹部其他手术。

消化道手术是按消化器官由上至下排列，在每一个消化器官中，又按切开、诊断性操作、病损切除、部分切除、全部切除术这样一个基本规律来排列。

2546. 什么是间置术？如何编码？

（1）间置术是在管腔的中间置放另一段管腔。

（2）间置术的目的主要是要切除病灶段，手术编码涉及有3个。一个是说明切除管腔，二是说明间置术，三是说明间置物的切除。按理说还应当有一个说明间置物切除段的吻合术，但由于在45.9肠吻合术中有说明端对端的吻合术可以省略编码，因此第四个编码可以不编码。

例如：食管部分切除伴胸内结肠间置术的正确编码顺序排列：

42.41 食管部分切除术。

42.55 胸内食管吻合术伴结肠间置术。

45.52 大肠段部分离术。

2547. 如何选择直肠癌根治性切除术编码?

许多直肠癌根治术并没有标准，直肠就是案例。一些学者认为，直肠癌的根治术应该包括以下四个方面的问题：①充分切除原发灶；②合理清扫淋巴结；③直肠系膜全切除术（TME）；④保留盆腔自主神经，减少术后排尿及性功能障碍。

从中可见，没有统一的切除范围标准。从编码看，48.5－48.6 都可能用于治疗直肠癌。换言之，直肠癌根治性切除术不是一个标准的手术操作名称，应当指出具体的手术方式才能正确编码。

2548. 腹股沟疝修补术的方法种类及发展如何?

腹股沟疝修补术有 120 余年的历史，手术方法据统计有 80 余种，绝大多数手术方法已经淘汰。

1959 年以前，世界医学界的疝手术主要是缝合法，简单地说，就是把缺损的部位拉到一起缝起来。这种手术已有 100 多年的历史，我们把这种缝合法称为传统疝修补术。20 世纪 60 年代，无张力疝修补手术问世，并在世界范围内迅速取代了原来的缝合手术，成为疝手术治疗的主要手段。所谓无张力疝修补手术就是用人工材料把腹壁缺损处进行修补。由于不用强行把缺损处的周边肌肉缝在一起，所以，它不存在张力问题，因此这种手术得名无张力修补术。修补材料比较常用的有聚丙烯、聚酯等高分子材料。这些高分子材料在人体内有较好的相容性，几乎没有异物反应或排斥反应。目前，这些修补材料在材料学方面已非常过关，质量有保证。

1997 年无张力疝修补术从国外引进到中国，随后在全国迅速普及。这种无张力疝修补术的一个最大优点是复发率低。

2549. 无张力疝修补术常见几种方法有什么?

（1）平片无张力修补法（Lichtenstein 手术）：是将补片与腹股沟管壁缝合，精索经补片打孔引出。补片材料为美国戈尔公司生产的 Gore－Tex 补片，在 1997 年以前，它被世界公认为疝气手术最经典的术式。

（2）疝环充填式无张力修补法（Gilbert，mesh plug & patch）：该手术是将网塞充填（mesh plug，1994 年）和 Lichtenstein 手术结合在一起，即用聚丙烯卷成伞状填塞疝环缺损，然后用平片加强腹股沟管后壁，一度对伞状填塞物及平片不行固定，后由 Rutkow 和 Robbines 建议把伞状填塞物及平片分别固定，并由美国 Bard 公司生产定型产品，是国外目前流行的疝修补术，效果都很好。

（3）普理灵三合一无张力疝修补法（prolene hernia system，PHS）：该手术应用美国强生公司生产定型产品（PHS），它由三部分组成：一个底层片置于腹膜前修补耻骨肌孔；一个类似塞子的中间体修补疝环；一个表层片修补腹股沟管后壁。

（4）腹腔镜腹股沟疝修补（laparoscopic repair of inguinal hernia）：1982 年 Ger 首次行腹腔镜腹股沟疝修补并取得成功，该技术的临床报道逐渐增多，修补方式也出现多样化，给腹股沟疝修补带来了一种新技术和展示了广阔前景。虽然腹腔镜腹股沟疝修补的实施对减轻患者的疼痛有一定的好处，但有研究表明，从手术的长期疗效和安全性两方面综合考虑，实际上标准的“剖腹手术法”更好，患者发生并发症或疝气复发的危险要比前者降低 60% 以上。

（5）腹膜前间隙内衬置片无张力疝修补法（Kugel）：2002 年提出的一种新的无张力疝修补法，应用美国 Bard 公司生产的内存记忆弹力环补片（Kugel 补片）置于腹膜前间隙修补耻骨肌孔。国内少数医院正在行此手术。

2550. 泌尿系统手术包括哪些？

第十一章泌尿系统手术包括：

55 肾手术

56 输尿管手术

57 膀胱手术

58 尿道手术

59 泌尿道其他手术

2551. 泌尿系结石的治疗分哪几类？

（1）泌尿系结石的治疗可分为手术与非手术两类。

（2）非手术疗法主要包括药物排石、腔镜取石、体外震波碎石等几大类，其中体外震波碎石，正逐渐成为最主要的治疗方法。

（3）手术方式：根据结石大小、形状和部位不同。

2552. 泌尿系结石常用手术方式有哪些？

（1）肾盂或肾窦切开取石术：切开肾盂，取出结石，鹿角状结石或肾盏结石，有时须作肾窦内肾盂肾盏切开取石。

（2）肾实质切开取石术：肾结石较大，不能经肾窦切开取石者，需切开肾实质取石。

（3）肾部分切除术：适用于肾一极多发性结石（多在肾下极），或位于扩张而引流不畅的肾内，可将肾一极或肾盏连同结石一并切除。

（4）肾切除术：一侧肾结石并有严重肾积水或肾积脓，已使肾功能严重受损或丧失功能，而对侧肾功能良好者，可行切除患肾。

（5）输尿管切开取石术：输尿管结石直径大于1cm或结石嵌顿疆尿路梗阻或感染，经非手术疗法无效者可行输尿管切开取石术。

（6）套石术：输尿管中下段结石直径小于0.6cm，可试行经膀胱镜用特制的套篮或导管套取。

2553. 机械肾和脐尿管切除术的编码是什么？

（1）机械肾是指可置入人体的肾透析装置，是一种治疗肾衰竭的典型方法。机械肾的手术包括植入、置换、去除均被分类于肾的其他手术55.9－中。

（2）脐尿管切除术：在胚胎期脐尿管脐端与膀胱端相通，在正常下应完全闭合，如出生后仍不闭合，脐部经常有尿液漏出，称为脐瘘，也称脐尿管未闭，这种情况可持续至成人。脐尿管瘘归类于膀胱疾病，因此切瘘的手术也归类于膀胱的其他切除术57.51。

2554. 根治性膀胱切除术的编码是什么？

（1）对于男性而言，就是男性盆腔内容物剜出术，包括膀胱、前列腺、精囊和脂肪去除。

（2）对于女性而言，只是膀胱、尿道和脂肪去除，只能算是女性盆腔内容物的部分剜出术，如果是全部，则编码是68.8。

（3）根治性膀胱切除术一定要编码同时进行的尿路转流术，其编码范围在56.51－56.79。

2555. 皮肤的输尿管－回肠吻合术的编码是什么？

皮肤的输尿管－回肠吻合术 56.5，是一种常用的尿路改道法，系利用一段小肠（通常以吸收能力最差的回肠）当做尿路通道，重新建造一个排尿系统，再经过皮肤做一个开口将尿液由此排出，但患者必须长期在腹部外携带一个尿液的收集袋。用于膀胱切除术后。

另一种较为新的手术方式是自制性内在回肠储存器（柯克袋），系将一段回肠经手术的方式做成一个储尿袋，将输尿管植入储尿袋的一侧，形成一个特殊乳头瓣膜，并将储尿袋连接至皮肤上，再使用导尿管间接地将袋中尿液导出，身上不用佩戴集尿袋，但需要每 4～6 小时自我导尿一次。它的编码同样是 56.5。

2556. 其他外部尿路转流术的编码是什么？

（1）其他外部尿路转流术的编码是 56.6；它主要是指输尿管皮肤吻合术，应用皮肤输尿管造瘘术转移尿流并非满意的方法，但在个别患者全身情况很坏，或结肠有癌症，不宜移植于结肠或膀胱时，可考虑作输尿管皮肤移植术，其中多以输尿管皮肤乳头状移植术。

（2）输尿管其他吻合术或搭桥的编码是 56.7。输尿管其他吻合术或搭桥这个编码下列有不少方法，各种方法都有其适应范围。

2557. 尿路内转流术的编码是什么？

尿路内转流术的编码是 56.71，它主要是指输尿管乙状结肠吻合术，该手术用于当患者拒绝行回肠膀胱术而又需尿分流时。

2558. 输尿管乙状结肠吻合术的编码是什么？

输尿管乙状结肠吻合术的编码 56.71。此手术对患者损伤较小；术后患者能自动控制大小便，无需使用尿袋；腹壁没有瘘口。其弊处也很大，由于尿粪合流并发症也较多。当患者趋于衰老时，少数患者亦可处于失禁状态。

2559. 如何选择根治性膀胱切除术的编码？

当根治性膀胱切除术采用的是分离肠段形成膀胱建造术，即回肠或乙状结肠［闭合性回肠膀胱］代膀胱时编码 57.87，还要编码膀胱重建术及肠部分切除术的编码 45.50－45.52。

2560. 第十二章男性生殖器官手术包括哪些？

包括：

60　前列腺和精囊手术
61　阴囊和睾丸鞘膜手术
62　睾丸手术
63　精索、附睾和输精管的手术
64　阴茎手术

2561. 男性绝育术的概念是什么？

男性绝育术是一种长期性避孕措施。它能通过手术结扎、切断或堵塞输精管，阻止精子通过、使性交时射出的精液中不含有精子，从而达到永不生育的目的。

2562. 如何正确选择男性绝育手术的编码？

常用的男性绝育手术有输精管结扎、输精管粘堵、输精管栓堵、输精管银夹钳闭等手术。编码 63.72 精索结扎术在分类中等同于输精管的结扎术编码或切断术的编码。

2563. 男性绝育术编码时要注意什么？

男性绝育术是输精管结扎术（输精管挤压、输精管切断）编码是 63.71。精索结扎术 63.72 或是输精管切除术 63.73 等不同的具体名称，否则将会被笼统分类到未特指手术部位及类型的 63.70 男性绝育术中。

2564. 射频疗法的概念及原理是什么？

射频疗法简称 RF 射频就是射频电流，它是一种高频交流变化电磁波的简称。射频疗法是一种微创医学，广泛地用于美容、心血管治疗、肿瘤治疗。它是利用特定频率的电磁波作用于人体病变组织，使组织内离子、带电胶体微粒随电场变化快速振荡，电解质的分子或原子高速原位移动，相互碰撞产生热量（即内生热效应），在低温下使蛋白凝固，失去活性，最后通过机体排异作用，使其脱落，从而达到治疗目的。

2565. 射频刀的概念及原理是什么？

射频刀则是采用先进的专用微电脑和电子传感技术，在 B 超的连续动态观察和引导下，将独特频率的治疗源通过专用射频刀，经过阴道、宫颈等自然腔道，准确定点介入到病变部位，自动精确地控制其治疗功率、时间和治疗范围，在不损伤正常组织的情况下，使组织细胞内水分子产生高速的分子运动，高速的分子运动产生热量，在低温下使瘤组织蛋白凝固、形成血栓，血管闭塞、变性和坏死，使子宫内膜的病变组织消融，最后被正常组织吸收或自行排出。

2566. 如何正确选择射频疗法的主导词？

射频疗法，无论是临床描述为消融或切除，都是一种破坏术。在分类的索引中，主要的主导词是“破坏”，其他相关的很多，如凝固、切除、高温疗法、热疗法、消融等。

2567. 男性去势术的编码是什么？

男性去势术实际就是双侧睾丸切除术，主要用于肿瘤的根治性切除术，编码是 62.4。

2568. 怎样选择性转变手术的编码？

（1）手术性转变手术编码为 64.5，在这个亚目后有 NEC 指示，说明这是一个不明确的手术名称。

（2）性转变手术分为女性转为男性或男性转为女性的两大类型手术。其手术通常都是一组复杂的方式。如女性转为男性，需要进行女性生殖器官的切除术，还要进行阴茎的建造术编码 64.44。

（3）对于性别的转换手术，应当描述清楚，具体地逐一编码。64.5 这个编码是被假定为女性转为男性的笼统手术名称。

2569. 第十三章女性生殖器官手术包括哪些？

包括：

65 卵巢手术
66 输卵管手术
67 子宫颈手术
68 子宫的其他切开术和切除术
69 子宫和支持结构的其他手术
70 阴道和直肠子宫陷凹手术
71 外阴和会阴的手术。

2570. 如何选择卵巢癌根治术的编码?

(1) 卵巢癌根治术无定式切除范围，彻底手术的范围包括双侧附件、子宫、大网膜、阑尾切除和盆腔及腹膜后淋巴结清扫术，对于肿瘤在盆腔有广泛种植转移的病人，主张尽可能做肿瘤细胞减灭术。

(2) 所谓的细胞减灭术是指将原发灶及转移灶等所有肉眼可见的病灶彻底切除，使最大残存灶的直径 <2cm,该术式的理论依据是，可最大限度地减小肿瘤负荷、增强化疗药物的细胞毒作用、切除耐药细胞克隆而减少诱导耐药的发生、增强患者免疫力等。

(3) 对早期(Ⅰ~Ⅱa期) 患者，手术范围为常规全子宫及双附件切除、大网膜切除等，同时应行腹水或腹腔冲洗液细胞学检查、盆腹腔全面探查及多部位活检、腹膜后淋巴结切除，对早期卵巢癌患者是否行常规阑尾切除术尚有争议。

(4) 对晚期(Ⅱb-Ⅳ期) 患者，手术范围包括盆腹腔内各脏器的癌灶及腹膜后淋巴结等。

(5) 对于卵巢癌的手术编码还应视其具体的手术范围进行逐一编码。

2571. 女性去势术及女性绝育术的概念是什么?

(1) 女性去势术：是女性性腺的双侧切除术。女性去势术常用于乳腺癌术后预防性治疗，这样通过内分泌的调节可以减少乳腺癌的复发。

(2) 女性绝育术：是输卵管结扎术、切断术和化学药物粘堵或栓堵术。临床上常省略手术的方式，只写明是绝育术，将会被分类到不明确的66.39 编码中。

2572. 女性盆腔内容物摘出术的概念及编码是什么?

女性盆腔内容物比较复杂，包括了卵巢、输卵管、子宫、阴道、膀胱和尿道。主要是治疗盆腔广泛转移的恶性肿瘤。由于涉及输尿管，因此需要编码尿路转流术 (56.51-56.79) 还可能需要编码结肠造口术 (46.12-46.13) 及淋巴结清扫术 (40.3、40.5)。

2573. ICD 第十四章产科操作包括哪些?

(1) 第十四章产科操作包括：①72 产钳、真空吸引和臀位分娩；②73 其他引产或助产操作；③74 剖宫产术和胎儿取出；④75 其他产科手术。

(2) 产钳助产的概念：产钳术早在公元16 世纪就发明施用了，这是一种用产钳牵引胎头以协助胎儿娩出的手术。产钳分左、右两叶，分娩中当胎头娩出困难时，将产钳分别置于胎儿头两侧，两叶扣合后，医师用臂力并借助产妇子宫收缩和腹压之力，牵引产钳协助产妇娩出胎头，完成分娩过程。

(3) 产钳术在临床上分几类：①产钳术的临床分类根据先露高低将产钳分为高位产钳、中位产钳及低位产钳和出口产钳，其中中位产钳又分为高中位产钳及低中位产钳；②高位产钳是指先露骨质部在0 以上。

一般出口和低位产钳对孩子影响是不大的，如果是中位、高位产钳，因为位置比较高、牵拉力比较大，有时候会造成孩子的损伤，包括面神经、颅内出血等；③在产钳助产中，也有少量失败的，其编码是73.3。通常这个编码不能作为主要编码，因为失败的结果常常是剖宫产，此时剖宫产就要作为更重要的编码。

（4）引产的类目编码：引产在索引中要查诱发，而诱发主导词下要分是分娩或是流产。类目73下的引产属于分娩的引产，不是流产性质的引产。

2574. 剖宫产术式有几种？编码是什么？

（1）子宫下段式：这种术式是子宫的切口在子宫下段，亦即在扩张了的子宫峡部。这种术式最为常用。

（2）子宫体式：这种术式是在子宫体部中线做一纵向切口，取出胎儿，又叫古典式剖宫产，不太常用，因再次妊娠分娩时子宫破裂的机会比前者大，只是当有指征时才采用。

（3）腹膜外剖宫产。

（4）剖宫产同时作子宫切除。

这四种术式，一般根据病情需要、手术指征和术者掌握手术的熟练程度来决定采用哪一种。其实第四种可以不必单独列出，在分类中前三种有不同的编码。临床上常省略具体的方式，这将会放到74.99未特指类型剖宫产中。剖宫产虽然是终止妊娠的方式，但其目的是获取婴儿。而74.91子宫切开终止妊娠的目的不是获取活产的婴儿，常常是治疗性目的。

2575. ICD 第十四章产科涉及操作包括哪些？

第十四章产科操作涉及了为获取活产婴儿的操作，也有以流产为目的的操作。亚目75.0羊膜腔内注射用于流产为明确的流产目的。

胎儿和羊膜的其他子宫内手术：胎儿和羊膜的其他子宫内手术的编码75.3。产科操作中包括了对胎儿的操作，这些操作的编码通常要附在母亲的病案中。只有当胎儿脱离母体，有独立的病案时，这些编码才会在新生儿病案中有体现。

2576. 肌肉骨骼系统手术包括哪些？

包括：

76　面骨和关节手术
77　其他骨的切开术、切除术和切断术
78　骨的其他手术，除外面骨
79　骨折和脱位复位术
80　关节结构的切开术和切除术
81　关节结构的修补术和整形手术
82　手部肌、腱和筋膜手术
83　手肌、腱、筋膜和黏液囊术，除外手
84　肌肉骨骼系统的其他操作。

2577. 如何选择肌肉骨骼系统手术编码？

（1）分类骨骼系统的手术时，应当注意“不包括”的内容。一些特殊部位的骨并不分类于本章，例如，鼻骨（21.00－21.99）、颅骨（01.01－02.99），它们分别被分类到呼吸系统和神经系统的手术中。

（2）肌肉骨骼系统一章拥有大量的共用的细目，如类目77－80，他们有不同的共用细目表，这些细目都是标注具体的骨骼部位。

2578. 脊柱融合术的编码过程要注意什么？

脊柱融合术是脊柱关节的固定术，分类时应当注意：融合部位，不同椎体的融合有不同的编码。

手术入路：相同椎体不同入路编码也不同。

手术植入物：在内固定时，常采用护架，骨钉，需要编码84.51。

融合的椎骨数量：编码81.62－81.64说明椎骨的融合数量。

2579. 如何选择膝五合一修补术的编码？

膝五合一修补术的编码是81.42。

骨科的一些手术常常是融合了多个步骤，尽量将他们的步骤构成一个能表达这个手术的总和名称进行分类；这是一个典型的例子。它包括了内侧半月板切除术、内侧副韧带修补术、股内侧肌徙前术、半腱肌徙前术和鹅足转移术。不能分开逐一编码。另一个典型的例子是髌骨固定术78.46。

2580. 皮肤化学外科疗法的概念是什么？

皮肤化学外科疗法通常是一种美容法，又称化学剥脱术，是利用强酸对皮肤表层的腐蚀性治疗。可治疗由外伤和多种皮肤疾患所致的软组织缺损及萎缩性瘢痕，是目前用于临床的一种安全、有效的非外科疗法。

2581. 给义肢装置的植入或安装编码要注意什么？

义肢装置的植入或安装的类目编码是84.4。义假肢装置的植入或安装按常理应当归类到非手术性操作第十七章中，但这里却归类为肌肉骨骼系统手术，也可以算是特例了。分类时要注意临床有时会省略具体义肢的部位，它影响到具体的细目编码。

2582. ICD第十六章体被系统手术包括哪些？

（1）第十六章体被系统手术包括：①85 乳房手术；②86 皮肤和皮下组织手术。

（2）体被系统概念：在手术操作分类中，体被系统是指覆盖人体表面的所有组织，包括乳房。

2583. 如何选择单双侧手术分类编码？

在疾病分类中，疾病发生于身体或器官的单侧或双侧，其编码不受影响。而手术则会受到影响，因为它可以说明医疗操作的范围。

例如：单侧乳房缩小术　85.31；双侧乳房缩小术85.32。

2584. 器官或组织切除术编码的规律是什么？

一般病损切除器官或组织的切除手术排序是由小至大，通常的规律是病损切除术、部分切除、全部切除、根治性切除、扩大根治性切除。有时全部切除与根治性切除编码相同。乳房的切除术基本也是按照这个规律分类。

2585. 选择手术类目86要注意哪些？

（1）皮肤和皮下组织手术的类目编码是86。体被系统的皮肤包括男性会阴、指（趾）甲；不包括肛门、乳房、耳、眉、眼睑、女性会阴、唇、鼻、阴囊、阴茎。需要注意的是包括与不包括。

（2）选择亚目86.6的要注意：这个亚目具有双分类轴心，即部位轴心（手、其他部位、毛发）和类型轴心（异体、同种、人造皮肤）。

（3）人造皮肤的优点：科学家将一种从螃蟹、龙虾外壳中提炼出来的物质转变成诱导皮肤细胞生长的温床，进而制造出这种优质而又价格低廉的“人造皮肤”。用壳聚糖膜来培植皮肤细胞的最大优点是，人造皮肤膜可以被人体彻底吸收降解，在人体长出新的皮肤后自动消失，与人体皮肤融为一体。与传统皮肤移植留下瘢痕，人工合成造价又太高相比，这种方法的优越性显而易见。

（4）双轴心分类时要注意：一般要以编码小的为主要编码。假如人造皮肤移植到手，则要编码86.62，同时还应当编码86.67，而且以前者为主要编码。

2586. ICD第十七章中包括哪些类目？

包括：

87 诊断性放射学
88 其他诊断性放射学和相关技术
89 会谈、评估、会诊和检查
90 显微镜检查－Ⅰ
91 显微镜检查－Ⅱ
92 核医学
93 物理治疗、呼吸治疗、康复和相关操作
94 与精神有关的操作
95 眼科和耳科诊断和治疗
96 非手术性插管术和冲洗术
97 治疗性装置的置换和去除
98 异物或结石的非手术性去除
99 其他非手术性操作。

2587. 如何选择诊断性操作分类编码？

（1）开放性或闭合性活组织检查：开放性或闭合性的活组织检查都被分类于各身体系统中。例如，颅骨活组织检查，编码为01.15，归类于神经系统手术。

（2）其他诊断性检查：利用或不利用设备仪器的诊断性检查一些被归类于第十七章，如放射性检查、超声波检查、标本检查、手法检查等。例如，乳房管造影87.35；卵巢超声检查88.76。

（3）对器官的手术诊断性检查则归类到各身体系统中，如卵巢的其他诊断性检查65.19。

2588. 如何选择粘连屏障物的编码？

（1）粘连屏障物的编码是99.77。

（2）抗粘连屏障大体可分为两类：①大分子性溶液屏障；②机械性屏障。或称为固体屏障和液体屏障。

（3）根据亚目99.7可见，其细目99.77是通过输注的，只能是液体屏障物，如含有肝素、抗组胺类药物、类固醇类激素的等渗盐水或晶体液。

2589. 热像图术的概念及编码是什么?

（1）热像图术（thermography）又称温差摄影，红外线扫描检查，温度记录法，热像图。是利用红外辐射照相原理研究体表温度分布状态的一种现代技术。热像图的编码是88.8－88.89。

（2）凡是温度高于绝对零度的物体都以电磁波的形式持续地向外辐射能量，辐射波长比红光者称为红外辐射，即红外线。

（3）红外线热成像（简称红外热像）是利用电视扫描原理，将瞬时只能记录一点红外辐射强度的红外辐射检测器发展成为红外热像仪。该仪器通过扫描获得全部景物红外辐射强度的分布图像，经微机处理，在荧光屏上显示或打印出温差实体图像，此图像即称为红外热像图，有黑白和彩色之分。

（4）医用红外热像显示常用红外热像图法或液晶热像图法。由于红外热像仪接收人体表面不同部位上辐射出的不同强度的红外线，转换成温度标值来进行疾病的诊断和机体功能状态的分析研究。医用红外热像显示测定不接触体表，无副作用，可反复多次进行。测定面积可调节，测定部位及温度之间可做定量分析，准确度高，操作简便。

2590. 磁共振影像的概念及编码是什么?

磁共振影像利用人体组织中某种原子核的磁共振现象，将所得射频信号经过电子计算机处理，重建出人体某一层面的图像的诊断技术，又称磁共振成像术。英文简称MRI。它是20世纪80年代初才应用于临床的影像诊断新技术。其编码是88.97。

2591. 磁共振影像的功能作用是什么?

（1）磁共振成像与CT的区别是磁共振成像具有无放射线损害，无骨性伪影，能多方面、多参数成像，有高度的软组织分辨能力，不需使用对比剂即可显示血管结构等独特的优点。

（2）几乎适用于全身各系统的不同疾病，如肿瘤、炎症、创伤、退行性病变以及各种先天性疾病的检查。

（3）对颅脑、脊椎和脊髓病的显示优于CT。它不用血管造影剂，即可显示血管的结构，故对血管、肿块、淋巴结和血管结构之间的相互鉴别，有其独到之处。它还有高于CT数倍的软组织分辨能力，敏感地检出组织成分中水含量的变化，因而常比CT更有效和更早地发现病变。

（4）MRI能清楚、全面地显示心腔、心肌、心包及心内其他细小结构，是诊断各种心脏病以及心功能检查的可靠方法。MRI并不能完全替代常规X射线或CT检查，对于肢体骨质本身病变的显示就不如常规X射线或CT。

2592. 核医学的概念及编码是什么?

核医学科是放射性同位素应用于临床诊断和治疗的一门医学学科。它是核技术、电子技术、计算机技术、化学、物理和生物学等现代科学技术与医学相结合的产物。核医学的类目编码是92.0。

2593. 核医学在临床上主要用于哪些检查?

（1）单光子发射型计算机断层扫描技术（SPECT）的检查：由于疾病的发生和发展常常是功能异常在前，因此，SPECT更早地发现和诊断某些疾病。例如早期诊断冠心病、评价心脏功能。

（2）体外放射分析：可以检测各种内分泌激素、抗体、病毒、细菌、递质、免疫因子等。它通过采集极少量的血液或者其他体液样本，即可获得高质量的检查结果，而患者本人却不需要接触射线，检查费用很低。

（3）核素治疗：是利用放射性药品在人体内特征性分布时所发射出来的射线，选择性地杀死某些细胞来达到治疗疾病的目的。临床上用于甲状腺功能亢进症、晚期恶性肿瘤骨转移所造成的顽固性疼痛、甲状腺高功能腺瘤、甲状腺癌转移灶、类风湿、毛细血管瘤、瘢痕、恶性肿瘤骨转移、恶性胸水腹水、顽固性关节滑膜积液等。

（4）进行多种脏器功能测定，如肾脏功能测定、甲状腺功能测定、骨密度测定等。

2594. 主要手术或操作的选择是什么？

（1）主要手术或操作：是指在本次医疗过程中，医疗资源消耗最多的手术或操作，它的医疗风险、难度一般也高于本次医疗事件中的其他手术或操作，通常与主要疾病诊断相关。

（2）选择主要手术或操作时，只重规则，不考虑它与出院科别的关系：当主要手术或操作不是与主要疾病相关时，在医疗付款中可能会被认为不影响医疗费用，即不给予更多的赔偿。

（3）在手术与操作之间，一般是选择与主要疾病相关的手术作为主要编码；在治疗与检查之间，一般要采用治疗作为主要编码。

（4）手术与操作的主要操作名称选择在手术与操作之间，一般是选择与主要疾病相关的手术作为主要编码。治疗与检查之间，一般要采用治疗作为主要编码。本章中有一些很难列入病案首页内容，例如会诊。有一些名称则应当是门诊的操作，如义齿安装。

（5）消化系统主要操作编码选择：消化道手术普遍存在着吻合术的情况，在许多类目或亚目下都有提示，需要另外编码任何同时进行的操作，例如 42.41 部分食管切除术。

亚目下指出需要另编码同时进行的操作：①非端对端的吻合术（42.5－42.69）；②食管造口术（42.10－42.19）；③胃造口术（43.11－43.19）。

如果食管部分切除术伴胸内食管胃造口，其编码应是 42.41 和 42.51，其主要编码的选择应是手术的目的，即切除术 42.41。

参考文献

1. 余永明．中国病案管理．[M] 中国协和医科大学出版社，2000.
2. 全国卫生专业技术资格考试专家委员会．病案信息技术．[M]人民卫生出版社，2014.
3. 刘爱民．病案信息学．[M] 人民卫生出版社，2009.
4. 刘爱民．医院管理学·病案管理分册．[M] 人民卫生出版社，2011.
5. 中华人民共和国国务院令第 351 号．医疗事故处理案例．[S] 2002 年 9 月 1 日起公布施行.